内分泌疾病与脂代谢异常

Endocrine Diseases and Lipid Metabolism Disorder

主编 赵家军 严 励

中国科学技术出版社
·北京·

图书在版编目（CIP）数据

内分泌疾病与脂代谢异常 / 赵家军 , 严励主编 . —北京 : 中国科学技术出版社 , 2023.5
ISBN 978-7-5236-0176-1

Ⅰ . ①内… Ⅱ . ①赵… ②严… Ⅲ . ①内分泌病—诊疗②代谢病—诊疗③高血脂病—诊疗 Ⅳ . ① R58

中国国家版本馆 CIP 数据核字 (2023) 第 058397 号

策划编辑	王久红　焦健姿
责任编辑	王久红
文字编辑	张凤娇
装帧设计	佳木水轩
责任印制	徐　飞

出　　版	中国科学技术出版社
发　　行	中国科学技术出版社有限公司发行部
地　　址	北京市海淀区中关村南大街 16 号
邮　　编	100081
发行电话	010-62173865
传　　真	010-62179148
网　　址	http://www.cspbooks.com.cn

开　　本	889mm×1194mm　1/16
字　　数	369 千字
印　　张	12.5
版　　次	2023 年 5 月第 1 版
印　　次	2023 年 5 月第 1 次印刷
印　　刷	北京盛通印刷股份有限公司
书　　号	ISBN 978-7-5236-0176-1/ R·3068
定　　价	98.00 元

编著者名单

主　编　赵家军　山东第一医科大学附属省立医院
　　　　　严　励　中山大学孙逸仙纪念医院

副主编　洪天配　北京大学第三医院
　　　　　郭立新　北京医院
　　　　　李小英　复旦大学附属中山医院
　　　　　杨立勇　福建医科大学附属第一医院
　　　　　李　强　深圳大学总医院
　　　　　刘彦君　中国人民解放军第三〇六医院
　　　　　袁振芳　北京大学第三医院
　　　　　周　嘉　广西医科大学第一附属医院
　　　　　任　萌　中山大学孙逸仙纪念医院

编　者（以姓氏笔画为序）
　　　　　王佑民　安徽医科大学第一附属医院
　　　　　王海宁　北京大学第三医院
　　　　　邓大同　安徽医科大学第一附属医院
　　　　　左春林　安徽医科大学第一附属医院
　　　　　田　勍　北京大学第三医院
　　　　　许樟荣　中国人民解放军第三〇六医院
　　　　　李　翔　中国人民解放军第三〇六医院
　　　　　肖文华　北京大学第三医院
　　　　　宋勇峰　山东第一医科大学附属中心医院
　　　　　张海清　山东第一医科大学附属省立医院
　　　　　段玉敏　北京大学第六医院
　　　　　郭　琳　深圳大学总医院
　　　　　滕佳丽　中国人民解放军第三〇六医院

内容提要

内分泌疾病可导致机体众多激素的表达和调控异常。激素分泌异常可通过多种病理生理机制对脂代谢产生影响；而脂代谢异常相关的脂毒性又可影响多个内分泌器官的结构和功能，进而导致糖尿病、脂肪肝和代谢综合征等内分泌代谢性疾病的发生和发展。干预脂毒性已成为防治内分泌疾病的重要策略。

本书从分析机体内分泌系统和脂代谢的病理生理入手，全面阐述了垂体疾病、甲状腺疾病、肾上腺疾病、性发育异常、糖尿病、肝脏疾病、肥胖和内分泌遗传性疾病等与脂代谢异常的关系、可能的病理生理机制、临床表现和诊疗技术。全书针对各种内分泌疾病与脂代谢异常相关领域的热点、难点和新进展进行了介绍，为临床医生破解内分泌疾病与脂代谢异常之间的联系密码、促进患者长久健康提供了重要启发和循证证据。

本书内容丰富翔实，兼顾疾病诊治规范与前沿进展，既可为广大内分泌及相关学科临床工作者提供相关疾病的诊治规范与参考，也可为内分泌、代谢相关疾病科学研究人员提供重要的科研思路，为丰富内分泌疾病与脂代谢异常的临床理论和基础研究提供重要参考。

前　言

　　内分泌系统是机体的重要调节系统，内分泌激素参与调节机体的生长发育和各种代谢，维持机体内环境稳定。因为多种内分泌激素参与脂代谢的调节，内分泌代谢性疾病常常伴有脂代谢的异常；而血脂异常相关的脂毒性又可影响多个内分泌器官的结构和功能，与多种内分泌代谢性疾病的发生发展密切相关。近年来，随着生活方式的改变，我国居民膳食结构逐步转变为高脂肪、高能量模式，血脂异常发病率明显升高，血脂异常与内分泌代谢性疾病的关系引起了广泛关注，是交叉学科发展最迅速的领域之一。

　　脂毒性会影响各个内分泌器官组织，导致内分泌功能异常，在糖尿病、脂肪肝和代谢综合征等内分泌代谢性疾病发生、发展中发挥重要作用，干预脂毒性已成为防治上述疾病的重要策略。同时，内分泌疾病也可引起血脂代谢异常，内分泌腺体（如甲状腺、肾上腺、性腺等）功能异常在脂代谢异常中发挥重要作用，针对内分泌疾病的治疗对改善脂代谢异常具有一定作用。

　　本书邀请了国内多位内分泌领域的专家，针对内分泌激素对脂代谢的影响、脂毒性对内分泌系统结构和功能的影响、相关疾病的发病机制、临床表现、治疗方案及最新研究进展进行了详细阐述。不仅反映了国内外研究进展，而且侧重内分泌与脂代谢疾病的临床实践与基础知识并重。对全面了解内分泌疾病与脂代谢异常的关系、了解相关领域新进展、指导临床诊疗具有重要意义。本书的出版将对提升我国内分泌代谢性疾病的诊治水平发挥重要作用。

山东第一医科大学附属省立医院　

目　录

上　篇
内分泌系统与脂代谢概述

第1章 内分泌系统概述

一、内分泌腺体

内分泌系统的经典概念是指一群特化细胞组成的内分泌腺，包括垂体、甲状腺、甲状旁腺、肾上腺、性腺、胰岛等。这些腺体分泌高效能的有机化学物质（激素），通过血液循环将化学信息传递到靶细胞、靶组织或靶器官，发挥兴奋或抑制作用。随着内分泌学研究的不断深入，对内分泌系统的认识有了进一步的更新和拓展。

（一）内分泌腺体的种类及功能

1. 下丘脑和垂体　下丘脑是人体内的神经内分泌高级调节中枢，也是神经调节和内分泌调节的汇合部位与转换站。人的下丘脑重约 4g（占全脑重量不到 1%），通常将下丘脑从前向后分为三个区：视上部位于视交叉上方，由视上核和室旁核组成；结节部位于漏斗的后方；乳头部位于乳头体。下丘脑在维持人体的内环境稳定和神经内分泌功能方面起着十分重要的作用，其与体内的水电解质平衡、进食、生殖、免疫、行为、心理和衰老等许多生命活动存在密切关系。

下丘脑存在广泛的神经联系，外周的神经冲动和中枢神经的活动信号均可通过下丘脑影响到内分泌功能，下丘脑损害可引起垂体及其他内分泌腺体的功能障碍。下丘脑的神经细胞具有分泌生物活性物质的功能，这种分泌方式被称为神经分泌，所分泌的激素被称为神经激素，分泌激素的神经细胞被称为神经分泌细胞。下丘脑的神经激素通过垂体门脉系统到达腺垂体，从而调控垂体激素的合成和分泌。神经垂体激素实际上是由下丘脑的神经分泌细胞合成的，经下丘脑 – 神经垂体束的轴浆流输送至神经垂体储存，故神经垂体实际上是下丘脑的延续部分。垂体激素又可通过循环血液、脑脊液或垂体门脉系统的逆向流动与扩散，反馈作用于下丘脑，甚至更高级的神经中枢。由此可见，在下丘脑与垂体之间形成了一个由神经联系和体液联系组成的神经内分泌调节系统。

垂体位于丘脑下部的腹侧，为一卵圆形小体，是身体内最复杂的内分泌腺体，所产生的激素不但与身体骨骼和软组织的生长有关，而且可影响其他内分泌腺体的活动。垂体受三个层面因素的调节：包括下丘脑的释放激素或因子的兴奋作用，少数情况下还受抑制激素或因子的抑制作用；循环中靶腺激素的反馈作用；垂体自身的旁分泌或自分泌调节作用。人类垂体的横径为 10～16mm，前后径为 8～11mm，高度为 5～6mm，重量为 0.4～1.1g。垂体分为前叶和后叶，垂体前叶来自外胚层的原始口腔部，在组织结构上属于腺体组织，故又称为腺垂体，腺垂体细胞分泌的激素主要有 7 种，它们分别为生长激素（growth hormone，GH）、催乳素（prolactin，PRL）、促甲状腺激素（thyroid stimulating hormone，TSH）、黄体生成素（luteinizing hormone，LH）、卵泡刺激素（follicle stimulating hormone，FSH）、促肾上腺皮质激素（adrenocorticotropin，ACTH）和促黑素细胞激素（melanocyte stimulating hormone，MSH）。垂体后叶来自外胚层的原始间脑，属于神经组织，故又称神经垂体，其本身不会产生激素，而是起到类似仓库的储存作用。下丘脑的视上核和室旁核产生的抗利尿激素（antidiuretic hormone，ADH）和催产素（oxytocin，OXT），通过下丘脑与垂体之间的神经纤维被运送到神经垂体储存起来，当身体需要时就释放到血液中。

2. 甲状腺 甲状腺为人体内最大、最表浅的内分泌腺体。正常成人的甲状腺形如大写英文字母"H"，可分为左右两个侧叶，中间以峡部相连，大多数人尚有锥状叶，为一舌状的突出，由峡部向上伸展形成。甲状腺分泌甲状腺激素，主要调节体内的各种代谢，并影响机体的生长和发育。人类每天食物中摄入无机碘化合物，经胃肠道吸收后入血液循环，并迅速被甲状腺摄取和浓集，甲状腺贮碘量约为全身的1/5。碘化物进入甲状腺细胞后，经甲状腺过氧化物酶（thyroid peroxidase，TPO）的作用，产生活性碘，并迅速与胶质腔中的甲状腺球蛋白（thyroglobulin，Tg）分子上的酪氨酸残基结合，形成一碘酪氨酸（monoiodotyrosine，MIT）和二碘酪氨酸（diiodotyrosine，DIT）；碘化酪氨酸通过TPO的作用，使两个DIT偶联结合成甲状腺素（T_4），MIT和DIT偶联结合成三碘甲状腺原氨酸（T_3），并储存于胶质腔内；T_4和T_3分泌至血液循环后，主要与血浆中甲状腺素结合球蛋白（thyroxine binding globulin，TBG）结合，以利于其转运并调节血中甲状腺激素的浓度。T_4在外周组织经脱碘后可分别形成生物活性更强的T_3和无生物活性的反T_3（rT_3）。甲状腺激素的分泌受垂体细胞分泌的TSH调节，而TSH则由下丘脑分泌的促甲状腺激素释放激素（thyrotropin-releasing hormone，TRH）的控制，从而形成下丘脑－垂体－甲状腺（hypothalamic-pituitary-adrenal，HPA）轴，调节甲状腺功能状态。此外，在滤泡上皮旁或滤泡间的间质组织中，散在滤泡旁细胞（明亮细胞、C细胞），后者可分泌降钙素，主要调节机体的骨代谢。

3. 甲状旁腺 甲状旁腺在胚胎起源上与甲状腺和胸腺的关系密切，使得甲状旁腺疾病不仅可源于甲状旁腺本身，还可源自异位于甲状腺或胸腺内的组织。因此，胚胎起源上的这种密切关系造成了甲状旁腺疾病本身的多样性。甲状旁腺细胞在组织学上的多样性、患病过程中病变的多样性、增生与腺瘤之间的重叠性等特点，使得甲状旁腺疾病的临床和病理表现错综复杂。

甲状旁腺为扁椭圆形的上皮小体，呈淡棕黄色，正常成人的甲状旁腺平均长6mm，宽3～4mm，厚1～2mm。较长的腺体狭窄而薄，而较短的腺体则宽而厚。重量为50～60mg。

甲状旁腺所分泌的甲状旁腺激素（parathyroid hormone，PTH）在维持人体钙磷代谢平衡中有着非常重要的作用。PTH与降钙素和维生素D（vitamin D，VD）一起构成了对血液中离子钙瞬间和慢性调节系统，并借助骨骼、肾脏及肠道实现这种调节，使血中的钙浓度维持在一个非常狭窄的范围内，保证了机体内环境的相对稳定。因此，当甲状旁腺功能异常时，通常都会有钙磷代谢障碍方面的临床表现。

4. 肾上腺 下丘脑、垂体及肾上腺所组成的下丘脑－垂体－肾上腺轴是维持人体基本生命活动最重要的内分泌系统之一，肾上腺皮质激素是维持生命的基本要素。肾上腺长4～6cm，宽2～3cm，厚0.5～1cm，重量4～7g。肾上腺由皮质和髓质组成，肾上腺皮质来自于排列生殖嵴附近的体腔内层的中胚层细胞，肾上腺髓质起源于神经嵴的外胚层细胞。肾上腺皮质较厚，位于表层，约占肾上腺的80%，从外往里可分为球状带、束状带及网状带三个部分。肾上腺皮质分泌的皮质激素分为三类，即盐皮质激素、糖皮质激素及性激素。球状带细胞分泌盐皮质激素，主要是醛固酮；束状带细胞分泌糖皮质激素，主要是皮质醇；网状带细胞主要分泌性激素，如脱氢表雄酮（dehydroepiandrosterone，DHEA）、硫酸脱氢表雄酮（DHEA-S）及雄烯二酮，还可分泌少量的糖皮质激素。肾上腺髓质位于肾上腺的中央部，周围有皮质包绕，上皮细胞排列成索，吻合成网，细胞索间有毛细血管和小静脉。此外，还有少量交感神经节细胞。肾上腺髓质分泌肾上腺素和去甲肾上腺素。前者作用于心肌，主要功能是使心跳加快、加强；后者的主要作用是使小动脉平滑肌收缩，从而使血压升高。

5. 性腺

(1) 睾丸：睾丸为男性生殖腺，是男性生殖系统的主要器官，具有产生精子和分泌雄激素的功能。睾丸是一对略扁的卵圆形器官，分别位于阴囊隔分隔的两侧阴囊内，正常情况下其纵轴由前外上方斜向后内下方。成年男子每侧睾丸重20～30g，长径4～5cm，容积15～25ml。睾丸可合成和分泌睾酮、雌激素、抑制素、活化素，还可产生许多旁分泌或自分泌激素。睾丸是垂体促性腺激素的靶器官，其内分泌功能和生殖功能受垂体LH和FSH的调节。反之，睾丸分泌的睾酮和抑制素又对LH和FSH具有反馈调节作用。

(2) 卵巢：卵巢是女性的性腺，具有产生卵细胞和分泌性激素的功能，其功能主要受下丘脑、垂体和卵巢内局部因素的调节。

作为一个具有特殊功能的生殖器官，卵巢具有下列特征：①卵巢是人体少数几种不是全生命周期均有功能的器官之一；②卵巢结构复杂，由种类繁多、功能各异的细胞组成；③卵巢从形成开始，直到绝经，不断变化。成熟的卵巢可合成和分泌多种激素，包括雌激素、孕激素、雄激素及其前体物质。此外，卵巢还可合成旁分泌或自分泌激素、激素样物质、细胞因子或生长因子等。卵巢是进行周期性排卵和生成甾体激素必不可少的器官，并且这些作用贯穿于卵泡成熟、排卵、黄体形成和退化的周期性反复过程中。由卵细胞及其周围的颗粒细胞和膜细胞组成的卵泡是卵巢的基本单位。

6. 胰岛　胰腺中含有大量的胰岛细胞和胰岛外的神经内分泌细胞，胰岛细胞通常组成细胞团，并形成复杂的岛状结构，其主要功能是调节体内糖代谢，维持血糖的正常稳态。胰岛既是一个独立且完整的内分泌器官，又与胰腺外分泌组织之间保持着密不可分的联系。胰岛细胞按其特异性染色和形态学特点，可分为 A 细胞、B 细胞、D 细胞、PP 细胞、E 细胞等类型。A 细胞约占胰岛细胞的 20%，分泌胰高血糖素（glucagon，GCG）；B 细胞占胰岛细胞的 60%～70%，分泌胰岛素；D 细胞占胰岛细胞的 10%，分泌生长抑素；PP 细胞和 E 细胞数量均很少，分别分泌胰多肽（pancreatic polypeptide，PP）和食欲刺激素。胰岛内各类细胞的分泌功能，除受到血糖的直接调节作用外，还受到自主神经、旁分泌及自分泌的综合调节。

7. 其他内分泌组织或器官

(1) 脂肪组织：分为白色脂肪和棕色脂肪（brown adipose tissue，BAT）。白色脂肪组织（white adipose tissue，WAT）两个主要的大库为内脏脂肪组织和皮下脂肪组织。还有一些小库，位于心脏、心外膜、心包、大血管、主要的淋巴结及蝶鞍周围区。棕色脂肪主要在肾脏、肾上腺、主动脉周围、纵隔及颈部组织内。此外，脂肪细胞也存在于骨髓腔中。

传统观点认为，脂肪组织最重要的功能是作为机体内被动的能量储存库，脂肪组织中有全套的脂肪合成酶和脂肪分解酶，承担脂肪合成与动员的全过程。脂肪组织也是类固醇代谢的一个主要场所。业已证实，脂肪组织还可合成和分泌许多种生物活性肽，被称为脂肪因子或脂肪细胞因子。脂肪组织中还有多种受体，从而能够对传统的内分泌腺体激素和中枢神经系统起应答反应。

因此，目前的观点认为，脂肪组织除了能够储存并释放能量外，还具备能够与远处器官沟通的必要的物质基础和精密的运行规律，并且完全融合到一系列基本的生物学过程的协调之中，这些生物学过程包括能量代谢、神经内分泌功能及免疫调节功能。

(2) 松果体：位于胼胝体后部的下方，长约 1cm。幼年时，松果体发达，以后逐渐退化，一般在 7—10 岁便开始钙化而萎缩。它分泌的激素为褪黑素，具有抑制性腺发育的作用，特别在幼年，有阻止性成熟的作用。褪黑素的合成和分泌受光照和黑暗的调节，持续光照可抑制松果体的分泌，而黑暗则对松果体的分泌起刺激作用。因此，其分泌量呈现昼夜周期性变化。中午 12 时，分泌量最低；午夜零时，分泌量最高。这种周期性与女性的月经周期有密切关系。此外，松果体可能通过褪黑素的分泌周期向中枢神经系统发放"时间信号"，从而影响机体的时间生物效应，如睡眠和觉醒。然而，松果体能否作为影响或调节动物昼夜节律性活动的"生物钟"，尚待进一步证明。

(3) 胃肠道：胃肠道黏膜中的内分泌细胞可分泌胃泌素、促胰液素、胆囊收缩素（cholecystokinin，CCK）、促胰酶素、食欲刺激素、胰高血糖素样肽（glucagon-like peptide，GLP）-1、抑胃肽（gastric inhibitory peptide，GIP）等多种胃肠道激素和肽类物质。近几十年来，胃肠道激素的研究有了长足的进展，胃肠道在人们心目中已经不再仅仅是消化器官，而且也是人体内最大、最复杂的内分泌器官。

(4) 其他：肾脏可分泌肾素和血管紧张素（angiotensin，AT），合成 VD 活性产物；心脏可分泌心房钠尿肽（atrial natriuretic peptide，ANP）；胸腺可分泌胸腺素等，故也被看作具有内分泌功能的组织或器官。

（二）内分泌腺体的调控

1. 下丘脑和垂体　下丘脑是哺乳动物进化过程中最保守且必须的部分之一，下丘脑被破坏的动物是难以生存的。下丘脑整合了广泛的感觉和激素的输入信号，通过神经元将协调的反应输出至关键的调节位点，其中最重要的是下丘脑 – 神经垂体系统。

（1）下丘脑对腺垂体激素释放的调节激素

① 下丘脑调节激素的特性：下丘脑产生的许多物质可兴奋或抑制腺垂体激素的分泌，这些物质包括释放激素和抑制激素两大类。

目前从下丘脑已经分离出多种释放激素或因子（表 1-1），但能够直接调节腺垂体激素分泌且其化学结构已明确者仅有 TRH、促性腺激素释放激素（gonadotropin-releasing hormone，GnRH）、生长激素释放激素（growth hormone releasing hormone，GHRH）、生长抑素、促肾上腺皮质激素释放激素（corticotropin releasing hormone，CRH）及血管活性肠肽（vasoactive intestinal peptide，VIP）。分子结

构尚未最后确定或不明者有催乳素释放因子（可能是 TRH、催产素或 VIP）、催乳素释放抑制因子（prolactin release inhibiting factor，PIF）（可能是多巴胺和 γ- 氨基丁酸）、促黑素细胞激素释放因子（melanocyte stimulating hormone releasing factor，MRF）和促黑素细胞激素释放抑制因子（melanocyte stimulating hormone release inhibiting factor，MIF）。下丘脑的这些释放激素或因子不是仅仅调节一种腺垂体激素的释放，反之，有些腺垂体激素也不是仅仅接受一种下丘脑激素或因子的调控。例如，TRH 不仅兴奋 TSH 释放，也是 PRL 的潜在释放因子，在一些情况下，TRH 还可促进 ACTH 和 GH 的释放。ACTH 同时可受 CRH 和精氨酸升压素（arginine-

表 1-1　下丘脑分泌的激素

名　称	生理作用	激素结构	其他来源	受体结构
生长激素释放激素	刺激垂体释放 GH	44 肽	胰腺肿瘤	胰高血糖素 – 促胰液素 -VIP 受体家族
生长抑素	既可抑制 GH 分泌，也可抑制胰岛素和胰高血糖素分泌	14 肽或 28 肽	大脑皮层的视前区、脊髓、胃肠道、胰岛 D 细胞、甲状腺 C 细胞	G 蛋白偶联受体，现已发现 5 个亚型
催乳素释放抑制因子	抑制 PRL 分泌	多巴胺和（或）γ- 氨基丁酸		多巴胺能受体
促甲状腺激素释放激素	刺激垂体分泌 TSH 和 PRL	3 肽	消化道、胰腺、胎盘、视网膜、肾上腺	G 蛋白偶联受体
促肾上腺皮质激素释放激素	刺激垂体分泌 ACTH	41 肽	胰腺、胃十二指肠、肾上腺髓质	G 蛋白偶联受体
促性腺激素释放激素	刺激垂体分泌 LH 和 FSH	10 肽		G 蛋白偶联受体
阿黑皮素原		76 肽	下丘脑弓状核、垂体、胃、胰腺	
促黑素细胞激素释放因子	刺激 MSH 的合成和释放	5 肽		
促黑素细胞激素释放抑制因子	抑制 MSH 的合成和释放	3 肽		
食欲素	促进食欲	28 肽	下丘脑腹部和侧部	G 蛋白偶联受体超家族
垂体腺苷酸环化酶激活多肽	扩血管，抑制胃肠运动，刺激胰岛素分泌和胰高血糖素释放	27 肽或 38 肽	层壳核、隔区、中脑、脑桥、延髓、杏仁核	胰高血糖素 – 促胰液素 -VIP 受体家族
血管活性肠肽	扩血管，抑制胃肠运动，刺激胰岛素和胰高血糖素释放，促进 PRL 分泌	28 肽	视交叉上核	VIP 受体的两种亚型（VPAC1、VPAC2）
抗利尿激素	调节水代谢，调节肝细胞释放凝血因子Ⅷ	9 肽	小肠、肾上腺、性腺	含 7 个穿膜肽段与 αq 蛋白偶联
催产素	促进子宫平滑肌收缩、乳腺射乳，加速精子发育成熟	9 肽	分娩时羊膜、胎盘均有表达	含 7 个穿膜肽段

GH. 生长激素；PRL. 催乳素；TSH. 促甲状腺激素；ACTH. 促肾上腺皮质激素；LH. 黄体生成素；FSH. 卵泡刺激素；MSH. 促黑素细胞激素；VIP. 血管活性肠肽；VPAC1. VIP-1 受体；VPAC2. VIP-2 受体

vasopressin, AVP)（即 ADH）等的调控。

此外，许多释放激素或因子还可分布于下丘脑之外，尤其是在消化道中有高水平表达，并被认为是典型的脑肠肽，故它们具有比较广泛的生理功能。反之，一些其他的脑肠肽也存在于下丘脑，有些在垂体门脉系统中有较高的浓度，它们也参与腺垂体激素释放的调控。

下丘脑释放激素或抑制激素调节腺垂体激素的分泌，其本身又受神经、体液等因素的调节。靶腺激素对下丘脑-垂体相应激素的反馈性调节称为长环反馈；而垂体前叶激素对下丘脑释放激素的调节则称为短环反馈；超短环反馈是下丘脑释放激素分泌达到一定浓度后可反馈抑制本身激素的释放。

② 下丘脑主要释放激素的结构和功能具体阐述如下。

◆ TRH：TRH 是第一个被确定的下丘脑促垂体激素。它是最小的肽类释放激素，结构为 pyro-Glu-His-Pro-NH$_2$ 三肽，分子量为 362.4Da。

下丘脑 TRH 的主要生理功能是促进垂体前叶 TSH 的合成和释放。在人类中，静脉注射 TRH 后，血清 TSH 水平在几分钟内开始升高。TRH 刺激 TSH 释放的反应受甲状腺激素的影响。一般情况下，甲状腺激素抑制 TRH 兴奋 TSH 释放的反应。因此，原发性甲状腺功能亢进症，TSH 释放明显减少；反之，原发性甲状腺功能减退症，则 TSH 释放显著增高。TRH 还是潜在的 PRL 释放激素，可促进垂体前叶 PRL 的合成和释放。在一些肢端肥大症的患者中，TRH 还能促进 GH 释放。此外，TRH 是一种重要的脑肠肽，TRH 除常可引起心跳加快、血压升高外，也可增加胃酸分泌和促进结肠蠕动。

◆ GnRH：又称黄体生成素释放激素（luteinizing hormone releasing hormone，LHRH）。GnRH 是一种由 10 个氨基酸残基组成的多肽，作为其前体分子的一部分，经过酶裂解去除 N 末端的信号肽和 C 末端的 GnRH 辅助肽后转化而来。所有形式的 10 肽在 N 末端有焦谷氨酸（pyro-Glu），C 末端有甘氨酰胺。GnRH 既可兴奋 LH 分泌，也可促进 FSH 释放。

GnRH 的生理功能大致分为对腺垂体激素释放的调节和垂体外作用两方面。GnRH 以神经分泌方式从神经末梢释出，分泌到垂体门脉系统中的 GnRH 可调节 FSH 和 LH 的分泌，这种调节作用甚至可选择性地调节其中一种激素的释放。在一般生理情况下，GnRH 对垂体的作用是促进 FSH 和 LH 的分泌，而在青春期、月经期的血液循环中，LH 与 FSH 的比值会发生变化。此外，GnRH 对垂体有自身预备作用，即反复注射 GnRH 可致 LH 反应的幅度越来越高，而对 FSH 则无此作用。GnRH 还具有刺激促性腺激素合成的作用。此外，GnRH 也是影响性欲中枢的内源性激素，故许多性行为均与 GnRH 有关。

◆ 生长抑素：苯丙氨酸 6、色氨酸 8、赖氨酸 9 等氨基酸残基是其生物活性的重要组成部分。生长抑素在体内的分布比较广泛，除下丘脑等中枢神经系统外，胃肠道、胰腺等组织也可产生生长抑素。

下丘脑生长抑素的生理功能主要是抑制腺垂体 GH 的释放，它与 GHRH 之间相互作用，调节垂体 GH 的基础分泌和各种刺激引起的释放。生长抑素也参与腺垂体 TSH 释放的调节，对 TSH 的基础分泌无抑制作用，只抑制 TRH 引起的 TSH 和 FSH 的释放。体外实验显示，生长抑素还可抑制 PRL 释放，降低肢端肥大症患者血中 PRL 水平，抑制肾病综合征患者和垂体 ACTH 瘤患者的 ACTH 释放。此外，生长抑素也是一种脑肠肽，故生长抑素还参与胰腺、胃肠道等功能的调节，对中枢神经递质或调质及行为也有一定的影响。

◆ GHRH：人类的 GHRH 有两种分子形式，即 GHRH(1-44)-NH$_2$ 和 GHRH(1-40)-OH。其主要生理功能是兴奋腺垂体 GH 的释放，正常人静脉注射 GHRH 会引起血清 GH 迅速呈剂量依赖性升高，在 15～45min 就可达峰值，在 90～120min 时降至正常。GHRH 对胃肠道肽类激素的分泌没有影响。GHRH 的垂体外作用很小，最重要的功能是调节睡眠，输注 GHRH 会显著增加慢波睡眠。

◆ CRH：人类的 CRH 是 1 个酰胺化的 41 个氨基酸的多肽，是被激素原转化酶（prohormone convertase，PC）1/3 和 PC2 从 196 个氨基酸的前 CRH 原的羧基端裂解产生的，这个多肽高度保守；人类与啮齿类动物的 CRH 序列相同，与羊的序列有 7 个残基不同。CRH 的生理功能主要是兴奋 ACTH、β-LPH 及 β-内啡肽的释放。人类注射 CRH 会引起 ACTH 迅速释放入血，之后分泌皮质醇和其他肾上腺皮质激素，其中包括醛固酮。CRH 促进 ACTH 释放是特异性的，并受糖皮质激素的抑制。CRH 有许多垂体外作用，作为一种脑肠肽，不但能够调节摄食行为，而且对消化道激素的分泌和胃肠的运动也具有重要作用。

◆ PRL：多巴胺是下丘脑分泌的 PRL 释放抑制因子。多巴胺在垂体门脉系统的血液浓度足以抑制 PRL 释放，多巴胺在体内或体外都会抑制垂体 PRL 细胞分泌 PRL，多巴胺 D_2 受体在垂体 PRL 细胞膜上表达。多巴胺对垂体的另一个主要作用是抑制中间叶的阿黑皮素原（pro-opiomelanocortin，POMC）表达细胞分泌激素。尽管下丘脑对 PRL 分泌的主要作用是多巴胺所致的抑制性效应，但仍存在一系列促进 PRL 释放的调节机制，不仅通过对 PIF 效应的去抑制作用，也可能通过释放一种或多种 PRL 释放因子，如 TRH、催产素、AVP 和 VIP 等。

◆ AVP 和催产素：神经垂体的激素包括下丘脑视上核为主所产生的 AVP（ADH）和室旁核为主所产生的催产素，两者都是 9 个氨基酸残基组成的肽类激素，其结构只有 2 个氨基酸不同，具有轻度的交叉反应。AVP 和催产素在下丘脑合成后，分别由各自特异的后叶激素运载蛋白携带，沿下丘脑 – 神经垂体束逐渐到达神经垂体储存和释放。激素分泌时与运载蛋白分开。

AVP 首先，可以调节体内水代谢，维持体液平衡（抗利尿作用）。当血浆渗透压升高时，可使 AVP 释放增多，促进肾脏远曲小管和集合管重吸收水分增多，因而尿量减少；反之，AVP 释放减少，尿量增多。其次，促进平滑肌收缩（加压作用）。AVP 可使体内许多平滑肌收缩，其中最重要的是使外周和内脏小动脉收缩，产生加压作用。最后，AVP 在维持正常的心血管功能方面可能作用不大，但在失血、失水、血容量减少时，体内 AVP 释放增加，血液循环和脑内 AVP 的含量升高，可使血压升高。

因 AVP 与催产素都在下丘脑视上核、室旁核合成，分子结构又相似，故在作用上有一定的重叠，具有微弱的催产、排乳作用。AVP 对下丘脑和腺垂体激素的调节作用表现为促进 ACTH 释放，AVP 可直接促进 ACTH 释放，也可通过促进 CRH 释放从而促进 ACTH 释放，AVP 与 CRH 在腺垂体水平上可能发挥协同作用。生理浓度的 AVP 促进腺垂体细胞释放 TSH，其作用强度与 TRH 相当，但在下丘脑，AVP 却可对 TRH 释放起抑制作用，这两种作用正好相反，构成一种超短负反馈调节环。AVP 可增加人类或动物的记忆功能。AVP 可提高疼痛阈值，具有镇痛作用。此外，AVP 还可与其肝细胞上的受体结合，促进肝糖原分解，使血糖升高。

（2）下丘脑的脑肠肽对腺垂体激素释放的调节：某些胃肠道激素在脑组织中也存在，而原先在脑内发现的肽类激素也可存在于胃肠道中。这种双重分布的肽类激素被称为脑肠肽。P 物质是 1931 年首先发现的第一个脑肠肽。除前面提及的 TRH、CRH 及生长抑素外，目前已知的脑肠肽还有 CCK、促胰液素、神经降压素、脑啡肽、内啡肽等。

脑肠肽无论是在胃肠道内作为胃肠道激素，还是在脑等神经组织中作为神经调质，其功能都是相当广泛的，它们不止对消化系统有重要作用，对循环、泌尿、生殖和内分泌等系统均有显著的影响。在众多的胃肠道激素中，下列几种激素在调节胃肠道功能及协同其他激素对于物质代谢调控中具有非常重要的作用。

◆ 胃泌素、CCK：胃泌素在下丘脑内可能作为一种比较重要的神经肽，经某些作用途径调节 PRL、LH 及 GH 的释放，其对 TSH 释放的调节既可能经下丘脑某些神经元的活动，也可直接作用于腺垂体 TSH 产生细胞，从而抑制 TSH 分泌。CCK 除具有促进胰岛素分泌、增强促胰液素分泌及促进胰腺外分泌组织生长的作用外，还可作用于中枢神经系统内的摄食中枢，引起饱腹感和抑制食欲。此外，CCK 也可能抑制 LH 和 TSH 的释放，但兴奋 PRL、ACTH 及 GH 的释放。

◆ VIP：目前普遍认为，VIP 是一种主要的 PRL 释放因子。

◆ P 物质：由 11 个氨基酸残基组成的一种多肽，它存在于中枢和外周神经系统，包括胃肠道的内在神经丛。它在神经系统中作为一种神经递质，与传导痛觉和机体的伤害感受过程有关。P 物质刺激消化道平滑肌，特别是十二指肠和空肠的平滑肌，从而对胃肠运动起重要的调节作用。在调节垂体激素释放方面，其不仅可调节腺垂体的一些激素释放，也调节神经垂体 AVP 和胰岛激素（如生长抑素、胰高血糖素、胰岛素）的分泌。

◆胰多肽：由 36 个氨基酸残基组成的直链多肽，分泌胰多肽的细胞也称为 PP 细胞。胰多肽促使胆囊松弛，胆总管张力增强，抑制胰酶的分泌，升高血糖。其对腺垂体激素释放的调节作用，目前研究结论尚不一致。

◆铃蟾素：由 14 个氨基酸残基组成的一种多肽，

铃蟾素不但存在于整个胃肠道，而且在脑组织中也存在。一般认为，铃蟾素可刺激胰多肽、胰高血糖素、胰岛素、胃泌素等激素的释放；通过作用于体温调节中枢，从而降低体温。铃蟾素的许多生理作用是通过促进其他胃肠道激素的释放而实现的，例如，对胰液的促分泌作用是通过 CCK，促进胃液分泌作用是通过胃泌素。因此，铃蟾素可能是一些胃肠道激素的释放激素。

(3) 细胞因子对下丘脑 – 垂体 – 靶腺激素释放的调节：研究显示，细胞因子可激活 HPA 轴。下丘脑和垂体产生的若干细胞因子、血液循环和通过终板脉管区进入中枢的细胞因子，均可经旁分泌、自分泌及内分泌方式分别调节下丘脑、垂体及肾上腺皮质的 CRH、ACTH 及糖皮质激素的释放。

白细胞介素（interleukin, IL）-1 抑制下丘脑 GnRH 分泌，肿瘤坏死因子 –α（tumor necrosis factor α, TNF-α）可能兴奋 GnRH 分泌，其他细胞因子对垂体和睾丸激素分泌也有调节作用。对于女性，不少细胞因子对卵巢的主要功能包括卵细胞产生和性激素分泌有重要影响。此外，细胞因子对 GH 和 PRL 的分泌也有重要影响，但目前研究结果尚不一致。

2. 甲状腺

(1) 下丘脑 – 垂体 – 甲状腺轴：甲状腺功能主要受下丘脑和垂体的调节，下丘脑 TRH 和垂体 TSH 可增加甲状腺激素的分泌。相反，甲状腺激素对垂体 TSH 和下丘脑 TRH 也有负反馈调节作用。

垂体 TSH 对甲状腺的影响：TSH 是调节甲状腺功能的主要激素，其对甲状腺的影响极为广泛，几乎涉及甲状腺的各个方面。

第一，TSH 可影响甲状腺的发育。在大鼠和小鼠中，到胚胎第 16 天开始有 TSH 及其受体的表达。TSH 受体基因敲除小鼠在出生时甲状腺的大小和结构并不受影响，不过成年后会出现甲状腺萎缩，提示 TSH 并非胚胎期甲状腺发育所必需，但在出生后的甲状腺发育中具有一定的作用。

第二，TSH 可促进 T_3、T_4 的合成。在正常情况下，TSH 是 T_3、T_4 合成和分泌的主要调节激素。TSH 对甲状腺的作用表现为下列几个方面：①与膜受体结合后，激活腺苷酸环化酶（adenylate cyclase, AC），使细胞内的环磷酸腺苷（cyclic adenosine monophosphate, cAMP）生成增多；②上调 H_2O_2 产生，促进 Tg 分子上酪氨酸的碘化；③促进细胞内 Tg 向滤泡腔的释放；④使滤泡细胞顶部边缘伪足增多，伴有胶质的胞饮、吞噬溶酶体的形成及 T_3、T_4 的分泌；⑤长期受过量 TSH 的刺激，甲状腺细胞增生肥大并导致弥漫性甲状腺肿，但 TSH 不是致甲状腺肿的唯一因素；⑥促进甲状腺细胞的葡萄糖氧化。以上作用的总效果是甲状腺功能增强，甲状腺激素的合成和分泌增多。

第三，TSH 可促进甲状腺滤泡上皮细胞生长，可视为甲状腺细胞的生长因子。TSH 还可影响甲状腺滤泡上皮细胞的形态，使甲状腺滤泡上皮细胞由立方形转变为高柱形。TSH 还可抑制甲状腺细胞凋亡。

第四，TSH 可增加一氧化氮合酶（nitric oxide synthase, NOS）的活性，促进一氧化氮（nitric oxide, NO）的生成，使甲状腺内的血管扩张、血流加速，故增加甲状腺的血流。较长时间给予 TSH 可促进甲状腺内的血管增生。

TSH 分泌的调节：与其他垂体激素一样，TSH 也呈脉冲式释放，如人类每 2～6h 释放 1 次。TSH 分泌还具有昼夜节律性，夜间 TSH 脉冲分泌的频率减小，振幅增高，故夜间的 TSH 分泌多于白天。

下丘脑的 TRH 具有强大的促进 TSH 分泌的作用。下丘脑的生长抑素可抑制 TSH 分泌，给予甲状腺功能减退患者生长抑素可使 TSH 水平降低，并抑制 TSH 对 TRH 的反应。

甲状腺激素对垂体 TSH 分泌具有强烈的抑制作用，发挥这一作用的是 T_3，T_4 需转变为 T_3 方可发挥作用。垂体 TSH 细胞内含有 T_3 受体，T_3 可与其结合，通过一系列复杂的机制从而抑制 TSH 的合成和分泌。T_3 对 TSH 分泌的抑制作用具有双向反应，早期抑制储存的 TSH 的释放，晚期则通过抑制 TSH 的生物合成从而降低其分泌。

(2) 碘对甲状腺的调节：在缺碘情况下，进入甲状腺内的碘减少。由于底物（碘）的缺乏，甲状腺激素的合成减少，使得垂体 TSH 分泌增加，刺激甲状腺的摄碘功能，以代偿碘的不足。当机体摄入的碘增加时，进入甲状腺内的碘也增加，甲状腺激素的合成和释放轻度增加，反馈抑制垂体 TSH 分泌，避免甲状腺摄入过多的碘，使得甲状腺功能维持在正常范围。

尽管如此，甲状腺的上述调节能力是有限的。如果碘严重缺乏且持续较长时间，使机体的碘库存被耗尽，即使此时甲状腺的摄碘功能非常活跃，也不能代偿碘的严重缺乏，血甲状腺激素水平显著降低，出现甲状腺功能减退。大剂量碘对甲状腺功能的影响则较为复杂。

(3) 激素、神经递质及细胞因子：急性药理剂量的糖皮质激素会抑制正常人体内的 TSH 脉冲式释放，如果持续给药，这种抑制作用会产生逃逸。在正常人群、甲状腺功能亢进患者中，给予药理剂量的糖皮质激素会降低血清 T_3 的浓度。雌激素具有升高 TBG 的作用，绝经后女性的雌激素替代治疗会导致 TSH 升高，进而会使总 T_4 升高，但游离 T_4 变化不大。在原发性甲状腺功能减退症患者中，雌激素也会增加左甲状腺素的需求量。此外，GH 也会增加血清游离 T_3 水平，同时降低游离 T_4 水平。

一些神经递质或调质对 TRH 有强烈抑制作用，内啡肽、褪黑素可调节食欲素分泌和热能生成作用。TRH 还是瘦素 / 神经肽 Y（neuropeptide Y，NPY）/ CRH 的摄食调节环路中的介导因子，参与食欲、摄食、饱腹感、体重及热量产生的中枢调节。通过 cAMP 生成增多而发挥生物学作用的激素或化学物质可增加甲状腺激素的分泌，其中较明显者为肾上腺素和前列腺素（prostaglandin，PG）。

一些细胞因子，如 IL-1、IL-6、TNF-α 等，可促进中枢神经递质（如去甲肾上腺素）的释放，后者具有兴奋 TRH 和 TSH 分泌的作用。另一些因子，如 5- 羟色胺、阿片肽类、GH、多巴胺等，则对 TRH 和 TSH 的分泌有抑制作用，其中以抑制 TSH 为主。

3. 甲状旁腺　甲状旁腺为椭圆形的小体，呈淡棕黄色，一般位于甲状腺侧叶的后面和甲状腺囊之间。甲状旁腺分泌的甲状旁腺激素在钙磷代谢平衡、骨骼代谢等方面起重要作用。

(1) PTH：PTH 是甲状旁腺主细胞合成后分泌到体液中的一种由 84 个氨基酸残基组成的内分泌激素，即 $PTH_{1\sim84}$，又称为完整 PTH。

① PTH 的主要靶器官是肾脏、骨骼及肠道。其生理作用如下。

◆肾脏：PTH 调节肾小管对钙、磷及重碳酸根（HCO_3^-）的重吸收。几乎所有肾小球滤过的钙均在肾小管被吸收。大部分在近曲小管通过被动转运进行重吸收，PTH 在该区域的影响很小。然而，PTH 却显著增加钙在远曲小管和集合管的重吸收，钙在髓襻升支内的重吸收也有一半受 PTH 影响。受 PTH 调控的这部分钙的重吸收是跨细胞的主动转运过程。

磷主要在近曲小管重吸收，另有少部分在远曲小管重吸收。PTH 可强烈抑制磷在近曲小管和远曲小管的重吸收，从数量上来说对近曲小管的作用更为重要。磷从肾小球滤过液中被重吸收到细胞内同样是逆电化学梯度的转运过程，由钠 - 磷协同转运蛋白所介导。

PTH 还可激活肾脏中 1α- 羟化酶和抑制肝脏 24- 羟化酶，促进 1,25- 二羟维生素 D_3 [1,25-$(OH)_2D_3$] 的合成，降低 24,25- 二羟维生素 D_3 [24,25-$(OH)_2D_3$] 的合成，调节 1,25-$(OH)_2D_3$/24,25$(OH)_2D_3$ 的比值，从而间接影响钙在肠道的吸收。此外，PTH 还刺激肾脏中的糖异生过程。

◆骨骼：在骨组织中，PTH 既可促进骨吸收，又可促进骨形成。在过高浓度 PTH 的作用下，破骨细胞活性超过成骨细胞，导致骨吸收大于骨形成。然而，在适当浓度 PTH 的作用下，成骨细胞活性可超过破骨细胞，骨形成大于骨吸收。PTH 促骨转换的作用依赖于活性 VD。如果缺乏 1,25-$(OH)_2D_3$，即使有大量 PTH，骨的吸收和形成能力均下降。当外源性给予 PTH 时，高剂量和持续给药引起破骨作用；而低剂量和间歇给药，则表现为成骨作用。

◆肠道及其他靶组织：PTH 促进肠道钙的吸收一般认为是通过增加 1,25-$(OH)_2D_3$ 生成所致的间接作用。肾脏的 1α- 羟化酶被 PTH 激活后，将 25- 羟维生素 D_3 [25(OH)D_3] 转变为 1,25-$(OH)_2D_3$。PTH 刺激肠黏膜合成钙结合蛋白，促进肠道对钙、镁及无机磷的吸收。这是 PTH 增强肾脏近曲小管细胞 1α 羟化酶活性，使低活性的 25(OH)D_3 转化成高活性的 1,25-$(OH)_2D_3$ 的结果。1,25-$(OH)_2D_3$ 可增加小肠的钙吸收，对维持正常的血钙浓度具有重要作用。近年的研究显示，PTH 对肠道也有直接作用，而且在肠内发现有 PTH 受体存在。

此外，PTH 还可影响血管紧张度，增加乳腺和唾液腺中的钙浓度，促进肝内糖异生，增加离体脂肪细胞的脂肪分解，刺激或抑制不同细胞的有丝分裂等。

② PTH 分泌的调节涉及昼夜节律性、血钙的调节、血磷的调节及其他调节。

◆昼夜节律性：在生理情况下，PTH 分泌具有昼夜节律性，PTH 血浓度在白天平稳，夜间 20 点和凌晨 4 点有 2 个宽高峰，其中后一个高峰值要持续到上午 8—10 点才降至基础水平。其机制尚不明确。

◆血钙的调节：PTH 分泌主要受血中离子钙浓度的调节。甲状旁腺细胞对血钙变化的反应与其他组织的细胞有所不同。低血钙可兴奋甲状旁腺，而血浆离子钙浓度升高时则抑制 PTH 分泌。其量效曲线呈 S 形（曲线中点处的血钙水平称为调定点）。在正常情况下，PTH 分泌以调定点控制方式来维持血清离子钙在一个很窄的范围内。低于调定点时刺激 PTH 分泌，高于调定点时抑制 PTH 分泌。然而，PTH 的分泌速度有一定限度，血清钙为 7mg/dl 时，兴奋作用最大，血清钙为 10.5mg/dl 时，抑制作用最大，高于或低于此水平不产生更大的作用。低钙对 PTH 分泌的刺激作用发生很快（数分钟内），而低钙对于 PTH 合成的刺激则较慢。高钙浓度时，可使细胞内合成的 PTH 降解，而且可能释放无生物活性的片段。短时间内，细胞外钙主要调节 PTH 分泌而不影响其合成；但几小时到几天后，细胞外钙增加可抑制 PTH 基因的转录，反之亦然。细胞外钙减少促进 PTH 基因的转录，长期的低钙血症可刺激甲状旁腺细胞增殖、肥大。

◆血磷的调节：PTH 降低肾脏对磷的重吸收而调节血磷浓度，相反，血磷在肾功能不全时会升高并影响甲状旁腺，从而导致继发性甲状旁腺功能亢进症。当血磷升高时，会刺激 PTH 分泌，PTH 升高后可直接增加肾脏对磷的排出；同时高磷和 PTH 升高均可增加成纤维细胞生长因子（fibroblast growth factor，FGF）（FGF23，一种肾脏排磷因子）的分泌，FGF23 可促进肾脏对磷的排泄，并抑制 $1,25-(OH)_2D_3$ 的合成，进而减少胃肠道对磷的吸收。相反，当血磷降低时，PTH 合成和分泌减少，肾脏排磷减少；同时 FGF23 分泌减少，并且后者对 $1,25-(OH)_2D_3$ 的抑制作用减弱，肠道磷吸收增加。除调节 PTH 分泌外，高血磷还促进甲状旁腺细胞增殖，低血磷时则相反。

◆此外，还包括血清镁、活性维生素 D、降钙素及其他调节。

血清镁：细胞外液镁离子浓度升高也像高钙浓度一样可抑制 PTH 分泌。然而，低血镁不同于低血钙，它可抑制 PTH 的分泌和作用。镁的调节能力远不如钙，只有在重度高镁血症、低镁血症时，才可引起 PTH 分泌减少。严重镁缺乏不仅可减少 PTH 释放，还可使 PTH 与受体结合力减弱。

活性维生素 D：若维生素 D 在体内不能变成足量的活性代谢产物，一方面可发生肠道钙吸收不良，导致低血钙；另一方面，PTH 在缺少维生素 D 的作用下，不能使靶器官产生相应数量的 cAMP，故不能发挥 PTH 的生理效应。因此，维生素 D 缺乏或活化障碍是继发性甲状旁腺功能亢进症的重要病因。维生素 D 的活性代谢产物 $1,25-(OH)_2D_3$ 可抑制 PTH 的合成和分泌。在肾衰竭时，$1,25-(OH)_2D_3$ 的降低是引起 PTH 增高的重要原因。高水平的 $1,25-(OH)_2D_3$ 抑制 PTH 基因的转录，此乃 PTH 促进维生素 D 活化的负反馈调节机制，该效应在 2h 内即可发生。

降钙素：降钙素抑制破骨细胞的骨吸收作用，增加成骨细胞的活性而使钙磷沉积于骨，从而导致血清钙和磷水平降低。降钙素对肾小管的作用与 PTH 有相似之处，使肾小管重吸收磷减少，尿磷排出增多，但它也减少肾小管对钙、钠、钾及镁的重吸收，抑制肠道吸收钙，进一步降低血钙。降钙素通过降低血钙及阻止 PTH 与其受体的结合，刺激 PTH 分泌。

其他调节：雌激素有降低骨基质分解、抑制骨组织对 PTH 的应答作用，从而间接促进 PTH 分泌。大量皮质醇可抑制肠道钙吸收，抑制肾小管重吸收钙和磷，使钙和磷从尿液中丢失，造成低钙血症。此外，皮质醇还可直接刺激 PTH 分泌，造成低磷酸盐血症，造成骨吸收加快和骨质脱钙。

(2) 维生素 D：维生素 D_3（VD_3）又称为胆骨化醇，人类和动物的皮肤是合成 VD_3 的场所。皮肤暴露于紫外线照射时，皮肤内的 7- 脱氢胆固醇将分子中的 B 环打开，首先转变成不稳定的前 VD_3，之后在体温能量作用下发生构型改变转变成 VD_3。

由皮肤合成的 VD_3 进入血液循环后，便与血浆中的维生素 D 结合蛋白（vitamin D binding protein，DBP）结合并被转运至肝脏，在肝微粒体 25- 羟化酶作用下，转变为 $25(OH)D_3$。该代谢物既是维生素 D 在体内代谢的主要中间物，又是其在体内的主要循环形式，在生理浓度下不具有生物活性，但高浓度时具有刺激肠道钙吸收的作用，故维生素 D 中毒时可出现高血钙。$25(OH)D_3$ 由肝脏生成后再进入血液循环，又被 DBP 转运至肾脏，经近曲小管上皮细胞线粒体 1α- 羟化酶作用后，转变为维生素 D 的活性形式 $1,25-(OH)_2D_3$，另有相当大的一部分 $25(OH)D_3$ 经 24- 羟化酶作用转变成 $24,25(OH)_2D_3$。肾脏是合成 $1,25-(OH)_2D_3$ 的最主要器官，但不是唯一场所。

①维生素 D 的生理作用：涉及肠道钙吸收、对

骨骼的作用及对肾脏的作用。

◆肠道钙吸收：维生素D促进肠道钙吸收早为人们所知，从十二指肠到结肠的肠黏膜细胞中都有1,25-(OH)$_2$D$_3$受体，但其分布并不均匀，在十二指肠最高，以下肠段逐渐减少。维生素D促进肠道钙吸收的机制并不完全清楚，一般认为包括两个方面：其一是刺激肠黏膜细胞膜增加钙由肠腔向细胞内的扩散，这是快速作用；其二是通过调控肠黏膜细胞内钙结合蛋白的基因表达，增加钙由胞质向循环内的转运。

◆对骨骼的作用：1,25-(OH)$_2$D$_3$是两种重要的骨基质蛋白的主要转录调节因子，既可抑制Ⅰ型胶原的合成，又可增加骨钙素合成。骨钙素由成骨细胞合成和分泌，其生理作用虽然尚不完全清楚，但已知至少与骨矿化速率有关。此外，1,25-(OH)$_2$D$_3$还能促进成骨细胞中骨桥蛋白和碱性磷酸酶合成，抑制成骨细胞凋亡，从而有利于骨形成。同时，在长骨干骺端的软骨细胞质中，有丰富的维生素D依赖性的钙结合蛋白，与软骨细胞的生长、成熟及钙化有关。这是维生素D对骨形成的直接作用。

骨吸收是由破骨细胞完成。然而，仅仅破骨细胞前体细胞上才有1,25-(OH)$_2$D$_3$受体表达，而成熟的破骨细胞上则未见表达。因此，维生素D仅直接作用于该前体细胞，促进其向成熟破骨细胞分化，从而增加破骨细胞数目，有利于骨吸收。这是维生素D对骨吸收的直接作用。

实际上，维生素D促进骨吸收，主要是通过对成骨细胞的作用，以间接方式影响破骨细胞前体细胞的分化和成熟破骨细胞的活性。

◆对肾脏的作用：维生素D具有促进肾小管对钙、磷重吸收作用。然而，这种作用对于生理情况下肾脏钙、磷重吸收的贡献有多大，目前并无肯定结论。即使在1,25-(OH)$_2$D$_3$缺乏时，肾脏仍能将滤过的钙、磷进行99%重吸收。而维生素D对肾脏的主要作用则是体现在分别对1α-羟化酶和24-羟化酶的降调节和升调节上，即1,25-(OH)$_2$D$_3$可通过上调24-羟化酶促进25(OH)D向24,25(OH)$_2$D$_3$转变从而防止1,25-(OH)$_2$D$_3$产生过多。这是1,25-(OH)$_2$D$_3$自身合成的短环负反馈调节。

②维生素D的调节：涉及PTH的调节、钙磷的调节及其他调节因素。

◆PTH的调节：PTH是肾脏内合成1,25-(OH)$_2$D$_3$的主要调节因素，PTH分泌增加可使肾脏内1α-羟化酶的活性增加，从而促进肾脏合成1,25-(OH)$_2$D$_3$，反之亦然。PTH也可抑制肾脏内24,25(OH)$_2$D$_3$的产生。此外，1,25-(OH)$_2$D$_3$还可通过升高血清钙离子对PTH分泌起反馈调控作用。当1,25-(OH)$_2$D$_3$水平升高时，可通过促进肠黏膜对钙的吸收增加而升高血清钙，血清钙离子增加可抑制PTH分泌，从而抑制肾脏中1,25-(OH)$_2$D$_3$合成。PTH正是通过其自身对1α-羟化酶的作用及其与活性维生素D$_3$的相互调节作用来完成其对1,25-(OH)$_2$D$_3$水平的精细调节作用。

◆钙磷的调节：饮食钙增加可抑制1,25-(OH)$_2$D$_3$的合成、促进24,25(OH)$_2$D$_3$的生成。如前所述，人或动物体内1,25-(OH)$_2$D$_3$的合成与其血浆内钙浓度相关。低钙血症时1α-羟化酶活性升高，高钙血症使24-羟化酶活性升高。血清钙离子水平下降可刺激PTH分泌，因此认为低钙血症对1,25-(OH)$_2$D$_3$的合成起信息传递作用，即血清钙浓度对1,25-(OH)$_2$D$_3$合成的影响是通过调节PTH分泌而间接起作用的。

低磷血症时也可促进1,25-(OH)$_2$D$_3$的合成，但只有在去除甲状旁腺后或其他无PTH分泌的条件下，血清无机磷浓度才与1,25-(OH)$_2$D$_3$的合成量相关。与低钙血症通过刺激PTH分泌而发挥调节作用不同，低磷血症对1,25-(OH)$_2$D$_3$合成的影响可能是因其自身作用、调节FGF23分泌或其他途径而非通过调节PTH分泌起作用的。

◆其他调节因素：降钙素可抑制1α-羟化酶，减少肾脏中1,25-(OH)$_2$D$_3$的合成，降钙素还可对抗PTH的作用，但降钙素的作用较弱，作用时间较短，对维生素D代谢的调节作用可因其诱发PTH分泌而被抵消。此外，性激素对VD$_3$的代谢也具有调节作用。研究显示，在使用口服避孕药的育龄女性中，其血浆25(OH)D$_3$水平比对照组高约40%，停止使用口服避孕药后则25(OH)D$_3$水平显著下降。

(3) 钙磷代谢：钙和磷是构成人体骨骼的主要成分，人体内钙、磷代谢的平衡和钙、磷在细胞内外液中浓度的稳定性，是维护机体正常生理功能的重要因素之一，如果体液中钙、磷浓度出现较大波动，必将对机体产生很大影响。

①钙平衡及其调节：正常成人体内的钙含量为700～1500g，其中99%存在于骨骼和牙齿的骨矿盐结晶中，仅有1%存在于体液中。血液中的钙可分为结合钙和离子钙两部分：结合钙主要有蛋白结合钙、

复合钙及其他形式；在蛋白结合钙中，70%与白蛋白结合，其余与球蛋白结合。

② 钙的作用：钙的生理作用可分为细胞外作用和细胞内作用。

◆细胞外作用：钙作为细胞外的配体，可通过细胞表面的 G 蛋白偶联的钙敏感受体发挥其对细胞的调节作用。在甲状旁腺和肾小管上皮细胞上存在此类受体。其主要作用包括抑制 PTH 分泌，在肾小管髓襻升支粗段抑制钙、镁等的重吸收；促进骨基质和软骨的矿化；激活循环中和细胞外液中的多种酶，在血液凝固、细胞间的黏附及细胞增殖中发挥作用。

◆细胞内作用：细胞内钙离子作为细胞内信号传递者，与钙调素等钙结合蛋白结合，引发下游激酶等各种效应分子活化，从而影响细胞多种功能，如激素、神经递质的释放等。

钙的吸收、排泄及其调节：人体所需要的钙必须通过外源性供给，食物中的钙主要通过小肠吸收，主要的吸收部位为十二指肠和空肠上段。此部位的钙吸收方式主要是主动吸收。摄入的钙在空肠远端和回肠中存留的时间较长，还可通过被动吸收方式进行吸收。当钙摄入不足或肠腔内容物在空肠近段存留时间过短时，下段小肠对钙的被动吸收会增加。

影响钙吸收的因素众多，涉及生物利用度，即小肠上皮完成的钙吸收主要是其中的离子钙，故食物成分中任何能够影响复合钙解离为离子钙的因素，都会影响钙吸收。胃酸对离子钙的解出起重要的作用，有助于维持十二指肠和小肠上端处于酸性环境。因此，在服用碳酸钙等难以溶解的钙剂时，通常建议在餐中或餐后服用，以保证有足够的胃酸将其溶解吸收。$1,25-(OH)_2D_3$ 是小肠上皮钙转运的主要调节激素，其在钙稳态调节环路中起重要的作用，即根据食物中钙摄入的多少，通过调节 PTH 分泌，影响肾脏 $1\alpha-$ 羟化酶的活性和 $1,25-(OH)_2D_3$ 的产生，改变小肠钙吸收的效率。$1,25-(OH)_2D_3$ 可影响整个小肠段的钙吸收，但主要的调节部位是十二指肠。其他因素包括年龄、外源性雌激素补充、糖皮质激素等，也会影响钙的吸收。

体内钙的排泄主要有三个方面，即尿钙排泄、粪钙排泄及钙从汗液排泄。其中肾脏对钙的排泄是调节血液中离子钙稳定的主要机制，游离钙和复合钙可通过肾小球滤过，正常人每天约有 10g 钙从肾小球滤过，只有 2%的滤出钙被排出体外，大约 200mg/d。肾脏对滤过钙的重吸收是在多部位通过不同的机制进行的。大约 60%滤过钙的重吸收发生在近端肾小管，主要是通过细胞旁路的被动扩散机制，与钠的重吸收密切相关。钙离子的重吸收是顺着电化学梯度进行的，此部位的重吸收不表现出饱和现象。另有 25%滤过钙的重吸收出现在髓襻，主要依靠髓襻升支粗段的被动扩散，主动的跨细胞转运机制在该部位可能也具有一定的作用。该部位的钙重吸收可被细胞外液的钙和镁所抑制，这是因为上述离子可激活基底侧膜上的钙敏感受体，进而抑制 $Na^+-K^+-Cl^-$ 的重吸收，降低了跨上皮的电压梯度。远端肾小管重吸收滤过钙的 8%，该部位对钙的重吸收主要依赖主动转运机制，同时也是激素调节钙重吸收的主要部位。

肾脏的钙排泄受多种激素、营养素及药物的影响。其中 PTH 发挥主要的生理调节作用，其主要作用是影响除近端肾小管以外的很多部位对钙的重吸收。此外，降钙素在大剂量时会快速降低近端肾小管对钙的重吸收，维生素 D 可能具有减少尿钙重吸收的作用。雌激素治疗能使绝经后女性的肾小管重吸收钙增加，尿钙排泄减少。高钠摄入和细胞外液容量扩张时尿钙排泄增加，反之，脱水时尿钙减少。高镁血症会通过激活髓襻升支粗段的钙敏感受体和抑制内源性 PTH 及其介导的肾小管钙重吸收，从而抑制钙的重吸收。渗透性利尿会增加尿钙排出，呋塞米可抑制髓襻重吸收氯，进而减少钙的转运，故可被用于治疗高钙血症。与此相反，噻嗪类利尿药和阿米洛利可增加远端肾小管对钙的重吸收，故可被用于治疗高尿钙性的肾结石和甲状旁腺功能减退症。

磷平衡及其调节：磷在细胞生理和骨质矿化中起重要作用，体内的磷约 85%（600~700mg）以结晶形式存在于骨骼中，其余约 15%（100~200mg）存在于体液和软组织中。

磷在细胞结构、能量代谢、离子转运等基本生理过程中均发挥重要作用。磷对神经肌肉具有重要作用，在机体生长过程中，若缺乏磷，则会导致肌无力。严重低血磷可引起细胞能量代谢的紊乱，造成细胞内能量危机，从而严重影响神经传导、肌肉收缩。磷的缺乏也会对心血管系统产生类似对神经、肌肉的影响。磷对维持正常肾小管转运功能是必需的。细胞外液有足够的磷是骨组织和软骨矿化所必需的，慢性的低磷血症会引起佝偻病或骨软化。

成人每天磷的摄入量为 800～1600mg，磷很易被肠道吸收，肠道磷吸收率为 70%。磷在小肠吸收，以空肠吸收最快，其次为回肠，十二指肠较少，大肠中几乎不吸收。肠道磷吸收主要通过主动转运和弥散两种途径，弥散是主要的吸收方式，主动转运过程是维生素 D 依赖性的过程。

摄入磷的 60%～80% 从尿排出。肾小球滤过磷的 80%～90% 在近曲小管中被重吸收。近曲小管对磷的重吸收主要是可饱和的、钠依赖性的主动转运过程。

调节磷重吸收的物质大致可以分为两类，其中抑制肾小管磷重吸收的因素有 PTH、PTH 相关肽（PTH-related peptide，PTHrP）、FGF23、降钙素、转化生长因子（transforming growth factor，TGF）-α、糖皮质激素、肾磷负荷过多等。促进磷重吸收的因素包括胰岛素样生长因子（insulin-like growth factor，IGF）-1、胰岛素、甲状腺激素、1,25-(OH)$_2$D$_3$、表皮生长因子（epidermal growth factor，EGF）、磷摄入不足等。对于磷转运调节的分子机制认识最多的是 PTH 的调节，其中涉及对近端肾小管 cAMP/ 蛋白激酶（protein kinase，PK）A 和磷脂酶（phospholipase，PL）C/PKC 信号转导通路的调节。在 PTH 浓度较低时主要通过影响 PLC/PKC 通路发挥作用，而在 PTH 浓度较高时则主要通过 cAMP/PKA 通路发挥作用。

尽管 PTH 在磷的重吸收调节中发挥着极大的作用，但是肾小管上皮对磷的重吸收存在自调节能力，其重吸收率会依赖于饮食中的磷摄入、磷的需要及体内磷的生成能力而发生变化。

4. 肾上腺　肾上腺激素可分为肾上腺皮质激素和髓质激素。肾上腺皮质分泌类固醇激素，其中最重要的是皮质醇、醛固酮及雄性类固醇激素。肾上腺髓质为神经内分泌组织，主要分泌儿茶酚胺，其中包括肾上腺素（epinephrine，E）、去甲肾上腺素（norepinephrine，NE）及多巴胺。此外，髓质的细胞类型和神经支配与体内其他胺前体摄取及脱羧（amine precursor uptake and decarboxylation，APUD）细胞一样，可合成和分泌多种肽类激素、胺类激素、生长因子、细胞因子、免疫因子等，通过旁分泌或自分泌方式调节局部的细胞功能。当肾上腺皮质或髓质发生病变时，过多的激素（包括局部激素及激素样

物质）可进入血液循环，引起一系列临床表现。此外，经典的肾上腺皮质激素和髓质激素不只是在肾上腺内合成和分泌，肾上腺外的许多组织和细胞也具有表达激素基因和合成激素的能力，并在各种组织构成独立于肾上腺的局部调节系统，参与组织重建、创伤修复、细胞凋亡等过程的调节。

（1）糖皮质激素合成和分泌的调控：CRH、CRH 结合蛋白对 ACTH 的调节：中枢神经的 CRH 分泌细胞主要分布于室旁核和杏仁核，其轴突大多投射到正中隆突处或下丘脑的基底面，但 CRH 神经纤维和 CRH 阳性细胞也可分布于海马、中脑、松果体等许多区域。HPA 轴的主要生理功能是调节机体对各种应激的反应，当机体处于应激状态时，中枢神经 CRH 神经元的 CRH 和 AVP 表达显著上调。

CRH 分泌受中枢交感神经的调节。交感神经兴奋时，CRH 分泌增多。关于 CRH 分泌的调节机制，目前虽然尚未完全明了，但概括起来有下列特点：应激状态下的 ACTH 分泌主要受 CRH 和 AVP 的兴奋，在接受应激信号后，CRH 和 AVP 可单独表达或由 CRH/AVP 神经元共同表达 CRH 和 AVP。相反，ANP 和脑钠肽（brain natriuretic peptide，BNP）则对 HPA 轴有抑制作用。因此，AVP 与 ANP 对 HPA 轴的作用是互相拮抗的。一方面，褪黑素减弱肾上腺皮质对应激的反应性，减少垂体 ACTH 分泌；另一方面，CRH 又抑制松果体褪黑素分泌，因此，CRH 与褪黑素之间又组成负反馈调节系统。除兴奋 HPA 轴外，CRH 还可影响行为、兴奋交感神经系统及抑制食欲。胎盘 CRH 是启动分娩的刺激物。IL-1 和 IL-6 也可调节 CRH 分泌，而瘦素则可调节 CRH、GHRH、生长抑素、TRH 等的基因表达，是能量代谢的主要中枢性调节因子。CRH 受体 1 拮抗药可抑制 HPA 轴、交感神经和交感 - 肾上腺活动，可用于治疗因 CRH 分泌过多所致的精神病、心血管疾病或生殖系统疾病。CRH 结合蛋白除具有一般激素结合蛋白的功能外，还可直接调节 CRH 和 ACTH 的合成、分泌及生物学作用，并与 CRH-CRH 受体一起组成局部调节网络，调节 HPA 轴功能和炎症反应。下丘脑和垂体存在一组肽类或胺类活性物质，它们具有拮抗 CRH，抑制 ACTH 合成和分泌的作用。目前认为，生长抑素、多巴胺、ANP 及前 TRH 原均可作用于 ACTH 细胞，抑制 POMC 基因表达，故被统称为促肾上腺皮质激素释放抑制因子（corticotropin release inhibiting factor，CRIF）。垂体前叶也含有大量的神经纤维，某些神经纤维与激素分泌细胞有突触联系，使神经系统可直接影响垂体前叶激素（主要是 ACTH）的分泌。

CRH 通过垂体门静脉系统或一些尚未阐明的机制作用于垂体 ACTH 细胞，刺激 ACTH 分泌。

ACTH 对肾上腺皮质的调节作用：皮质醇分泌可分为"基础分泌"和应激状态下的"增量分泌"（应激性分泌）两种情况。基础分泌是指机体日常活动时的一般性皮质醇分泌，应激性分泌则是指机体根据应激的需要而增加的皮质醇分泌。

皮质醇分泌调节具有下列特点：ACTH 促进皮质醇分泌具有可饱和性，在达到最大兴奋值前，ACTH 与皮质醇浓度呈线性关系，但超过最大兴奋值，ACTH 的增加不再伴有更多的皮质醇分泌。即使摘除垂体，肾上腺的皮质醇分泌并不会完全停止，提示肾上腺的皮质醇分泌尚具有非 ACTH 依赖性通路。在应激状态下，可通过交感神经、交感 – 肾上腺髓质 – 肾上腺皮质及 CRH-ACTH 通路促进皮质醇的合成和分泌，使血浆皮质醇在很短时间内显著高于基础状态。

皮质醇对 CRH 和 ACTH 分泌的反馈调节：垂体 ACTH 细胞一方面受下丘脑 CRH 的刺激，另一方面又受到下丘脑 CRIF 和血浆皮质醇的抑制。皮质醇对垂体 ACTH 的抑制作用和对下丘脑 CRH 的抑制作用均较明显，其中可能以抑制 ACTH 的作用为主。皮质醇抑制 ACTH 的作用可分为快速反馈抑制和延迟反馈抑制两种类型。在输注外源性皮质醇后数分钟内可将 ACTH 分泌抑制 80%，但这种快速抑制作用大约于 20min 后消失；数小时后又再次出现对 ACTH 的反馈抑制作用。快速抑制反应的机制未明，可能与糖皮质激素的膜结合活性及其引发的 ACTH 分泌抑制有关。延迟抑制反应是糖皮质激素与核受体作用，激活相关基因表达、mRNA 转录及新的蛋白质合成的结果。糖皮质激素可诱导脂皮质素的合成，脂皮质素是磷脂酶 A_2（phospholipase A_2，PLA_2）的抑制物，可抑制 POMC 基因的转录和 ACTH 的合成。

ACTH 和皮质醇的昼夜节律分泌及其调节：正常人上午 8—9 时的血浆 ACTH 值最高，其浓度曲线在 24h 内具有明显的昼夜节律性。一方面是由于 CRH 的节律性分泌导致 ACTH 阵发性脉冲式分泌，另一方面也可能与血浆皮质醇浓度的昼夜节律性波动有关。一般而言，糖皮质激素对垂体 ACTH 的反馈抑制以夜间最强，晨间最弱。如正常人在早晨服用地塞米松，其对 ACTH 和内源性糖皮质激素的分泌抑制作用最弱，抑制的持续时间也最短。相反，如正常人在晚上服用地塞米松，其对 ACTH 和内源性糖皮质激素的分泌抑制作用最强，而且持续的时间也最长。

ACTH 和皮质醇的昼夜节律性分泌来源于下丘脑的 CRH 节律性分泌，后者主要与生物钟和黑暗 – 光照（睡眠 – 醒觉）的周期性变化有关。

非糖皮质类固醇性的 HPA 轴抑制因子：体内存在许多可抑制下丘脑 CRH 或垂体 ACTH 合成和分泌的体液因子，在这些因子中，有些是旁分泌激素或细胞因子，而有些则属于循环性内分泌激素。例如，抑制下丘脑 CRH 合成和分泌的因子有 γ- 氨基丁酸（γ-aminobutyric acid，GABA）、ACTH、β- 内啡肽、CRH（自身调节）、瘦素、P 物质、生长抑素、催产素、NO、一氧化碳（CO）、脂皮质素和内皮素 –1 等，抑制垂体 ACTH 合成和分泌的因子有 ANP、脂皮质素和肾上腺髓质素等。

应激反应时的 ACTH 分泌及其调节：多种急性应激性刺激可引起 ACTH 分泌的急剧增加，持续时间可达数小时之久。各种应激性刺激通过外周神经传入中枢神经系统，并将应激信号进行整合，汇集成神经（递质）信号，作用于下丘脑 CRH 神经元及其他相关神经元，CRH 分泌增多，数分钟后血中 ACTH 水平可升高 4～6 倍，同时伴有血中皮质醇浓度的同步性升高（8～10 倍）。应激的体液调节与神经调节密切配合，使机体适应应激反应的需要，提高机体的适应能力。然而，由于应激的性质、程度及机体反应能力的差异，应激因素刺激后个体的 HPA 轴变化可多种多样。除 CRH 外，参与急性应激调节的其他因素还有 AVP、催产素、中枢儿茶酚胺等。

慢性应激时也有 ACTH 和皮质醇的调节参与。不过，此时在各种组织中，免疫因子的作用似乎比神经调节和 HPA 轴功能调节更为重要。慢性应激使肾上腺皮质的激素分泌具有耐受性和适应性（自身调节性），即使无 ACTH 的作用，糖皮质激素的分泌也持续增多。

其他因素对 HPA 轴的影响：影响 HPA 轴功能的因素很多，其调节作用的综合目的是使机体适应内外环境的变化。

①妊娠：妊娠女性的血中 ACTH 升高、血中皮质醇总量、游离皮质醇及皮质类固醇结合球蛋白（corticosteroid binding globulin，CBG）增高。此外，分娩时可出现血中 ACTH 和皮质醇的急剧性升高。

②进食：进食后血中 ACTH 升高，其机制尚不明确。

③ AVP 和催产素：将 AVP 注入脑室内可引起 ACTH 分泌。动物实验显示，催产素也有类似作用，其机制尚未阐明。在中枢神经组织中，存在 ANP、BNP 及其受体系统，可调节行为和 ACTH 分泌。

中枢神经递质或调质：许多中枢神经递质或调质对 ACTH 的合成和分泌具有调节作用。一般而言，引起 CRH 或 ACTH 分泌增多的因子有乙酰胆碱、5-羟色胺、阿片受体拮抗剂、AT Ⅱ、甘丙素、TRH、EGF、IL-1、IL-2、IL-6、TNF-α、脂皮质素、干扰素 -α、胸腺素等。抑制 ACTH 分泌的因子有 NE、GABA（可能是地塞米松抑制 ACTH 分泌的介导因子）、多巴胺、阿片受体激动剂、P 物质、TGF-β、NO 等。

交感神经系统：内脏神经兴奋（通过 NE）促进肾上腺皮质的皮质醇和雄烯二酮的合成，交感神经兴奋促进肾上腺髓质的儿茶酚胺分泌。

(2) 盐皮质激素合成和分泌的调控：肾素 - 血管紧张素系统（renin-angiotensin system，RAS）是调控醛固酮合成分泌的最重要因素。肾素是由肾小球旁器的球旁细胞分泌的一种蛋白酶，可催化血管紧张素原的水解，形成 AT Ⅰ，后者在血管紧张素转换酶（angiotensin converting enzyme，ACE）的作用下，形成 AT Ⅱ 和 AT Ⅲ。

肾素分泌受下列多种因素的调节。

感受器调节：肾脏入球小动脉壁与球旁细胞群相邻的远曲小管致密斑细胞是一种压力感受器，可接受入球小动脉压力变化的信号。若流经肾脏的血流量减少，肾动脉压力降低，可激活入球小动脉压力感受器，刺激球旁细胞分泌肾素进入血液循环。一方面，肾素促进 AT Ⅰ 产生，进而使 AT Ⅱ 生成增多，血压升高。另一方面，致密斑感受器可接受肾小管液中钠离子（Na^+）变化的信号，若流经该处的肾小管液中 Na^+ 下降，致密斑受体被激活，信号传至球旁细胞，则促进肾素分泌，继而使 AT Ⅱ 生成增加，兴奋肾上腺皮质球状带细胞，促进醛固酮分泌，水钠潴留，血容量增加。

神经调节：入球小动脉壁上的球旁细胞受交感神经支配。当肾脏交感神经兴奋时，球旁细胞膜上的 β 受体兴奋，促进肾素分泌。此外，肾血管收缩和肾血流量下降也可刺激压力感受器，促进肾素分泌，AT Ⅱ 生成增多，后者作用于中枢神经系统，又可增强中枢交感神经活动，但 AT Ⅱ 使血压升高的效应则可抑制中枢及外周的交感神经兴奋性。AT Ⅱ 促进肾上腺髓质和交感神经递质的释放，抑制突触 NE 囊泡的再摄取。ACE 抑制剂可减少 AT Ⅱ 生成、抑制交感神经的兴奋性。

体液调节：一方面，球旁细胞受 E、NE 及多巴胺的调节，这种调节可能存在儿茶酚胺本身对球旁细胞直接兴奋作用和 β 受体兴奋的间接作用两个方面，两者均使肾素分泌增多；另一方面，AT Ⅱ、AT Ⅲ 及 AVP 也可直接作用于球旁细胞，抑制肾素分泌。钾离子（K^+）抑制肾素分泌。醛固酮增多时，血容量增加和血钠升高抑制肾素分泌。此外，PG 可促进肾素分泌，而高钙血症则可抑制肾素分泌。

电解质：K^+ 是调控醛固酮合成和分泌的另一重要因素。K^+ 可直接作用于球状带，增加醛固酮合成和分泌。反过来，醛固酮可通过促进肾脏排泄 K^+ 来调节血钾浓度。Na^+ 主要是通过调节球旁细胞合成肾素来影响醛固酮的合成。

其他：ACTH 可刺激醛固酮分泌，但作用短暂。ANP 可直接抑制醛固酮分泌。此外，AVP、多巴胺、5- 羟色胺及生长抑素也具有微弱的调节作用。

以上因素在两个生物合成步骤上调节醛固酮的合成和分泌，第一步是胆固醇向孕烯醇酮转化，第二步是皮质酮向醛固酮转化，该转化由单一的线粒体酶 CYP11B2 催化。

(3) 肾上腺髓质功能的调控：交感神经功能及其调节：不论从解剖上或是从功能上看，肾上腺髓质既是交感神经系统的组成部分，又是一个十分复杂的多功能内分泌腺体。当支配肾上腺髓质的交感神经兴奋时，释放的 NE 和 E 增多，出现血压升高、心率增快、中枢神经兴奋等一系列反应。在正常情况下，肾上腺髓质释放的 E 与 NE 之比为 4∶1，但后者的清除慢于前者，故肾上腺髓质兴奋时的主要反应是血压升高，同时伴肝糖输出增多，葡萄糖利用下降和葡萄糖耐量减退。

交感神经对肾上腺髓质的 E 分泌细胞和 NE 分泌细胞的调节作用具有高度选择性和适应性。交感神经兴奋时，两种细胞的儿茶酚胺的释放比例决定于兴奋的类型和程度，一些刺激仅可促进某种细胞的兴奋，这是因为交感神经与嗜铬细胞的神经调节环路不是单一的。在应激情况下，可根据需要，单独（或主要）兴奋全身神经反应（NE）或代谢反应（E）。

肽类和胺类神经及其调节：肾上腺髓质还受肽类和胺类神经支配。肾上腺含有传出神经通路，调节与应激有关的 ACTH 分泌。髓质中由交感神经纤维和内脏神经纤维支配，其神经末梢释放的神经递质或调质除儿茶酚胺外，还有 5- 羟色胺、AT Ⅱ、乙酰胆碱、脑啡肽、降钙素基因相关肽（calcitonin gene related peptide，CGRP）、CRH、VIP、垂体腺苷酸环化酶激活多肽（pituitary adenylate cyclase activating polypeptide，PACAP）、ANP、生长抑素、NPY、甘丙素等。这些旁分泌因子是肾上腺髓质和皮质功能的重要调节因素，但其调节作用机制目前尚未完全阐明。肾上腺髓质分泌的胺类和肽类激素对肾上腺皮质细胞的激素合成和分泌具有明显的调节作用，一般可分为兴奋性作用和抑制性作用两类。兴奋性因子包括 5- 羟色胺、AVP、VIP、PACAP、CGRP 等，而抑制性因子则包括多巴胺、生长抑制、甘丙素等。

嗜铬细胞有多种类型，而一种类型的细胞又可分泌多种激素，但目前不清楚这些细胞及其分泌颗粒的调节途径和机制。此外，支配嗜铬细胞、肾上腺皮质细胞及血管的神经纤维和神经元又有多种类型，分别含有不同的胺类和肽类神经递质。

内皮素的作用：内皮素对外周的交感神经有明显的影响，一般认为这是内皮素作用于肾上腺髓质所致。此外，内皮素还增加肾上腺髓质的血流量。

5. 胰岛

(1) 营养物质对胰岛素合成和分泌的调节：葡萄糖的调节作用：胰岛 B 细胞对细胞外液葡萄糖浓度在狭窄的生理范围内变化非常敏感。在离体的胰岛中，B 细胞对葡萄糖变化产生应答而释放胰岛素，两者的关系呈类 S 形。葡萄糖浓度低于 5mmol/L 时，不会影响胰岛素释放的速率。然而，当细胞外液葡萄糖浓度在 5.5～17mmol/L 时，胰岛素分泌速率将有显著提高；当葡萄糖浓度在 8mmol/L 时，达到半数最大刺激值。这种特征性剂量 - 反应曲线主要是由葡萄糖激酶的活性来决定的。葡萄糖激酶是 B 细胞中葡萄糖磷酸化的限速因子，可作为 "葡萄糖传感器"，使胰岛素分泌与瞬时的葡萄糖水平偶联起来。这是由于从葡萄糖的糖酵解过程中产生 ATP 所引起

的，葡萄糖激酶的作用既是此途径的起始点，又是它的调控点。

诱发胰岛素分泌的葡萄糖必需被代谢才对胰岛素分泌具有调节作用，这是因为只有被代谢了的葡萄糖或糖的类似物才能激发胰岛素释放。葡萄糖代谢通过糖酵解或三羧酸循环产生 ATP。ATP 水平（尤其是 ATP/ADP 比值）增加可引起 B 细胞膜上 ATP 敏感性钾通道的关闭，从而启动胰岛素分泌的一系列过程。

研究还发现，B 细胞上也有胰岛素受体。所分泌出来的胰岛素与 B 细胞的胰岛素受体结合，通过其下游途径，诱导细胞内 Ca^{2+} 增加，进一步促进胰岛素分泌（自分泌反馈调节）。

氨基酸的调节作用：在缺乏葡萄糖的情况下，亮氨酸和精氨酸是非常有效的促胰岛素分泌剂，可作为胰岛素分泌的启动因子。与葡萄糖一样，它们也可诱发出胰岛素分泌反应。然而，氨基酸刺激胰岛素释放的机制目前还不十分清楚，有些氨基酸必须在代谢后才能发挥作用，而另一些只需转运到 B 细胞内就可以了。在使用精氨酸对胰岛素释放进行刺激时，因为此种氨基酸的阳离子电荷向细胞内的移动有可能导致 B 细胞膜的去极化，故使电压依赖性的钙通道开放。亮氨酸、酮酸及 2- 酮异己酸有可能通过各自的代谢而产生 ATP，关闭 ATP 敏感性钾通道，与葡萄糖的作用相似。

脂肪酸的调节作用：体外和体内实验显示，非酯化脂肪酸（non-esterified fatty acid，NEFA）急剧升高可促进胰岛素分泌，可能是由于 B 细胞线粒体的乙酰 CoA 氧化，增加了 ATP 的可利用性，而线粒体外的肌醇三磷酸（inositol triphosphate，IP_3）和甘油二酯（diacylglycerol，DAG）生成增多可促进胰岛素颗粒的胞吐作用。然而，长期的 NEFA 升高却可抑制葡萄糖诱导的胰岛素合成和分泌，胰岛素原 / 胰岛素分泌比值增加，这是因为脂肪酸可影响 B 细胞的过氧化物酶体增殖物激活受体（peroxisome proliferator-activated receptor，PPAR）基因的表达所致。脂肪酸可增加肉碱棕榈酰基转移酶（carnitine palmitoyltransterase，CPT）-1 基因表达，减少乙酰羧化酶基因表达，使脂肪酸向线粒体转运，加速其氧化，而线粒体外的脂肪代谢使 IP_3 生成减少。

(2) 胰岛细胞之间的旁分泌调控：胰高血糖素是一种由 29 个氨基酸残基组成的多肽，由胰岛 A 细

胞分泌，在低血糖时分泌增加，在高血糖时被抑制，是胰岛素重要的反向调节激素。胰高血糖素刺激肝脏的糖原分解和葡萄糖生成，以维持空腹时的葡萄糖水平。此外，胰高血糖素在调节胰岛 B 细胞的功能和存活方面起着重要的旁分泌作用。

胰高血糖素受体（glucagon receptor，GCGR）在 B 细胞和 D 细胞上都有表达。早在 1965 年，胰高血糖素被描述为一种胰岛素分泌剂，能够增强葡萄糖刺激离体的大鼠 B 细胞和人类胰岛的胰岛素分泌。B 细胞特异性 GCGR 过表达的小鼠表现为胰岛素分泌的增加、葡萄糖耐量的改善及 B 细胞体积的小幅度增加。胰高血糖素对胰岛素分泌的影响既往被认为只通过 GCGR 介导。然而，胰高血糖素也可能与 B 细胞上的 GLP-1 受体结合，诱导胰岛素释放，但其与 GLP-1 受体结合的亲和力明显低于 GCGR，并且这种作用仅在高葡萄糖水平时才出现。D 细胞也可表达低水平的 GCGR，它转导胰高血糖素信号以增加生长抑素分泌。生长抑素是胰高血糖素释放的有效抑制因素，而胰高血糖素则可刺激生长抑素分泌。相反，胰高血糖素可能抑制 D 细胞的扩增。

胰高血糖素可能对 A 细胞本身产生负反馈作用，通过降低 A 细胞的 cAMP 水平，减少其胰高血糖素分泌，这类似于 GLP-1 的抑制作用。此外，胰高血糖素诱导的生长抑素分泌能够进一步抑制胰高血糖素分泌。值得注意的是，与全身性的胰高血糖素作用相比，胰岛局部的胰高血糖素通过调节胰岛旁分泌信号，对 A 细胞的胰高血糖素分泌起到更加重要的作用。

生长抑素：生长抑素存在于神经末梢及许多组织中，其中包括胰岛内分泌细胞和胃肠道内分泌细胞。前生长抑素原被加工成为生长抑素原，随后通过两个不同的途径分别形成 14 肽（存在于胰岛和神经中）或 28 肽（存在于内脏中）的生长抑素，在多个部位发挥其对内分泌和外分泌功能的抑制作用。

在胰岛中，从 D 细胞中释放出来的生长抑素被认为是对相邻的 B 细胞和 A 细胞中胰岛素和胰高血糖素分泌有效的、重要的局部抑制因素。生长抑素引起 cAMP 产生的减少，将 G 蛋白介导的作用串联到离子通道上，导致细胞膜的超极化，引起细胞质中钙离子浓度下降，从而抑制胰岛素分泌。

胰多肽：为一种含有 36 个氨基酸残基的多肽，由 PP 细胞产生。PP 细胞主要分布在胰头部胰岛的外

周，并且散布于胰腺的外分泌实质中，主要在自主神经的调控下分泌胰多肽。在进食后和低血糖期间，胰多肽分泌增多。胰多肽对胰岛素、胰高血糖素或生长抑素分泌的效应尚待进一步研究加以证实。

食欲刺激素：为一种含有 28 个氨基酸残基的多肽，由 E 细胞产生，通过旁分泌刺激 D 细胞释放生长抑素，从而抑制胰岛素和胰高血糖素的分泌。此外，食欲刺激素会减少胰岛血流量，特别是在禁食期间，这可能对胰岛素分泌具有间接影响。此外，当 E 细胞数量增加时，或在肥胖情况下，胰岛旁分泌的食欲刺激素信号可能减轻高胰岛素血症，在生长发育过程中发挥重要作用。

胰岛细胞产生的其他多肽：涉及胰抑释素（pancreastatin，PS）、胰岛淀粉样多肽（islet amyloid polypeptide，IAPP）、地西泮结合抑制因子（diazepam-binding inhibitor，DBI）、C 肽、GLP-1、神经递质、其他多肽及瘦素。

胰抑释素：为一种含有 49 个氨基酸残基的多肽，在其 C 端酰胺化，由嗜铬粒蛋白 A 衍生而来。胰抑释素可抑制葡萄糖刺激的胰岛素分泌，该效应是通过对电压依赖性钙通道的抑制作用而实现的。此多肽对于胰岛细胞分泌功能的作用是通过局部效应来介导的，这种局部效应可起源于细胞本身（自分泌），也可来自周围邻近细胞（旁分泌）。

胰岛淀粉样多肽：又称胰淀素，为含有 37 个氨基酸残基的多肽，与胰岛素共同存在于 B 细胞的分泌颗粒中。在羧肽酶和肽链内切酶的作用下，由一个含有 87 个氨基酸残基的前体 IAPP 原，加工形成 IAPP，此过程与胰岛素原的剪切加工过程相平行。在大部分上调 B 细胞功能因素的刺激下，IAPP 与胰岛素一起分泌。然而，两者在刺激因素的应答上存在差异，提示对含有胰岛素和 IAPP 不同成分的颗粒可能具有选择性的释放作用。

IAPP 可抑制胰岛素释放，具有自分泌调节作用。此外，有些 IAPP 不被包装进入分泌颗粒中，而是进行聚合，形成不溶性的淀粉纤维。这些纤维的沉积可能在 2 型糖尿病（type 2 diabetes mellitus，T$_2$DM）个体 B 细胞功能障碍的发生和发展中具有一定的作用。最近的研究还显示，在病程早期，IAPP 对 B 细胞具有细胞毒性。IAPP 的毒性主要表现为胰岛素分泌受损，但不同的 B 细胞系对 IAPP 的敏感性可能有所不同。对 B 细胞的作用包括细胞膜上的超极化、

干扰 cAMP 的产生、干扰对百日咳毒素敏感性抑制性 G 蛋白（inhibitory G protein，Gi）的作用等。

地西泮结合抑制因子：DBI 最初由猪肠道中分离出来，定位于人和猪胰腺表达生长抑素的 D 细胞中。在大鼠 A 细胞中同样也可见 DBI 样免疫反应活性的存在。DBI 具有抑制胰岛素和胰高血糖素分泌的作用，但其旁分泌或自分泌调节作用的机制还有待阐明。

C 肽：含有 31 个氨基酸残基的 C 肽在胰岛素原的加工处理过程中被释放出来，它也储存于 B 细胞的分泌颗粒中，在细胞胞吐时与胰岛素一起分泌。一般认为 C 肽不具有生物活性。然而，近期的研究显示，大鼠胰岛素瘤细胞上已发现有特异性的 C 肽受体。另有研究显示，C 肽可抑制胰岛素和胰高血糖素分泌。

GLP-1：GLP-1 是由前胰高血糖素原经 PC1/3 剪切生成。GLP-1 主要由肠道 L 细胞产生并分泌到血液循环中。然而，已有研究显示，在某些特定条件下，通常表达 PC2 并产生胰高血糖素的 A 细胞也能产生 GLP-1。业已证实，GLP-1 能增强 B 细胞的胰岛素分泌，抑制 A 细胞的胰高血糖素分泌，提示 GLP-1 很可能参与胰岛细胞的旁分泌调节。

神经递质：在胰岛中，主要的兴奋性神经递质谷氨酸是由 A 细胞产生，以自分泌或旁分泌的方式增加胰高血糖素释放而不影响胰岛素分泌。相反，抑制性神经递质 GABA 与胰岛素共同分泌，有助于抑制胰高血糖素分泌。此外，在人类的胰岛中，从 A 细胞释放的乙酰胆碱也通过作用于 D 细胞，以减少 B 细胞的胰岛素分泌。

其他多肽：A 细胞和 B 细胞中存在 TRH 的表达，而 GHRH 则出现在 PP 细胞中，这两种多肽都具有加强胰岛素释放的作用。B 细胞还可表达 PTHrP，参与调节 B 细胞的细胞周期，与 B 细胞增殖和凋亡有关。

瘦素：胰岛素促进脂肪合成和瘦素分泌。瘦素可抑制食欲，增加体脂分解，并可抑制胰岛素分泌（通过中枢作用和直接对 B 细胞的作用），血清瘦素水平与体脂含量呈正相关关系，瘦素与胰岛素之间组成脂肪 - 胰岛轴，调节机体的能量代谢和体重平衡。

(3) 肠道 - 胰岛轴的生理学调节：肠道内分泌细胞在糖类的刺激下可通过分泌激素来促使胰岛素释放。与经静脉注射葡萄糖相比，葡萄糖经肠道摄入可使胰岛 B 细胞分泌胰岛素的反应更加强烈，这种胃肠道激素与胰岛素分泌之间的关系称为"肠道 -

胰岛轴"。肠道 - 胰岛轴由神经和体液途径组成，进食时被激活，有加强胰岛素分泌的作用。神经途径通过支配胰岛的副交感神经介导其作用，食物引起的视觉、嗅觉、味觉，在肠道内对食物的加工处理，以及被消化后的营养物质的吸收，均可激活此途径。多年来，为了识别理论推测中的"肠道内分泌"激素，肠道 - 胰岛轴的体液途径已经得到了广泛的研究，这些激素在进食时分泌，并且在胃肠外给予营养物质时，还可观察到这些激素能够加强胰岛素超水平的应答。这一途径包括肠促胰素，由肠道内的内分泌细胞根据所吸收的营养物质而进行分泌。随后，这些激素在血流中被携带至胰岛，并激活 B 细胞上的特异性受体，从而刺激胰岛素分泌。

神经输入和肠道 - 胰岛轴的刺激作用依赖于瞬时的血糖浓度。从生理意义上讲，对进食所产生的胰岛素分泌反应是葡萄糖和其他营养物质对 B 细胞的直接作用与通过神经和体液途径介导的间接作用的总和。

GLP-1：主要由末段回肠 L 细胞合成和分泌，脂质和糖类是促进其分泌的重要因素。目前认为，GLP-1 是肠道 - 胰岛轴中发挥血糖调控作用最重要的介导因子。GLP-1 的降糖作用机制包括葡萄糖依赖性促进胰岛素分泌，增加组织摄取和利用葡萄糖；抑制胃排空和小肠运动，减慢营养物质进入小肠的速度，从而延缓食物的消化和吸收，减轻血糖升高的程度；抑制胰高血糖素分泌；增加胰岛素的基因表达和胰岛素前体的合成；促进胰岛 B 细胞增殖和新生，抑制其凋亡；预防胰腺组织间隙纤维化，重塑胰岛细胞外基质。

GIP：由十二指肠和上段空肠的 K 细胞分泌，葡萄糖和其他主动转运的糖类、氨基酸及长链脂肪酸的吸收均可引起其分泌。GIP 作用于 B 细胞膜上特异性受体，激活 AC，导致 cAMP 的产生，改变细胞内钙离子的分布，通过激活 PKA，使相关蛋白磷酸化，以增强 B 细胞对钙离子的敏感性。

CCK：最初由猪小肠中分离出来，为含有 33 个氨基酸残基的多肽。它以多种形式存在于支配胰岛的副交感神经及小肠上段的神经内分泌细胞中。CCK 的 C 端片段可刺激胰岛素分泌，其中包括存在于神经中的 CCK-4 及在氨基酸吸收后由小肠内分泌细胞释放的 CCK-8。在较高浓度下，CCK 通过与 B 细胞表面的 CCK 受体相结合，激活 PLC，产生 IP_3，并且刺激 PKC 活性。CCK 还可能改变细胞内钙离子的分布和对钙离子的敏感性、刺激钙离子的内流。

(4) 脑－胰岛轴的生理学调节：胰岛有丰富的自主神经支配，对促进胰岛素释放也具有非常重要的作用，迷走神经兴奋可刺激胰岛素释放，而交感神经兴奋（以及血液循环中的儿茶酚胺）可抑制胰岛素释放。副交感神经系统对胰岛素分泌的刺激作用是通过毒蕈碱样胆碱能受体来完成的，而血液循环中及局部释放的儿茶酚胺则通过 α_2 肾上腺素能受体抑制胰岛素分泌。

胰岛的神经支配：胰岛有非常丰富的自主神经纤维和末梢的支配，这些神经纤维和末梢中不仅含有神经递质（乙酰胆碱和 NE），还含有大量已知和未知的神经肽。VIP 和胃泌素释放肽（gastrin-releasing peptide，GRP）似乎可出现在副交感神经中，而甘丙肽和 NPY 则与交感神经有关。这些非肾上腺素能、非胆碱能的神经调节机制可能参与对胰岛功能的调控。

进食期间副交感神经的活动，对于胰岛素释放的第一时相具有重要意义，而在应激状态（包括运动和损伤）时，交感神经活动可部分抑制胰岛素分泌。进食和损伤可诱发胰高血糖素分泌。胰高血糖素和胰多肽对低血糖的反应，可能是通过副交感神经活动而介导的。

乙酰胆碱：乙酰胆碱刺激胰岛素、胰高血糖素及胰多肽的释放。通过与毒蕈样受体结合发挥其对 B 细胞的刺激作用。与受体结合后，激活 PLC，产生 IP_3 和甘油二酯，这两种物质均可在细胞质内钙离子浓度升高的情况下增强葡萄糖的作用，并且可通过激活 PKC，增强分泌机器对钙离子的敏感性。

VIP：是一种数量较多的神经肽，广泛分布于由副交感神经支配的胰岛和胃肠道内，在体外及体内均可刺激胰岛素分泌。

GRP：是胰腺中数量仅次于 VIP 的神经肽，分布于支配胰岛的副交感神经纤维中。电刺激迷走神经可引起其释放，是胰岛素、胰高血糖素、生长抑素及胰多肽分泌非常强有力的刺激物质。GRP 与 B 细胞膜上特异性受体相结合，导致 PLC 的激活，引起 IP_3 和甘油二酯的产生。在刺激胰岛素分泌上，GRP 的其他作用还包括抑制细胞膜上的钾通道，引起细胞的去极化，以增加钙离子内流。

儿茶酚胺：胰岛由非常丰富的含 NE 的交感神经支配。循环中儿茶酚胺来自于肾上腺髓质（主要为 E）或交感神经末梢。其他部位产生的儿茶酚胺可通过分布在胰岛中的血管而到达胰岛细胞。NE 和 E 通过激活在 B 细胞膜上的 α_2 肾上腺素能受体，降低 cAMP 和细胞质中钙离子浓度，抑制胰岛素分泌。此外，百日咳毒素敏感性的 Gi 可能会影响 NE 对 ATP 敏感性钾通道的关闭。与对胰岛素释放的抑制作用相反，NE 是胰高血糖素分泌的有效刺激物。

甘丙肽：含有 29 个氨基酸残基，存在于支配胰腺内分泌和外分泌部分的交感神经纤维中。甘丙肽是一种对基础胰岛素分泌和刺激后胰岛素分泌具有抑制作用的有效抑制因子。

NPY：为 36 个氨基酸残基组成的多肽，在结构上接近于胰多肽。在胰腺内分泌和外分泌部分中均发现存在含有 NPY 的神经组织。业已证实，NPY 可抑制基础和葡萄糖刺激后胰岛素分泌。

其他神经肽：包括 CCK、神经加压素、CGRP、P 物质、PACAP 等，有可能对胰岛素分泌起调节作用。CCK 和神经加压素可刺激胰岛素分泌，而 PACAP 则起抑制作用。CGRP 和 P 物质的作用还不十分清楚，在不同的剂量或不同的动物种系中可产生刺激或抑制作用。

6. 性腺

(1) 睾丸：睾丸为男性的性腺器官，可合成和分泌睾酮、雌激素、抑制素、活化素及许多旁分泌或自分泌激素。睾丸又是垂体促性腺激素的靶器官，其内分泌功能和生殖功能受垂体 LH 和 FSH 的调节。同时，睾丸分泌的睾酮和抑制素对 LH 和 FSH 也有反馈调节作用。

下丘脑－垂体－睾丸轴的调节：涉及垂体促性腺激素对睾丸内分泌功能和生殖功能的调节，抑制素、活化素、TGF-β、卵泡抑素、下丘脑 GnRH 的分泌和调节，垂体促性腺激素的分泌和调节及抗米勒管激素。

垂体促性腺激素对睾丸内分泌功能和生殖功能的调节：LH 主要作用于睾丸间质细胞，调控其合成和分泌睾酮，LH 受体突变可导致男性性腺功能减退。FSH 主要通过睾丸支持细胞与睾酮协同调控精子发生，男性 FSH 受体突变仅表现为精子生成减少。

抑制素：抑制素有两种类型（A 和 B），两型的 α 亚基相同，β 亚基 N 端的氨基酸序列存在差别，都有选择性抑制 FSH 释放的生理特性。在雄性动物中，抑制素的合成部位是支持细胞。

抑制素的合成和分泌主要受 FSH 的调节。血清抑制素 B 水平可反映 FSH/ 抑制素的反馈调节关系。抑制素抑制 FSH 释放，对 LH、TSH、PRL 及 GH 无明显作用。研究显示，抑制素对 FSH 的调节作用是不完全的。在双侧隐睾大鼠中，睾丸内的抑制素水平下降，FSH 水平升高只达去势水平的一半，睾酮保持在正常范围。因此，抑制素和睾酮共同完成对 FSH 分泌的调节。迄今尚无证据显示，抑制素对 GnRH 分泌具有反馈抑制作用。

活化素：1986 年，从猪的卵泡液中分离出抑制素 β 亚基的偶联物（BA：BA 和 BA：BB），分别命名为活化素 A 和 AB，分子量分别是 24kD 和 28kD。

活化素对 FSH 有兴奋效应，抑制素有非竞争性抑制作用，GnRH 有协同作用，但是 GnRH 拮抗剂则无拮抗作用，提示活化素和 GnRH 作用于不同的受体。在培养的垂体细胞中加入 GnRH，细胞内 FSH 含量减少；而加入活化素，细胞内 FSH 含量增加，提示活化素促进 FSH 生物合成比 GnRH 强。在体外培养条件下，活化素抑制 LH 对睾丸间质细胞合成睾酮的兴奋作用，其机制可能是抑制 LH 受体结合后的 cAMP 产生。

TGF-β：TGF-β 是双链糖蛋白激素，α 和 β 亚基分别有 34 和 33 个氨基酸残基，与人抑制素的 α 和 β 亚基相同，因而认为 TGF-β 与抑制素同源。TGF-β 抑制 ACTH 和血管紧张素对培养肾上腺细胞合成类固醇的兴奋作用。此外，TGF-β 促进 FSH 对培养的卵巢颗粒细胞的兴奋作用，增强芳香化酶的活性，刺激培养的垂体细胞分泌 FSH，但对 LH 分泌无影响。此外，TGF-β 对抑制素的活性可能有调节作用。TGF-β 受体表达受促性腺激素的调节。

卵泡抑素：卵泡抑素于 1987 年从猪卵泡液中分离出来，是一种单链糖化多肽，具有抑制 FSH 释放的作用，但是其分子结构与抑制素不同源。已发现有两种卵泡抑素，分子量分别为 35kD 和 32kD。

两种卵泡抑素都能显著抑制培养的大鼠垂体细胞释放 FSH，但对垂体其他激素则无影响。两者的效能相近。卵泡抑素和抑制素一起孵育，对 FSH 释放有叠加抑制作用。卵泡抑素的作用主要是抑制 FSH 释放，对 FSH 合成影响不大。

下丘脑 GnRH 的分泌和调节：合成和分泌 GnRH 的中枢主要有两个区域，即弓状核和室内侧核控制 GnRH 的经常性或张力性分泌；视交叉上核和视前内核调节排卵的周期性分泌高峰，沿正中隆突的神经末梢释放入垂体门脉系统。GnRH 释放呈明显的脉冲方式，在成年男性，约每 2h 释放一个脉冲。

GnRH 分泌的调节机制尚未完全阐明。弓状核内的 β- 内啡肽和多巴胺抑制 GnRH 释放，而阿片受体拮抗药（纳洛酮）则可促进 GnRH 释放。儿茶酚胺对 GnRH 分泌也有重要的调节作用，在下丘脑底部的内侧，结节漏斗区有多巴胺能神经元和去甲肾上腺素能神经末梢，多巴胺和 5- 羟色胺抑制 GnRH 分泌，而 NE 则刺激 GnRH 分泌。

腺垂体远侧部分分泌过多的 FSH 和 LH，会抑制下丘脑 GnRH 分泌，从而使 FSH 和 LH 的释放减少，此为“短环负反馈”；过高的血浆睾酮水平还可在脑组织内经芳香化转化为雌二醇（estradiol，E_2），抑制下丘脑分泌 GnRH 及腺垂体分泌 FSH 和 LH，此为“长环负反馈”。研究表明，睾酮的负反馈作用部位可能在下丘脑，E_2 的作用部位在垂体。支持细胞分泌的抑制素、活化素能分别抑制、促进腺垂体分泌 FSH。此外，GnRH 可作用于自身细胞，下调其 GnRH 分泌，此为“超短环负反馈”。

垂体促性腺激素的分泌和调节：GnRH 经垂体门脉系统到达垂体前叶，与促性腺激素细胞的特异性受体结合，通过钙 - 钙调蛋白和钙依赖性磷脂结合蛋白的激酶系统的信号放大和转换，兴奋 LH 和 FSH 的合成和分泌。因此，LH 和 FSH 的分泌活动也表现为脉冲式分泌，与 GnRH 的脉冲频率同步。这一特性以 LH 分泌表现得最为完整。因此，在实验研究时，常常通过 LH 脉冲的分析来判断 GnRH 脉冲的变化。FSH 的脉冲频率与 GnRH 脉冲只有 30% 是同步的，造成这种差别的原因可能与 FSH 合成的速度较快而储备的分泌颗粒较少等因素有关。

促性腺激素细胞上的 GnRH 受体数目随 GnRH 分泌的数量、方式及其他生理条件的改变而发生变化，从而调节 LH 和 FSH 的分泌。适当脉冲频率的 GnRH 释放使 GnRH 受体数目和促性腺激素分泌增多（升调节）。GnRH 的频率太慢、太快或连续性释放，或给予外源性超生理剂量的负荷，都会引起其受体数目和促性腺激素分泌的减少（降调节）。此外，性腺类固醇对垂体促性腺激素细胞也有直接的负反馈调节作用，这种作用不是通过改变受体的数目，而是通过改变受体后的反应性。

LH 和 FSH 的主要生物学作用是促进睾丸的

发育成熟，表现为促进性腺类固醇合成和精子生成。FSH 的主要生理功能是促进曲细精管的成熟和调控精子生成。FSH 对精子生成的启动是必不可少的。然而，正常生精过程的维持还需要局部有高浓度的雄激素，后者依赖于 LH 对睾丸间质细胞的作用。FSH 对曲细精管的作用是通过睾丸间质细胞完成的，FSH 与睾丸间质细胞的特异膜受体结合，激活 AC，使细胞内的 cAMP 水平增高，激活胞质中的 cAMP 依赖性蛋白激酶和各种蛋白的磷酸化作用，从而产生各种生物效应，包括上调 mRNA 和蛋白的表达、增强芳香化酶活性等。睾酮促进精原细胞的分裂和初级精母细胞减数分裂，形成初级精母细胞和精子细胞，FSH 促进后期精子细胞进一步成熟。此外，FSH 还作用于睾丸间质细胞，使后者的 LH 受体数目增加。

LH 与睾丸间质细胞的膜受体结合，通过第二信使 cAMP 调节性腺类固醇的合成，促进胆固醇进入细胞内，激活胆固醇侧链裂解酶，从而促进胆固醇在线粒体内转化为孕烯醇酮。连续的 LH 刺激可使睾丸间质细胞上的 LH 受体数目减少（降调节）。在正常情况下，少数 LH 受体被结合就可以产生最大的睾酮合成，提示睾丸间质细胞含有储备的或"剩余的"受体。这一现象的意义之一是睾丸间质细胞的 AC 信号系统在做出一次反应后可以较快恢复，尽管此时睾酮合成过程仍受抑制。正常人的血浆睾酮也呈脉冲式分泌，在 LH 分泌脉冲后面可出现明确的睾酮分泌脉冲。

抗米勒管激素：抗米勒管激素（anti-Müllerian hormon，AMH）是一种抗米勒管发育的糖蛋白激素，同时也可抑制卵巢细胞的分化和增殖，可下调 LH 受体的表达，抑制芳香化酶活性，在男性性分化过程中起着重要作用。

睾丸和附睾功能的局部调节系统：在睾丸、附睾及附件组织中，存在着一整套十分复杂的局部调节系统。这一局部调节系统主要由循环激素、局部旁分泌或自分泌激素、细胞因子、生长因子、代谢产物及局部组织分泌的特异性蛋白质分子组成。

业已发现，雌激素对睾丸组织甚至附睾和输精管的体液重吸收具有重要的调节作用，管腔内的液体中小分子物质和水分可通过主动转运、旁细胞扩散及液相内吞作用重吸收进细胞间液。雌激素和雄激素及其他一些旁分泌激素均对重吸收有调节作用。

研究显示，除睾丸间质细胞和支持细胞外，生殖细胞和精子也含有芳香化酶，可合成雌激素，而男性生殖器管道的上皮衬里细胞以雌激素受体（estrogen receptor，ER）α 占优势，曲精小管在正常情况下，重吸收 90% 的睾丸网液体，并且受雌激素的调节。在 ERα 基因敲除小鼠中，曲精小管的上皮细胞变为立方形，缺乏溶酶体及其他亚细胞器。男性存在 ER 功能缺陷时，也可导致生殖功能下降。此外，男性在过量雌激素的作用下，可引起精子生成障碍和精子功能损害，主要是通过干扰 ER 作用而介导的。

睾丸及其附件组织可合成雌激素，雌激素主要在局部起旁分泌调节作用。雌激素对睾丸间质细胞的发育及其功能有调节作用。新生儿发育过程中，雌激素的合成从支持细胞转由睾丸间质细胞来完成（睾丸间质细胞存在促性腺激素调节的芳香化酶）。而睾丸间质细胞又是雌激素的靶细胞，含有 ER，雌激素调节睾丸间质细胞的发育。在胎儿期，雌激素抑制前体细胞分化为睾丸间质细胞，并抑制雄激素的生成。

睾丸可生成 AT Ⅱ，含有合成肾素、血管紧张素及醛固酮的所有酶系，睾丸局部组织的肾素 - 血管紧张素系统除自身调节外，还受促性腺激素的调节。在睾丸中还含有一种睾丸（生殖细胞）特异性血管紧张素转换酶，与男性生育力有直接关系。

瘦素可促进性成熟，青春期发育的启动需要有瘦素的允许作用，可能是通过瘦素对下丘脑的调节作用介导的。瘦素对垂体 LH/FSH 的调节作用尚不明了。

睾丸局部的 ANP 和 BNP 与鸟苷酸环化酶（guanylyl cyclase，GC）结合而激活此酶，NO 和 CO 能够激活可溶性 GC 亚型。睾丸中的 cGMP 可调节旁分泌激素和生长因子的分泌，同时对精子的运动、生殖细胞的发育、管周细胞的活动、血管舒缩性及睾酮合成均有调节作用，5 型 cGMP 特异性磷酸二酯酶抑制药西地那非可用于阴茎勃起障碍的治疗。

睾丸中存在三种 IL-1 配体和 IL-1α 异构体，主要作为旁分泌调节因子而发挥作用，由 IL-1、IL-1 激动剂及拮抗剂共同形成组织局部调节系统。

附睾可分泌多种功能特异性蛋白质（如 REP52），可调节精子的发育和成熟。附睾可分泌 150～200 种蛋白质进入附睾管腔中，这些蛋白质的主要功能是维持管腔液的内环境稳定，但其中有些特殊蛋白质可参与调节精子发育和成熟。

(2) 卵巢：卵巢的生殖功能和内分泌功能主要受下丘脑-垂体的调控，卵巢接受下丘脑-垂体刺激，激发自身周期性活动，作用于靶器官，发生周期性变化（月经周期）。此外，还可通过反馈机制，调节下丘脑-垂体-卵巢轴的激素分泌功能，保证机体神经内分泌功能稳定，使正常生理活动具有良好的内环境。

促性腺激素对卵巢的调节：腺垂体的一部分嗜碱性细胞为促性腺激素分泌细胞，可分泌 FSH 和 LH，以调节卵巢功能。促性腺激素细胞一般含有 LH 和 FSH 两种分泌颗粒或在同一颗粒中含有 LH 和 FSH 两种激素。

FSH：FSH 在维持和调节卵泡的发育中起着重要作用，主要促进卵泡发育成熟，卵巢中仅颗粒细胞含有 FSH 受体，FSH 促进颗粒细胞芳香化酶活化，使雄激素转化为雌激素，FSH 还能诱发晚期颗粒细胞的 LH 受体表达，并促进新生细胞合成 FSH 受体，从而增加 FSH 对卵泡生长发育的作用。

FSH 对卵巢的作用与 FSH 的血浓度有关，FSH 水平与生物作用呈剂量依赖性关系。血清 FSH 浓度受垂体 FSH 生成率和 FSH 清除率的影响。一般认为，FSH 分子中的寡糖结构在 FSH 的代谢中起着重要调节作用，α 亚基上的寡糖主要与亚基二聚化和 FSH 分泌有关，而 β 亚基上的寡糖主要与 FSH 的半衰期长短有关。现已证明，雌激素对 FSH 的糖化有调节作用（主要是唾液酸的糖化）。

FSH 促进卵泡发育的另一条途径是 FSH 促进颗粒细胞 IGF-1 和 E_2 的合成和分泌，GH 也有类似作用，IGF-1 进而可促进卵泡的发育和成熟。

卵泡发育的调节十分复杂，主要包括血液循环中的内分泌激素和卵巢内的各种因子的调节两个方面。有人将卵泡的发育分为非促性腺激素依赖性和促性腺激素依赖性两个时期。在后一个时期中，FSH 是卵泡发育和成熟的最关键因素，但同时也必须有 LH 的参与。FSH 呈一过性升高，卵泡中的颗粒细胞表达大量胆固醇侧链裂解酶（$P_{450}scc$）和芳香化酶，并进一步促进卵泡成熟。成熟的卵泡主要对 LH 敏感（此时 FSH 的敏感性显著下降）。由于达到成熟程度的卵泡可能很少，故仅个别卵泡持续性发育和成熟（此时的卵泡 FSH 和 LH 受体表达也有明显改变）。

卵泡发育还受卵巢内各种生长因子、细胞因子及局部其他旁分泌或自分泌因子的调节，其中主要包括 IGF-1、活化素、抑制素和多种细胞因子，肾素-血管紧张素系统，ANP、内皮素和 NO，雌激素、雄激素和孕激素。

LH：在卵泡期早期，LH 与间质细胞和卵泡膜细胞胞膜上 LH 受体结合后，启动细胞内一系列酶系反应，合成雄激素，在 FSH 协同作用下使颗粒细胞分泌雌激素。至卵泡期后期，颗粒细胞表达 LH 受体，LH 的作用使颗粒细胞黄素化，并分泌孕酮。月经周期中期 LH 的突发性分泌促使卵泡排卵，排卵前 LH 分泌峰通过阻断卵丘内颗粒细胞的间隙连接，从而诱导卵母细胞完成第一次减数分裂，引起卵泡破裂和颗粒细胞黄素化，这可能与 LH 能够使卵巢产生一种胶原酶从而引起卵泡壁的破坏有关。

尽管 LH 也参与卵泡生长发育的调控，但雌激素的合成依赖 LH 与 FSH 的协同作用。此外，排卵前卵泡的成熟、排卵及孕酮的产生也主要取决于 LH 的作用。然而，从整体上看，FSH 对卵泡生长发育的调控远比 LH 重要。FSH 对卵泡生长发育的调控作用，已被大量的动物实验和临床研究数据所证实。给予垂体切除后的大鼠注射 FSH 可刺激卵泡生长，诱发排卵和黄体形成，诱导 LH 受体和细胞色素 $P_{450}scc$ 的表达。$P_{450}scc$ 参与卵泡膜细胞的雄激素合成。LH 缺乏时，FSH 也能促进卡尔曼综合征患者的卵泡生长。

颗粒细胞不仅合成大量的 E_2，也合成少量孕酮。排卵前 12~24h，颗粒细胞分泌的孕酮是诱发 LH、FSH 排卵前分泌峰所必需的。少量 LH 对黄体形成和功能维持也是必需的，黄体可分泌雌、孕激素。非孕黄体在排卵后 9~10 天开始萎缩，一旦受精卵着床后，滋养层细胞迅速合成和分泌人绒毛膜促性腺激素（human chorionic gonadotrophin，hCG），刺激黄素化卵泡膜细胞和黄素化颗粒细胞增大，形成妊娠黄体，维持雌、孕激素的分泌至妊娠 9~10 周。自此之后，胎盘绒毛合成类固醇激素的功能逐渐取代妊娠黄体，10~11 周黄体萎缩。hCG 成为妊娠期间促进孕酮分泌的主要激素。

促性腺激素的作用机制：促性腺激素主要通过 cAMP 作为第二信使从而发挥作用。诱发细胞核内组蛋白激酶，解除组蛋白对 DNA 的阻抑作用，释放出 DNA；促进核内 DNA 的转录及由 mRNA 到多肽的翻译，促进性激素所需的各种酶的合成；激活磷酸化酶激酶，通过磷酸戊糖通路促进辅酶Ⅱ的产生，有利于类固醇激素合成过程中的羟化作用，促进胆固醇酯转化为胆固醇，增加合成类固醇激素的底物量。

促性腺激素分泌的周期性变化：FSH 在卵泡期早期开始升高，而在卵泡期后期稍下降，月经周期中期又与 LH 平行地急骤升高，但不如 LH 升高明显，排卵后下降，黄体中期最低。

LH 在少量持续分泌基础上呈脉冲式释放，释放频率：卵泡期每 1～2 小时 1 次，排卵期每 30～45 分钟 1 次，黄体期晚期每 3～4 小时 1 次。中期峰值为卵泡期的 5～6 倍，高峰出现在排卵前 24～28h，持续 1～3 天，黄体期常有一个小峰，但不恒定。

FSH、LH 脉冲式释放的频率和幅度异常可导致无排卵月经或闭经。如多囊卵巢综合征（polycystic ovarian syndrome，PCOS）患者 LH 释放频率和幅度均增加，过多 LH 可引起月经稀发、无排卵、不孕及流产。精神因素引起的闭经通常由于 GnRH 及 FSH、LH 脉冲频率和幅度的异常所致，丧失排卵前 LH 分泌峰。

下丘脑对腺垂体的调节：下丘脑分泌的 GnRH，通过垂体门脉系统到达垂体前叶，促进腺垂体促性腺激素的合成和释放。GnRH 与其受体结合后的作用机制不依赖于 cAMP，而是通过钙和 PKC 的激活起作用的。

GnRH 呈阵发性脉冲式分泌，这对维持促性腺激素的分泌是十分必要的。GnRH 分泌的脉冲频率或幅度调控 FSH、LH 的分泌，例如，低频脉冲促进 FSH-β 合成，高频脉冲促进 LH-α 和 FSH-β 合成。仅受低频幅度的 GnRH 刺激，可上调自身受体表达，从而加强 GnRH 促进垂体细胞合成促性腺激素的作用。

下丘脑有两个区域控制着垂体的功能：①持续性释放区域，位于下丘脑的弓状核、腹内侧核，促使垂体经常释放并维持基础水平的 FSH 和 LH；②周期性释放区域，位于下丘脑视交叉上区、视前核，控制着垂体的周期性 LH 分泌。在女性中，以周期性释放区域的活性占优势。然而，也有学者不同意有关两个释放区域的看法，认为弓状核和正中隆突可视为分泌 GnRH 的一个单元，能维持 GnRH 的脉冲式分泌，通过改变促性腺激素和性激素释放的频率和幅度完成对垂体和卵巢功能的调控。

下丘脑 GnRH 的节律性脉冲式分泌是调节正常

性腺功能、促进排卵及维持妊娠所必需的。在许多病理情况下，GnRH 的脉冲式分泌会受到明显抑制，这是造成下丘脑性无排卵月经甚至下丘脑性闭经的主要原因。例如，任何原因所致的急性应激时，由于交感神经兴奋，HPA 轴兴奋，通过 CRH、AVP 等的作用，释放 β- 内啡肽，后者抑制 GnRH 的脉冲式分泌功能，可导致 LH 和 FSH 的分泌减少、脉冲消失及比例失调，从而出现月经紊乱、性欲下降，甚至闭经和不育。

性激素对下丘脑 - 垂体的反馈调节：卵巢接受垂体促性腺激素的正调节，它所分泌的性激素又对下丘脑和垂体的功能产生反馈调节，以此来保证生殖活动的正常规律性变化。

性激素对下丘脑 - 垂体的反馈调节包括正反馈和负反馈。一般情况下，卵巢激素通过作用于下丘脑细胞特异性的性腺类固醇激素受体对垂体起负反馈作用，可促进中枢神经系统阿片肽类物质合成，抑制 GnRH 脉冲的幅度，从而抑制促性腺激素的合成和分泌。在整个月经周期中，卵巢类固醇激素的负反馈作用占支配地位。在卵泡期晚期，E_2 水平升高通过正反馈作用，引起排卵前血液循环中 LH、FSH 的急骤升高。正反馈作用所需要雌激素刺激的强度和时限不明，而且存在个体差异和种族差异。下丘脑的儿茶酚胺升高时可阻断雌激素与其受体结合，解除其对下丘脑 - 垂体的负反馈作用，促进 GnRH 的释放，并且上调垂体 GnRH 受体数目，从而促进垂体促性腺激素的合成和释放。另有作者认为，下丘脑周期性释放区域可分泌某些抑制因子，大剂量雌激素可抑制这些抑制因子的作用，因而垂体 LH 释放增多。

此外，垂体促性腺激素刺激卵巢产生活化素、抑制素及卵泡抑素，而这些多肽通过反馈作用调节垂体促性腺激素的分泌，抑制素和卵泡抑素可抑制 FSH 分泌，而活化素则对 FSH 分泌有促进作用。垂体本身也可分泌抑制素，表达 α 和 β 亚基，随着垂体 β 亚基的贮积，抑制素 A 和卵泡抑素增加而活化素 A 降低，抑制素 mRNA 的表达水平随活化素和脉冲式 GnRH 改变而变化。三种多肽还可作用于其他靶细胞，例如，活化素可抑制 GnRH 介导的 GH 释放。

垂体促性腺激素通过短环反馈作用影响下丘脑 GnRH 的分泌。此外，下丘脑存在自身调节，即下丘脑细胞释放的激素和神经递质反过来激发或抑制自身细胞或局部其他细胞的功能（超短环反馈）。下丘脑局部 PG 促进 GnRH 分泌，若在排卵前给予 PG 合成抑制剂，可消除排卵前 LH 的脉冲式分泌。PRL 增高具有促进阿片肽类物质的作用，抑制 GnRH 分泌，从而导致月经失调。

中枢神经系统对下丘脑 - 垂体 - 性腺轴的调节：中枢神经系统通过神经通路或神经递质影响下丘脑的内分泌细胞。E、NE 可促进 GnRH 释放，而多巴胺、5- 羟色胺、内源性阿片肽抑制其释放。此外，其他激素，尤其是胃肠道和胰腺产生的一些激素，也可调节 GnRH 释放。若身体内环境改变或存在外界刺激时，通过过高的内啡肽和多巴胺抑制 GnRH 神经元活动，使 GnRH 脉冲频率减少，LH 水平下降，导致月经失调。

性成熟受中枢神经系统控制，当中枢神经系统成熟后，通过神经调节可影响下丘脑 - 垂体功能，在下丘脑后部的持续性释放区域内，5- 羟色胺的含量随年龄增大而增加，当所传递的兴奋性信号的量达到生理需要时，下丘脑激发垂体产生促性腺激素。

位于第三脑室顶部的松果体能把外界光照引起的周期性神经活动转变为激素分泌信息，并且释放某些调节因子进入血液，对垂体和卵巢都有调节作用。松果体主要分泌两种激素，一种是褪黑素，另一种为 AVP。褪黑素在松果体内浓度较高，而在动物体内的其他组织（如卵巢、睾丸、肾上腺、神经组织等）虽然也可检出，并且有其受体表达，但并不能合成褪黑素。因为合成褪黑素所必需的关键酶，即羟吲哚甲基转换酶（HIOMT）只在松果体中表达，故松果体被认为是唯一能够合成并分泌褪黑素的组织。对于两栖类动物，褪黑素可使黑素细胞内的色素颗粒集聚，从而使皮肤颜色变白。在哺乳动物身上，未发现此作用，但对生殖系统却有明显的抑制作用：①褪黑素可使性腺（卵巢、睾丸）及附件器官（子宫、前列腺、精囊）的重量减轻，抑制卵巢的代偿性增生；②延缓未成年动物的性成熟，抑制成年动物的自发性排卵，阻断由孕妇血清或 hCG 引起的排卵和子宫增重反应；③降低卵巢的孕酮含量，抑制动物的动情周期；④抑制腺垂体 FSH 和 LH 的分泌，抑制排卵前 LH 分泌峰；⑤降低下丘脑 GnRH 的含量。因而，褪黑素对性腺、腺垂体、下丘脑都有直接抑制作用。

随着昼夜交替的光照节律变化，褪黑素的合成和分泌出现同步的昼夜节律变化。白天合成和分泌减少，而黑夜时则增加。这是由于光照信息由视网膜通过交感神经传递到松果体，影响腺体内关键酶 HIOMT 的活性，从而调节褪黑素的合成和释放。除昼夜节律外，褪黑素也有周期性分泌，并且与月经周期同步。在月经周期的中期，LH 分泌达到中期峰值，血浆褪黑素水平降至最低点，而当月经来潮前夕褪黑素水平升高到排卵时的 4.5 倍。女性褪黑素的周期变化可能是调节女性月经周期的体液因素之一。例如，褪黑素水平降低对排卵起了允许作用，而月经周期的末期，褪黑素显著增高，强烈抑制促性腺激素分泌，可能是造成血浆孕酮剧烈下降，进而促使子宫内膜崩溃脱落。功能性子宫出血、经前紧张综合征和性欲异常可能与松果体分泌的褪黑素失调有关。

松果体的另一种激素 AVP 对生殖系统也有明显的抑制作用，它可阻断由孕妇血清或 hCG 引起的子宫和卵巢增重反应，可抑制雌性动物的性腺和附性器官的发育和增生，阻止排卵，抑制动物垂体前叶 LH 的合成和释放，抑制下丘脑 GnRH 释放。AVP 作用的部位可能在性腺，也可能在下丘脑和垂体，而间接影响性腺的作用机制可能更为复杂。

尽管目前尚未完全阐明松果体在人类生殖活动中的生理作用，但种种迹象表明，它在性腺功能的调节中具有不可忽视的作用。

卵巢的自身调节：卵巢的颗粒细胞和间质细胞能合成许多肽类激素和一些细胞因子，有些可通过反馈调节促性腺激素的释放，而有些则可通过细胞本身表面受体发挥自分泌调节或对邻近细胞产生旁分泌调节。例如，抑制素和活化素除在垂体前叶调控 FSH 分泌外，尚在卵巢局部发挥重要的调控作用。卵泡成熟早期活化素含量最高，活化素通过诱导 FSH 受体表达、增强芳香化酶活性及刺激类固醇激素的合成，同时上调抑制素亚基的表达，减少孕酮和雄激素的生成，拮抗黄体萎缩，促进卵泡发育。随着卵泡发育，在抑制素作用的基础上，活化素含量逐渐下降而抑制素含量不断增加。抑制素一方面通过旁分泌调节作用使卵泡膜细胞雄烯二酮合成增加，另一方面通过自分泌调节作用刺激颗粒细胞合成更多的 E_2，这为卵泡进一步发育和优势卵泡的选择创造了良好的局部条件。

子宫内膜和阴道等处的组织重建能力很强。月经周期的变化和子宫、阴道的周期性重建，主要靠卵巢、子宫局部的激素调节来完成。例如，血管内皮生长因子（vascular endothelial growth factor，VEGF）是调节血管新生的主要生长因子，VEGF 主要在性激素的作用下，调控局部组织的重建和修复过程。

在黄体的退化过程中，局部分泌的 $PGF_{2\alpha}$ 增多，后者又可促进 NO 的产生，进一步加速黄体的退变，NO 和 $PGF_{2\alpha}$ 形成黄体退化自身调节的正反馈机制。此外，高浓度的雌激素、孕激素及生长因子的相互作用也是维持黄体功能所必需的。

月经周期中垂体 - 卵巢功能的变化涉及卵泡期、排卵期及排卵后期（黄体期）。

卵泡期：当上一个周期的黄体退化时，雌、孕激素显著减少，对下丘脑 - 垂体负反馈作用解除，FSH 水平增高，促使卵泡开始生长和发育。通常而言，每个月经周期有数个初级卵泡发育，但仅有 1～2 个卵泡发育成熟。优势卵泡的发育分为三期：首先为卵泡募集期，一般在月经周期的第 1～4 天激发募集；随后为卵泡选择期（相当于月经周期的第 5～7 天），从募集的一组卵泡中挑选细胞上促性腺激素受体数目与血中促性腺激素浓度相匹配者发育成熟，这时卵泡在 FSH 和 LH 作用下产生雌激素，同时产生抑制素；最后是优势卵泡期（相当于月经第 8～12 天），颗粒细胞继续分裂增多，卵泡中颗粒细胞和卵泡膜细胞分别受 FSH 和 LH 的作用，合成雌激素，待优势卵泡发育成熟，其他 FSH 受体表达水平低的卵泡则未能结合足够量的 FSH，颗粒细胞较少，芳香化酶不足，E_2 合成不足。随着雌激素的分泌逐渐上升和抑制素的产生，FSH 分泌量相应下降，而 LH 逐渐上升，在接近排卵时，雌激素的分泌量达到高峰，通过对下丘脑 - 垂体产生正反馈作用，可于数小时内出现 LH 分泌峰和较小的 FSH 分泌峰，诱发排卵，而未成熟的卵泡闭锁。在卵泡的生长过程中，FSH、雌激素、睾酮等特异性受体的表达出现明显改变。卵巢中只有颗粒细胞表达 FSH 受体，每个颗粒细胞在次级卵泡期大约有 1500 个受体，此后维持不变，FSH 受体水平的上调反映颗粒细胞数目的增加。FSH 在维持和调节卵泡的发育中起着重要作用。E_2 受体是调节颗粒细胞基因转录活性的重要因素，增加颗粒细胞的 AC 对 FSH 的敏感性，刺激细胞增生，促进卵泡腔的形成，日后还与 FSH 协同促进 LH 受体的合成。颗粒细胞 LH 受体出现后，于

排卵前开始分泌少量孕激素和 17- 羟孕酮。此时的孕激素可加强雌激素对垂体的正反馈。颗粒细胞中雄激素受体的物理、化学性质与前列腺中雄激素受体相似，卵巢产生的雄激素（特别是睾酮）通常与卵巢颗粒细胞退行性变或卵泡闭锁有关，睾酮又是颗粒细胞在芳香化酶催化下合成雌激素的底物。因此，卵巢产生的睾酮通过颗粒细胞中特异性雄激素受体对早期卵泡的生长起局部调节作用。

女性月经周期不同阶段的卵泡液中的 FSH、LH、雌激素及 PRL 浓度随卵泡的大小和月经周期的不同时间而变化。在囊状卵泡达到最大体积时（排卵前），LH 含量突然升高，FSH 浓度相对稳定，雌激素和 PRL 则在较小的次级卵泡中浓度最高。在生长卵泡的卵泡液中，激素含量的异常改变，可导致卵巢的病理学变化（如慢性无排卵或 PCOS）。

排卵期：排卵发生在月经周期的第 14 天左右，即雌激素对下丘脑产生的正反馈作用所致的 LH 和 FSH 分泌峰后 16～24h，垂体释放大量 LH 的持续时间很短暂，只能促使具有排卵条件的卵泡排卵。

排卵时卵泡液中胶原酶和蛋白水解酶被 LH 激活，消化卵泡壁，使卵泡壁变薄、破裂。PG 也参与此过程。排卵前，卵泡液的雌激素和 PGF 水平达到高峰。PG 可引起卵泡周围肌纤维收缩，促使卵子排出。

LH 分泌峰即将出现之前，E_2 预先下降，可能是 LH 对 LH 受体的降调节及孕酮对 E_2 合成的直接抑制。排卵时 FSH 分泌峰的作用是刺激纤维蛋白酶原活化和增加颗粒细胞 LH 受体的活性。

排卵后期（黄体期）：排卵后，黄体形成并分泌雌激素和孕激素，排卵后第 7～8 天，黄体发育成熟，性激素分泌达最高峰，然后逐渐下降。由于雌激素和孕激素协同对下丘脑的负反馈作用，使黄体期 FSH 和 LH 皆处于低水平。如未受孕，在排卵后的第 9～10 天黄体开始萎缩，雌、孕激素分泌下降，子宫内膜坏死脱落，月经来潮。大约在月经周期的第 26 天，当性激素下降到较低水平时，FSH 开始上升，诱发另一批卵泡发育，第二个月经周期开始。黄体的寿命一般是 14 天左右。

其他激素和内分泌腺功能对月经周期的影响涉及甲状腺激素、肾上腺皮质激素、胰岛素、GH、PRL 及瘦素。

甲状腺激素：甲状腺功能的变化对月经周期的

生理性调节具有重要的影响。甲状腺功能亢进或甲状腺功能减退分别可造成闭经或月经过多。在垂体的发育过程中必须有甲状腺激素的允许作用存在，缺乏 T_3、T_4 时可导致垂体发育不良，自然也会影响到 LH 和 FSH 细胞的功能。甲状腺激素可影响卵巢细胞代谢率和性激素结合球蛋白（sex hormone-binding globulin，SHBG）水平，进而影响类固醇激素的代谢与转化；还可影响下丘脑 - 垂体相关调节激素的合成和释放，或者改变卵巢对下丘脑 - 垂体相关调节激素的敏感性。小剂量左甲状腺素刺激 GnRH 分泌，过量则可引起卵巢功能紊乱。

肾上腺皮质激素：肾上腺皮质是女性雄激素的主要来源。少量雄激素对女性身体发育是必要的。某些酶（11β- 羟化酶、21- 羟化酶等）的缺乏，可使肾上腺皮质激素合成受阻，中间产物堆积而合成大量雄激素，过多雄激素可作用于下丘脑 - 垂体或对抗雌激素作用，从而造成卵巢功能受抑制。严重者可出现女性患者男性化或女性假两性畸形。

胰岛素：1 型糖尿病（type 1 diabetes mellitus，T_1DM）患者常可伴有卵巢早衰（premature ovarian failure，POF），卵巢激素水平低下。以高胰岛素血症为基本特征的胰岛素抵抗患者常伴有高雄激素血症。人体卵巢组织中有胰岛素结合的特殊位点（位于黄体卵泡膜上）。卵巢颗粒细胞和纯化的卵巢间质细胞膜上也有胰岛素受体。胰岛素或 IGF-1 对性腺功能具有一定的影响，可通过增加葡萄糖、氨基酸的摄入，改善细胞活力，非特异性增加类固醇激素合成，或促进芳香化酶活性，调节卵巢细胞的激素分泌。生理浓度的胰岛素在中枢神经系统中可增加 LH 的脉冲式分泌，脑内的正常胰岛素水平是维持 GnRH 脉冲式分泌的调节因子。

GH：女性一生中的各阶段都有 GH 分泌的特征性变化，而 GH 不足常可导致青春期延迟和性腺对促性腺激素的敏感性下降。GH 对青春期前卵巢的性激素分泌并无影响，但可通过 IGF-1 促进始基卵泡生长。GH 对青春期后卵巢的作用是增加 FSH 诱导的孕酮合成，上调颗粒细胞上 hCG 受体和 LH 受体数目，增强颗粒细胞的 E_2 合成，并且还可通过 IGF-1 调整卵巢功能。

PRL：PRL 的主要作用是维持乳腺腺泡发育、泌乳及黄体功能。PRL 受体广泛存在于人体的各种组织中，人类卵巢和黄体细胞均存在 PRL 受体。PRL 除作用于下丘脑 - 垂体轴抑制促性腺激素分泌外，在卵巢水平上还可参与调节卵巢功能。在离体的颗粒细胞中，PRL 可抑制孕酮的生成和芳香化酶的活性，并可抑制 FSH 诱导颗粒细胞的雌激素合成。高水平的 PRL 直接抑制卵泡发育和排卵，并且影响卵细胞的质量和性激素的生物合成。卵泡液中极低浓度的 PRL 可直接影响卵细胞的发育、成熟、卵裂及受精能力。因此，PRL 是女性生殖生理学功能所必需的激素，在卵细胞微环境调节中起着重要作用。

PRL 受下丘脑分泌的抑制因子（主要是多巴胺）和释放因子的双重调节，其中多巴胺对 PRL 分泌的抑制尤为重要。当多巴胺缺乏或下丘脑至垂体的运输通路受阻或垂体有分泌 PRL 腺瘤，均可引起高 PRL 血症，临床上除可表现为月经紊乱、闭经、溢乳外，还可发生子宫内膜异位症和不孕症。

瘦素：瘦素是脂肪组织分泌的一种脂肪因子，对中枢的作用表现为抑制食欲，调节机体的能量平衡。此外，瘦素在中枢水平上参与调节促性腺激素的分泌，在性腺中参与调控性腺类固醇激素的合成。瘦素还可直接抑制 LH 分泌，并且参与 GnRH 对垂体 LH 分泌的调节。

7. 其他内分泌组织或器官　除了经典的内分泌系统外，还存在弥散性激素分泌细胞的组织或器官，它们所分泌的肽类、胺类等物质，可通过旁分泌、自分泌，甚至内分泌的形式，对维持机体内环境稳定起着重要的作用，同时它们又受到机体内外环境的调控，构成一个复杂的精细调节的网络系统。

（1）脂肪组织：脂肪细胞可分泌数十种脂肪细胞因子或炎症因子，脂肪细胞通过其分泌的诸多信号分子，与中枢神经系统、免疫系统及其他内分泌器官（如垂体、性腺、甲状腺、胰岛等）保持密切联系，并且参与神经 - 内分泌 - 免疫网络调控，与这些系统的组织或器官及肝脏、肌肉等组织细胞之间存在细胞间对话。

瘦素主要在白色脂肪组织中表达，在棕色脂肪组织中表达较少，在许多其他组织中也可见表达。其表达丰度，腹部皮下脂肪高于内脏和大网膜。瘦素的表达与脂肪细胞的数目和大小呈正相关。糖皮质激素、雌激素、胰岛素、PRL、IL-1、TNF-α、食物中钙含量等，均可上调瘦素的表达；而 cAMP、噻唑烷二酮（thiazolidinedione，TZD）类药物、睾酮、寒冷、长期饥饿等，则可下调其表达。

脂联素主要在白色脂肪组织中表达，而在棕色脂肪组织、单核细胞、主动脉壁、骨髓细胞等组织或细胞中的表达水平则较低。TZD 类药物可上调其表达，而儿茶酚胺、TNF-α、糖皮质激素等则可下调其表达。

抵抗素主要在白色脂肪组织中表达，女性的表达水平高于男性。进食、高糖、糖皮质激素等，可上调抵抗素的表达。胰岛素、TZD 类药物、E、GH、TNF-α、IL-6 等，则可下调抵抗素的表达，但其作用强度各异。这些因素可能是通过调节 PPARγ 来完成的，但更确切的作用机制尚待进一步研究。

(2) 胃肠道：胃肠道是人体最大的内分泌器官，其分泌的激素种类最多、分泌量最大。目前已发现并明确鉴定的胃肠道激素有 40 多种，包括胃泌素、CCK、促胰液素、食欲刺激素、GLP-1、GIP 等。

食欲刺激素主要由胃体黏膜组织中的 X/A 样细胞分泌产生。食欲刺激素与下丘脑 - 垂体激素的分泌相互作用，对肾上腺、甲状腺、性腺激素的分泌也有影响。GHRH 在垂体可上调食欲刺激素 mRNA 表达，并且与食欲刺激素具有协同作用。甲状腺功能状态可影响血清食欲刺激素水平，食欲刺激素水平与血中游离的 T_3 和 T_4 水平呈负相关。食欲刺激素水平与雄激素和 17- 羟孕酮水平呈负相关。胃肠道 X/A 样细胞与固有层的毛细血管网紧密接触，可能接受胃肠道管腔的物理刺激和（或）基底膜外侧的化学刺激。摄食和糖负荷可降低血浆食欲刺激素水平。生长抑素可抑制食欲刺激素分泌。食欲刺激素与胰岛素抵抗、空腹胰岛素水平及血压水平呈负相关。然而，胰岛素和瘦素对食欲刺激素表达的影响尚有争议。

GLP-1 主要在末段回肠和结肠的 L 细胞内产生，GIP 主要由十二指肠和空肠上段的 K 细胞产生。GLP-1 和 GIP 的分泌可分为两个时相，即早期相（15～30min）和晚期相（1～2h）。这两种激素的餐后血浆浓度可增加 2～3 倍，血浆峰值浓度受食物的量、糖类的种类、脂肪酸链的长度和饱和度等因素的影响。早期相分泌（占主要部分）由局部营养成分感受通路及神经 - 内分泌调节机制所介导，晚期相分泌则由营养成分的直接接触引起。神经 - 内分泌调节机制包括刺激自主神经系统，以及通过胃肠道激素的内分泌信号转导触发 GLP-1 和 GIP 的分泌，这些机制均可在营养物质进入十二指肠或空肠上部时被

激活。神经递质或调质，如乙酰胆碱和 GRP，也可触发 GLP-1 和 GIP 释放，提示肠壁内神经系统也参与介导 GLP-1 和 GIP 的分泌。食物刺激中糖类和脂肪的作用较强，其机制可能与 L 细胞肠腔侧的微绒毛"感受"肠腔中的营养成分有关。L 细胞内 PKA、PKC、钙离子等信号通路的激活参与介导 GLP-1 分泌。GLP-1 和 GIP 在体内主要被广泛存在的二肽基肽酶（dipeptidyl peptidase，DPP）-4 降解而失活。GLP-1 的半衰期不足 2min，GIP 的半衰期为 5～7min，两者都可被肾脏迅速清除。为延长 GLP-1 的半衰期，或增强其生理作用，可采取如下方法：①应用不易被 DPP-4 灭活的稳定性 GLP-1 受体激动剂；②将人 GLP-1 分子结构进行改造，使其与大分子蛋白质（如白蛋白）通过共价或非共价键方式结合，从而延长其半衰期；③利用口服小分子化合物抑制 DPP-4 的活性，从而提高内源性 GLP-1 的浓度。

(3) 其他组织：肝脏、肾脏、心血管、松果体等其他机体组织或器官的内分泌作用受到局部和全身的神经和体液因素的调控，还受到饮食、光照等外环境的影响。各个组织或器官的内分泌作用在内环境的稳态调节和疾病的发生发展中起着十分重要的作用。

（田　勃　王海宁　洪天配）

二、内分泌激素
（一）内分泌激素的分类

1. 激素的定义　按照经典的定义，激素是机体的内分泌细胞所释放的微量物质，经血液带到远处组织或器官而发挥功能调节作用的化学信使。尽管如此，现代内分泌学已将激素的定义扩展到具有调节作用的所有化学信使物质。分子结构清楚者称为激素，结构尚不明确者称为因子。

1902 年，英国学者 Starling 和 Bayliss 发现促胰液素，并在 1905 年首次提出"hormone"一词，用于描述促胰液素。术语 hormone 的原意是"兴奋""激动"，这个单词来源于希腊文 hormon（压力或逼迫）和 hormao（运动的途径或方式）。因而，最初的"激素"定义是指在某器官生成，分泌进入血液中或进入另一器官（或器官的某部分），改变其功能和（或）形态结构的微量化学物质。激素一般在无导管的腺体中合成，但也可由其他组织细胞产生，激素的本质是蛋白质或小分子肽类、胺类、氨基酸类、

类固醇类等化合物。

机体在复杂的生命过程中使分工不同的各部分细胞协调活动，以保证生命活动的正常进行。调节系统执行的调节功能，实际上就是细胞 - 细胞间信息传递或"通讯"的过程，其主要依靠一些微量的化学物质或称化学信使。除了经典的激素外，细胞因子、生长因子、神经递质及神经肽都是重要的化学信使。这些化学信使与经典的激素之间虽然有一定的差别，但却具有下列共同特征：①均作为细胞 - 细胞间的化学信使；②其功能虽然各有侧重，但在总体上是调节机体代谢，协调各器官、系统的活动，以维持内环境的稳定，并且参与细胞生长、分化、发育及死亡的调控；③具有相同的作用模式，均通过与靶细胞特定受体结合后方可发挥作用，并且可共享相同的信号转导通路；④在生物学效应上相互交叉。基于这些共性，细胞因子、生长因子、神经递质及神经肽均可被归入广义的激素范畴。

激素的发现和内分泌概念的提出是内分泌学发展史上的两件大事，为内分泌学在 20 世纪的蓬勃发展奠定了基础，是现代内分泌学作为一门独立学科的标志。

2. 基于化学结构的激素分类 目前已知的激素、因子及激素样物质已有 200 多种。根据化学结构，一般可将激素分为四类。

(1) 肽类激素：这类激素均由氨基酸残基组成分子的一级结构。肽类激素由激素基因（DNA）编码，转录为 mRNA 后在核糖体翻译为肽链，形成激素原或前激素原。再经裂肽酶作用和化学修饰加工，形成具有生物活性的激素，如 TRH、ACTH、GH、降钙素、PTH、胰岛素等。

肽类激素的肽链长短差别很大，最短的 TRH 为三肽，降钙素含 32 个氨基酸残基，而 GH 含有 191 个氨基酸残基。肽类激素的二、三、四级结构也相差悬殊，可为直链，或者含二硫键，或被糖化、乙酰酯化，有些为单体，另一些为二聚体、三聚体、四聚体，甚至是由更多单体组成的巨大聚合体。

(2) 胺类激素：由氨基酸合成、转换而来，如肾上腺素、去甲肾上腺素、多巴胺、5- 羟色胺（血清素）、褪黑素等。肾上腺素、去甲肾上腺素及多巴胺由酪氨酸转化而来，色氨酸在脱羧酶或羟化酶催化下分别可生成 5- 羟色胺或褪黑素。

(3) 氨基酸类激素：由酪氨酸经碘化、偶联而成，如甲状腺素、T_3。

(4) 类固醇激素：又称为甾体激素，这类激素的分子结构骨架为环戊烷多氢菲，其化学本质为类固醇。在肾上腺皮质或性腺内，胆固醇经链裂酶、羟化酶、脱氢酶、异构酶等的作用下，可转变为糖皮质激素（如皮质醇）、盐皮质激素（如醛固酮）、雄激素（如睾酮）、雌激素（如雌二醇）及孕激素（如孕酮）；在肝脏和肾脏内，胆骨化醇（维生素 D_3）可分别羟化为 25(OH)D_3 和 1,25-(OH)$_2D_3$。

3. 基于作用方式的激素分类

(1) 作用于细胞表面的膜受体激素：受体位于细胞膜上的激素为亲水性激素，不能自由透过脂性细胞膜，需要与细胞膜上的特异性受体结合，并将其激活，进一步激活效应器，产生中间的化合物以调节靶细胞功能，这些中间物质称为"第二信使"，激素本身为第一信使。这类激素包括肽类激素、生长因子、细胞因子、神经递质、PG 等。

(2) 作用于细胞内的核受体激素：受体位于细胞内（细胞核或细胞质）的激素为脂溶性激素。此类激素包括类固醇激素、甲状腺激素、维生素 A 衍生物维 A 酸（又称视黄酸）等。

（二）内分泌激素的合成和分泌

1. 激素的合成

(1) 激素的合成方式：肽类激素的合成与一般蛋白质的合成相同。然而，开始合成的只是激素的前体物质或激素家族所有成员的共同前体（当细胞表达激素前体基因时），而后经裂肽酶作用，裂解出活性多肽，进一步加工（如糖化、酯化等）、包装，贮存于分泌颗粒内。

激素的合成并不仅仅在特定内分泌组织细胞内进行。例如，胰高血糖素可在胰岛 A 细胞、胃肠道细胞及中枢神经细胞内合成；睾丸可合成雌激素，而卵巢、脑组织及脂肪细胞则可合成雄烯二酮，区别在于这是通过同类激素的转换产生的。

维生素 D 活性产物的合成较为特殊，皮肤细胞合成 7- 脱氢胆固醇（又称为维生素 D_3 原），并在日光或紫外线照射下可转变为维生素 D_3，后者的 25- 羟化在肝脏中进行，而 1α- 羟化则在肾脏内完成。

激素的合成需要许多其他物质的参与，如 T_3 和 T_4 的合成需要碘（缺碘可导致甲状腺功能减退），胰岛素的合成需要锌离子等。

内分泌细胞与非内分泌细胞合成激素的主要区别是：①前者的激素合成率高，例如，胎盘合成 hCG 的速率和数量均明显高于其他组织细胞（如肝脏），因而胎盘被认为是内分泌组织，而后者不是；②内分泌细胞含有将激素前体转化为活性激素的加工修饰系统，如垂体可将 POMC 转换为 ACTH，而脑组织则不能；③内分泌细胞具有激素合成和释放的调节和被调节机制。

(2) 激素的贮存方式：激素的贮存形式和数量也各不相同，多数内分泌细胞以分泌颗粒形式贮存激素，而甲状腺激素则贮存在滤泡细胞的外腔中。睾丸的雄激素贮存量仅可供数小时使用，而甲状腺滤泡腔的 T_3、T_4 贮存量则可满足机体数个月之需。

2. 激素的分泌 机体在复杂的生命过程中需要各种分工不同的细胞、组织或器官协调活动，以保证生命活动的正常进行。内分泌系统与神经系统和免疫系统共同组成一个调控生物整体功能的网络调节系统，从而保持机体稳定、维持脏器功能协调及适应环境变化，并且满足机体完成生长、发育、生殖、代谢、运动等功能。调节系统执行的调节功能实质上就是细胞 – 细胞间信息传递的过程。除在某些特殊情况下使用电信号外，细胞 – 细胞间的"通讯"主要依靠一些微量的化学物质或称化学信使。随着分子生物学、细胞生物学、免疫学、遗传学、分析化学等相关学科的飞速进展，内分泌学进入分子细胞生物学时代。与此同时，内分泌学的范畴由经典的内分泌概念，已经扩展为多种内分泌调节方式，其中包括旁分泌、自分泌、胞内分泌、神经分泌、间隙连接分泌、双重分泌、并列分泌、腔分泌等。

(1) 内分泌：经典的内分泌特指由内分泌腺体产生的激素直接分泌进入血液循环，随血液循环分布于机体的各种组织或器官中，与靶细胞的受体结合后发挥其生理调节作用。经典的内分泌腺体包括下丘脑、垂体（腺垂体、神经垂体）、甲状腺、甲状旁腺、肾上腺、性腺（卵巢或睾丸）、内分泌胰腺（胰岛）等。这些腺体分泌的激素首先进入毛细血管，然后经腺体静脉进入体循环。

(2) 旁分泌：激素、生长因子、细胞因子等由细胞释放后不进入血液循环，而在局部以高浓度发挥作用，其释放后直接扩散至周围细胞，并且与这些细胞的特异性受体结合而发挥效应，称为旁分泌。旁分泌是调控体内细胞功能的重要调节方式，其中

包括细胞的分化、增殖、移行、凋亡或免疫等过程。神经递质的分泌是一个神经元的化学信息传递给另一个神经元的特殊旁分泌。旁分泌的物质与激素存在共同的信号机制，故激素在某些情况下也可通过旁分泌而发挥作用。例如，睾酮既是经典的内分泌激素，又可在睾丸局部通过旁分泌作用控制精子生成。

(3) 自分泌：细胞分泌的激素可作用于其本身，称为自分泌。自分泌的激素未经过血液稀释，其局部浓度也很高。自分泌是细胞通过其自身分泌的产物进行自我调控的一种方式，可以兴奋、抑制或调节细胞本身的生长、增殖等。生长因子和细胞因子通常以这种方式发挥作用。

(4) 胞内分泌：细胞质合成的激素不出细胞，直接在细胞内发挥作用，称为胞内分泌。其特点为激素分泌后不出细胞，直接进入细胞核而影响靶基因的表达，进而发挥其调节作用。除类固醇激素已知存在胞内分泌作用外，肽类激素也存在胞内分泌作用。经过内吞或在细胞内合成的肽类激素，对自身细胞即可表现出激素的生物作用，如调节自身细胞的活动、生物记忆，维持细胞对外来刺激的反应性，调节细胞的分化等。

胞内分泌的意义：胞内分泌的调节失常可导致各种疾病甚至肿瘤，故近年来受到广泛重视。研究较多的是肾素 – 血管紧张素系统的胞内分泌作用。离体实验显示，在心肌细胞胞质内选择性过表达 AT Ⅱ，尽管胞质内 AT Ⅱ 水平明显升高，但培养的上清液中未检测到 AT Ⅱ 升高；放射性核素示踪证实，细胞核内可见 AT Ⅱ 结合到染色质上；此外，可检测到培养细胞增殖、细胞合成的增加效应。体内实验显示，AT Ⅱ 的胞内分泌可导致心肌肥厚。另一个典型实例是 FGF2 在肿瘤发生中的作用。研究显示，肿瘤细胞常产生一种 N 末端延伸的 FGF2 异构体，该分子无信号肽结构域，却包含一段核酸识别序列，提示该分子无法分泌到细胞外起作用，而是通过核受体发挥作用。进一步研究证实，该分子是通过胞内分泌的方式，作用于核受体进而介导细胞增殖效应。

(5) 神经分泌：又称为神经内分泌，是神经细胞释放的化学信使在近处或远处发挥效应。例如，神经细胞分泌的激素性物质，经由神经轴突通过轴浆流抵达所分布的组织（如神经垂体），或经垂体门脉系统到达腺垂体，这种激素分泌方式称为神经分泌。

(6) 间隙连接分泌：许多激素分泌细胞具有特殊分化的细胞膜结构，包括紧密连接、桥粒连接及间隙连接。分子量低于 1kD 的物质可自由通过这些连接通道，这种激素分泌方式称为间隙连接分泌。这种分泌方式具有速度快、延搁时间短的特点，有利于协调细胞间活动的一致性。胰岛的 A 细胞与 B 细胞之间、D 细胞与 A 细胞之间均存在间隙连接，并且以间隙连接分泌的方式传递信息。卵巢的颗粒细胞与间质细胞之间也存在间隙连接分泌。睾丸的睾丸间质细胞之间、支持细胞与生精上皮细胞之间的活动和功能调节均与间隙连接分泌功能密切相关。

(7) 双重分泌：是指腺上皮细胞或腺癌细胞具有分泌激素和外分泌物质的双重功能的一种病理现象。在正常情况下，细胞的功能是特定的，一种细胞只能向某一特定功能的细胞定向分化。然而，在病理情况下，前体细胞可分化为具有两种或多种不同功能的细胞。因此，双重分泌可被认为是一种外分泌细胞转化为间变型（双重分泌型）细胞的过程。文献报道，鼻窦、支气管、纵隔、胃肠道、前列腺、肾上腺、胰腺、甲状腺等组织的肿瘤均可出现双重分泌的现象，故又被称为内分泌 – 外分泌混合瘤。

(8) 并列分泌：是旁分泌的一种特殊形式，分泌物不出细胞，而是以膜锚定的形式存在于细胞膜上，与靶细胞膜上的受体结合而发挥效应。并列分泌在免疫细胞的相互作用、细胞的接触抑制、细胞 – 细胞黏附、胚胎分化过程中的细胞凋亡、基质 – 细胞相互作用等生命过程中均具有重要作用。

(9) 腔分泌：是激素发挥作用的一种方式，例如，胃肠道细胞可将其产生的激素分泌入肠腔，调节肠道其他部位的功能。表面上看，腔分泌似乎与消化道中胰腺和胃腺外分泌很相似，但两者存在区别，外分泌中的活性物质多数为酶类，不需要通过受体来调节细胞功能，而是通过导管引入效应部位而直接发挥作用，水解蛋白质、脂类等；而腔分泌的活性物质是激素，其作用于靶细胞上的受体以调节靶细胞的功能。此外，腔分泌也存在于支气管、泌尿生殖道等组织。

3.激素的转运　激素在血液循环中的浓度受其合成速度、代谢清除率的影响。多肽激素的合成与一般蛋白质的合成相同。然而，开始合成的只是激素的前体物质或激素家族所有成员的共同前体，随后经裂肽酶作用，裂解出活性肽类激素，进一步加工

（如糖化、酯化等）、包装，贮存于分泌颗粒内。类固醇激素的合成需要多个酶的参与。此外，激素的贮存形式和数量也各不相同。

血液循环中激素转运方式与激素的化学性质有关，肽类激素和一些小分子激素（如儿茶酚胺）属于水溶性物质，可在血液循环中直接运输，但其他一些脂溶性物质（如类固醇激素和甲状腺激素）则无法在血液循环中直接运输，需要与激素转运蛋白结合。激素转运蛋白与激素之间的结合，既可充当激素在血液中的储备池的作用，保证脂溶性配体在血液中均匀分布状态，还可延缓小分子激素的快速降解及其在肾脏和胆汁中的排泄。这种对结合与游离比例的控制环节可以辅助性地调节腺体功能，既可调节生物活性，又可调节半衰期。

激素转运蛋白通常为血浆糖蛋白，分子量介于 50～60kD 之间。血浆中的白蛋白可转运分子量较小的激素，其特异性不高，可结合多种激素。特异性激素转运蛋白包括可与 T_4 和 T_3 结合的甲状腺素结合球蛋白，与皮质醇结合的皮质类固醇结合球蛋白，可与雌激素和雄激素结合的性激素结合球蛋白。IGF-1 和 IGF-2 可与多种 IGF 结合蛋白（IGF binding protein，IGFBP）结合。此外，生长激素结合蛋白（GH binding protein，GHBP）与生长激素受体（growth hormone receptor，GHR）细胞外功能区的结构域之间的序列完全一致，除结合和运输 GH 外，GHBP 能够延长 GH 半衰期，缓冲 GH 脉冲式分泌的波动，并且通过增强或减弱 GH 对 GHR 的结合力来达到促进或减弱 GH 在靶组织细胞中的作用。

激素转运蛋白与激素结合具有下列共同点：激素转运蛋白与激素的亲和力越高，激素的清除率越低；激素转运蛋白的结合容量虽然超过生理性的激素浓度，但在激素分泌过多或应用过量外源性激素时，可导致大量游离激素进入靶细胞；激素转运蛋白的浓度对血浆激素总量的测定有明显的影响；激素转运蛋白的异常虽然可显著改变激素的总浓度，但却很少出现明确的临床后果。如 TBG 升高可使总甲状腺激素水平上升，而游离甲状腺激素水平仍可保持正常。在先天性 TBG 缺乏的个体中，白蛋白和甲状腺素转运蛋白可替代 TBG 的功能，协助甲状腺激素的运输，但这些蛋白与甲状腺激素的亲和力远较 TBG 低。尽管如此，下丘脑 – 垂体 – 甲状腺轴的反馈调节在总甲状腺激素浓度较低的条件下

发挥作用，从而保持游离甲状腺激素水平处于正常范围。

4.激素的作用靶点　激素是通过与特异性受体结合而发挥其调节作用的。一般来说，水溶性激素通过膜受体发挥其调节作用，其中包括肽类激素、生长因子、细胞因子、神经递质、PG 等；脂溶性激素则通过核受体发挥其调节作用，其中包括类固醇激素、甲状腺激素、活性维生素 D 及维 A 酸。

（1）膜受体：根据其结构和第二信使，膜受体可分为四类（表 1-2）。

G 蛋白偶联受体（g-protein-coupled receptor，GPCR）：两位美国科学家 Robert J. Lefkowitz 和 Brian K. Kobilka 因发现 GPCR 而荣获 2012 年诺贝尔化学奖。GPCR 分子的七次穿膜肽段在细胞膜内（胞质侧）、外（细胞膜外）各形成 3 个肽段环襻。受体的 N 端位于细胞外，C 端位于细胞内并含有磷酸化区。

GPCR 的细胞外环襻可与激素结合，这类激素包括 LH、FSH、TSH、降钙素、PTH、胰高血糖素、GLP-1、VIP、AT Ⅱ、肾上腺素、多巴胺、PG 等。这些激素受体的基本结构相同，不同的是氨基酸残基序列和糖化基团各异。GPCR 是目前发现的最大一类激素受体超家族，其中又含有各种激素受体的亚家族，如 LH/FSH 受体家族。

GPCR 与激素（配体）结合后，激素 - 受体复合物使兴奋性 G 蛋白（stimulatory G protein，Gs）或抑制性 G 蛋白（inhibitory G protein，Gi）中的 α 亚基与鸟苷三磷酸（guanosine triphosphate，GTP）结合到复合物上，后者促进（或抑制）AC 催化 ATP 转变为 cAMP，cAMP 再与 cAMP 依赖性蛋白激酶中的调节亚基结合，使蛋白激酶被激活，进而蛋白质磷酸化并改变细胞的功能。激活的蛋白激酶催化亚基进入细胞核，使与 cAMP 反应元件（cAMP response element，CRE）相结合的蛋白质发生磷酸化而被激活。磷酸二酯酶（phosphodiesterase，PDE）可将 cAMP 降解为 5'-AMP。

含激酶活性受体（receptor kinases，RK）：该类受体分子为单次穿膜肽链，N 端位于细胞外，C 端位于细胞内。受体分子可在细胞膜双脂质层内移动，其外侧部可通过二硫键与另一受体的外侧部相连接，细胞内区含有酪氨酸激酶活性 [如胰岛素、EGF、血小板衍化生长因子（platelet derived growth factor，PDGF）等] 或丝氨酸 / 苏氨酸激酶活性（如抑制素、活化素、TGF 等）或 GC 活性（如 ANP）。

激酶交联（receptor-linked kinases，RLK）受体：该类激素受体有 GH 受体、PRL 受体及细胞因子受体，故又称为 GH/PRL/ 细胞因子受体超家族，受体分子有细胞外侧的配体结合区和膜内区。单分子可借二硫链形成二聚体。粒细胞 - 巨噬细胞集落刺激因子（granulocyte-macrophage colony stimulating factor，GM-CSF）、粒细胞集落刺激因子（G-CSF）、IL 及瘦素的受体也属于 RLK。这类受体的特点是受体分子本身不含激酶活性，但与配体结合后，可使膜内蛋白或胞质内蛋白中的酪氨酸残基磷酸化。其中细胞质内 JAK 家族所介导的信号转导因子和转录激活因

表 1-2　膜受体分类及特征比较

类　型	配　体	基本结构	效应体	受体作用途径
G 蛋白偶联受体	LH、FSH、TSH、PTH、胰高血糖素、AT Ⅱ、5- 羟色胺、肾上腺素、多巴胺、PG	7 次穿膜受体与效应体形成受体 -G 蛋白 - 效应器结构胞外段糖化	胞质蛋白激酶、cAMP、IP_3、钙离子等	磷酸化途径、蛋白激酶途径
含激酶活性受体	胰岛素、IGF；EGF、PDGF；抑制素、活化素、ANP	单次穿膜的 $\alpha_2\beta_2$ 亚基结构，胞外段糖化，酪氨酸激酶活性位于受体的胞质内肽段	受体蛋白酪氨酸激酶活性	磷酸化途径
激酶交联受体	GH、PRL、细胞因子	单次穿膜，分子不含激酶活性，激酶存在于膜内或胞质内	受体交联性酪氨酸激酶	磷酸化途径
配体门控离子通道受体	神经递质、氨基酸类	分子 4 次穿膜，膜内肽段组成离子闸道；或者 6 次穿膜，形成同源多聚体或异源多聚体	离子蛋白激酶（间接）	离子非磷酸化途径、蛋白激酶→磷酸化途径

LH. 黄体生成素；FSH. 卵泡刺激素；TSH. 促甲状腺激素；PTH. 甲状腺旁激素；AT. 血管紧张素；IGF. 胰岛素样生长因子；EGF. 表皮生长因子；PDGF.、血小板衍化生长因子；GH. 生长激素；PRL. 催乳素；cAMP. 环磷酸腺苷；IP_3. 线粒体外的肌醇三磷酸

子的磷酸化，可在细胞核结合特异性 DNA 元件，促进相关基因转录为 mRNA，后者被翻译成相关活性蛋白质。

配体门控离子通道（ligand-gated ion channel，RLGIC）受体：该受体家族又有两种亚家族：一种亚家族受体的分子穿膜 4 次，肽段在膜内形成由配体门控和管制的离子通道，当配体与受体结合后，通道开放，Na$^+$、K$^+$、Ca^{2+} 和一些阴离子的交换被激活，位于细胞内的肽段可被磷酸化并产生激素作用信号（如 5- 羟色胺、γ- 氨基丁酸、色氨酸、乙酰胆碱等）；另一种亚家族受体的肽链穿膜 6 次，受体由多个亚基组成，形成同源多聚体或异源多聚体。

上述激素受体并不包括一些离子转运蛋白、离子感受器蛋白或其他一些活性膜蛋白的结构特征。例如，Na$^+$/I$^-$ 同向转运体（Na/I symporter，NIS）的直链肽段穿膜 13 次，而有些膜活性蛋白为 8 次穿膜。事实上，这些活性蛋白也起着受体样作用，因为它们的主要功能也是将细胞外信息传递至细胞内的接受体或介导体。脂联素受体（如 AdipoR1 和 AdipoR2）也包含 7 个穿膜结构域，但是它们以相反的方向跨于膜上（即 N 端在膜内而 C 端在膜外），并且它们也不与 G 蛋白相互作用，故不属于 GPCR。

(2) 核受体：通过核受体发挥作用的激素包括类固醇激素、甲状腺激素、活性维生素 D 及维 A 酸。此外，组织中还有一些核受体，参与细胞内代谢和解毒功能的调节，如 PPAR、肝脏 X 受体（liver X receptor，LXR）等。PPAR 的配体为脂肪酸，而 LXR 的配体为氧类固醇。

核受体的结构相似，都包括有 4 个功能结构域：激素结合区、DNA 结合区、转录激活区及铰链区。其配体的作用机制相似，以扩散、主动摄取或转位的方式进入靶细胞，与相应受体结合，形成激素 - 受体复合物，进而受体发生变构效应，受体二聚体化，形成活性复合物与细胞核内特异性 DNA 结合区结合，导致邻近的基因活化（或抑制），从而影响基因的转录和蛋白的合成，进而调节和改变细胞的功能或导致细胞的生长、分化等反应。此外，活性复合物还可与其他转录因子，如 NF-κB 结合，在没有与 DNA 直接结合的情况下调节基因的转录和蛋白的合成。

核受体对靶基因转录的调节作用是在辅助因子的共同参与下完成的，分别称为共激活因子和共抑制因子。共激活因子是一组能够与活化的核受体或转录因子结合的蛋白复合物，通过组蛋白乙酰化和募集基本转录复合物，以激活基因转录和表达。相反，共抑制因子则通过与特定的核受体结合，募集组蛋白去乙酰化酶使得组蛋白去乙酰化，抑制特异性基因转录和表达。此外，共激活因子还能够与核受体以外的转录因子发生作用，整合不同转录因子的调控信息。选择性雌激素受体调节剂（selective estrogen receptor modulator，SERM）和选择性雄激素受体调节剂（selective androgen receptor modulator，SARM）的发现，使得同一激素 - 受体复合物在不同组织或细胞中发挥激活或抑制激素生理效应的功能，而这种不同组织上功能的差异主要与靶组织内表达的蛋白质不同有关。

总之，激素通过其特异性受体及受体后的信号转导通路调控细胞的增殖、分化、代谢等功能，是维持细胞生命活动的重要基础。随着研究的深入，可全面揭示细胞内的信号转导过程，加深对细胞生理功能的理解，进而有助于阐明疾病的发病机制，并且为新药研发提供新的分子靶点。

（三）内分泌激素的作用方式

1. 作用于膜受体激素的信号转导机制

(1) 膜受体的分类、结构及功能：根据膜受体穿膜结构域和信号转导的特征可将膜受体分为三大类：单次穿膜片段受体、4 次穿膜片段受体及 7 次穿膜片段受体。4 次穿膜片段受体的配体主要是神经递质，与内分泌学关系不大。因此，这里主要讨论单次穿膜受体和 7 次穿膜受体。

单次穿膜片段受体超家族：本超家族受体的穿膜结构域只含有 1 个穿膜片段。有些受体由几个亚单位或几条多肽链组成，虽然完整受体有多个穿膜片段，但每个亚单位或多肽链只含有 1 个穿膜片段，也属于单次穿膜片段受体。单次穿膜片段受体的配体主要是一些生长因子、细胞因子及少数肽类激素。

本超家族受体多数成员的胞内结构域具有内在的酶活性。单次穿膜片段受体最常表现为具有酪氨酸激酶活性。有些受体则具有丝氨酸 / 苏氨酸激酶、GC 及磷酸酪氨酸磷酸酶的活性。还有一些受体的胞内结构域没有酶活性，但与某些酪氨酸激酶偶联，通过后者完成信号转导。

根据单次穿膜片段受体的结构特点和信号转导

特征，可将其分为下列几个亚家族：①酪氨酸激酶受体家族，也称受体型酪氨酸激酶（receptor tyrosine kinase，RTK），包括许多生长因子受体，而胰岛素受体和 IGF-1 受体则是本家族受体中比较特殊的成员；②酪氨酸激酶偶联型受体，包括细胞因子受体和整合素受体两大类，前者与 JAK 偶联，后者与黏着斑激酶（focal adhesion kinase，FAK）偶联；③GC 受体家族，包括海胆卵肽受体、ANP 受体及细菌热稳定肠毒素受体；④丝氨酸 / 苏氨酸激酶型受体，包括 TGF-β、活化素、抑制素、骨形成蛋白（bone morphogenetic protein，BMP）等的受体，本家族受体均可分为 I、II 两型，两型受体均具有内在的丝氨酸 / 苏氨酸激酶活性；⑤TNF 受体，包括 p55 TNFR、p75 TNFR、淋巴毒素 β 受体、Fas、CD27 和 CD40 等。

7 次穿膜片段受体超家族：7 次穿膜片段受体，又称为 GPCR，其总是与 G 蛋白偶联，通过 G 蛋白进行信号转导。

(2) 膜受体激素的作用机制：亲水性激素不能自由透过细胞膜，它们携带的信息必须经过细胞膜的"处理"和"转换"后方可传入细胞内，这一过程称为信号转导。亲水性激素作用于细胞的过程实际上就是膜受体的信号转导过程。以下分别简要叙述 7 次穿膜片段受体和单次穿膜片段受体的信号转导过程。

7 次穿膜片段受体的信号转导：7 次穿膜片段受体信号转导的基本过程是，配体与受体结合使受体活化，活化的受体激活 G 蛋白，后者再激活效应器，产生第二信使，启动复杂的级联反应，最后达到一定的效应。

G 蛋白的活化：静息状态下（没有配体时），G 蛋白以 GDP-α、β、γ 形式存在。此时受体与 G 蛋白之间存在相互作用但不足以激活 G 蛋白，即处于偶联状态。受体一旦与配体结合，受体的构象即发生变化使其胞内面"张开"，某些静息状态下被掩盖的疏水氨基酸残基暴露出来，它们可与 G 蛋白的 α 亚单位的某些部位相互作用，通过变构机制使 α 亚单位的核苷酸结合部位发生构象变化，其对 GDP 的亲和力下降，于是 GDP 释出，GTP 与 α 亚单位结合。结合了 GTP 的 α 亚单位与 βγ 二聚体亲和力下降，异三聚体解离，形成 GTP-α 与 βγ 两个功能单位。因此，活化的受体实际上起着 G 蛋白激活物的作用。

效应器的活化及其信号传递：解离的 GTP-α 和 βγ 二聚体可激活多种效应器。

G 蛋白通过腺苷酸环化酶的作用：AC 含有 2 个穿膜区（M_1 和 M_2）和 2 个胞质区（C_1 和 C_2）。M_1 和 M_2 均由 6 个穿膜片段组成，故整个 AC 分子包含 12 个穿膜片段。M_1 和 M_2 的主要功能是使 AC 固定于细胞膜上。C_1 区和 C_2 区为 AC 分子的催化部位。

AC 可催化 ATP 转变为 cAMP，这一过程需要 2 个 Mg^{2+} 参与。对于 I 型 AC，C_1 区 354 位门冬氨酸残基与 ATP 的 3' 羟基之间形成氢键，在 Mg^{2+} 的作用下使 ATP 的 3' 羟基活化。C_2 区 1007 位门冬酰胺残基与 ATP 的 α 磷酸基之间、1011 位精氨酸残基与 ATP 的 β 磷酸基之间、1047 位赖氨酸残基与 ATP 的 γ 磷酸基之间存在直接的相互作用，在另一个 Mg^{2+}（此 Mg^{2+} 与 ATP 的 α、β 及 γ 磷酸基之间有直接的相互作用）的帮助下，使 ATP 的 α 磷酸基活化。最后，在活化的 ATP 的 3' 羟基与 α 磷酸基之间形成共价键，所得产物即 cAMP。

G 蛋白为 AC 活性最重要的调解者。AC 的 C_1 区和 C_2 区之间有一个沟，GTP-α_s 可结合于此处，从而引起 C_1 区和 C_2 区构象的变化，使一些重要的氨基酸残基处于最适宜的位置，导致 AC 活化。GTP-α_i 可与 V 型和 VI 型 AC 结合（GTP-α_i 的结合部位可能与 GTP-α_s 相同），但引起的构象变化与 α_s 相反，因而可选择性地抑制 V 型和 VI 型 AC 的活性。βγ 二聚体可与某些 AC 结合，其结合位点与 GTP-α_s 的位点相近但无重叠。在 GTP-α_s 存在的情况下，βγ 二聚体可激活 II 型 AC。

AC 的催化产物 cAMP 是最早发现的第二信使，它可激活 PKA。PKA 是一种重要的丝氨酸 / 苏氨酸激酶，它由 2 个催化亚单位（PKA-C）和 2 个调节亚单位（PKA-R）组成。每个 PKA-R 分子可结合 2 分子 cAMP，结合了 cAMP 的 PKA-R 构象发生变化，它对 PKA-C 的亲和力下降，从而使底物蛋白质的精氨酸 – 精氨酸 –X– 丝氨酸 / 苏氨酸 –Y（X 和 Y 代表非保守性氨基酸）序列中的丝氨酸 / 苏氨酸残基磷酸化。

PKA-C 通过对多种靶蛋白的磷酸化修饰从而产生广泛的生物学效应。PKA-C 可通过激活糖原磷酸化酶激酶并抑制糖原合成酶的活性而调节糖原代谢。PKA-C 也可通过对多种离子通道的磷酸化修饰而调节其功能，例如，它可使一种氯离子通道，即囊性纤维化跨膜电导调节因子（cystic fibrosis transmembrane conductance regulator，CFTR）发生磷酸化而使其开放。CFTR 基因的突变可使其对 PKA-C 的反应性降低，管腔上皮细胞氯离子的分泌减少，分泌物因水分减少而变得黏稠、不易排出，从而导致囊性纤维化。PKA-C 还可使微管蛋白质磷酸化而促进细胞的分泌功能。PKA-C 也可通过对 7 次穿膜片段受体的磷酸化修饰，使受体与 G 蛋白解偶联，从而对受体信号产生负调控。PKA-C 还可使一种重要的转录因子 cAMP 反应元件结合蛋白（cAMP response element binding protein，CREB）的 133 位丝氨酸残基磷酸化。CREB 磷酸化后活性增强 10～20 倍，并以二聚体的形式与靶基因上游的 cAMP 反应元件结合，从而发挥转录调控作用。不同靶基因上游的 CRE 序列也不完全一样，其共有序列为 TGACGTCA。

此外，cAMP 还可直接调节离子通道，例如，cAMP 可激活 cAMP 门控的 Na^+ 通道，使细胞去极化。

G 蛋白通过 cGMP-PDE 的作用：视杆细胞的视紫红质实际上是一种光子受体，与之偶联的 G 蛋白为 G_t，效应器为 cGMP-PDE。当视紫红质接受了光子后，其构象发生变化，激活 G_t，产生 $GTP-\alpha_t$，后者可激活 cGMP-PDE，cGMP-PDE 活化后使 cGMP 分解，导致胞内 cGMP 门控的 Na^+ 通道关闭，细胞超级化，光信号随即转变为电信号。

G 蛋白通过 PLC-β 的作用：Gq 可激活 PLC-β，PLC-β 活化后可产生两个重要的脂类第二信使，即 IP_3 和 DAG，它们可发挥广泛的作用。PLC-β 还可作为 Gq 的 GTP 酶激活蛋白，促进 GTP-αq 的水解，对 Gq 的信号传递起负调控作用。

G 蛋白通过 PLA_2 的作用：PLA_2 可使胆碱磷脂水解，产物为不饱和脂肪酸（多为花生四烯酸），两者均可作为第二信使。

G 蛋白对离子通道的直接作用：G 蛋白除通过第二信使调节离子通道的活性外，它对离子通道还有直接的作用。现已发现，有不少离子通道可作为 G 蛋白的效应器，其中以 N 型和 L 型 Ca^{2+} 通道最为常见。K^+ 通道也常与 G 蛋白偶联，而 Na^+ 通道和 Cl^- 通道则较少与 G 蛋白偶联。在 G 蛋白中，G_i 常与离子通道偶联，G_s 有时也能够与离子通道偶联。G 蛋白不仅通过 α 亚单位调节离子通道活性，其 βγ 二聚体对离子通道亦有调节作用。不同 G 蛋白的调节作用也不同，G_s 可增强 Ca^{2+} 通道的活动，而 G_i 则抑制

K^+ 通道的活动。G 蛋白对离子通道的直接作用常见于神经细胞，这显然与电活动在神经细胞中的重要性是分不开的。

G 蛋白对 Ras 信号通路的作用：G_i 的 βγ 二聚体可直接作用于酪氨酸激酶 Src，Src 可使 RTK 磷酸化而使之激活，从而启动 Ras 信号通路。Src 还可直接作用于 Shc-Grb2-SOS 复合物，使 Ras 活化。此外，G 蛋白的 βγ 二聚体可直接作用于磷脂酰肌醇 -3- 激酶（phosphatidylinositol 3-kinase，PI3K）而使之激活。

G 蛋白的失活：α 亚单位具有内在的 GTP 酶活性，GTP-α 在效应器相互作用的同时也在执行着 GTP 酶的功能，这样 GTP-α 就转变为无活性的 GDP-α。后者与效应器的亲和力低，而与 βγ 二聚体亲和力高，于是重新形成 GDP-αβγ 异三聚体，整个系统恢复到基础状态，这一过程称为 G 蛋白循环。

G 蛋白信号调节因子（regulator of G protein signaling，RGS）可显著增强 G 蛋白的 GTP 酶活性。RGS 并不直接参与 GTP 的水解，而是通过稳定 G_α 的催化构象从而增加 GTP 的水解。

单次穿膜片段受体的信号转导：涉及 GC 型受体的信号转导、蛋白酪氨酸激酶型受体的信号转导。

GC 型受体的信号转导：GC 主要参与 ANP 和 NO 的信号转导。ANP 受体是膜锚定的 GC，NO 受体为胞内可溶性 GC。这些 GC 型受体与其配体结合后，通过变构作用使自身激活，催化 GTP 转变为 cGMP，后者可激活 PKG，可使靶蛋白磷酸化，从而发挥生物学功能。此外，cGMP 还可直接作用于细胞膜上的某些离子通道，产生直接的效应。

蛋白酪氨酸激酶型受体的信号转导：此类受体在静息时没有酪氨酸激酶活性或仅有很低的酪氨酸激酶活性。配体与受体的结合使受体形成二聚体，这一过程称为受体二聚体化。二聚体化使两个受体单体的酪氨酸激酶区相互靠近并发挥出激酶活性，使受体发生自身磷酸化。事实上，受体二聚体化是单次穿膜片段受体激活的普遍机制，不仅酪氨酸蛋白激酶型受体激活时需要形成二聚体，其他类型受体激活时也需要形成二聚体。配体或受体的某些突变可使受体不能形成二聚体，受体就无法被激活。反之，有些突变使得受体在没有配体的情况下也能够形成二聚体（即配体非依赖性二聚体化），受体的激活也就不依赖于配体（即组成性激活）。

配体诱导的受体二聚体化有几种基本模式。

第一种模式以 GHR 为代表。GH 分子内有两个能够与 GHR 结合的位点（结合位点 1 和结合位点 2），各自能够结合 1 个 GHR 分子。结合位点 1 为高亲和力位点，结合位点 2 为低亲和力位点。GH 的两个结合位点与 GHR 的结合是一个序贯的过程：结合位点 1 先与一个 GHR 分子结合，随后结合位点 2 再与另一个 GHR 分子结合，这样两个 GHR 单体借助 GH 形成二聚体（若将 GH 也算在内，则为三聚体）。GHR 的二聚体化需要合适的 GH 浓度，如果 GH 浓度过高，则结合位点 2 没有机会与 GHR 结合，每个 GH 分子只能结合一个 GHR 分子。因此，过高浓度的 GH 反而抑制 GHR 的信号转导。

第二种模式以胰岛素受体为代表。胰岛素为单体二价配体，即分子中存在两个配体结合位点（其中一个为高亲和力位点，另一个为低亲和力位点）。胰岛素分子通过两个配体结合位点与胰岛素受体分子的两个 α 亚单位相结合，形成 "βα- 胰岛素 -αβ" 这样的配体受体复合物。该复合物形成后两个 β 亚单位的酪氨酸激酶区相互靠近，其酪氨酸激酶活性就可显现出来。如果胰岛素浓度达到 10^{-7}mol/L（该浓度在体内环境下通常是无法达到的），则只有高亲和力位点与 α 亚单位结合，低亲和力位点没有机会与 α 亚单位结合，形成 "胰岛素 -αββα- 胰岛素" 形式的配体受体复合物，此种配体受体复合物并不能使 β 亚单位的酪氨酸激酶活性表现出来。因此，胰岛素在极高浓度时反而不能激活其受体。

第三种模式以 EGF 受体（EGF receptor，EGFR）为代表。EGF 与 TGF-α、双调蛋白、上皮调节蛋白等共同组成一个家族。EGFR（又称为 ErbB1）与 ErbB2、ErbB3 及 ErbB4 共同组成一个受体家族。EGFR 家族的配体可诱导其受体形成同源二聚体或异源二聚体，这些二聚体共有 10 种组合。EGFR 家族的配体也含有两个受体结合位点，但每个配体分子只结合 1 个受体分子。受体与配体结合后发生构象变化，使两个受体分子形成二聚体。

第四种模式以 FGF 受体（FGF receptor，FGFR）为代表。FGF 诱导 FGFR 二聚体化的过程需要硫酸肝素的参与。硫酸肝素可结合 FGF 和 FGFR，FGF-FGFR 受体复合物借助于硫酸肝素这样一个接合分子而完成受体二聚体化。

第五种模式以 PDGF 受体（PDGF receptor，PDGFR）为代表，其特点是配体形成二聚体。每个单体可结合一个受体单体，二聚体配体可结合两个受体单体，从而诱导两个受体单体形成二聚体。PDGF 有 A、B 两条多肽链，可形成 AA、AB 及 BB 三种二聚体。PDGFR 也有两条多肽链，分别称为 α 和 β。PDGF A 只结合 PDGFRα，而 PDGF B 既可结合 PDGFRα 又可结合 PDGFRβ。因此，PDGF AA 只能激活 PDGFRαα，PDGF AB 既可激活 PDGFRαα 又可激活 PDGFRαβ，而 PDGF BB 则能激活所有（三种）PDGFR 二聚体（包括 PDGFRββ）。

受体二聚体形成后，随即可诱发受体自身磷酸化。受体自身磷酸化是通过交互磷酸化作用实现的，即二聚体中两个单体相互使对方胞内结构域特定的酪氨酸（Tyr）残基磷酸化。磷酸化受体的磷酸酪氨酸（Tyr-P）可作为选择性的入坞点，与胞内某些信号分子相互作用。胰岛素和 IGF-1 的受体本身虽然不直接与信号分子相互作用，但它们可使胰岛素受体底物（insulin receptor substrate，IRS）-1 和 IRS-2 的 Tyr 残基磷酸化，IRS-1 和 IRS-2 的 Tyr-P 即可与信号分子相互作用。

业已证实，各种信号分子是通过 Src 同源 2（Src homology 2，SH2）结构域与磷酸化受体或 IRS-1、IRS-2 的 Tyr-P 相互作用的。SH2 结构域在蛋白质 - 蛋白质相互作用中具有重要作用。此外，SH3 结构域和 PH 结构域也可介导蛋白质 - 蛋白质相互作用。

活化的受体通过其 Tyr-P 与含 SH2 结构域的蛋白质结合，从而调节这些蛋白质的功能。受体的 Tyr-P 与 PLC-γ 的 SH2 结构域结合后将 PLC-γ 募集到受体处，PLC-γ 可作为受体酪氨酸激酶的底物，于是 PLC-γ 某些酪氨酸残基发生磷酸化，PLC-γ 随即被激活。受体的 Tyr-P 与 PI3K p85 调节亚单位的 SH2 结构域结合后，可激活 PI3K p110 催化亚单位。

活化受体最重要的功能是启动 Ras 信号系统。Ras 是一种重要的小 G 蛋白，它存在于细胞膜的内侧面。Ras 羧基端的半胱氨酸残基可与膜脂中的法尼基形成法尼半胱氨酸甲酯，Ras 借此与细胞膜相连。Ras 既可结合 GDP，又可结合 GTP。GTP-Ras 是 Ras 的活性形式，它可与 GDP-Ras 相互转换。GTP-Ras 具有内在的 GTP 酶活性，但活性很低。GTP 酶激活蛋白（GTPase-activating protein，GAP）可使 GTP-Ras 的 GTP 酶活性增加 1000 倍。GTP-Ras 在 GAP 的作用下水解 GTP，变成无活性的 GDP-Ras。相反，GDP-Ras 在 SOS 蛋白的作用下转变为 GTP-Ras。因此，Ras 的激活和失活是一个循环的过程。

GTP-Ras 可作用于多种靶蛋白，其中最重要的是 Raf 蛋白激酶。Raf 是一种重要的丝氨酸 / 苏氨酸激酶，它与 14-3-3 蛋白有一定的关系。14-3-3 蛋白可形成二聚体，每个二聚体可结合 2 分子 Raf，形成大分子复合物。GTP-Ras 可与 Raf 的 N 端结合，从而将该大分子 Raf 复合物 "募集" 到质膜内侧面，使 Raf 分子相互靠近，形成二聚体，Raf 继而被活化。

Raf 又称为促分裂原活化的蛋白激酶激酶激酶（mitogen-activated protein kinase kinase kinase，MAPKKK），它可催化促分裂原活化蛋白激酶激酶（mitogen-activated protein kinase kinase，MAPKK）磷酸化而使其激活，而 MAPKK 进一步催化促分裂原活化蛋白激酶（mitogen active protein kinase，MAPK）磷酸化而使其激活。MAPK 可作用于胞质中的靶蛋白而发挥效应，例如，它可使 PLA$_2$ 磷酸化从而使之激活；也可转位到核内，使 Elk 等转录因子磷酸化而调节基因转录。上述信号级联反应称为 Ras-MAPKKK-MAPKK-MAPK 信号通路，简称为 Ras 信号通路。

MAPK 在信号转导中占有极为重要的地位，它实际上并非一种酶，而是一组酶的总称。细胞外信号调节激酶（extracellular regulated protein kinases，ERK）为最重要的 MAPK，它有两种亚型，分别称为 ERK1 和 ERK2。ERK1 的分子量为 44kD，也称为 p44 MAPK；ERK2 的分子量为 42kD，也称为 p42 MAPK。MAPK 和 ERK 通常合写为 MAPK/ERK。MAPKK 即 MAPK/ERK 激酶，缩写为 MEK。因此，上述信号级联反应称为 Ras-Raf-MEK-ERK 信号通路。

2. 作用于核受体激素的信号转导机制

（1）核受体的分类、结构及功能：核受体（nuclear receptor，NR）是一类配体依赖性转录因子超家族，该超家族包含 200 个以上的不同成员，机体的生长发育、细胞分化及体内许多生理、代谢过程都可归因于核受体与相应配体及众多共调节因子之间的相互作用。核受体的配体是一些小分子的亲脂性化合物，包括类固醇激素、甲状腺素、营养物质、内源性的代谢中间物或产物，以及在环境中存在的天然和非天然的化合物，通过内分泌（如类固醇激素）、旁分泌（如维 A 酸）及胞内分泌（如代谢中间物）的方式发挥作用。此外，一些新的核受体及其配体逐渐被发现，其中包括 PPAR 在内的诸多核受体在脂肪细胞分化、能量代谢中的作用越来越受到关注。

核受体超家族是迄今发现的最大的转录因子家族之一，根据配体类型目前分为三类：①经典的类固醇受体，如雄激素受体（androgen receptor，AR）、雌激素受体、孕激素受体（progesterone receptor，PR）、糖皮质激素受体（glucocorticoid receptor，GR）及盐皮质激素受体（mineralocorticoid receptor，MR）；②非类固醇受体，包括维生素 D 受体（vitamin D receptor，VDR）、甲状腺激素受体（thyroid hormone receptor，TR）、维 A 酸受体（retinoic acid receptor，RAR）、PPAR 等；③孤儿受体，迄今为止尚未发现其特异性配体，但与核受体家族有很大的相关性，因此也被归入核受体超家族中（表 1-3）。

类固醇激素受体：又称为 I 类核受体家族，此类受体主要存在于胞质，与配体结合后转入核内，

表 1-3　核受体的配体及其受体亚型

传统激素
甲状腺激素：甲状腺激素受体，α、β 亚型
雌激素：雌激素受体，α、β 亚型
睾酮：雄激素受体
孕酮：孕激素受体，PRA、PRB 亚型
醛固酮：盐皮质激素受体
皮质醇：糖皮质激素受体
维生素
1,25-(OH)$_2$D$_3$：维生素 D 受体
全反式维 A 酸：维 A 酸受体，α、β、γ 亚型
9- 顺式维 A 酸：维 A 酸 X 受体，α、β、γ 亚型
代谢中间物和产物
脂肪酸：过氧化物酶体增殖物激活受体，α、δ、γ 亚型
氧类固醇：肝脏 X 受体，α、β 亚型
胆汁酸：胆汁酸受体
异生素
孕甾烷 X 受体
组成型雄甾烷受体

PR. 孕激素受体

以同源二聚体的形式与内翻转式重复排列的激素反应元件（hormone response element，HRE）结合，调节基因表达。

类固醇激素受体具有下列特点：①靶细胞含有一定数量的受体，可用性受体具有可饱和性特征，但受体的含量差别很大，以受体蛋白占细胞总蛋白的比例计算，自 0.001%（MR）至 0.1%（PR）不等，可相差数十至数百倍；②与激素结合的亲和力高；③特异性（专一性）较强，但激素受体的特异性只是相对的，有时受体可与同类激素、激素类似物、激素的激动剂或拮抗剂结合，因此，在较大程度上，这种特异性是由激素（配体）的量和分子特性决定的，并且遵循可逆性竞争结合的一般规律；④组织和细胞的特异性明显，通常靶细胞内的受体数目显著高于非靶细胞。

ER 有两种亚型（α 和 β），介导雌激素在乳腺、生殖系统、中枢神经系统、骨骼及心血管系统中的作用。PR 有两种亚型，即 PRA 和 PRB，孕激素通过它们在生殖、乳腺发育及性行为中发挥作用。雄激素（尤其是睾酮和双氢睾酮）激活 AR，在男性和女性体内调节生殖系统。皮质醇和其他糖皮质激素通过 GR 调节代谢、免疫、中枢神经、消化、泌尿及生殖系统。醛固酮与 MR 结合，调节钠离子和电解质的平衡，调控心血管系统功能。

非类固醇激素核受体：又称为 Ⅱ 类核受体家族，这类受体的种类和数量较多，配体在化学结构上多样。迄今了解较多的是传统内分泌激素中的 TR。其次是维生素衍生物的 VDR 和 RAR，它们与配体结合后，形成与维 A 酸 X 受体（retinoid X receptor，RXR）共同组成的异源二聚体，从而与直接重复排列的 HRE 结合。属于这类受体的还有近年来证实的代谢中间物和产物受体、异生素受体等。

TR：TR 分为 TRα 和 TRβ 两种类型，分别由不同染色体的 *TRα* 和 *TRβ* 基因编码。同时每种类型又可进一步分为 1 型和 2 型两个亚型，$TR\alpha_1$、$TR\beta_1$ 及 $TR\beta_2$ 可与 T_3 结合，$TR\alpha_2$ 并不与甲状腺激素结合，其可作为 $TR\alpha_1$ 和 $TR\beta_1$ 的拮抗剂。目前认为，TRα 主要介导甲状腺激素对心脏的作用，而 TRβ 主要调控甲状腺激素对肝脏的作用。

维生素 A 和 D 衍生物受体：维生素 A 和 D 均为非极性疏水的异戊二烯衍生物，属于脂溶性维生素。它们在体内不仅作为微量维生素起作用，其衍生物

维 A 酸和 $1,25-(OH)_2D_3$ 还可在核受体的介导下，对机体的生长、发育、分化等许多重要生理过程起调节作用。

VDR：维生素 D_3 在肝脏微粒体的 25- 羟化酶作用下转化为 $25(OH)D_3$，之后在肾脏的 1α- 羟化酶催化下进一步转化为活性的 $1,25-(OH)_2D_3$。$1,25-(OH)_2D_3$ 是 VDR 最强的天然配体，可作为循环中的内分泌激素起作用。

RAR 和 RXR：维 A 酸是维生素 A 的一种高活性衍生物，由环己烯环、侧链及极性基团 3 个部分组成，因羧基方向不同而分为多种顺式或反式异构体，包括全反式维 A 酸（all-trans-retinoic acid，ATRA）、9- 顺式维 A 酸（9-cis-RA，9CRA）及 13- 顺式维 A 酸（13-cis-RA，13CRA）。维 A 酸具有很多重要的生理功能，对于肿瘤细胞具有促进凋亡、抑制生长、诱导分化等作用，这些均与 RAR 的表达有关。RAR 和 RXR 通常是以异源二聚体的形式与配体结合，但是 RXR 也可自身聚合成为同源二聚体，或与 VDR、PPAR 等结合形成异源二聚体。ATRA 与 9CRA 可以互相转换，它们能够以旁分泌和内分泌的方式起信号分子的作用。9CRA 可结合 RAR 和 RXR，但ATRA 只能结合 RAR。RAR 和 RXR 都具有 α、β、γ 三种亚型，在生理情况下，RARα 主要分布于造血组织，RARβ 主要分布在脑部和生殖系统，RARγ 以皮肤和软骨组织为主。

代谢中间物和产物的受体：细胞内的脂肪酸、脂质、葡萄糖、氧类固醇和胆汁酸等均可作为配体，与相应受体结合。由于上述物质在细胞内的浓度高于体液中的激素，故这类核受体与配体结合的亲和力比经典的核受体要低。业已证实，这类核受体与配体结合后，可与 RXR 形成功能性的异源二聚体，通过调节基因表达（特别是参与代谢的酶的表达），参与各种代谢的调控，从而在机体的稳态调节中发挥重要作用。这类核受体的信号转导异常与肥胖、糖尿病等疾病的发生和发展有关。

PPAR：1990 年，英国科学家 Issemann 等首先发现这类核受体。PPAR 包括 α、γ 及 δ（β）三种亚型，分别由不同的基因编码，它们的组织分布都比较广，其天然配体为多不饱和脂肪酸和类二十烷酸，故被称为脂肪酸的感受器。PPARα、γ 及 δ（β）在不同组织中的表达各不相同，虽然在大多数组织中是共同表达，但是表达水平相差悬殊。PPARα 主要在肝

脏、心脏、肠细胞及肾近曲小管细胞中呈高水平表达，主要与脂代谢有关；PPARγ除高表达于脂肪组织外，还在结肠细胞、巨噬细胞、血管内皮细胞等细胞中可见表达，具有多种生物效应，在脂肪细胞分化、糖脂代谢、胰岛素抵抗及炎性反应中起重要调节作用；PPARδ在大多数组织中可见表达，主要作用是调节全身的胆固醇和脂质的平衡。除天然配体外，贝特类降脂药物是PPARα的外源性配体，而噻唑烷二酮类（TZD）药物和一些非甾体抗炎药物是PPARγ的外源性配体。因此，PPAR介导的作用很广泛，它们在脂质代谢和糖代谢、细胞的生长和分化、炎症、肿瘤等生理和病理生理过程中发挥重要作用。

LXR：由Willy于1995年从肝脏cDNA文库分离得到，因在肝脏表达丰富而得名。LXR包括LXRα（NR1H3）和LXRβ（NR1H2）两种同源亚型，LXRα主要表达于肝脏、巨噬细胞、脂肪细胞、肾上腺、肾脏等组织或细胞，而LXRβ则在全身各组织中广泛表达。LXR的内源性配体是氧类固醇，即24(s),25-环氧胆固醇、22(R)-羟胆固醇及24(s)-羟胆固醇，故被称为胆固醇的感受器，其可调节与胆固醇代谢相关的多种基因的表达，如调控胆固醇合成限速酶CYP7A1和胆固醇酯转运蛋白（cholesterol ester transfer protein，CETP）的表达。

胆汁酸受体：法尼醇X受体（farnesoid X receptor，FXR）的内源性配体为生理浓度的胆汁酸，故又称为胆汁酸受体（bile acid receptor，BAR）。由于基因的转录起始点不同，可有α₁、α₂、β₁、β₂四种转录产物。FXR具有典型的核受体结构，即C端配体结合域（ligand binding domain，LBD）和配体依赖性转录激活功能域（activation function-2，AF2）、N末端具有高度保守的DNA结合域（DNA binding domain，DBD）和配体非依赖性转录激活功能域（activation function-1，AF1）。当配体与FXR的LBD结合后，其空间构象发生变化，通过与RXR形成异源二聚体，借助其DBD区结合至靶基因的启动子区，调节靶基因的转录。它们主要表达在与胆汁酸合成、代谢及排泄相关的组织，如肝脏、肾脏和肠道等。

FXR可调节参与胆固醇代谢和胆汁酸代谢相关基因的表达，如抑制CYP7A1和CYP8B的表达，减少胆汁酸的合成；上调胆酸盐输出泵（bile salt export pump，BSEP）等转运蛋白的表达，促进肝脏分泌胆汁酸。因此，FXR在调节脂质和胆汁酸代谢中发挥重要作用，被认为是胆汁酸的感受器。FXR能够与LXR相互协同，共同维持胆汁酸稳态。FXR还可通过介导小异二聚体伴侣（small heterodimer partner，SHP）负性调控固醇调节元件结合蛋白（sterol regulatory element binding proteins，SREBP）-1，其中SREBP-1c可调节脂肪合成相关基因的表达，包括乙酰CoA羧化酶（acetyl-CoA carboxylase，ACC）1、ACC2、脂肪酸合成酶（fatty acid synthetase，FAS）、葡萄糖-6-磷酸脱氢酶（glucose 6-phosphate dehydrogenase，G6PD）等，从而实现FXR对肝脏甘油三酯（triacylglycerol，TAG）水平的调控。

异生素受体：此类核受体似乎作为外源性环境信号的综合体而发挥作用，包括天然的内生物（如植物体内的天然药物和毒素）及异己物（非天然物质）。这类受体包括孕甾烷X受体（pregnane X receptor，PXR）和组成型雄甾烷受体（constitutive androstane receptor，CAR）。PXR1NR1I2和CAR1NR1I3受体具有很高的同源性，它们主要表达在肝脏和肠道。其配体包括进入体内的数量多样的异生素，如各种化合物、药物和毒物。被配体激活的受体可调节一系列参与异生素羟化、结合及转运的基因表达，如诱导肝脏的细胞色素P₄₅₀家族，以促进对化合物的代谢和解毒。由于它们最早被发现是作为异生素的感受器和机体解毒机器而发挥作用，故被称为异生素受体。PXR的配体为C21类固醇（孕甾类）、皮质激素、雌激素及多种药物（如利福平）和外源性化合物。与绝大多数核受体不同的是，CAR在没有配体存在时也具有转录激活功能（组成型转录激活作用），但它也受其配体（如激动剂TCPOBOP）的调节。CAR能够以单体或与RXR组成异源二聚体的形式与DNA结合，调节参与药物代谢和胆红素清除相关基因的转录。虽然这些异生素不是传统意义上的激素，但是这类核受体的功能符合一般观点，即帮助生物体应对环境的挑战。此外，近年来的研究显示，这类核受体也可通过直接调节基因表达或通过与其他转录因子的相互作用而影响脂肪酸、脂质及葡萄糖的代谢，在机体的能量代谢中发挥重要作用。

孤儿核受体：用于描述那些在结构上与核受体超家族各成员相似，但迄今却尚未发现其配体的核受体样蛋白质分子。传统激素和维生素衍生物的受体只占核受体的一部分，所有目前已知的代谢物和异生素的受体最早都是作为孤儿受体被发现的。随着研究进展，被发现有配体的孤儿受体逐渐增多，故而有可能最终发现所谓的孤儿受体其实都不是孤立存在的。然而，确实有些孤儿受体发挥转录激活作用并不需要配体，它们可能是一类组成型转录增强因子或抑制因子，或存在配体非依赖性的激活途径（如受体的磷酸化等），或对自然存在的配体没有反应。

对人类和小鼠多种孤儿受体的突变分析显示，孤儿受体在胚胎发育和细胞分化过程中具有重要作用，是维持生命和特异性器官发育所必需的。

（2）核受体的作用机制：由于核受体的种类多，没有与配体结合前，有的位于胞质，有的位于胞核，故其作用机制也不完全相同。业已证实，核受体具有调节基因表达的基因组作用和非基因组作用。作为转录调节因子，目前了解最多的还是它们的基因组作用。对于绝大多数核受体而言，与配体结合前是没有转录活性的。配体结合诱导核受体激活。激活的核受体通过蛋白质 – DNA 相互作用直接调节靶基因表达，或者通过与其他转录因子相互作用而间接调节基因表达。

核受体通过蛋白质 – DNA 相互作用直接调节基因表达：核受体作为转录调节因子，能够以同源或异源二聚体的形式与靶基因启动子中的 HRE 或核受体反应元件（nuclear receptor response elements，NRE）的特定 DNA 片段结合，之后在该部位募集共调节因子或转录辅因子，调节基因表达。

核受体与 HRE 结合：构成 HRE 核心的是由六个核苷酸组成的识别序列，典型序列为 AGGTCA，又被称为半位点，HRE 通常由两个半位点组成。HRE 多数位于靶基因的启动子附近，但也有些距离转录起始点较远，有的甚至位于靶基因的外显子内。多数靶基因 5' 端存在数个 HRE，它们既可连续排列在一起，也可相距较远。核受体通过其 DBD 与 HRE 结合。根据核受体与 HRE 结合后是促进还是抑制靶基因转录，将 HRE 分为正性 HRE 和负性 HRE。前者具有增强子性质，而后者则具有减弱子或静息子的性质。目前了解比较多的是正性 HRE。

核受体主要以同源二聚体（类固醇激素受体）或异源二聚体（主要是非类固醇激素核受体）的形式结合 HRE，但是也有以单体的形式与 HRE 结合的报道。核受体中含有两个相互独立的二聚体化区，一个位

于 LBD 的 C 端，而另一个则位于 DBD 内。核受体识别和结合 HRE 的部位是它的 DBD。DBD 为一球形结构，由两个组件组成，每个组件又由一个锌指结构 – 两亲 α 螺旋 –C 端延伸区组成。第一个组件的 α 螺旋（称为识别螺旋）中的 P 盒和下游一些氨基酸残基与 HRE 的脱氧核苷酸相互作用，并且与 HRE 的 DNA 双螺旋的大沟相匹配，从而决定了 HRE 碱基识别的特异性。第二个组件中的 D 盒氨基酸残基对受体 DBD 与磷酸骨架的非特异性相互作用、DNA 依赖性的二聚体化功能，或者对 HRE 两个半位点间的间距要求，都是至关重要的。

参与核受体转录调节作用的共调节因子：基因转录是利用染色质 DNA 为模板直接合成 mRNA。由于靶基因 DNA 不是裸露的，它们缠绕在组蛋白上形成核小体，并且高度紧缩形成染色质。在基因转录时，这种凝集状态会妨碍由通用转录因子和 RNA 聚合酶 Ⅱ 在特异性靶基因启动子中组装成基本转录机器。因此，染色质结构的改变和 DNA 模板的裸露对于转录起始是非常重要的。已知核受体与 HRE 结合后，可在该部位募集一系列共调节因子或转录辅因子，后者按照其对转录的激活和抑制作用，又分为共激活因子和共抑制因子。其分子中具有被称为核受体盒的短 α 螺旋序列 LXXLL（共激活因子）和 LXXXIXXXL（共抑制因子），可与核受体相互作用，一些共调节因子具有酶的活性或能够募集修饰组蛋白的酶。这些修饰酶可通过对组蛋白的共价修饰，导致染色质的重构，并且通过与基本转录机器相互作用，影响转录起始复合物的形成，从而增强或抑制核受体的转录功能。

共激活因子：迄今已发现的共激活因子多达数十种，它们大多以复合物的形式存在细胞核内，一般不直接与 DNA 结合，也不影响基础转录效率，但能够以激素或配体依赖性方式提高核受体的转录活性。

共激活因子通常具有：①核受体盒，即能够与核受体相互作用的基序，为一个或多个含 LXXLL（L 为亮氨酸，X 为其他氨基酸）的短肽；②与其他辅助因子或蛋白质作用的区域，介导共激活因子之间及共激活因子与基础转录成分之间的相互作用，并且可作为共激活因子复合物组装的支架；③一些共激活因子还具有酶的活性区，如组蛋白乙酰转移酶（histone acetyltransferase，HAT）和组蛋白甲基转移

酶（histone methyltransferase，HMT）的活性，可修饰组蛋白，导致染色质丝的解聚和染色质重构，使其从紧密的抑制状态转为疏散的有利于转录的激活状态。

除了已知的共激活因子以外，新的共激活因子还在不断被发现，包括一些作用相对比较特异的共激活因子，如 AR 结合蛋白等，主要介导 AR 的转录激活作用，而对其他核受体的作用较弱。不同种类的共激活因子在转录过程的不同阶段发挥作用。然而，有关核受体募集这些复合物的先后顺序、它们之间相互作用的细节及它们对核受体调节靶基因转录的活性和特异性的影响，目前尚未完全阐明。

共抑制因子：非类固醇激素核受体家族成员在未与激素结合时，就与 DNA 结合，但它们并无转录活性。不仅如此，它们还能够主动地抑制靶基因的转录，使其低于基础转录水平。已知导致该现象是因为细胞核中存在能够抑制靶基因转录的共抑制因子。共抑制因子在不同组织细胞中都有表达，它们可与未结合激素或配体的核受体结合。共抑制因子分子中与核受体相互作用的基序被称为 CoRNR 盒，其经典的基序为 L/VXXI/VI（L 为亮氨酸，V 为缬氨酸，X 为任意氨基酸，I 为异亮氨酸），其他的基序还有 LXXXI/LXXXI/L。与共激活因子的 LXXLL 基序相似，该螺旋序列也能够与核受体中由螺旋 3（H3）和 H5 形成疏水性的口袋结合。然而，LXXXI/LXXXI/L 基序有三个 α 螺旋，比只有两个 α 螺旋的 LXXLL 长，当 LXXXI/LXXXI/L 基序与口袋结合时，就嵌入了原来被 H12/AF2 占据的空间，使受体的 AF2 从它的活性位置移开，使受体处于非活性状态。与核受体结合的共抑制因子可募集多种组蛋白去乙酰化酶至靶基因，通过后者使组蛋白去乙酰化，使得染色体处于紧密的抑制状态，从而不利于转录。

除了上述能够与未结合配体的核受体相结合的共抑制因子外，陆续还发现了一些结合配体的核受体的共抑制因子（如 RIP140 等），它们的结构和抑制基因转录的机制不尽相同，其中一些分子具有一个或多个与共激活因子相同的基序（LXXLL），可与结合配体的核受体相互作用。然而，其抑制基因转录的机制，目前尚不太清楚。

核受体配体依赖性激活和促进基因转录的机制：配体与核受体结合是导致受体激活从而具有转录调节作用的最重要因素。配体分为激动剂和拮抗剂，受体与配体结合后因配体性质不同而导致受体不同的构象改变。类固醇激素受体和非类固醇激素核受体激活的机制不同。类固醇激素受体未与激素结合时主要存在于胞质，与热休克蛋白等伴侣蛋白形成复合物。受体与激素结合后导致受体构象改变，与热休克蛋白等伴侣分子解离，暴露了核定位信号，受体转入核内，以同源二聚体的方式与靶基因中的 HRE 结合。受体激活后，LBD 邻近的 AF2 发生构象变化，可与 H3、H4、H5 一起，形成一个新的、与共激活因子分子中所具有的核受体盒（LXXLL 基序）相互作用的表面。核受体在 HRE 部位募集多种共激活因子复合物，对组蛋白进行部位特异性的乙酰化和甲基化修饰，导致染色质重构，最后核受体再通过介导子复合物中的成分与募集至特定启动子部位的 RNA 聚合酶 II 和基本转录因子相互作用，促进基因的转录。

既往认为，拮抗剂是通过与激动剂竞争相应受体上的配体结合位点而发挥作用的。然而，越来越多的研究表明，类固醇激素受体激动剂和拮抗剂在受体中的结合部位虽有交叉，但还是有明显差异的。激动剂与拮抗剂的差别主要表现为它们可诱导核受体发生不同的构象变化。与激动剂导致受体激活不同，拮抗剂使受体的 AF2 处于非活性状态，可结合共抑制因子。因此，目前认为 H12/AF2 可作为分子开关，根据结合的是激动剂还是拮抗剂，从而使核受体的转录活性被激活或抑制。对于类固醇激素受体而言，拮抗剂诱导的受体 H12/AF2 构象变化既不同于未结合配体的受体，也不同于激动剂结合后的受体。H12 自身有一段与共激活因子中核受体盒相类似的序列，可与受体自身形成的结合了共激活因子的疏水性缝隙相结合，从而阻止受体与共激活因子的结合。拮抗剂诱导的类固醇激素受体的构象变化还有利于其与共抑制因子结合，导致受体无转录激活功能。

核受体直接抑制基因转录的机制：核受体除了能够直接促进靶基因的转录外，还可抑制靶基因的转录。尽管如此，有关直接抑制基因转录的机制，迄今还了解不多。已知核受体可通过与靶基因中的负性 HRE 结合，抑制基因表达。负性 HRE 往往与其他转录因子的反应元件重叠在一起，这些转录因子本身可通过与这些位点结合，从而促进基因转录。然而，当核受体与配体结合后，可竞争性地抑制其他转录因子与负性 HRE 的结合，形成一种无活性的复合物，从而使基因表达受到抑制。

另有研究显示，某些共抑制因子能够通过竞争性结合的方式与共激活因子竞争激素 – 核受体复合物，导致共激活因子与核受体解离，这些配体依赖性的共抑制因子再通过募集的去乙酰化酶，使染色质恢复到高度紧缩状态，从而介导基因转录抑制。

核受体通过蛋白质 – 蛋白质间的相互作用而间接调节基因表达：核受体的配体通常都具有非常复杂的作用，这些作用主要通过调节基因表达来实现。然而，迄今已经明确的作为核受体直接靶基因的数量有限，远不能解释核受体配体的作用。近年来的研究显示，核受体可在转录水平与其他多种转录因子（如 AP-1、p53 等）存在直接或间接的相互作用，调节启动子中不含特定 HRE 的基因表达。这种作用不需要核受体与 DNA 结合，而通过蛋白质 – 蛋白质间的相互作用来实现，业已证实，这是核受体调节基因（特别是抑制基因）表达的重要机制之一。

核受体非配体依赖性的激活方式：除了配体依赖性调节外，核受体及其信号通路中相关蛋白质分子的翻译后修饰也是导致其激活的重要方式。目前了解比较多的是磷酸化和乙酰化对核受体活性的调节。

核受体的非核作用或非基因组作用：除了基因组作用外，越来越多的研究证据表明核受体还有细胞核外的作用（非基因组作用）。例如，ER 能够与接头蛋白、G 蛋白等多种细胞膜上的和胞质中的信号转导分子相互作用，快速改变细胞内的多条信号转导通路的活性。这些通路不仅可介导核受体配体的快速作用，还可通过调节它们下游的转录因子活性，最终导致细胞内基因表达的改变。有关核受体的非核作用或非基因组作用的机制，迄今尚不完全清楚。

影响核受体作用特异性的因素：核受体的作用具有配体特异性，表现为不同核受体能够介导其配体不同的生理作用。此外，不同组织细胞对同一核受体配体可有不同的反应，提示配体作用还存在组织细胞特异性。核受体配体的组织细胞特异性作用的潜在机制及其影响因素迄今尚未完全阐明，目前认为可能与下列因素有关。

① 靶细胞中激素种类、浓度及功能的不同。

② 不同组织细胞中受体数量、种类、亚型及磷酸化状态的差异。

③ 不同靶基因启动子环境的不同。核受体与不同启动子中的特定 DNA 序列——HRE 结合后，HRE 反过来又可诱导受体发生不同的构象变化，使得受体能够与不同的转录辅因子和转录因子发生作用。

④ 不同细胞中所调节的靶基因的差异。核受体的作用主要通过调节靶基因表达来实现，由于不同细胞中受其调节的靶基因不同，故它们对核受体介导信号的反应性也就有可能存在差异。

⑤ 不同细胞中分子环境的差异。例如，组蛋白和非组蛋白可因靶基因不同或细胞不同而异、特定靶基因周围 DNA 的差异、细胞特异性的共调节因子（如共激活因子或共抑制因子）表达的浓度差异、核受体与共激活因子之间特异性的相互作用的差异等，这些差异均可影响基因表达的特异性。

（四）内分泌激素的降解和转换

肽类激素的半衰期短，一般为 $1\sim7\min$。类固醇激素或氨基酸类激素的半衰期随激素的类型和分子结构而异，但通常均比肽类激素更长，多数为数小时，少数可长达数周以上。类固醇激素在体内代谢后可缩短或延长半衰期，例如，$25(OH)D_3$ 的半衰期为 $2\sim3$ 周，经肾小管上皮细胞 1α– 羟化酶催化作用下转变为 $1,25$–$(OH)_2D_3$ 后，其半衰期明显缩短（$6\sim8h$）。

降解激素的部位有很多。大多数激素在肝脏、肾脏及外周组织降解为无活性代谢产物，肝、肾功能不全患者往往影响激素的灭活。例如，在严重肝功能不全患者中，雌激素的降解速度明显减慢，半衰期延长，可导致雌激素过多综合征。此外，肽类激素也可在合成激素的内分泌细胞内进行降解，并且形成调节激素代谢和生物作用的另一途径。例如，PTH 产生细胞内含有 B 和 H 两种分泌颗粒，其区别是 PTH 水解酶与 PTH 颗粒共存于同一分泌颗粒中，这可能是防止 PTH_{84} 分泌过多的一种保护性机制。

总体而言，血浆激素浓度取决于激素分泌率、激素代谢清除率（包括代谢率和排泄率）。血浆激素浓度 = 激素分泌率 / 激素代谢清除率。

（田　勃　肖文华　洪天配）

参考文献

[1] Nyhus L M, Baker R J, Fischer JE.Mastery of Surgery[M].Little, Brown & Co, 1997, 509: 478-480.

[2] 叶章群. 肾上腺疾病 [M]. 北京：人民卫生出版社，1997.

[3] 陈家伦. 临床内分泌学 [M]. 上海：上海科学技术出版社，2011.

[4] 廖二元. 内分泌学 [M]. 北京：人民卫生出版社，2007.

[5] 许荣焜. 脑 - 肠肽与激素释放的调控 [J]. 基础医学与临床，1990, 10(3): 142-148.

[6] 向红丁. 威廉姆斯内分泌学 [M]. 北京：人民军医出版社，2011.

[7] Jessop D S.Central non-glucocorticoid inhibitors of the hypothalamic-pituitary-adrenal axis [J].J Endocrinol, 1999, 160(2): 169-180.

[8] Pigratelli D, Magalhaes M M, Magalhaes M C.Direct effects of stress on adrenocortical function [J].Horm Metab Res, 1998, 30(6-7): 464-474.

[9] Wiedemann K, Jahn H, Kellner M.Effects of natriuretic peptides upon hypothalamo-pituitary-adrenocortical system activity and anxiety behaviour[J].Exp Clin Endocrinol Diabetes, 2000, 108 (1): 5-13.

[10] Lumbers E R.Angiotensin and aldosterone [J].Regul Pept, 1999, 80(3): 91-100.

[11] Mulrow P J.Angiotensin Ⅱ and aldosterone regulation [J].Regul Pep, 1999, 80(1-2): 27-32.

[12] Jacobson L.Hypothalamic-pituitary-adrenocortical axis regulation [J].Endocrinol Metab Clin North Am, 2005, 34(2): 271-292.

[13] Aguilar-Bryan L, Bryan J.Molecular Biology of adenosine triphosphate-sensitive potassium channels [J].Endocr Rev, 1999, 20(2): 101-135.

[14] Grill V, Qvigstad E.Fatty acids and insulin secretion[J].Br J Nutr, 2000, 83(Suppl 1): s79-84.

[15] Ahren B, Rorsman P, Berggren PO.Galanin and the endocrine pancreas [J].FEBS Lett, 1988, 229(2): 233-237.

[16] Bonny C, Oberson A, Negri S, et al.Cell-permeable peptide inhibitors of JNK: novel blockers of beta-cell death [J].Diabetes, 2001, 50(1): 77-82.

[17] Haber E P, Ximens H M A, Procópio J, et al.Pleiotropic effects of fatty acids on pancreatic beta-cells [J].J Cell Physiol, 2003, 194 (1): 1-12.

[18] Briones M, Bajaj M.Exenatide: a GLP-1 receptor agonist as novel therapy for Type 2 diabetes mellitus [J].Expert Opin Pharmacother, 2006, 7(8): 1055-1064.

[19] Newsholme P, Cruzat V, Arfuso F, et al.Nutrient regulation of insulin secretion and action [J].J Endocrinol, 2014, 221(3): R105-120.

[20] Shapiro E, Tillil H, Miller M A, et al.Insulin secretion and clearance: comparison after oral and intravenous glucose [J]. Diabetes, 1987, 36(12): 1365-1371.

[21] Anderson R A, Sharpe R M. Regulation of inhibin production in the human male and its clinical applications [J].Int J Androl, 2000, 23(3): 136-144.

[22] Leieune H, Chuzel F, Thomas T, et al.Paracrine regulation of Leydig cell [J].Ann Endocrinol, 1996, 57(1): 55-63.

[23] Clulow J, Jones R C, Hansen L A, et al.Fluid and electrolyte reabsorption in the ductuli efferentes testis [J].J Reprod Fertil Suppl, 1998, 53: 1-14.

[24] Hess R A.Oestrogen in fluid transport in efferent ducts of the male reproductive tract [J].Rev Reprod, 2000, 5(2): 84-92.

[25] Abney T O.The potential roles of estrogens in regulating Leydig cell development and function: a review [J].Steroids, 1999, 64(9): 610-617.

[26] Clarke I J, Henry B A.Leptin and reproduction [J].Rev Reprod, 1999, 4(1): 48-55.

[27] 熊承良, 吴明章, 刘继红, 等. 人类精子学 [M]. 武汉：湖北科学技术出版社，2002.

[28] Veldhuis J D, King J C, Urban R J, et al.Operating characteristics of the male hypothalamo-pituitary-gonadal axis: pulsatile release of testos-terone and follicle-stimulating hormone and their temporal coupling with luteinizing hormone [J].J Clin Endocrinol Metab, 1987, 65(5): 929-941.

[29] Miller W L.Molecular biology of steroid hormone synthesis [J]. Endocr Rev, 1988, 9(3): 295-318.

[30] Btrauss J F 3rd, Steinkampf MP.Pituitary-ovarian interaction during follicular maturation and ovulation [J].Am J Obster Gynecol, 1995, 172(2pt2): 726-735.

[31] Zhao Y, Kreger D O, Brannian J D. Serum leptin concentrations in women during gonadotropin stimulation cycles [J].J Reprod Med, 2000, 45(2): 121-125.

[32] Andreelli F, Hanaire-Broutin H, Laville M, et al.Normal reproductive function in leptin-deficient patients with lipoatropic diabetes [J].J Clin Endocrinol Metab, 2000, 85(2): 715-719.

[33] Gonzalez I C, Pinilla L, Tena-sempere M, et al.Effect of acute immunoneutralization of endogenous leptin on prolactin and LH secretion during the afternoon of prooestrus or in steroid-treated ovariectomized female rats [J].J Reprod Fertil, 2000, 118(1): 39-45.

[34] Herbison A E.Noradrenergic regulation of cyclic GnRH secretion [J].Rev Reprod, 1997, 2(1): 1-6.

[35] Edson M A, Nagaraja A K, Matzuk M M.The mammalian ovary from genesis to revelation [J].Endocr Rev, 2009, 30(6): 624-712.

[36] Kim HG, Bhagavath B, Layman LC.Clinical manifestations of impaired GnRH neuron development and funtion [J]. Neurosignals, 2008, 16(2-3): 165-182.

[37] Nauck M A, Vardarli I, Deacon CF, et al.Secretion of glucagon-like peptide-1 (GLP-1) in type 2 diabetes: what is up, what is down? [J].Diabetologia, 2011, 54(1): 10-18.

[38] Drucker D J.Glucagon-like peptides [J].Diabetes, 1998, 47(2): 159-169.

[39] 张琳, 洪天配.Ghrelin 与内分泌代谢异常 [J]. 生理科学进展，2008, 39(2): 159-161.

[40] 史轶蘩. 协和内分泌和代谢学 [M]. 北京：科学出版社，2000.

[41] Gutierrez O M, Mannstadt M, Isakova T, et al.Fibroblast growth factor 23 and mortality among patients undergoing hemodialysis [J].N Engl J Med, 2008, 359(6): 584-592.

[42] Hartig S M, Cox A R.Paracrine signaling in islet function and survival [J].J Mol Med (Berl), 2020, 98(4): 451-467.

[43] Kumar R, Thomas C M, Yong Q C, et al.The Intracrine Renin-Angiotensin System [J].Clin Sci(Lond), 2012, 123(5): 273-284.

[44] Hortala M, Estival A, Pradayrol L, et al.Identification of c-Jun as a critical mediator for the intracrine 24 kDa FGF-2 isoform-induced cell proliferation [J].Int J Cancer, 2005, 114(6): 863-869.

[45] Benninger R K P, Head W S, Zhang M, et al.Gap junctions and other mechanisms of cell-cell communication regulate basal insulin secretion in the pancreatic islet [J].J Physiol, 2011, 589 (Pt22): 5453-5466.

[46] Mándoky L.Amphicrine tumor [J].Pathol Oncol Res, 1999, 5(3):

239-244.

[47] Schussler G C.The thyroxine-binding proteins [J].Thyroid, 2000, 10(2): 141-149.

[48] Clark R B.Profile of Brian K. Kobilka and Robert J. Lefkowitz, 2012 Nobel laureates in chemistry [J].Proc Natl Acad Sci USA, 2013, 110(14): 5274-5275.

[49] Yamauchi T, Kamon J, Ito Y, et al.Cloning of adiponectin receptors that mediate antidiabetic metabolic effects [J].Nature, 2003, 423(6941): 762-769.

[50] Biddie S C, John S, Hager GL.Genome-wide mechanisms of nuclear receptor action [J].Trends Endocrinol Metab, 2010, 21(1): 3-9.

[51] George C L, Lightman S L, Biddie SC.Transcription factor interactions in genomic nuclear receptor function [J]. Epigenomics, 2011, 3(4): 471-485.

[52] Treviño L S, Weigel N L.Phosphorylation: a fundamental regulator of steroid receptor action [J].Trends Endocrinol Metab, 2013, 24(10): 515-524.

[53] Tao Y X, Conn P M.Chaperoning G protein-coupled receptors: from cell biology to therapeutics [J].Endocr Rev, 2014, 35(4): 602-647.

第 2 章　脂代谢概述

一、甘油三酯代谢

甘油三酯又称脂肪，其理化性质是不溶于水而溶于有机溶剂，是真核细胞主要的能量储存单位，由 1 分子甘油与 3 个分子脂肪酸通过酯键相结合而成。是人体内含量最多的脂类，约占白色脂肪细胞容量的 90%。人体内脂肪酸种类很多，生成甘油三酯时可有不同的排列组合，因此，甘油三酯具有多种形式。贮存能量和供给能量是脂肪最重要的生理功能。1g 脂肪在体内完全氧化时可释放出 38kJ（9.08kcal），是 1g 糖原或蛋白质所放出的能量 2 倍以上。肝脏、脂肪等组织通过甘油一酯途径和磷脂酸途径合成甘油三酯，在脂肪组织中贮存。当机体需要时，脂肪组织中的甘油三酯可动员出来分解供给机体能量。此外，脂肪组织还可起到保持体温的作用，在关节内及内脏器官周围起着机械垫作用；同时，在皮肤水屏障形成及绝缘方面也起着重要作用。甘油三酯中必需脂肪酸的储存避免了脂肪酸或它们的酰基 CoA 衍生物对细胞膜的损害，从而保护细胞。近年的研究还表明，脂滴中甘油三酯释放必需脂肪酸进行 β 氧化，也可作为信号分子影响基因表达的转录控制。甘油三酯合成或水解过程中产生的脂质中间体，如溶血磷脂酸（lysophosphatidic acid，LPA）、磷脂酸（phosphatidic acid，PA）和甘油二酯等，可作为 PPARγ、哺乳动物雷帕霉素靶蛋白（mammalian target of rapamycin，mTOR）或 PKC 等信号通路的激活或抑制剂，这些信号通路或许将细胞内甘油三酯储存与胰岛素抵抗联系在一起。

（一）脂类消化吸收

正常人一般每天每人从食物中消化 60g 的脂类，其中甘油三酯占比＞90%，除此以外还有少量的磷脂、胆固醇及其酯和一些游离脂肪酸（free fatty acid，FFA）。由于脂类不溶于水，脂类在肠道内的消化不仅需要相应的消化水解酶，还需要胆汁中胆汁酸盐的乳化作用。由于口腔中没有消化脂类的酶，胃中虽有少量脂肪酶，但此酶只有在中性 pH 时才有活性，在正常胃液中此酶几乎没有活性。因此，食物中的脂类在口腔和胃中不能被消化。脂类的消化及吸收主要在小肠中进行，首先在小肠上段，由胆汁酸盐降低油 / 水两相间的表面张力，使食物中的脂类乳化并分散为细微脂滴，从而提高溶解度，并增加消化酶与脂类的接触面积，有利于脂类的消化及吸收。在形成的水油界面上，分泌入小肠的胰液中包含的酶类，开始对食物中的脂类进行消化，这些酶包括胰脂肪酶、辅脂酶、胆固醇酯酶和 PLA_2。

1. 甘油三酯的水解　小肠上段是脂类消化的主要场所，消化后吸收的主要部位是十二指肠下段及空肠上段，胰脂肪酶（甘油三酯脂肪酶）催化甘油三酯水解生成 FFA 和甘油。胰脂肪酶的作用需辅脂酶和胆汁酸盐的协助，辅脂酶能与胰脂肪酶和胆汁酸盐结合，使胰脂肪酶能吸附在微团的水油界面上，有利于胰脂肪酶对甘油三酯的水解。

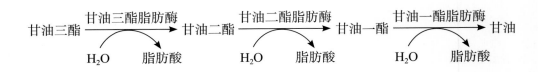

2. 类脂的水解

(1) 胆固醇酯的水解：食物中游离胆固醇（cholesterol，Ch）可直接被肠黏膜细胞吸收，胆固醇酯必须经胰胆固醇酯酶水解为胆固醇后才能被吸收。

$$胆固醇酯 + H_2O \xrightarrow{\text{胰胆固醇酯酶}} 胆固醇 + 脂肪酸$$

(2) 磷脂的水解：胰腺分泌 PLA_2 原，是一种无活性的酶原形成，在肠道被胰蛋白酶水解释放一个 6 肽后成为有活性的 PLA_2，食物中的磷脂被 PLA_2 催化，在第 2 位上水解生成溶血磷脂和 FFA。

$$
\begin{array}{ccc}
CH_2OCOR & & CH_2OCOR \\
| & \xrightarrow{PLA_2} & | \\
R'COOCH & & CHOC \quad + R'COOH \\
| & & | \\
CH_2O—®—X & & CH_2O—®—X \\
磷脂 & & 溶血磷脂
\end{array}
$$

食物中的脂类经上述胰液中酶类消化后，生成甘油一酯、脂肪酸、胆固醇及溶血磷脂等，这些产物极性明显增强，与胆汁乳化成混合微团。这种微团体积很小（直径 20nm），极性较强，可被肠黏膜细胞吸收。吸收部位主要在十二指肠下段和盲肠。甘油及中短链脂肪酸（≤10C）无须混合微团协助，直接被小肠黏膜细胞吸收入，通过门静脉进入血液。长链脂肪酸及其他脂类消化产物随微团吸收入小肠黏膜细胞。

在小肠黏膜细胞中，长链脂肪酸也可在脂酰 CoA 合成酶催化下，生成脂酰 CoA，此反应消耗 ATP。脂酰 CoA 在酰基转移酶作用下，将甘油一酯、溶血磷脂和胆固醇酯化生成相应的甘油三酯、磷脂和胆固醇酯。体内具有多种转酰基酶，它们识别不同长度的脂肪酸催化特定酯化反应。

$$脂肪酸 + HSCoA + ATP \xrightarrow{\text{脂酰 CoA 合成酶}} 脂酰 CoA + AMP$$

$$甘油一酯 + HSCoA + 脂酰 CoA \xrightarrow{\text{转酰基酶}} 甘油二酯$$

$$甘油二酯 + HSCoA + 脂酰 CoA \xrightarrow{\text{转酰基酶}} 甘油三酯$$

$$溶血磷脂 + HSCoA + 脂酰 CoA \xrightarrow{\text{转酰基酶}} 磷脂$$

$$胆固醇 + HSCoA + 脂酰 CoA \xrightarrow{\text{转酰基酶}} 胆固醇酯$$

（二）甘油三酯合成代谢

机体多数组织均能合成脂肪，除脂肪组织外，肝脏是合成脂肪的主要场所，其合成脂肪的能力比脂肪组织还要大。

1. 脂肪酸的生物合成

(1) 合成原料：合成脂肪酸的主要原料是乙酰 CoA，主要来自葡萄糖。细胞内的乙酰 CoA 全部在线粒体内产生，而合成脂肪酸的酶系位于胞液。线粒体内的乙酰 CoA 必须进入胞液才能成为合成脂肪酸的原料。此过程通过柠檬酸 – 丙酮酸循环完成（图 2-1）。此外，合成脂肪酸还需要 ATP、还原型烟酰胺腺

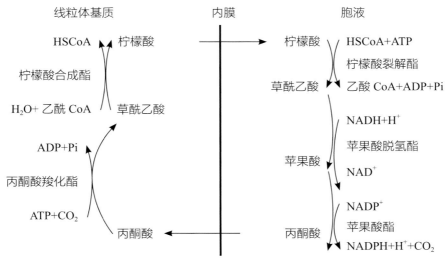

▲ 图 2-1　柠檬酸 – 丙酮酸循环

HSCoA. 辅酶 A；ADP. 腺苷二磷酸；ATP. 腺苷三磷酸；Pi. 磷脂酰肌醇；NADH. 还原型辅酶Ⅰ；NAD. 辅酶Ⅰ；NADP. 辅酶Ⅱ；NADPH. 还原型辅酶Ⅱ

嘌呤二核苷酸磷酸（reduced nicotinamide adenine dinucleotide phosphate，NADPH）、CO_2、Mn^{2+} 等。

（2）脂肪酸合成过程。

丙二酰 CoA 的合成：进入胞液的乙酰 CoA 在乙酰 CoA 羧化酶催化下生成丙二酰 CoA。乙酰 CoA 羧化酶是脂肪酸合成的限速酶。反应过程如下。

酶 – 生物素 +HCO_3^-+ATP→酶 – 生物素 –CO_2+ADP+Pi

酶 – 生物素 –CO_2+ 乙酰 CoA →酶 – 生物素 + 丙二酰 CoA

软脂酸合成：脂肪酸合成时碳链的缩合延长是一循环反应过程。每经过一次循环反应，延长两个碳原子。合成反应由脂肪酸合成酶系催化。在脂肪酸合成酶系的催化下，依次进行酰基转移、缩合、还原、脱水、再还原等连续反应，每次循环脂酸骨架增加 2 个碳原子，7 次循环后即可生成 16C 的软脂酸，经硫酯酶水解释出。在人体，脂肪酸合成酶系是由一条多肽链构成的多功能酶，每个亚基都含有一酰基载体蛋白（acyl carrier protein，ACP）结构域，通常以二聚体形式存在。

乙酰 CoA+7 丙二酰 CoA+14NADPH+$14H^+$ →软脂酸 +$7CO_2$+$6H_2O$+8CoASH+$14NADP^+$

脂肪酸碳链的延长：脂肪酸合成酶系催化的合成产物是软脂酸，而人体内的脂肪酸碳链长短不一，因此需要将其缩短或延长。碳链的缩短是通过 β 氧化作用，延长是在线粒体和内质网中的两个不同的酶系催化下进行。

线粒体：乙酰 CoA 提供碳源，NADPH 提供还原当量，反应过程类似 β 氧化的逆过程，每一轮可延长两个碳原子，一般可延长脂肪酸碳链至 24C 或 26C，但以 18C 的硬脂酸为主。

内质网：丙二酸单酰 CoA 提供碳源，NADPH 供氢，反应过程与软脂酸的合成相似，不同的是 HSCoA 代替 ACP 作为酰基载体，每循环一次可增加 2 个碳原子，一般可延长至 22C 或 24C，但也以硬脂酸为主经柠檬酸 – 丙酮酸穿梭作用将线粒体内生成的乙酰 CoA 运至胞液。

2. 3– 磷酸甘油的生成　由糖分解代谢产生的磷酸二羟丙酮还原生成 3– 磷酸甘油是最主要的来源。在高蛋白低糖饮食时，生糖氨基酸也是 3– 磷酸甘油的一个非常重要的来源。脂肪分解产生的甘油主要用于糖异生，小部分用于脂肪的合成。

（1）由糖代谢生成（脂肪细胞、肝脏）：由 3– 磷酸甘油脱氢酶催化。

磷酸二羟丙酮 +NADH+H+→ 3– 磷酸甘油 +NAD^+

（2）由脂肪动员生成（肝）：脂肪动员生成的甘油被转运至肝脏由甘油磷酸激酶催化产生。

甘油 + ATP → 3– 磷酸甘油 + ADP

3. 甘油三酯的合成　人体可利用甘油、糖、脂肪酸和甘油一酯为原料，通过线粒体或内质网（endoplasmic reticulum，ER）中 3– 磷酸甘油酰基化、过氧化物酶体中磷酸二羟基丙酮的酰化或内质网中 Sn-2 甘油一酯的酰化开始 TAG 合成。总体上，甘油三酯合成分为甘油一酯途径和磷脂酸途径（图 2-2）。除小肠细胞外，3– 磷酸甘油途径是甘油三酯合成的主要途径。

（1）甘油一酯途径：以甘油一酯为起始物，与脂酰 CoA 共同在酰基转移酶作用下酯化生成甘油三酯。

　　　　　　酯酰 CoA 转移酶
甘油一酯 +HSCoA+ 酯酰 CoA ───────→ 甘油二酯

　　　　　　酯酰 CoA 转移酶
甘油二酯 +HSCoA+ 酯酰 CoA ───────→ 甘油三酯

（2）磷脂酸途径：磷脂酸是合成含甘油脂类的共同前体。糖酵解的中间产物类磷酸二羟丙酮在甘油磷酸脱氢酶作用下，还原生成 α– 磷酸甘油（或称 3– 磷酸甘油）；游离的甘油也可经甘油激酶催化，生成 α– 磷酸甘油，但脂肪及肌肉组织因缺乏甘油激酶，故不能利用游离的甘油。α– 磷酸甘油在脂酰 CoA 转移酶作用下，与 2 分子脂酰 CoA 反应生成 3– 磷酸 –1，2 甘油二酯，即磷脂酸。此外，磷酸二羟丙酮酯化后再还原生成溶血磷脂酸，然后再经酯化合成磷脂酸。磷脂酸在磷脂酸磷酸酶作用下，水解释放出无机磷酸，而转变为甘油二酯，经酯化生成甘油三酯。肝脏和脂肪组织中甘油三酯合成主要是通过 3– 磷酸甘油的逐步酯化，脂酰 CoA 转移酶为关键酶。至今，研究者发现在此甘油三酯合成途径中，脂酰 CoA 转移酶、磷脂酸磷酸酶等具有多个异构体，在具有合成甘油三酯功能的组织中，尽管这些异构体表达量不同，但均有表达。

（3）甘油三酯合成酶类。

甘油 –3– 磷酸酰基转移酶（glycerol-3-phosphate

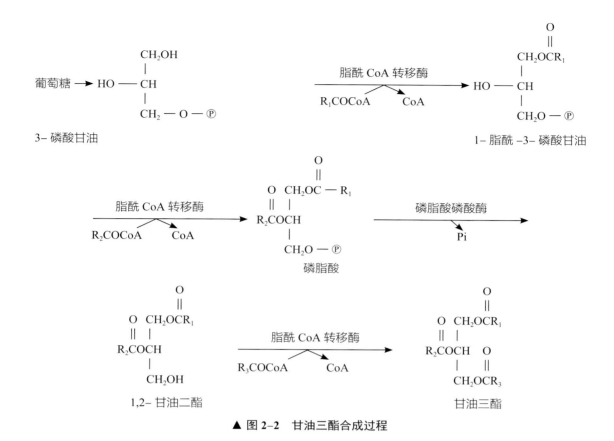

▲ 图 2-2　甘油三酯合成过程

acyltransferases，GPAT）：此酶催化 3- 磷酸甘油的酰基化，现已证实有 4 个亚型，也许还有 GPAT 亚型存在未被发现。GPAT1 由 828 个氨基酸组成，GPAT2 由 792 个氨基酸组成，GPAT3 和 4 分别由 432 和 451 个氨基酸组成，尽管催化机制对于 4 个 GPAT 亚型来说大致相同，但是他们结构的不同预示着它们在蛋白调节方面有很大的差异。

GPAT1 对饱和脂酰 CoA 有很强的亲和力。在肝脏中，GPAT1 贡献了总 GPAT 活性的 30%～50%，但在其他组织活性中仅占有 10%。GPAT1 的表达和活性受控于通过 SREBP 对 GPAT1 启动子的连续性应答，从而引起的 TAG 的合成增加。在禁食的动物脂肪和肝脏中 GPAT1 mRNA 含量减少，重新进食后增加。与 GPAT1 mRNA 相比，GPAT1 蛋白和 GPAT 比活度显示互不协调。如心脏 GPAT1 蛋白表达增加，但是 GPAT 的比活度降低；而肝脏和脂肪组织中 GPAT1 比活度增加，但 GPAT1 蛋白表达减少。这种差异表明，GPAT1 存在转录后调控，禁食诱导的肝脏和脂肪组织中 GPAT1 比活度与蛋白表达的减少，以及再进食后 GPAT 比活度和蛋白量的快速增加可能由转录及转录后调控所致。因 GPAT1 调节酰基 CoA

进入线粒体氧化途径，故 GPAT1 在运动诱导的能量代谢变化中也起到一定作用。在 30min 的跑台运动后，大鼠的肌肉、脂肪组织及肝脏中 GPAT1 的活性下降了 50%。肥胖状态下，随着胰岛素的刺激，酪蛋白激酶 II 磷酸化 GPAT1，GPAT1 活性增加，减少脂肪酸氧化，促进甘油酯的重新合成，从而引起血脂异常。

GPAT2 是第二种线粒体亚型，不像 GPAT1，GPAT2 没有底物亲和性。尽管 GPAT2 mRNA 在许多组织中都表达，但在睾丸中表达是其他组织中的 50 倍还多。GPAT2 的表达增加使得甘油三酯合成增加，但不增加磷脂的合成。与 GPAT1 相比，GPAT2 mRNA 在肝脏中的含量不会因禁食或者重新进食而改变。GPAT2 在睾丸中可能有特殊的功能，但还没有被发现。

GPAT3 第一个被发现与内质网有关的 GPAT。这个亚型在小鼠脂肪组织、小肠、心脏及人类的肾脏、心脏、甲状腺和骨骼肌等组织中高表达。其生物学作用目前还不清楚，体外实验显示 GPAT3 增加了 TAG 的合成，但不增加磷脂的合成。在用 PPARγ 激动剂处理的 *ob/ob* 小鼠的白色脂肪组织中 *Gpat3* mRNA 也有所上调。

GPAT4 是第二个发现的内质网有关的 GPAT，在棕色和白色脂肪组织、睾丸、肝脏及心脏中高度表达。GPAT4 与 GPAT3 大约有 80% 同源性。其生物学作用之间也不清楚。体外实验研究显示，与 GPAT3 相比，GPAT4 和 GPAT1 能诱导 3T3-L1 分化成脂肪细胞，在脂肪细胞中 siRNA 介导的 GPAT4 基因沉默在 GPAT 活性和 TAG 合成过程中影响很小。尽管如此，在 GPAT4 基因敲除小鼠中，其皮下脂肪组织减少，这些差异还有待解释。

1- 酰基甘油 -3 磷酸酰基转移酶（1-acylglycerol-3-phosphate O-acyltransferase，AGPAT）：此酶催化酯酰 -CoA 和 LPA 合成 PA。据报道，在内质网和线粒体膜上，AGPAT 都有活性，但是在哪个部位出现什么 AGPAT 亚型至今还不清楚。现已报道，AGPAT 有 13 个亚型，可能参与甘油三酯的合成，但仅明确 AGPAT1、AGPAT2 和 AGPAT3 能催化 PLA 的酯化，形成 PA，在膜损伤修复磷脂合成中起了重要作用。AGPAT8 和 AGPAT6 已经被分别重新命名为 GPAT3 和 GPAT4，其他几种 AGPAT 基因编码的蛋白质能使溶血磷脂酯化。

人类 AGPAT1 基因编码一条含有 283 个氨基酸的蛋白质，该基因在许多组织中都有表达，在肝脏、肺脏、心脏和胰腺中表达水平最高。对于 AGPAT1 的调控所知甚少，有限研究显示对 AGPAT1 基因启动子的分析显示其对 NOR1 和 PPARα 位点的结合，可能在肌肉的发育中发挥作用。此外，体外研究发现，在 3T3-L1 脂肪细胞和 C2C12 肌小管中 AGPAT1 的高表达促进了脂肪酸的摄入和甘油三酯的储存。

人类 AGPAT2 是一种含有 278 个氨基酸的蛋白质。AGPAT2 mRNA 在肝脏、心脏和脂肪细胞中表达最高，对 AGPAT2 启动子序列分析显示其对 C/EBPα 和 PPARγ 有一致的结合位点，可能在脂肪细胞分化中发挥作用。

人类 AGPAT3 为一种含有 376 个氨基酸的蛋白质。AGPAT3 mRNA 在棕色和白色脂肪组织、肝脏及睾丸中表达，在高表达 PPARα 的心脏中表达增加。AGPAT3 的高表达增加了多元不饱和磷脂的种类，提供了多元不饱和脂肪酸。

磷脂酸磷酸酶 / 脂质素（PAP/Lipin）：存在三种 PAP 亚型。结构上，每种亚型都含有一个定位在细胞核的序列，一个证实了催化部位的 DIDGT 基序，和一个认为在转录中不可缺少的有活性的激动剂 -LXXIL 基序。

Lipin1 是一个含有 890 个氨基酸的蛋白质，它的编码 mRNA 在脂肪组织、骨骼肌和睾丸中最高。Lipin1 被泛素化共价修饰，这种修饰促进了其在细胞核中的定位。在对 mTOR 信号的应答中，Lipin1 也可以发生磷酸化修饰调节，在有丝分裂过程中，Lipin1 的磷酸化修饰降低了 PAP 的活性。

人类 Lipin1 有三个功能不确定的亚基（α、β 和 γ）。PAP 的活性需要二价阳离子提高，被鞘氨醇和二氢鞘氨醇抑制。当 PA 底物中至少有一种不饱和脂肪酰成分，PAP 活性达到极致。除了扮演着 PA 磷酸酶的角色，Lipin1 也是一个转录激活物。在细胞核中 Lipin1 生理上与 PGC-1α 和 PPARα 联系起来，共同提高它们的转录活性。Lipin1 也是 PPARγ、PPARδ 和 HNF-4α 的共激活物。因为 PPAR 家族在调控能量代谢方面的重要作用，Lipin1 被认为调节了参与 FFA 和葡萄糖代谢中的许多基因。

Lipin2 在肝脏、脑及肾脏中表达最多。这种含有 896 个氨基酸的蛋白质比 Lipin1 的 PAP 比活度低，但是和 Lipin1 有相似的转录共激活物活性。然而，与 Lpin1 相比，Lpin2 不受 PGC-1α 的调控。Lipin3 在肝脏和胃肠道中表达很高，其基因编码了一个含有 851 个氨基酸的蛋白，该蛋白的功能特性还不清楚。

1，2- 甘油二酯酰基转移酶：甘油二酯酰基转移酶（diacylglycerol acyltransferase，DGAT）1 和 DGAT2 催化了甘油三酯合成途径的最后一步酯化反应。其蛋白质均位于内质网，人类的 DGAT1 mRNA 和 DGAT2 mRNA 在脂肪组织中高表达，DGAT 亚型既没有表现出对特殊链长度的特定脂酰 CoA 的亲和性，也没有表现出对饱和度的亲和性。

DGAT1 属脂酰 CoA 胆固醇酰基转移酶（acyl coenzyme A-cholesterol acyltransferase，ACAT）家族，并具有视黄醇酰基转移酶、甘油一酯酰基转移酶活性及单酯蜡合成活性。DGAT1 在小肠、脂肪组织、乳腺、睾丸、胸腺、骨骼肌、脾脏、心脏和皮肤中表达很强。

DGAT2 与 DGAT1 没有相似之处。人类 DGAT2 mRNA 在肝脏、脂肪组织、乳腺及睾丸中表达最高，白细胞和心脏次之。与 DGAT1 不同，DGAT2 不催化视黄酯及蜡酯的合成。

(4) 不同组织中甘油三酯合成特点：肝脏、脂肪组织和小肠黏膜上皮等细胞中甘油三酯的合成各有特点（表 2-1）。

肝脏：肝脏可利用糖、甘油和脂肪酸作原料，通过磷脂酸途径合成甘油三酯。脂肪酸的来源有脂动员来的脂肪酸、由糖和氨基酸转变生成的脂肪酸及食物中的外源性脂肪酸，外源性脂肪酸包括食物中脂肪消化吸收后经血入肝的中短链脂肪酸，以及乳糜微粒（chylomicrons，CM）残余颗粒中脂肪分解生成的脂肪酸。肝细胞含脂类物质 4%～7%，其中甘油三酯约占 1/2，甘油三酯含量过高会引起脂肪肝，正常情况下，肝脏合成的甘油三酯和磷脂、胆固醇、载脂蛋白（apolipoprotein，Apo）一起形成极低密度脂蛋白（very low density lipoprotein，VLDL），分泌入血。若磷脂合成障碍或载脂蛋白合成障碍就会影响甘油三酯转运出肝，引起脂肪肝。另外，若进入肝脏的脂肪酸过多，合成甘油三酯的量超过了合成载脂蛋白的能力，也可引起脂肪肝。

脂肪组织：脂肪组织对甘油三酯的合成与肝脏基本相同，两者的区别是脂肪组织不能利用甘油，只能利用糖分解提供的 α- 磷酸甘油；脂肪组织能大量储存甘油三酯。

小肠黏膜上皮：小肠黏膜上皮细胞合成甘油三酯有两条途径。一条途径是在进餐后，食物中的甘油三酯水解生成 FFA 和甘油一酯。吸收后经甘油一酯途径合成甘油三酯。这些甘油三酯参与 CM 的组成。这是小肠黏膜甘油三酯合成的主要途径。另一条途径是在饥饿情况下，小肠黏膜也能利用糖、甘油和脂肪酸作原料，经磷脂酸途径合成甘油三酯，这一部分甘油三酯参与 VLDL 组成。此时的合成原料和过程又类似于肝脏。

(5) 甘油三酯合成代谢的调节：有关甘油三酯合成代谢的调节目前了解甚少。甘油三酯所含的三个脂肪酸可以是相同的或不同的，可为饱和脂肪酸或不饱和脂肪酸。甘油三酯的合成速度可以受激素的影响而改变，如胰岛素可促进糖转变为甘油三酯。由于胰岛素分泌不足或作用失效所致的糖尿病患者，不仅不能很好地利用葡萄糖，而且葡萄糖或某些氨基酸也不能用于合成脂肪酸，而表现为脂肪的氧化速度增加，酮体生成过多，其结果是患者体重下降。此外，胰高血糖素、肾上腺皮质激素等也影响甘油三酯的合成。

（三）甘油三酯的分解代谢

1. 甘油三酯水解　甘油三酯在一系列脂肪酶的作用下，脂肪酸从其甘油骨架水解脱落，并释放入血供其他组织利用，此过程即为脂解，又称脂动员。完全的脂解作用产生 1 分子甘油和 3 分子脂肪酸。尽管脂解作用发生在各个组织中，但它的研究起始于白色脂肪组织，因为在这个组织中甘油三酯含量丰富，并且其维持着血浆脂肪酸水平。在心脏、骨骼肌及棕色脂肪组织中脂解作用的重要功能就是产生脂肪酸，作为 β 氧化的底物以产生能量。当然，脂解产生的脂肪酸也可被重新酯化成甘油三酯，或者被活化用于磷脂、胆固醇酯或其他包含 FA 的脂质的合成。

表 2-1　不同细胞中甘油三酯合成的特点

类　型		小肠黏膜上皮		肝　脏	脂肪组织
		进餐后	空　腹		
主要合成途径		甘油 - 酯途径	磷脂酸途径	磷脂酸途径	磷脂酸途径
α- 磷酸甘油的来源	糖	否	可	可	可
	甘油	否	可	可	否
主要中间产物		甘油二酯	磷脂酸	磷脂酸	磷脂酸
甘油三酯可否贮存		否	否	否	可
动员或分泌形式		CM	VLDL	VLDL	FFA+ 甘油
生理功能		合成外源性 TC	合成内源性 TC	合成内源性 TC	贮存甘油三酯

CM. 乳糜微粒；VLDL. 极低密度脂蛋白；FFA. 游离脂肪酸；TC. 总胆固醇

$$甘油三酯 \xrightarrow{\text{脂肪酶}} 甘油 + 3FFA$$

脂肪组织中脂肪分解活性测定于 1930 年建立，1960 年才首次鉴定对 β 肾上腺素能信号产生应答的激素敏感性脂肪酶（hormone sensitive lipase，HSL）。此后不久，发现第二个脂解酶，即甘油一酯脂肪酶（monoacylglycerol lipase，MGL），此酶催化甘油一酯（monoacylglycerol，MAG）的水解。直到 21 世纪初，有关脂肪分解的大部分研究集中在 HSL，认为 HSL 催化甘油三酯水解的前两个步骤并产生 2 分子 MAG 和 2 分子脂肪酸，是脂动员的限速酶。然而，现在认为在许多组织中，甘油三酯脂肪酶（adipose triglyceride lipase，ATGL）是主要甘油三酯水解酶（TAG hydrolyse，TGH），而 HSL 催化脂解途径中第二个步骤甘油二酯的水解。尽管在大多数组织中，ATGL、HSL 和 MGL 是控制脂肪分解的主要酶类，但发现还有其他脂肪酶也作用于这一途径，如 PNPLA3 和 TGH，不过至今还没完全了解其功能特性。

2. 甘油三酯脂解酶类

(1) ATGL：ATGL 与 PNPLA 家族同源，具有酯酰水解酶活性。ATGL 在棕色和白色脂肪组织中表达很高；在心脏和骨骼肌中表达水平较低。人类 ATGL 是一种含有 486 个氨基酸的蛋白质，分子量约 54kDa。ATGL 对甘油三酯有很强的底物反应性，同时也能水解甘油二酯，不过该底物反应性较弱。体外研究还显示，ATGL 有甘油酰基转移酶和磷脂酶活性，但这些生理作用还有待研究。

(2) 马铃薯糖蛋白样磷脂酶结构域蛋白：PNPLA3 在 Patatin 样磷脂酶域蛋白（patatin-like phospholipas，PNPLA）家族中与 ATGL 的同源性最高。人类 PNPLA3 是一个含有 413 个氨基酸的蛋白质，其分子质量约 53kD。PNPLA3 在白色脂肪组织中高表达，而在其他组织中表达相对较低。PNPLA3 位于脂肪滴中，除了 TAG 水解活性，PNPLA3 还有酯酰转移酶和 PLA$_2$ 的活性。尽管体外 TAG 酯酶活性很高，但是 PNPLA3 对 TAG 水解的生理效应还有待研究。

(3) TGH：TGH 属于羧酸脂酶家族成员。羧酸脂酶可以水解酯类、氨基化合物和硫酯键，因此，它们参与外源物质的代谢过程。人类 TGH 是含有 568 个氨基酸的蛋白，其分子量为 62kDa。TGH 与其他已知脂酶的同源性较小。TGH 主要在肝脏中表达，位于内质网和内质网腔脂滴中。在人体内，TGH 的催化基团对着内质网的内腔，这表明 TGH 在 VLDL 的代谢中具有一定的作用。

(4) 激素敏感性脂肪酶：人类激素敏感性脂肪酶（hormone-sensitive lipase，HSL）是一个含有 775 个氨基酸的蛋白质，分子质量为 84kDa，在脂肪和肾上腺中表达最高，但也存在于性腺、胎盘和肌组织中。HSL 有 3 个亚型（A、B 和 T）。A 亚型分子质量约 88kDa，主要表达于卵巢、肾上腺、B 细胞中，而在脂肪细胞内表达水平很低；B 亚型是表达在脂肪细胞中的主要亚型，其蛋白质约 84kDa；T 亚型分子质量约 120kDa，只表达于睾丸。虽然 HSL 单体具有一定的酶活性，但是 HSL 主要以同型二聚体形式发挥生理作用。HSL 的命名源于它因应答激素信号而激活。早期的研究显示，HSL 催化水解甘油三酯和甘油二酯，但随后的研究表明，HSL 具有广泛的底物特异性，如甘油三酯、甘油二酯、甘油一酯及胆固醇。然而，相对于其他底物，对甘油二酯的水解作用显著升高，是对甘油三酯水解作用的 10 倍以上。虽然 HSL 在其他脂质水解的过程中具有一定作用，但目前认为 HSL 的主要作用仍然是参与脂肪分解的第二个步骤，即由甘油二酯水解生成甘油一酯的过程。相比 1,3- 甘油二酯，HSL 更趋向于催化 Sn-1、甘油二酯，而且优先水解不饱和酰基链。

(5) 甘油一酯脂肪酶：此酶催化甘油三酯分解代谢的最终步骤，将甘油一酯分解为甘油和 1 分子脂肪酸，与其他脂肪酶几乎没有同源性。人类 MGL 由 303 个氨基酸组成，分子量为 33kDa。在体内广泛表达，睾丸、肾脏和脂肪组织高表达 MGL mRNA。不同于其他脂酶，MGL 不水解其他甘油脂，如甘油三酯、甘油二酯、胆固醇酯或视黄酯。

3. 甘油三酯脂解的调节　为了保持细胞及全身能量动态平衡，甘油三酯水解必须高度调控。脂肪分解和抗脂肪分解信号控制着水解甘油三酯的一系列酶的活性。另外，基因表达的改变、一些活化及抑制因子的数量也扮演了重要角色。

(1) ATGL 的调控：ATGL 是转录因子 PPARγ 的直接靶位。噻唑烷类作为 PPARγ 的激动药，能增加 ATGL 的表达。胰岛素也可通过 Foxo1 及 mTORC1 调控 ATGL 的表达。饮食、肥胖及胰岛素抵抗影响 ATGL 的表达。禁食后，ATGL mRNA 含量在脂肪组织及肝脏组织中升高；进食后又下降。ATGL mRNA 含量在肥胖人群脂肪组织中更高，但蛋白及 TAG 脂肪酶活性仍然没有改变。大量研究表明，高 ATGL 表达与胰岛素敏感性增加相关。有胰岛素抵抗的人比那些胰岛素敏感的人有更低的 mRNA 和蛋白水平。ATGL mRNA 在人类网膜脂肪组织的表达与胰岛素刺激的葡萄糖摄取密切相关。另外，锻炼能增加胰岛素的敏感性，也能增加人类肌肉中 ATGL 蛋白的含量。

是否通过共价修饰调节 ATGL 尚不明确。尽管人类 ATGL 能在 Ser404 及 Ser428 被磷酸化，但它不能被经典的脂肪分解信号 PKA 所修饰。然而，其他蛋白的共价修饰可能直接导致 ATGL 活性的改变。这些大部分储存在脂肪滴中的蛋白，影响 ATGL 酶活性或它进入脂肪滴的过程。

(2) PNPLA3 和 TGH 的调节：与 ATGL 相比，在禁食情况下，PNPLA3 在脂肪细胞中表达下降，再进食后在脂肪细胞和肝脏中表达都增加。并且胰岛素能增加 PNPLA3 mRNA 水平，这可能通过胰岛素应答的脂肪生成转录因子 SREBP-1c 完成。至今，还没有研究评估转录后 PNPLA3 的修饰。很少有关于 TGH 表达调控的研究。仅有研究显示异丙肾上腺素不能改变脂肪细胞 TGH 表达，PPARα 激动剂或高脂饮食对肝脏 TGH 的表达也没产生明显影响。

(3) HSL 及 MGL 的调节：尽管关于 HSL 的研究在数十年来非常活跃，但 HSL mRNA 表达调节极少被研究。像 ATGL 一样，HSL 也是 PPARγ 的靶点，HSL 表达受它的启动子中葡萄糖反应原件所控制，现在的观点是胰岛素和正能量状态可以抑制 HSL 的表达，在肥胖者和胰岛素抵抗人群中，HSL mRNA 表达降低。HSL mRNA 和蛋白水平在禁食后增加。β 肾上腺素能活化 PKA，活化的 PKA 在多丝氨酸残基部位使 HSL 磷酸化。相比之下，胰岛素部分通过活化的磷酸二酯酶 3B，促进 cAMP 降解，因此，减少 β 肾上腺素的信号传导。一些磷酸酶也影响了 HSL 磷酸化，但这些效应的生理相关性仍然不清楚。除了 PKA 之外，还有众多其他蛋白激酶能磷酸化 HSL，包括细胞外信号调控激酶以及 AMPK。与促进 HSL 活性的 PKA 和 ERK 不同，AMPK 磷酸化 Ser565 并减弱 PKA 介导的 HSL 磷酸化，因此，减少了 PKA 刺激脂质分解。此外，糖原合成酶激酶 4 也可以磷酸化 HSL。与 ATGL 和 HSL 相似，PPARγ 激动剂增加 MGL mRNA 表达，但关于它的调控仍然知之甚少。

(4) 相互作用蛋白对脂肪分解代谢酶的调控：CGI-58、脂滴包被蛋白（perilipin，PLIN）、色素上皮衍生因子（pigment epithelium-derived factor，PEDF）和 G0S2 等通过蛋白质相互作用对 ATGL 的脂解活性产生调节。脂滴包被蛋白、脂肪酸结合蛋白（fatty acid binding protein，FABP）4 和波形蛋白等也可通过蛋白质相互作用对 HSL 的脂解活性产生调节。

总之，在这一系列的水解过程中，催化由甘油三酯水解的脂肪酶，其活性受许多激素的调节（图 2-3），研究较多的是对激素敏感性脂肪酶。胰高血糖素、肾上腺素和去甲肾上腺素与脂肪细胞膜受体作用，激活腺苷酸环化酶，使细胞内 cAMP 水平升高，进而激活 cAMP 依赖蛋白激酶，将 HSL 磷酸化而活化之，促进甘油三酯水解，这些可以促进脂动员的激素称为脂解激素。而胰岛素和 PG 等与上述激素作用相反，可抑制脂动员，称为抗脂解激素。

（四）甘油三酯的运输及储存

甘油三酯在血中以脂蛋白形式运输。除甘油三酯外，外周血中还存在甘油二酯、甘油一酯（两者总和不足甘油三酯的 3%）和游离甘油（free glycerol，FG）。各种脂蛋白中，CM、VLDL 及其残粒，被统称为富含甘油三酯的脂蛋白（triglyceride rich lipoproteins，TRL），也称残粒样脂蛋白（remnant lipoprotein，RLP）。食物中的甘油三酯在小肠内水解成脂肪酸和甘油二酯、甘油一酯后由肠黏膜吸收入细胞，再合成甘油三酯并与其他脂质形成 CM，通过淋巴系统入血。CM 中的甘油三酯在脂蛋白脂肪酶作用下水解为甘油和 FFA，被细胞利用或贮存。脂肪的吸收速度因食物中脂肪的成分及个体差异而不同。CM 水解产物 CM 残粒以受体介导的形式被肝脏吸收，其衍生物和一些新组分合成 VLDL。与 CM 水解类似，VLDL 分泌到血液后被脂蛋白脂肪酶水解成残粒，其中部分直接被肝吸收、分解，另一部分继续水解形成中密度脂蛋白（intermedium density lipoprotein，IDL），最后生成低密度脂蛋白（low density lipoprotein，LDL）。VLDL 的合成与水解受多种因素调节，包括底物利用率、激素状态、水解酶的活性及一些特殊载脂蛋白作为辅因子的活性。

除脂肪组织外，机体多数组织均能合成脂肪，特别是在肝脏组织。肝脏合成脂肪的能力是脂肪组织的 8~9 倍，是合成脂肪的主要场所。甘油三酯主

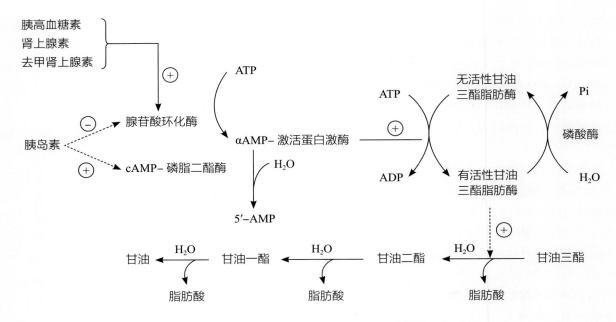

▲ 图 2-3　激素影响 ATGL 活性的作用机制

要储存于脂肪组织，当摄入能量大于自身消耗时，体内开始脂肪合成并被储存。机体需要时脂动员生成脂肪酸，并释放入血，与白蛋白结合形成脂肪酸白蛋白运输至其他组织被利用。但是，脑及神经组织和红细胞等不能利用脂肪酸。甘油被运输到肝脏，被甘油激酶催化生成 3- 磷酸甘油，进入糖酵解途径分解或用于糖异生。脂肪和肌肉组织中缺乏甘油激酶而不能利用甘油。

二、胆固醇代谢

（一）胆固醇的合成及分解

1. 合成部位　几乎全身各组织均可合成胆固醇（成年动物脑组织及成熟红细胞除外），肝是合成胆固醇的主要场所。体内胆固醇 70%～80% 由肝合成，10% 由小肠合成。胆固醇合成酶系存在于胞液及光面内质网膜上，因此，胆固醇的合成主要在胞液及内质网中进行。

2. 合成原料　乙酰 CoA 是合成胆固醇的原料。乙酸分子中的 2 个碳原子均参与构成胆固醇，是合成胆固醇的唯一碳源。

乙酰 CoA 是葡萄糖、氨基酸及脂肪酸在线粒体内分解代谢产物。它不能通过线粒体内膜，需在线粒体内先与草酰乙酸缩合成柠檬酸，后者再通过线粒体内膜的载体进入胞液，然后柠檬酸在裂解酶的催化下，裂解生成乙酰 CoA 作为合成胆固醇之用。

3. 合成的基本过程　胆固醇合成过程复杂，大致可划分为三个阶段。

（1）甲羟戊酸（mevalonic acid，MVA）的合成：在胞液中，2 分子乙酰 CoA 在乙酰乙酰硫解酶的催化下，缩合成乙酰乙酰 CoA；然后在胞液中 β- 羟基 -β- 甲戊二酸单酰辅酶 A（β-hydroxy-β-methylglutaryl-CoA，HMG-CoA）合酶的催化下再与 1 分子乙酰 CoA 缩合成 HMG-CoA。HMG-CoA 是合成胆固醇及酮体的重要中间产物。在线粒体中，3 分子乙酰 CoA 缩合成的 HMG-CoA 裂解后生成酮体；而在胞液中生成的 HMG-CoA，则在内质网 HMG-CoA 还原酶 (3-Hydroxy-3-methylglutaryl coenzyme A reductase，HMGCR) 的催化下，还原生成甲羟戊酸。HMG-CoA 还原酶是合成胆固醇的限速酶，这步反应是合成胆固醇的限速反应。

（2）鲨烯的合成：MVA 由 ATP 提供能量，在胞液内一系列酶的催化下，脱羧、磷酸化生成活泼的异戊烯焦磷酸和二甲基丙烯焦磷酸。3 分子活泼的 5C 焦磷酸化合物缩合成 15C 的法尼焦磷酸。2 分子 15C 的法尼焦磷酸在内质网鲨烯合酶的作用下，再缩合、还原生成 30C 的多烯烃，即鲨烯。

（3）胆固醇的合成：鲨烯为含 30 个碳原子的多烯烃，具有与固醇母核相近似的结构。鲨烯结合在胞液中固醇载体蛋白上，经内质网单加氧酶、环化酶等的作用，环化生成羊毛固醇，后者再经氧化、脱羧、还原等反应，脱去 3 个甲基生成 27C 的胆固醇。

4. 胆固醇合成的调节　HMG-CoA 还原酶是胆固醇合成的限速酶。各种因素对胆固醇合成的调节主要是通过对 HMG-CoA 还原酶活性的影响来实现的。研究发现，肝 HMG-CoA 还原酶活性也有昼夜节律性，午夜酶活性最高，中午酶活性最低。胆固醇合成的周期节律性是 HMG-CoA 还原酶活性周期性改变的结果。

(1) 饥饿与饱食：饥饿与禁食可抑制肝合成胆固醇。相反，摄取高糖、高饱和脂肪膳食后，肝 HMG-CoA 还原酶活性增加，胆固醇的合成增加。

(2) 胆固醇：胆固醇可反馈抑制肝胆固醇的合成。它主要抑制 HMG-CoA 还原酶的合成。HMG-CoA 还原酶在肝的半衰期约 4h，如酶的合成被阻断，则肝细胞内酶含量在几小时内便降低。反之，降低食物胆固醇量，对酶合成的抑制解除，胆固醇合成增加。

(3) 激素：胰岛素及甲状腺素能诱导肝 HMG-CoA 还原酶的合成，从而增加胆固醇的合成。胰高血糖素及皮质醇则能抑制并降低 HMG-CoA 还原酶的活性，因而减少胆固醇的合成。甲状腺素除能促进 HMG-CoA 还原酶的合成外，同时又促进胆固醇在肝转变为胆汁酸，并且后一作用较前者强，因而甲状腺功能亢进时患者血清胆固醇含量反而下降。

5. 胆固醇的分解　胆固醇在肝中转化为胆汁酸是胆固醇在体内代谢的主要去路。正常人每天合成 1～1.5g 胆固醇，其中约 2/5 在肝转变为胆汁酸，随胆汁排入肠道，具有促进脂类消化与吸收、抑制胆汁中胆固醇的析出等作用。

(1) 初级胆汁酸的生成：初级胆汁酸是肝细胞以胆固醇为原料直接合成的胆汁酸。人胆汁酸均为胆烷酸的衍生物，含量最多的是胆酸及鹅脱氧胆酸。

(2) 次级胆汁酸的生成：结合型的初级胆汁酸随胆汁分泌入肠道后，在小肠下段及大肠中受细菌的作用，发生水解，先生成游离型的胆汁酸，后者继续在肠道细菌的作用下，使 7α- 羟基脱氧，胆酸转变为 7- 脱氧胆酸，鹅脱氧胆酸转变为石胆酸。在肠道细菌作用后生成的 7- 脱氧胆酸及石胆酸即次级胆汁酸。

(3) 胆汁酸的肝肠循环：肝合成胆汁酸的能力（0.4～0.6g/d）不能满足机体生理需要。消化脂类食物每天需 12～32g 胆汁酸。机体主要通过肝肠循环将排入肠道的胆汁酸吸收入肝再加以利用。每天进行

6～12 次肝肠循环，从肠道重吸收入肝的胆汁酸总量可达 12～32g。

胆汁酸排入肠腔后，大部分未经细菌作用的结合型胆汁酸（如甘氨胆酸及牛磺胆酸）在小肠，主要是回肠，通过主动吸收经门静脉又回到肝。经肠道细菌作用后的游离型次级胆汁酸则在大肠通过被动扩散进入门静脉，然后进入肝。肝细胞将所摄取的游离型胆汁酸重新转变为结合型胆汁酸，将游离型次级胆汁酸转变为结合型初级胆汁酸，与新合成的结合型胆汁酸一起，再分泌入毛细胆管。经胆道又排入肠腔。每次由肝排入肠腔的胆汁酸，95% 以上均被重吸收再利用，仅小部分随粪便排泄，每天 0.2～0.6g，相当于肝每天新合成胆汁酸的量。

胆汁酸可反馈抑制 7α- 羟化酶而抑制胆汁酸的合成。口服消胆胺或纤维素多的食物促进胆汁酸的排泄以减少其重吸收，可解除对 7α- 羟化酶的抑制，加速胆固醇转化为胆汁酸，因而可降低血清胆固醇的含量。此外，甲状腺素能增加 7α- 羟化酶及侧链氧化酶的活性，加速胆固醇转化为胆汁酸，故亦有降血胆固醇的效果，但它能抑制 12α- 羟化酶，使鹅脱氧胆酸生成增加。

(4) 胆汁酸的生理作用。

促进脂类的消化吸收：胆汁酸分子既含有亲水的羟基、羧基或磺酸基，又有疏水的烃核、甲基及脂酰侧链，并且羟基均属 α 型，因此，其立体构象具有亲水和疏水两个侧面，能降低油 / 水两相之间的表面张力。由于具有上述结构特点，因此，胆汁酸是较强的乳化剂，能使疏水的脂类在水中乳化成细小的微团，既有利于消化酶的作用，又促进其吸收。

抑制胆固醇在胆汁中析出沉淀（结石）：部分未转化的胆固醇由肝细胞分泌入毛细管，随胆汁排入胆囊储存。胆固醇难溶于水，胆汁在胆囊中浓缩后胆固醇较易析出沉淀。但胆汁中有胆汁酸及卵磷脂，可使胆固醇分散形成可溶性微团，使之不易形成结晶。若排入胆汁中的胆固醇过多（如高胆固醇血症）或胆汁中胆汁酸盐及卵磷脂与胆固醇的比值降低（小于 10∶1），则可使胆固醇析出沉淀，引起结石。胆汁中胆汁酸盐量的不足见于肝合成胆汁酸能力降低，肝肠循环中摄取胆汁酸量减少或胆汁酸在消化道丢失过多。

(5) 胆固醇可转化为维生素 D_3 的前体：维生素 D 前体和胆固醇的化学结构中均有环戊烷多氢菲。维

生素 D 前体为胆固醇在皮肤下被氧化生成的 7- 脱氢胆固醇。维生素 D 原经紫外线照射后，其 B 环（C9～C10）开环成为维生素 D₃（又称胆钙化醇）。

（二）胆固醇与内分泌激素

胆固醇是肾上腺皮质、睾丸、卵巢等内分泌腺合成类固醇激素的原料。它主要来源于血浆 LDL 或高密度脂蛋白（high density lipoprotein，HDL），少量由醋酸盐合成。在血浆中胆固醇以 LDL 形式转运，到达肾上腺时经与 LDL 受体（low density lipoprotein receptor，LDLR）结合进入肾上腺皮质细胞，以胆固醇酯形式贮存于细胞质中，以游离胆固醇形式被利用。肾上腺皮质中经常由少量游离胆固醇酯作为快速合成肾上腺皮质激素的原料，当机体受到刺激时，胆固醇酯分解为游离胆固醇，然后进行转化。合成类固醇激素是胆固醇在体内代谢的重要途径。

1. 类固醇激素的合成

(1) 肾上腺皮质激素的合成：肾上腺皮质由外到内由球状带、束状带及网状带三类不同细胞构成，分泌三类生理作用不同的皮质类固醇激素。球状带分泌醛固酮，主要调节水盐代谢，称盐皮质激素；束状带分泌皮质醇及少量皮质酮，主要调节糖、脂、蛋白质代谢，称糖皮质激素；网状带主要合成雄激素，也产生极少量雌激素。

胆固醇是合成肾上腺皮质类固醇激素的原料。肾上腺皮质细胞中储存大量胆固醇酯，含量高达 2%～5%，90% 来自血液，10% 自身合成。

孕酮的合成：胆固醇在皮质细胞线粒体内膜 20α- 羟化酶、22β- 羟化酶及 20,22- 碳链裂解酶的作用下，侧链断裂，释出 1 分子异己醛（6C），生成 21C 的孕烯醇酮。羟化反应需 NADPH、H⁺ 及 O₂ 参加。孕烯醇酮出线粒体，在内质网异构酶的催化下，脱氢异构化生成 21C 的孕酮。孕酮是合成皮质激素的重要中间物，本身也具有激素活性。

皮质类固醇激素的合成：孕酮在 17α、21β、11β 及 18- 羟化后，即可合成不同的皮质激素。羟化反应需不同的羟化酶及 NADPH、H⁺ 及 O₂ 参加。除 11β- 羟化酶存在线粒体中外，其他羟化酶均在内质网膜上。肾上腺皮质三个区带细胞含不同的羟化酶，因此分别合成不同的类固醇激素。

正常成年人每天可合成 15～30mg 皮质醇，2～4mg 皮质酮，300～400μg 醛固酮及 15～30mg 脱氢异雄酮。

具有生理活性的肾上腺皮质类固醇激素在结构上具有以下特点：①除雄激素为 19C 类固醇外，均为 21C 类固醇；② 3 位为酮基，4 位与 5 位之间为双键；③ 17β 位为酮醇基侧链；④ 11β 及 17α 有羟基者调节糖代谢作用强；⑤ 18 位为醛基者调节水盐代谢作用强。

(2) 睾酮的合成：男性血浆中具有生理活性的雄激素几乎全是睾酮，95% 以上由睾丸间质细胞合成，仅少量来自肾上腺皮质。

睾丸间质细胞可直接以血胆固醇为原料合成睾酮，乙酰 CoA 也可以先合成胆固醇，然后再合成睾酮。睾丸间质细胞不含 11β 及 21- 羟化酶，因此不能合成皮质激素。但含有 17α 羟化酶及 17, 20 碳裂解酶，因此可使 17β 侧链断裂，然后合成睾酮。

(3) 雌性激素的合成：雌性激素有孕酮（21C）及雌二醇（E₂）两类，主要由卵巢的卵泡内膜细胞及黄体分泌。妊娠时胎盘是分泌雌性激素的主要组织。

睾酮是卵巢合成 E₂ 的直接前体。卵巢独有 19- 羟化酶、19- 氧化酶及 10, 19 碳裂解酶，在 NADPH、H⁺ 及 O₂ 的参加下，睾酮的 19 位甲基氧化，A 环芳香化转化为其代谢产物，仅具有 10% 及 3% 的活性。

肾上腺类固醇激素合成的生化途径见图 2-4。

2. 类固醇激素的运输、分解代谢及排泄 肾上腺皮质激素绝大部分与血浆蛋白质结合而转运。仅 1%～5% 以游离形式存在。血浆皮质醇的半衰期为 80～115min，这与其和血浆蛋白质的结合程度及其代谢灭活速度有关。当皮质醇分泌入血液循环后可有三种形式。第一种为蛋白结合皮质醇，约占血浆皮质醇总量的 90% 以上，与皮质醇结合的血浆蛋白有两种，一种是高亲和力、低结合容量的 α₂ 球蛋白，又称皮质激素转运蛋白或皮质醇结合球蛋白；另一种是低亲和力、高结合容量的白蛋白。正常人每升血浆中的皮质醇结合球蛋白大约结合皮质醇 700nmol/L（25μg/dl）。如皮质醇分泌量超过此结合量时，则过多的皮质醇一部分与白蛋白结合，而大部分游离于血浆。血浆 CBG 水平可受遗传、激素及某些疾病等因素的影响。高雌激素状态下（如妊娠、服用雌激素或口服避孕药等）CBG 水平升高，当血浆蛋白浓度低下时（如肾病综合征、严重肝病等），CBG 水平常降低。当 CBG 水平升高或降低时，血浆

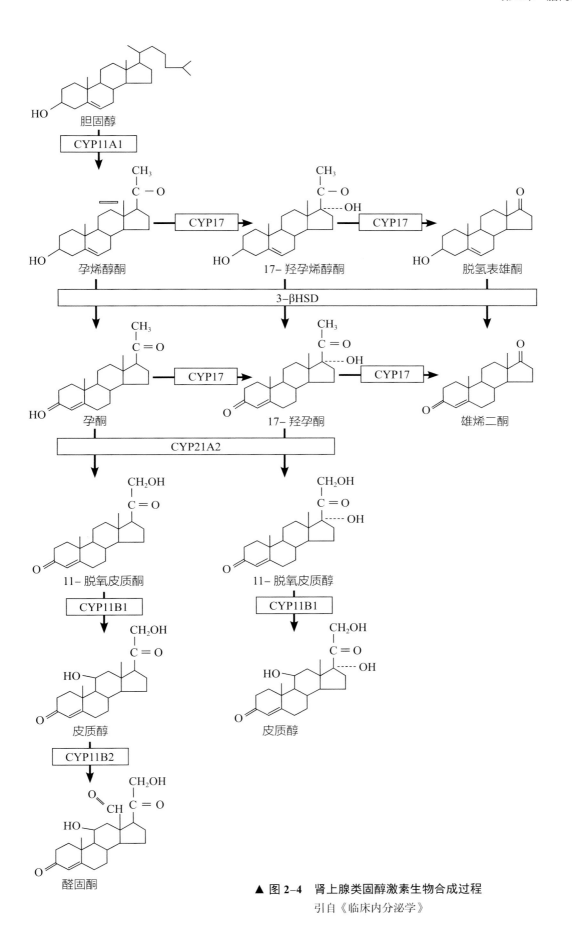

▲ 图 2-4 肾上腺类固醇激素生物合成过程
引自《临床内分泌学》

皮质醇浓度相应升高或降低，但游离皮质醇浓度保持不变。因此，这是评估体内糖皮质激素水平的理想指标。第二种为游离皮质醇属生物活性部分，是直接作用于组织的皮质醇形式，正常情况下，血浆游离皮质醇仅占 1%～3%。第三种为皮质醇的代谢产物，如四氢皮质醇，与血浆蛋白质结合较少，并且无生物活性。

肾上腺皮质醇激素中尚有皮质酮、11- 去氧皮质酮、孕酮、醛固酮、睾酮等亦与蛋白质结合，但结合量较皮质醇为低。雄烯二酮、脱氢表雄酮主要与白蛋白结合，但亲和力较弱，睾酮与性激素结合球蛋白结合，并且结合力强。

类固醇激素在肝的酶催化下，发生羟化，还原及结合反应，3- 酮基加氢成羟基，4、5 位碳间双键还原成无活性的四氢衍生物，后者再与葡萄糖醛酸或硫酸结合成酯，此过程称为激素的灭活。灭活的激素 90% 由肾随尿排出。E_2 在 $17\alpha-$ 羟化酶的作用下生成活性很低的雌三醇。孕酮被还原成孕二酮。

(1) 糖皮质激素：皮质醇每天分泌量为 15～30mg，有明显的昼夜节律。

肝脏是灭活的主要场所，灭活过程可分下列 6 种：① C11 位脱氢而转化为无活性的皮质素，此步骤为可逆反应，可被血液循环中甲状腺激素所促进，为调节皮质醇血浓度的一个关键；② A 环中 C4、C5 双键加氢还原成二氢皮质醇；③ C3 酮基加氢还原成 α 羟基，于是形成四氢皮质醇；④ C20 位加氢还原形成可妥尔、可妥龙；⑤有 5%～10% 皮质醇在肝脏中于 C20～21 位分裂而形成 11- 氧酮类固醇及 C6 位上羟基化，此最后一步在婴儿及孕妇伴妊娠高血压综合征者更重要，在正常成人中较次要；⑥前述所形成的代谢产物均非水溶性，故必须经肝脏与葡萄糖醛酸结合成水溶性化合物后方可从肾脏排泄。

(2) 盐皮质激素：正常人在一般饮食条件下，每天分泌醛固酮 50～250μg，血浓度波动于 0.15～0.45nmol/L（立位）。由于与蛋白质结合弱，故其分布更广泛。其半衰期为 15min 左右，代谢清除率很高（1500L/d）。正常情况下，经肝脏循环一次被灭活约 75%，但在肝病或心力衰竭伴肝充血者中则灭活较慢。与皮质醇一样，醛固酮的灭活过程也以还原为主，约有 50% 系由还原 A 环而形成四氢醛固酮，此物仅在肝脏中形成，系非水溶性，因此，必须再与葡萄糖醛酸结合而经尿排泄。当尿液 pH 为 1.0 时，

醛固酮又从这种结合物中分离出去，成为游离状态。因此，在尿中于葡萄糖醛酸结合者仅为 7%～15%。此种酸性不稳定代谢产物大多于肝肾中形成。醛固酮排泄与皮质酮相似亦有昼夜周期性改变而以日中排泄为主。

(3) 性激素类皮质激素：由肾上腺皮质所分泌者主要为脱氢表雄酮及其 C3 位硫酸酯，每天分泌 15～30mg，其余为 $\triangle^4-$ 雄烯二酮、11β- 羟雄烯二酮及微量睾酮。脱氢表雄酮硫酸酯大部分与蛋白质结合而不易排出，仅可转变为 $\triangle^4-$ 雄烯二酮及睾酮，再还原为雄酮、表雄酮等与硫酸盐结合而排出，仅少量与葡萄糖醛酸结合而排出。脱氢表雄酮是尿 17 酮类固醇的主要来源，男性尿 17- 酮类固醇有 2/3 来自肾上腺雄性激素的代谢产物，1/3 来自睾丸分泌的雄激素；女性尿 17- 酮类固醇几乎全部来源于肾上腺。

3. 类固醇激素的生理功能

(1) 糖皮质激素（皮质醇）：作用于全身各组织，抑制靶细胞对葡萄糖的摄取与利用，使血糖升高；促进肝外组织蛋白质的分解，由氨基酸转化为糖的作用增强；促进肝糖原的合成；促进脂肪的动员。

(2) 盐皮质激素（醛固酮）：作用于肾远曲小管，促进 Na^+ 与 K^+ 或 Na^+ 与 H^+ 的交换，有保 Na^+ 排 K^+ 或保 Na^+ 排 H^+ 的作用。

(3) 性激素：除促进性器官的发育成熟及维持第二性征外，睾酮能促进肌肉、骨组织的蛋白质合成；E_2 促进子宫等靶细胞核酸及蛋白质的合成，促进细胞生长；孕酮促进靶组织的分解代谢，促进细胞的分化。

4. 肾上腺皮质激素的分泌调节　肾上腺皮质束状带及网状带分泌的皮质激素，无论是基础分泌或应激状态下的分泌，都受腺垂体分泌的 ACTH 的调节，ACTH 调节肾上腺皮质的生长和激素生物合成的速度。其他的 ACTH 前驱片段及 POMC 也可能有促肾上腺皮质分泌的作用，抗利尿激素对刺激激素的生物合成可能也有协同作用。ACTH 的作用迅速，一般在几分钟内发生，随着 ACTH 脉冲式的释放，导致皮质醇和雄激素在 24h 内的分泌呈现昼夜生理节律形式。此外，应激、外伤、手术、焦虑及情绪失调时，ACTH 也呈反应式释放。在病理状态下，如皮质醇血浓度低下状态（艾迪生病）及皮质醇血浓度或糖皮质激素合成增高时（如库欣综合征或糖皮质激素治疗），ACTH 释放也相应发生改变，前者释放增多，后者减

少。ACTH 的分泌受下丘脑促皮质激素释放激素的控制，同时亦受血浆游离皮质醇浓度的负反馈调控。而 CRH 分泌又受下视丘神经递质的影响。此外，这些神经递质还可能对垂体有直接作用。另外，糖皮质激素还控制 POMC 信使核糖核酸对 CRH 的反应，并能抑制 CRH 释放，这一控制机制使血浆皮质醇水平成为调控 ACTH 分泌的主要因素。

近年来发现，神经内分泌系统与免疫系统之间存在着完整的功能性调节环路，主要通过神经肽、激素和免疫分子三者之间相互作用而构成。

肾上腺皮质球状带分泌的醛固酮主要受肾素 – 血管紧张素系统及血清钾的调节。ACTH、心房钠尿肽、多巴胺和 5– 羟色胺也参与对醛固酮的调节。肾素的产生受血浆中醛固酮的调节，血中醛固酮量增高时，肾素的分泌受抑制，而当其量减少时，肾素的分泌增加。在生理条件下，血中 ACTH 浓度对醛固酮的调节不如肾素 – 血管紧张素及血钾那样重要，血钾增高有直接刺激醛固酮分泌的作用。醛固酮除了上述因素的调节作用外，心房钠尿肽有抑制肾素 – 血管紧张素 – 醛固酮系统（renin-angiotensin-aldosterone system，RAAS）的作用。多巴胺对醛固酮的分泌也有直接的抑制作用。

三、脂蛋白代谢

（一）脂蛋白的结构及功能

血脂在血浆中不是以自由状态存在的，而与血浆中的蛋白质结合，以脂蛋白的形式而运输。

1. 脂蛋白的组成　血浆脂蛋白主要由蛋白质、甘油三酯、磷脂、胆固醇及其酯组成。各类脂蛋白都含有这四类成分，但其组成比例及含量有很大差异。CM 含甘油三酯最多，达其组成的 80%～95%，蛋白质最少，约 1%，因此 CM 颗粒最大，密度最小，低于 0.95，血浆静置即可漂浮。VLDL 中含甘油三酯亦多，达 50%～70%，但其蛋白质含量约 10%，高于 CM，其密度近于 1.006。LDL 含胆固醇及胆固醇酯最多，为 40%～50%，其蛋白质含量为 20%～25%，密度在 1.006～1.063。HDL 含蛋白质最多，约 50%，其密度最高，颗粒最小。各种血浆脂蛋白具有相似的基本结构，疏水性较强的甘油三酯及胆固醇酯位于脂蛋白的内核，而具极性及非极性基团的载脂蛋白、磷脂及游离胆固醇以非极性的疏水基团与内部的疏水链相联系，覆盖于脂蛋白表面，其极性基团

朝外，呈球状。CM 及 VLDL 主要以甘油三酯为内核，LDL 及 HDL 主要以胆固醇酯为内核。

2. 脂蛋白的分类　各种脂蛋白因所含脂类及蛋白质量不同，其密度、颗粒大小、表面电荷、电泳行为及免疫性均有所不同。一般用电泳法及超速离心法可将血浆脂蛋白分为四类。

(1) 电泳法：电泳法主要根据不同脂蛋白的表面电荷不同，在电场中具有不同的迁移率，按其在电场中移动的快慢，将脂蛋白分为 α– 脂蛋白、前 β– 脂蛋白、β– 脂蛋白及 CM 四类。一般常用滤纸、醋酸纤维素膜、琼脂糖或聚丙烯酰胺凝胶作为电泳支持物。α– 脂蛋白泳动最快，相当于 α_1– 球蛋白的位置；前 β– 脂蛋白相当于 α_2– 球蛋白的位置；β– 脂蛋白相当于 β– 球蛋白的位置；CM 则留在原点不动。电泳时 Lp（a）处于前 β、β 区带之间的位置。

(2) 超速离心法：由于各种脂蛋白含脂类及蛋白质量各不相同，因而其密度亦各不相同。血浆在一定密度的盐溶液中进行超速离心时，其所含脂蛋白即因密度不同而漂浮或沉降，按密度由小到大依次为 CM、VLDL、LDL 和 HDL。分别相当于电泳分离的 CM、前 β– 脂蛋白、β– 脂蛋白及 α– 脂蛋白等四类。除上述四类脂蛋白外，还有 IDL，它是 VLDL 在血浆中的代谢物，其组成及密度介于 VLDL 及 LDL 之间。

3. 理化性质和生理功能　各种脂蛋白四类成分的构成及其比例不同，因而其理化性质、生理功能也各有差异（表 2–2）。

4. 载脂蛋白的生理功能　脂蛋白中与脂类结合的蛋白质称为载脂蛋白，载脂蛋白在肝脏和小肠黏膜细胞中合成。目前已发现了 20 余种载脂蛋白，结构与功能研究比较清楚的有 ApoA、ApoB、ApoC、ApoD 与 ApoE 五类。每一类脂蛋白又可分为不同的亚类，如 ApoB 分为 B100 和 B48；ApoC 分为 C I 、C II 、C III 等。载脂蛋白在分子结构上具有一定特点，往往含有较多的双性 α 螺旋结构，表现出两亲性，分子的一侧极性较高可与水溶剂及磷脂或胆固醇极性区结合，构成脂蛋白的亲水面，分子的另一侧极性较低可与非极性的脂类结合，构成脂蛋白的疏水核心区。载脂蛋白的主要功能是稳定血浆脂蛋白结构，结合和转运脂质。除此以外有些脂蛋白还可作为酶的激活剂，如 ApoA I 激活卵磷脂 – 胆固醇酰基转移酶（lecithin-cholesterol acyltransferase，LCAT），

表 2-2　四类脂蛋白的理化性质和生理功能

分类	密度法	CM	VLDL	LDL	HDL
性质	电泳法	乳糜微粒	前 β- 脂蛋白	β- 脂蛋白	α- 脂蛋白
	密度	<0.95	0.95～1.006	1.006～1.063	1.063～1.210
	Sf 值	>400	20～400	0～20	沉降
	电泳位置	原点	$α_2$- 球蛋白	β- 球蛋白	$α_1$- 球蛋白
	颗粒直径（nm）	80～500	25～80	20～25	5～17
	蛋白质	0.5～2	5～10	20～25	50
	脂类	98～99	90～95	75～80	50
主要脂质		甘油三酯	甘油三酯	胆固醇酯	胆固醇酯
主要载脂蛋白		ApoB48、ApoC	ApoB100、ApoC、ApoE	ApoB100	ApoA、ApoC
合成部位		小肠黏膜细胞	肝细胞	血浆	肝、肠、血浆
功能		转运外源性甘油三酯及胆固醇	转运内源性甘油三酯及胆固醇	转运内源性胆固醇	逆向转运胆固醇

ApoC II 可激活脂蛋白脂肪酶（lipoprotein lipase，LPL）。有些脂蛋白也可作为细胞膜受体的配体，如 ApoB48，ApoE 参与肝细胞对 CM 的识别，ApoB100 可被各种组织细胞表面 LDL 受体所识别等。

（二）脂蛋白的代谢

人体脂蛋白有两条代谢途径，外源性代谢途径指饮食摄入的胆固醇和甘油三酯在小肠中合成 CM 及其代谢过程；内源性代谢途径是指肝脏合成的 VLDL 转变为 IDL 和 LDL，以及 LDL 被肝脏或其他脏器代谢的过程。此外，还有胆固醇逆向转运途径，即 HDL 的代谢。

1. CM　CM 是运输外源性甘油三酯及胆固醇的主要形式。脂肪消化吸收时，小肠黏膜细胞再合成的甘油三酯，连同合成及吸收的磷脂及胆固醇，加上 ApoB48、ApoA I 、ApoA IV、ApoA II 等形成新生的 CM。新生 CM 经淋巴管进入血液，从 HDL 获得 ApoC、ApoE，并将部分 ApoA I 、ApoA IV、ApoA II 转移给 HDL，形成成熟的 CM。新生 CM 获得 ApoC 后，其中的 ApoC II 激活肌肉、心及脂肪等组织毛细血管内皮细胞表面的脂蛋白脂肪酶，LPL 使 CM 中的甘油三酯及磷脂逐步水解，产生甘油、脂酸及溶血磷脂等。ApoC II 是 LPL 不可缺少的激活剂。无 ApoC II 时，LPL 活性甚低，加入 ApoC II 后，其活性可增加 10～50 倍。在 LPL 的反复作用下，CM

内核的甘油三酯 90% 以上被水解，释出的脂酸为心、肌肉、脂肪组织及肝组织所摄取利用，同时其表面的 ApoA I 、ApoA IV、ApoA II 、ApoC 等连同表面的磷脂及胆固醇离开 CM 颗粒，形成新生的 HDL；CM 颗粒逐步变小，最后转变成为富含胆固醇酯、ApoB48 及 ApoE 的 CM 残粒，后者为肝细胞膜 LDL 受体相关蛋白（LDL receptor related protein，LRP）结合并被肝细胞摄取代谢。正常人 CM 在血浆中代谢迅速，半衰期为 5～15min，因此空腹 12～14h 后血浆中不含 CM。

2. VLDL　VLDL 是运输内源性甘油三酯的主要形式。肝细胞除了以葡萄糖为原料合成甘油三酯，也可利用食物及脂肪组织动员的脂酸合成脂肪，再加上 ApoB100、ApoE 及磷脂、胆固醇等即形成 VLDL。此外，小肠黏膜亦可合成少量 VLDL。VLDL 分泌入血后，从 HDL 获得 ApoC，其中的 ApoC II 激活肝外组织毛细血管内皮细胞表面的 LPL。和 CM 一样，VLDL 的甘油三酯在 LPL 作用下，逐步水解，同时其表面的 ApoC、磷脂及胆固醇向 HDL 转移，而 HDL 的胆固醇酯又转移到 VLDL。VLDL 本身颗粒逐渐变小，其密度逐渐增加，ApoB100、ApoE 的含量相对增加，转变为 IDL。IDL 中胆固醇及甘油三酯含量大致相等，载脂蛋白则主要是 ApoB100、ApoE。肝细胞膜 LRP 可与 IDL 结合，因此部分 IDL 为肝细胞摄取代谢。未被肝细胞摄取的 IDL 甘油三酯被 LPL 及肝脂肪酶（hepatic lipase，HL）进一步水解，最后只剩下胆固醇酯，同时其表面的 ApoE 转移至 HDL，仅剩下 ApoB100，IDL 即转变为 LDL。VLDL 在血中的半衰期为 6～12h。

3. LDL　血浆中的 LDL 是由 VLDL 转变而来，它是转运肝合成的内源性胆固醇的主要形式。肝是降解 LDL 的主要器官，约 50% 的 LDL 在肝降解，肾上腺皮质、卵巢、睾丸等组织摄取及降解 LDL 的能力亦较强。LDL 受体广泛分布于肝、动脉壁细胞等全身各组织的细胞膜表面，能特异识别与结合含 ApoE 或 ApoB100 的脂蛋白，故又称 ApoB、ApoE 受体。当血浆中的 LDL 与 LDL 受体结合后，则受体聚集成簇，内吞入细胞与溶酶体融合。在溶酶体中蛋白水解酶作用下，LDL 中的 ApoB100 水解为氨基酸，其中的胆固醇酯被胆固醇酯酶水解为游离胆固醇及脂酸。游离胆固醇为细胞膜摄取，可用以构成细胞膜的重要成分，在肾上腺、卵巢及睾丸等细胞中则用以合成类固醇激素。游离胆固醇在调节细胞胆固醇代谢上具有重要作用：抑制 HMG-CoA 还原酶，从而抑制细胞本身胆固醇的合成；阻抑细胞 LDL 受体蛋白质的合成，减少细胞对 LDL 的进一步摄取；激活 ACAT 的活性，使游离胆固醇酯化成胆固醇酯在胞液中储存。血浆中 LDL 与细胞 LDL 受体结合后的一系列过程称为 LDL 受体代谢途径。LDL 除经 LDL 受体代谢途径外，血浆中的 LDL 还可被修饰，修饰的 LDL，如氧化 LDL（oxidized low-density lipoprotein，oxLDL）可被清除细胞即单核巨噬细胞系统中的巨噬细胞及血管内皮细胞清除。这两类细胞表面具有清道夫受体（scavenger receptor，SR），可与修饰 LDL 结合而摄取清除血浆中的修饰 LDL。正常人血浆 LDL 每天降解量占总量的 45%，其中 2/3 由 LDL 受体途径降解，1/3 由清除细胞清除。LDL 在血浆中的半衰期为 2～4 天。

4. HDL　HDL 主要由肝合成，小肠亦可合成部分。此外，当 CM 及 VLDL 中的甘油三酯水解时，其表面的 ApoA I、ApoA IV、ApoA II、ApoC 及磷脂、胆固醇等脱离 CM、VLDL 亦可形成新生 HDL。HDL 的主要功能是参与胆固醇的逆向转运（reverse cholesterol transport，RCT），即将肝外组织细胞内的胆固醇，通过血液循环转运到肝，在肝转化为胆汁酸后排出体外。

RCT 的第一步是胆固醇自肝外细胞（包括动脉平滑肌细胞及巨噬细胞等）移出，HDL 是胆固醇从细胞内移出不可缺少的接受体。

RCT 的第二步是 HDL 载运胆固醇的酯化，以及胆固醇酯的转运。刚从肝或小肠分泌出来的 HDL 或 CM 水解时形成的 HDL 为新生 HDL，进入血液后，在血浆 LCAT 的作用下，HDL 表面卵磷脂的 2 位酯酰基转移至胆固醇 3 位羟基生成溶血卵磷脂及胆固醇酯。HDL 表面的 ApoA I 是 LCAT 的激活剂。在 LCAT 的作用下生成的胆固醇酯转运入 HDL 的核心，新生 HDL 的游离胆固醇在 LCAT 的反复作用下，生成的胆固醇酯增多，进入 HDL 内核的胆固醇酯逐渐增多，使脂双层的盘状 HDL 被逐步膨胀为单脂层的球状 HDL，同时其表面的 ApoC、ApoE 又转移到 CM、VLDL 上，最后新生 HDL 转变为成熟 HDL。

RCT 的第三步是胆固醇酯的转运。血浆中 CETP 能迅速将 CE 由 HDL 转移至 VLDL，后者随即转变成 LDL，并可促进甘油三酯由 VLDL 转移至 HDL。血浆中的 ApoD 也是一种转脂蛋白，具有将 CE 由 HDL 表面转移到 HDL 内核的作用。血浆还存在磷脂转运蛋白（phospholipid transfer protein，PLTP），促进磷脂由 HDL 向 VLDL 转移。HDL 在血浆 LCAT、ApoA、ApoD 及 CETP、PLTP 的共同作用下，使 HDL 中由肝外细胞接受的游离胆固醇不断被酯化，酯化的胆固醇约 80% 转移至 VLDL 和 LDL，20% 进入 HDL 内核，同时 HDL 表面的 ApoE、ApoC 转移到 VLDL，而甘油三酯又由 VLDL 转移至 HDL，结果使 HDL 脂双层圆盘状逐步膨胀为脂单层球状而成为成熟 HDL。HDL 分子内核的 CE 及甘油三酯逐渐增加，其颗粒逐步增大而其密度则逐步降低。

RCT 的最终步骤是胆固醇的清除。肝脏是机体清除胆固醇的主要器官。血浆中的 CE90% 以上来自 HDL，其中约 70% 的 CE 在 CETP 作用下由 HDL 转移至 VLDL、LDL 后由肝 LDL 受体结合摄取清除，20% 则通过肝脏的 HDL 受体清除，10% 由特异的 ApoE 受体清除。被肝摄取的胆固醇可用以合成胆汁酸或直接通过胆汁排出体外。HDL 在血浆中的半衰期为 3～5 天。机体可通过胆固醇的逆向转运将外周组织中衰老细胞膜中的胆固醇转运至肝代谢并排出体外。

（三）高脂血症的类型

1. 高脂血症定义　血脂高于正常人上限即为高脂血症。由于血脂在血中以脂蛋白形式运输，实际上高脂血症也可以认为是高脂蛋白血症。正常人上限标准因地区、膳食、年龄、劳动状况、职业及测定方法不同而有差异。一般以成人空腹12～14h血甘油三酯超过2.26mmol/L（200mg/dl），胆固醇超过6.22mmol/L（240mg/dl）为高脂血症标准。2007年，我国正式制订和发表了《中国成人血脂异常防治指南》，基于我国近年大样本的流行病学调查资料，提出了适合我国人群的血脂水平（表2-3）。

2. 高脂血症的分布人群　大量的流行病学调查结果显示，成人血脂水平随年龄、性别不同而有变化，甘油三酯在成年期呈持续上升趋势，男性在50—60岁时开始下降，女性则在70岁以后方见下降。总胆固醇（total cholesterol，TC）水平常随年龄上升而增高，70岁后不再上升或有所下降，中青年女性低于男性，女性绝经后TC水平较同年龄男性高。低密度脂蛋白胆固醇（low-density lipoprotein cholesterol，LDL-C）儿童时期男女都较低，随后随年龄逐渐升高，但女性上升的幅度小于男性，绝经后女性LDL-C水平明显上升并超过男性。高密度脂蛋白胆固醇（high-density lipoprotein-cholesterol，HDL-C）儿童时期通常较高，进入青春期后，男性水平开始下降，并持续低于女性，女性在60—70岁以后稍见下降，但其平均水平持续高于男性。关于小儿高脂血症的诊断标准，目前国际尚无统一的方法。1992年美国国家胆固醇教育计划（National Cholesterol Education Program，NCEP）专家委员会制订的儿童高脂血症诊断标准可供参考（表2-4）。

2006年，中国儿童青少年血脂防治专家共识提出我国2岁以上小儿高脂血症诊断标准（表2-5）。

3. 高脂血症类型　1970年，WHO建议，将高脂蛋白血症分为六型，本分类法不涉及病因，称为表型分类（表2-6）。

临床上也可简单地将高脂血症分为高胆固醇血症、高甘油三酯血症、混合性高脂血症和低高密度脂蛋白胆固醇血症（表2-7）。

表2-3　血脂水平分层标准［mmol/L(mg/dl)］

	TC	LDL-C	HDL-C	甘油三酯
合适范围	<5.18（200）	<3.37（130）	≥1.04（40）	<1.70（150）
边缘升高	5.18～6.19（200～239）	3.37～4.12（130～159）		1.70～2.25（150～199）
升高	≥6.22（240）	≥4.14（160）	≥1.55（60）	≥2.26（200）
降低			<1.04（40）	

TC.总胆固醇；LDL-C.低密度脂蛋白胆固醇；HDL-C.高密度脂蛋白胆固醇

表2-4　儿童高脂血症诊断标准（NCEP）［mmol/L(mg/dl)］

	TC	LDL-C
理想水平	<4.42（170）	<2.86（110）
临界高值	4.42～5.17（170～199）	2.86～3.37（110～129）
高脂血症	≥5.18（200）	≥3.38（130）

TC.总胆固醇；LDL-C.低密度脂蛋白胆固醇

表 2–5　中国 2 岁以上小儿高脂血症诊断标准［mmol/L(mg/dl)］

	TC	LDL-C	甘油三酯	HDL-C
理想水平	<4.42（170）	<2.86（110）		
临界高值	4.42~5.17（170~199）	2.86~3.37（110~129）		
高脂血症	≥5.18（200）	≥3.38（130）	≥1.70（150）	
低 HDL–C 血症				≤1.04（40）

TC. 总胆固醇；LDL-C. 低密度脂蛋白胆固醇；HDL-C. 高密度脂蛋白胆固醇

表 2–6　高脂蛋白血症表型分类

分　型	血浆脂蛋白变化	血脂变化	
		甘油三酯	TC
Ⅰ 型	CM 增加	↑↑↑	↑
Ⅱ a 型	LDL 增加		↑↑
Ⅱ b 型	LDL 和 VLDL 同时增加	↑↑	↑↑
Ⅲ 型	IDL 增加	↑↑	↑↑
Ⅳ 型	VLDL 增加	↑↑	↑
Ⅴ 型	VLDL 和 CM 同时增加	↑↑↑	↑

CM. 乳糜微粒；LDL. 低密度脂蛋白；VLDL. 极低密度脂蛋白；IDL. 中密度脂蛋白；TC. 总胆固醇

表 2–7　血脂异常的临床分型

分　型	TC	甘油三酯	HDL-C	相当于 WHO 表型
高胆固醇血症	↑↑			Ⅱ a
高甘油三酯血症		↑↑		Ⅳ（Ⅰ）
混合性高脂血症	↑↑	↑↑		Ⅱ b（Ⅲ、Ⅳ、Ⅴ）
低高密度脂蛋白胆固醇血症			↓	

TC. 总胆固醇；HDL-C. 高密度脂蛋白胆固醇；WHO. 世界卫生组织

（邓大同　左春林　王佑民）

参考文献

[1] 贾弘禔 . 生物化学 [M]. 北京：人民卫生出版社，2006.

[2] 陈灏珠，林果为 . 实用内科学 [M]. 13 版 . 北京：人民卫生出版社，2009.

[3] 陈家伦 . 临床内分泌学 [M]. 上海：上海科学技术出版社，2011.

[4] 中国成人血脂异常防治指南制订联合委员会 . 中国成人血脂异常防治指南 [J]. 中华心血管病杂志，2007, 35(5): 390-413.

[5] National Cholesterol Education Program.Report of the expert panel on blood cholesterol levels in children and adolescent[J]. Pediatrics, 1992, 89(3): 525-584.

[6] 赵水平 . 血脂异常 [M]. 上海：上海交通大学出版社，2009.

[7] 查锡良 . 生物化学 [M]. 7 版 . 北京：人民卫生出版社，2008.

下　篇
常见内分泌疾病与脂代谢异常

第3章 垂体疾病与脂代谢异常

一、垂体的内分泌功能

（一）垂体的解剖

垂体位于颅中窝、蝶骨体上面的垂体窝内，借漏斗连于下丘脑，呈椭圆形，外包坚韧的硬脑膜。成人垂体大小约为 1cm×1.5cm×0.5cm，重 0.5～0.6g，女性妊娠期可稍大。脑垂体是人体最重要、最复杂的内分泌腺，根据发生和结构特点，垂体可分为腺垂体和神经垂体两大部分。位于前方的腺垂体来自胚胎口凹顶的上皮囊（Rathke 囊），位于后方的神经垂体较小，由第三脑室底向下突出形成。鞍隔中央有一大小不等的小孔，通常为 2～3mm，垂体柄经此孔与下丘脑相连。环绕垂体柄的蛛网膜大多不进入鞍内。

垂体前叶是以远侧部为主，还包括极小结节部。它分泌的激素可分四类：①促激素，即各种促进其他内分泌腺分泌活动的激素，包括 ACTH、TSH、促性腺激素等；② GH，主要是促进骨和软组织的生长；③ PRL，使已发育而具备泌乳条件的乳腺（分娩后）分泌乳汁；④黑素细胞刺激素，使皮肤黑素细胞合成黑色素。

通常认为神经垂体，包括正中隆起、漏斗茎和垂体后叶，由间脑底部向下发展而成。漏斗自视交叉与乳头体之间的灰结节下伸，逐渐变细，延续为漏斗茎，同结合部合为垂体柄。神经垂体由神经胶质细胞和神经纤维组成，无分泌功能，由下丘脑视上核和室旁核团神经细胞所分泌的抗利尿激素（内含血管加压素和催产素两种激素成分），沿下丘脑垂体束，以颗粒的形式伴它们各自的神经激素输送至神经垂体，并被贮储。

垂体侧壁至颈内动脉海绵窦段距离为 1～3mm，海绵窦内的静脉窦常呈大小程度不同的长入蝶鞍。两侧海绵窦互以两横吻合窦（海绵窦前后间窦）相联系。约 14% 的颈内动脉海绵窦段偏于内侧。垂体侧壁多数尚有菲薄的骨质，在多数情况下，垂体与海绵窦之间应有完整的硬膜间隔。

垂体及蝶鞍上方 10mm 为视交叉。视交叉位于鞍隔上方的占 70%（正常位置），位于鞍隔前上方的占 15%（前置型），位于鞍隔后上方的占 15%（后置型）。前置视交叉和鞍结节之间的空间极小，通常小于 3mm。

垂体所处的蝶鞍大小不等，其前后径为 7～16mm，深径 7～14mm，宽径 8～23mm。蝶鞍前方为鞍结节，后方为鞍背及向上伸展之后床突。蝶鞍前下方蝶窦的气化可分为蝶鞍型（86%）、鞍前型（11%）和甲介型（3%）。蝶鞍型蝶窦气化最完全；鞍前型蝶窦气化不超过蝶骨鞍结节的垂直水平，蝶鞍底壁不突入蝶窦内；甲介型蝶窦气化多见于儿童，系气化尚未完成。蝶窦内多数有骨性分隔，少部分人无骨性分隔，分隔多为纵型或不规则型，有时可有多个分隔，位于正中的分隔较少。

（二）垂体的病理

垂体按其胚胎发育和功能、形态的不同，分为腺垂体和神经垂体两部分。腺垂体来自胚胎口凹的外胚层上皮，是由 6 种腺细胞组成的上皮细胞。神经垂体来自间脑底部的漏斗，主要由下丘脑 - 垂体束的无髓神经纤维和神经胶质细胞分化而成的神经垂体细胞组成。

远侧部的腺细胞排列成团索状，少数围成小滤泡，细胞间具有丰富的窦状毛细血管和少量结缔组织。在 HE 染色切片中，依据腺细胞着色的差异，可将其分为嗜色细胞和嫌色细胞两大类。嗜色细胞又分为嗜酸性细胞和嗜碱性细胞两种。

嗜酸性细胞：数量较多，呈圆形或椭圆形，直径 14～19μm 胞质内含嗜酸性颗粒，一般较嗜碱性细胞的颗粒大。嗜酸性细胞分两种：生长激素细胞、催乳素细胞。生长激素细胞数量较多，电镜下见胞质内含大量电子密度高的分泌颗粒，直径 350～400nm。合成和释放的 GH 能促进体内多种代谢过程，尤能刺激骺软骨生长，使骨增长。在幼年时期，GH 分泌不足可致垂体侏儒症，分泌过多引起巨人症，成人则发生肢端肥大症。催乳素细胞在女性较多。在正常生理情况下，胞质内分泌颗粒的直径小于 200nm；而在妊娠和哺乳期，分泌颗粒的直径可增大至 600nm 以上，颗粒呈椭圆形或不规则形，细胞数量也增多并增大。此细胞分泌的 PRL 能促进乳腺发育和乳汁分泌。

嗜碱性细胞：数量较嗜酸性细胞少，呈椭圆形或多边形，直径 15～25μm，胞质内含嗜碱性颗粒。颗粒内含糖蛋白类激素，PAS 反应呈阳性，嗜碱性细胞分三种：促甲状腺激素细胞、促性腺激素细胞、促肾上腺皮质激素细胞。促甲状腺激素细胞呈多角形，颗粒较小，直径 100～150nm，分布在胞质边缘。分泌的 TSH 能促进甲状腺激素的合成和释放。促性腺激素细胞，细胞大，呈圆形或椭圆形，胞质内颗粒大小中等，直径 250～400nm。其分泌 FSH 和 LH。应用电镜免疫细胞化学技术，发现上述两种激素共同存在于同一细胞的分泌颗粒内。FSH 可促进女性卵泡的发育，刺激男性生精小管的支持细胞合成雄激素结合蛋白，以促进精子的发生。LH 促进女性排卵和黄体形成，刺激男性睾丸间质细胞分泌雄激素，故又称间质细胞刺激素（interstitial cell stimulating hormone，ICSH）。促肾上腺皮质激素细胞，呈多角形，胞质内的分泌颗粒大，直径 400～550nm。此细胞分泌 ACTH 和促脂解素（lipotrophic hormone，LPH）。前者促进肾上腺皮质分泌糖皮质激素，后者作用于脂肪细胞，使其产生脂肪酸。

嫌色细胞的细胞数量多，体积小，呈圆形或多角形，胞质少，着色浅，细胞界限不清楚。电镜下，部分嫌色细胞胞质内含少量分泌颗粒，因此认为这些细胞可能是脱颗粒的嗜色细胞，或是处于形成嗜色细胞的初期阶段。其余大多数嫌色细胞具有长的分支突起，突起伸入腺细胞之间起支持作用。

中间部只占垂体的 2% 左右，是一个退化的部位，由嫌色细胞和嗜碱性细胞组成，这些细胞的功能尚不明确。另外，还有一些由立方上皮细胞围成的大小不等的滤泡，泡腔内含有胶质。鱼类和两栖类中间部分能分泌 MSH，系吲哚胺类物质，可使皮肤黑素细胞的黑素颗粒向突起内扩散，体色变黑。

结节部包围着神经垂体的漏斗，在漏斗的前方较厚，后方较薄或缺如。此部含有很丰富的纵形毛细血管，腺细胞呈索状纵向排列于血管之间，细胞较小，主要是嫌色细胞，其间有少数嗜酸性和嗜碱性细胞。此处的嗜碱性细胞分泌促性腺激素（FSH 和 LH）。

（三）垂体的功能

垂体是人体最重要的内分泌腺，是利用激素调节身体健康平衡的总司令部，控制多种对代谢、生长、发育和生殖等有重要作用激素的分泌，包括腺垂体和神经垂体两大部分。

1. 腺垂体　腺垂体细胞分泌的激素主要有 7 种，它们分别为 GH、PRL、TSH、促性腺激素（LH 和 FSH）、ACTH 和黑素细胞刺激素。

(1) GH：含有 191 个氨基酸，分子量为 22000Da。生理作用是促进物质代谢与生长发育，对机体各个器官与各种组织均有影响，尤其是骨骼、肌肉及内脏器官的作用更为显著。

促进生长作用：机体生长受多种激素的影响，而 GH 是起关键作用的调节因素。GH 的促生长作用是由于它能促进骨、软骨、肌肉及其他组织细胞分裂增殖，蛋白质合成增加。实验研究证明，GH 主要诱导肝产生一种具有促生长作用的肽类物质，称为生长介素（somatomedin，SM），因其化学结构与胰岛素近似，又称为 IGF。目前已分离出两种生长介素，即 IGF-1 和 IGF-2，它们分子组成的氨基酸有 70% 是相同的。IGF-1 是含有 70 个氨基酸的多肽，GH 的促生长作用主要是通过 IGF-1 介导的。IGF-2 是含有 67 个氨基酸的多肽，它主要在胚胎期产生，对胎儿的生长起重要作用，IGF-2 比 IGF-1 的促生长作用更强。生长介素主要的作用是促进软骨生长，它除了可促进硫酸盐进入软髓组织外，还促进氨基酸进入软骨细胞，增强 DNA、RNA 和蛋白质的合成，促进软骨组织增殖与骨化，使长骨加长。血中的生长介素，绝大部分与生长介素结合蛋白结合，被运送到全身各处。除肝外，肌肉、肾、心与肺等组织也能产生生长介素，可能以旁分泌的方式，以局部起作用。

促进代谢作用：GH 可通过生长介素促进氨基酸进入细胞，加速蛋白质合成，包括软骨、骨、肌肉、皮肤、肝、肾、心、肺、肠、脑等组织的蛋白质合成增强；GH 促进脂肪分解，增强脂肪酸氧化，抑制外周组织摄取与利用葡萄糖，减少葡萄糖的消耗，提高血糖水平。

(2) PRL：含 199 个氨基酸并有 3 个二硫键的多肽，分子量为 22 000Da。主要生理作用是促进乳房发育成熟和乳汁分泌。

对乳腺的作用：PRL 引起并维持泌乳。在女性青春期乳腺的发育中，雌激素、孕激素、生长素、皮质醇、胰岛素、甲状腺激素和 PRL 起着重要的作用。在妊娠期，PRL、雌激素与孕激素分泌增多，使乳腺组织进一步发育，血中雌激素与孕激素浓度过高从而抑制 PRL 的泌乳作用，此时虽具备泌乳能力却不泌乳。分娩后，血中的雌激素和孕激素浓度大大降低，PRL 发挥始动和维持泌乳的作用。在妊娠期，PRL 的分泌显著增加，可能与雌激素刺激垂体催乳素细胞的分泌活动有关。女性授乳时，婴儿吸吮乳头反射性引起 PRL 大量分泌。

对性腺的作用：随着卵泡的发育成熟，卵泡内的 PRL 含量逐渐增加，并在次级卵泡发育成为排卵前卵泡的过程中，在颗粒细胞上出现 PRL 受体，它是在 FSH 的刺激下形成的。PRL 与其受体结合，可刺激 LH 受体生成，LH 与其受体结合后，促进排卵、黄体生成及孕激素与雌激素的分泌。

(3) TSH：为一种糖蛋白，含 211 个氨基酸，糖类约占整个分子的 15%。整个分子由 α 链与 β 链两条肽链组成。TSH 全面促进甲状腺的功能，稍早出现的是促进甲状腺激素的释放，稍晚出现的为促进 T_4、T_3 的合成，包括加强碘泵活性，增强过氧化物酶活性，促进 Tg 合成及酪氨酸碘化等各个环节。TSH 促进甲状腺上皮细胞的代谢及胞内核酸和蛋白质合成，使细胞呈高柱状增生，从而使腺体增大。

(4) 促性腺激素：促进性腺的生长发育，调节性激素的合成和分泌等。如垂体前叶分泌的 LH 和FSH，两者协同作用，刺激卵巢或睾丸中生殖细胞的发育及性激素的生成和分泌；人胎盘分泌的绒毛膜促性腺激素，可促进妊娠黄体分泌孕酮。

FSH：垂体前叶嗜碱性细胞分泌的一种激素，成分为糖蛋白，由 α 和 β 两个亚基肽链以共价键结合而成。促卵泡激素调控发育、生长、青春期性成熟、生殖相关的一系列生理过程。作用于卵巢，人 FSH 促进卵泡颗粒层细胞增生分化，促进整个卵巢长大。作用于睾丸曲细精管可促进精子形成。

LH：垂体前叶嗜碱性细胞所分泌的激素，成分为糖蛋白，分子量约 30 000Da，由 α 和 β 2 个亚基肽链以共价键结合而成。在有 FSH 存在下，与其协同作用，刺激卵巢雌激素分泌，使卵泡成熟与排卵，使破裂卵泡形成黄体并分泌雌激素和孕激素。刺激睾丸间质细胞发育并促进其分泌睾酮，故又称间质细胞促进素。

(5) ACTH：是由脑垂体前叶分泌的一种多肽类激素。主要作用于肾上腺皮质束状带，促进肾上腺皮质细胞增生，促进肾上腺皮质激素合成和释放。

(6) 黑素细胞刺激素：又称促黑激素，是垂体中叶产生的多肽激素，有 α、β 两种，均为直链多肽，α-MSH 是十三肽，β-MSH（牛）是十八肽，两者相同的七肽序列是 MSH 活性所必需的。能促进大量存在于皮肤的黑素细胞产生黑色素，使皮肤变黑。能游离脂肪组织的脂肪酸，改善人的视觉滞留，改变神经应激性，提高智力迟钝者的注意力和记忆力。

(7) β-LPH：是一种来源于 POMC 的激素。LPH 分为 β-LPH 和 γ-LPH。β-LPH 为 POMC 的 C 端片段，含 90 个氨基酸残基，在体内可作用于黑素细胞使之产生黑色素，也可促进脂分解。γ-LPH 则为 β-LPH 的 N 端片段，人类的 γ-LPH 含 56 个氨基酸残基。β-内啡肽为三十一肽，即 β-LPH 的羧端区顺序，具有吗啡样镇痛效应及影响情绪与运动的活性肽。

2. 神经垂体　下丘脑的视上核和室旁核制造的抗利尿激素和催产素，通过下丘脑与垂体之间的神经纤维被送到神经垂体贮存起来，当机体需要时就释放到血液中。

(1) 抗利尿激素：主要在视上核产生，文献中常称抗利尿激素为八肽，但它实则由 9 个氨基酸组成。这是因为其中两个半胱氨酸残基（第一和第六氨基酸残基）被当成一个胱氨酸计算的。抗利尿激素的生理作用是改变远曲小管和集合管上皮细胞对水的通透性，从而影响水的重吸收；增加髓襻升支粗段对 NaCl 的主动重吸收和内髓部集合管对尿素的通透性，使髓质组织间液溶质增加，渗透浓度提高，利于尿浓缩。

（2）催产素：在大脑下视丘室旁核与视上核神经元自然分泌，经下视丘脑下垂体路径神经纤维送到后叶分泌。

促进子宫肌收缩，有助于分娩：催产素可使细胞外 Ca^{2+} 进入子宫平滑肌细胞内，提高肌细胞内的 Ca^{2+} 浓度，可能通过钙调蛋白的作用，并在蛋白激酶的参与下，诱发肌细胞收缩。催产素对非孕子宫的作用较弱，而对妊娠子宫的作用较强。催产素虽然刺激子宫收缩，但它并不能发动分娩子宫进一步收缩。

对乳腺的作用：乳头含有丰富的感觉神经末梢，吸吮乳头的感觉信息经传入神经传至下丘脑，使分泌催产素的神经元发生兴奋，神经冲动经下丘脑 – 垂体束传送到神经垂体，使贮存的催产素释放入血，并作用于乳腺中的肌上皮细胞使之产生收缩，引起乳汁排出。催产素除引起乳汁排出外，还有维持哺乳期乳腺不致萎缩的作用。

哺乳期乳腺不断分泌乳汁，贮存于腺泡中，当腺泡周围具有收缩性的肌上皮细胞时，腺泡压力增高，使乳汁从腺泡经输乳管由乳头射出。射乳是一典型的神经内分泌反射。在射乳反射过程，血中抗利尿激素浓度毫无变化。在射乳反射的基础上，很容易建立条件反射，如母亲见到婴儿或听到其哭声均可引起条件反射性射乳。

（四）垂体的调控

脑垂体分为腺垂体和神经垂体两部分。

1. 腺垂体激素分泌的调节　腺垂体激素的分泌，受下丘脑调节，亦受外周靶腺激素的反馈调节。

（1）下丘脑对腺垂体激素分泌的调节：下丘脑是中枢神经系统的一部分，与中脑、边缘系统、右脑皮层等有密切联系。这样，中枢神经系统接受内外环境的刺激，通过下丘脑的调节性多肽，不仅能直接调节腺垂体的活动，而且也能间接调节靶腺的活动。下丘脑与腺垂体之间存在着一套特殊的血管系统，称垂体门脉系统。下丘脑合成的调节腺垂体功能的激素，就是通过垂体门脉系统运输到腺垂体的。下丘脑合成的这些激素其化学本质都属于多肽类，故称调节性多肽。下丘脑的调节性多肽有九种，其中化学结构已阐明的称为激素，未阐明的称为因子。它们能促进或抑制腺垂体激素分泌，促进的称为释放激素（因子），抑制的称为释放抑制激素（因子）。

（2）靶腺激素对下丘脑 – 腺垂体的反馈作用：靶腺是指接受腺垂体促激素作用的腺体，有甲状腺、肾上腺皮质、性腺等。它们所分泌的激素对下丘脑调节性多肽的分泌及对腺垂体促激素的分泌都有反馈作用。如靶腺激素在血中浓度升高时，对下丘脑分泌相应的释放激素和腺垂体分泌的促激素都有负反馈作用，使相应的释放激素和促激素分泌减少，从而使相应靶腺激素在血中浓度稳定于适宜水平。

2. 神经垂体激素分泌的调节

（1）抗利尿激素释放的调节：抗利尿激素是由下丘脑神经元合成，贮存于神经垂体内，由神经垂体释放入血的一种多肽类激素。

血浆晶体渗透压的改变：渗透压感受器位于下丘脑视上核及其周围区域。血浆晶体渗透压升高，对渗透压感受器的刺激加强，可使抗利尿激素释放增多，尿量减少，以保体内的水分。而大量饮水，必然造成血浆晶体渗透压降低，对渗透压感受器的刺激减弱，则抗利尿激素分泌减少，水的排出量增多，出现水利尿。

循环血量的改变：可以通过刺激心房和胸腔大静脉的容量感受器，反射性地影响抗利尿激素的释放。循环血量过多刺激容量感受器产生兴奋，兴奋沿迷走神经传入下丘脑，引起抗利尿激素分泌减少，产生利尿效应，排出多余的水分，使循环血量恢复正常。反之，如大量失血使循环血量减少时，对容量感受器的牵张刺激减弱，抗利尿激素释放增多，促进水的重吸收，以恢复循环血量。

此外，尚有其他因素可以影响抗利尿激素的合成和释放，如疼痛、情绪紧张时的尿量减少和冷刺激所引起的尿量增多等。

（2）催产素释放的调节：妊娠晚期的子宫、子宫颈和阴道受牵拉，哺乳时婴儿吸吮乳头的刺激，均能反射性促进催产素释放。而一些情绪反应，如害怕、焦急、疼痛则可抑制催产素的释放。

二、垂体激素与脂代谢

（一）GH 对脂代谢的影响及机制

GH 是由脑垂体前叶嗜酸性细胞分泌的一种蛋白质激素，由 191 个氨基酸残基组成。以前的研究表明，其生理功能主要促进物质代谢和生长发育。GH 的作用途径主要是诱导肝脏产生 IGF-1，IGF-1 是含 70 个氨基酸的多肽，GH 通过 IGF-1 促进氨基酸进入细胞，能加速蛋白质合成、刺激骨骼生长、抑制糖原消耗、加速脂肪吸收和利用、促进生长发育。现在的研究显示，GH 对血脂存在重要的影响，主要体现在对 TC 和 LDL-C 的影响上。

多数研究表明 GH 能够降低血中 TC、LDL-C 水平。de Boer 等发现，GH 缺乏患者血中 TC、LDL-C 和 ApoB 明显高于正常人。Li、Hassan 等采用 GH 替代治疗 GH 缺乏患者，能降低患者血中 TC 和 LDL-C。Ceda 等发现，男性与女性相比，IGFBP-3、HDL-C、ApoA I 水平明显减少，而 IGF-1、IGF-2 水平轻度减少。线性回归分析年龄与 IGF-1（r=-0.35，$P<0.001$）、IGF-2（r=0.40，$P<0.001$）、IGFBP-3（r=-0.52，$P<0.001$）水平、体重指数（body mass index，BMI）及血脂水平呈负相关。变量回归分析 IGF-1、IGFBP-3 与 HDL-C、ApoA I 呈正相关，调整年龄与 BMI 后的部分相关分析显示，IGFBP-3、IGF-2 仍与 HDL-C、ApoA I 呈显著正相关，而且 IGF-1、IGF-2 和 IGFBP-3 有相关性。

在动物实验中，我们观察到注射 GH 以后可使安静组血清 TC、HDL-C、LDL-C 明显升高（$P<0.05$），甘油三酯具有升高趋势（$P>0.05$）；运动组血清 TC 和 LDL-C 明显增加（$P<0.05$），甘油三酯水平明显降低（$P<0.01$），提示注射 GH 4 周可诱导安静及运动大鼠出现血脂改变。给成年鼠以 GH(5μg/h) 输注 7 天后，能使 14C 油酸转变成甘油三酯的掺入率明显增加，提示 GH 可能是肝脂肪代谢的重要调节因子。

GH 可以促进脂肪分解，增加未酯化脂肪酸和甘油三酯，减少总胆固醇（total cholesterol，TC）和 LDL-C，同时可短期增加脂蛋白。GH 发挥功能作用主要经由两个途径，分别为：①诱导肝细胞、肌细胞产生 GH 介质再经由 SM 间接起作用；②直接作用于靶细胞产生生理效应。无论哪一种途径，GH 都需要首先同细胞表面特异性受体结合，再由受体介导，激发一系列生化事件并最终产生生物学效应。这可能是 GH 调节血脂的最基本的基础。GH 在调节血脂的过程当中与其促进肝脏 LDL-C 受体 mRNA 表达上调有关，在使用 GH 干预后，增加肝脏 LDL 受体 mRNA 表达，从而提高肝脏摄取 LDL 的能力，加速血脂代谢，达到降低血脂的作用，继而起到防止动脉粥样硬化及脂肪肝的作用。

（二）PRL 对脂代谢的影响及机制

PRL 由垂体前叶的催乳素细胞合成和分泌。其合成与分泌受下丘脑多巴胺能途径的调节，多巴胺作用于催乳素细胞表面的多巴胺 D_2 受体，抑制 PRL 的生成与分泌。PRL 可影响性腺功能：男性，PRL 可增强睾丸间质细胞合成睾酮，在存在睾酮的情况下，催乳素可促进前列腺及精囊生长，但慢性高催乳素血症却可导致性功能低下、精子发生减少，出现阳痿和男性不育；女性，卵泡发育过程中卵泡液中 PRL 水平变化明显，但高催乳素血症不仅对下丘脑 GnRH 及垂体 FSH、LH 的脉冲式分泌有抑制作用，而且可直接抑制卵巢合成孕酮及雌激素，导致卵泡发育及排卵障碍。这些激素的改变同样会影响血脂水平的变化，当性激素水平逐渐降低，LH 和 FSH 升高时，血脂水平逐渐升高。

（三）ACTH 对脂代谢的影响及机制

ACTH 是垂体前叶分泌的一种激素，是 39 个氨基酸组成的单链多肽，分子量为 4500Da。ACTH 能刺激肾上腺皮质产生糖皮质激素，因此，以前认为 ACTH 主要是通过刺激糖皮质激素的合成来调节脂质代谢，特别是一些类固醇激素的动态平衡。但一些短期和长期的研究表明应用 ACTH 治疗后，ApoB 可降低 10%～47%；相反，应用合成的皮质类固醇地塞米松治疗，对这些含有 ApoB 的脂质和脂蛋白（VLDL、IDL 及 LDL）却没有明显的影响。因此，ACTH 的降脂效应可能是 ACTH 的直接作用，而不依赖于皮质类固醇。在 HepG2 细胞中，ACTH 能选择性地下调 ApoB mRNA 的表达及 ApoB 的分泌，并具剂量依赖效应，提示 ACTH 对血脂是直接影响脂蛋白产物。

ACTH 包括大片段 ACTH（ACTH1-39 及 ACTH1-24）和小片段 ACTH（主要是 ACTH4-10）。动物实验中可观察到 ACTH1-24 及 ACTH4-10 对饲喂高脂饮食导致的高脂血症兔血脂的影响，发现 ACTH1-24 持续作用 7 天后，兔血清 TC、HDL 和 LDL 水平下降，分别降低约 9.0%、43.7% 和 6.3%，而血清甘油三酯水平则上升约 7.6 倍，其中 HDL 和甘油三酯有统计学意义（$P<0.01$ 和 $P<0.001$）。而 ACTH4-10 持续作用于高脂血症兔模型 7 天后，兔血脂变化无统计学差异（$P>0.05$）。

ACTH 介导的含 ApoB 脂蛋白的减少可能存在三种机制：① ACTH 可以降低脂肪餐后升高的肠源性 ApoB（ApoB48）水平，从而导致了含 ApoB 脂蛋白的减少；② ACTH 可能直接作用于肝内黑素皮质素受体（melonocortin receptor，MCR）或其他 ACTH 的特异性配体，从而进一步调节肝脏载脂蛋白和（或）脂蛋白代谢；③ ACTH 使 ApoE 浓度增加，ApoE 是一种可以增加脂蛋白微粒与脂蛋白受体之间亲和力的载脂蛋白，从而增强了脂蛋白的清除。

（四）TSH 对脂代谢的影响及机制

TSH 是一种由两条多肽链 α 亚基和 β 亚基组成的糖蛋白，含 211 个氨基酸，分子量约 28 000Da，糖类约占整个分子的 15%。传统观点认为，TSH 可以促进甲状腺激素（T_4、T_3）的释放及合成，包括加强细胞钠碘转运体活性，增强过氧化物酶活性，促进 Tg 合成及酪氨酸碘化等各个环节。现在的研究发现，TSH 与肝细胞膜表面的 TSHR 结合，激活 G 蛋白信号系统，进而促进肝脏 HMG-CoA 还原酶表达上调，使肝脏合成胆固醇增加，引起血清胆固醇水平升高。

大规模人群研究显示，亚临床性甲状腺功能减退症患者血甘油三酯水平较甲状腺功能正常者明显升高，血 TSH 水平升高常伴有甘油三酯升高。RegmiA 等研究发现，与甲状腺功能正常者相比，甲状腺功能减退患者血清甘油三酯水平升高 20%～25%。Wang 等通过 3664 例人群的回顾性调查发现，血 TSH 与甘油三酯水平呈显著正相关。

高聆等的实验结果表明，小鼠敲除并补充外源性 T_4 后，其体重和发育等都与正常小鼠没有明显差别，但肝脏甘油三酯含量、高脂饮食诱导的脂肪肝发生、血清甘油三酯含量都明显低于同窝对照野生型小鼠。该研究进一步以 TSH 分别处理野生型对照小鼠及 Zyr$^{-/-}$ 小鼠的肝脏原代细胞。研究发现，TSH 能显著增加野生型小鼠原代细胞中 PPARou SREBP-1c 和其下游基因的表达水平，这与体内实验相吻合，同时 TSH 能增加野生型小鼠原代细胞甘油三酯含量。相反，TAr$^{-/-}$ 小鼠原代细胞中 TSH 对各个基因的表达并没有影响。以上研究结果表明，TSH 可以在肝细胞通过 TSHR 发挥生理作用，诱导甘油三酯的合成，TSHR 在此过程中发挥了不可缺少的作用。

在 TMr$^{-/-}$ 小鼠和 TSH 处理的 HepG2 细胞中，SREBP-1c 的 mRNA、前体蛋白和成熟体蛋白量都发生了变化，表明 TSH 可能在通过转录、翻译、剪切入核三个水平调节 SREBP-1c 的活性。Tshr$^{-/-}$ 小鼠

和 TSH 处理的 HepG2 细胞 SREBP-1c mRNA 水平都有明显变化，而 SREBP-1a 的水平没有变化；引入了 DN-SRBEP-1c 质粒减少 SREBP-1c 表达后，TSH 诱导的甘油三酯合成作用明显减弱；n-SREBP-1c 蛋白通过直接与其所调控的下游生脂基因（ACC1、FASN、SCD1、GPAT）相结合，促进其转录，在 rWr$^{-/-}$ 小鼠和 TSH 处理的 HepG2 细胞进一步检测这些下游分子的表达都有明显变化。因此，SREBP-1c，而不是 SREBP-1a 在 TSH 调节甘油三酯过程中发挥了核心作用。

（五）LH、FSH 对脂代谢的影响及机制

女性进入绝经期后，由于卵巢功能的自然衰退，机体各方面的生理功能也随之发生很大的变化。在女性进入更年期阶段以后，随着年龄的增加，LH 和促卵泡生成素则呈先逐渐升高然后逐渐降低的趋势，性激素水平则逐渐降低，血脂水平逐渐升高。

（六）促脂解素对脂代谢的影响及机制

β 促脂解素（β-LPH）和 ACTH 在垂体合成黑皮素原时同时产生和分泌。在禁食短于 4 天时，垂体前叶分泌 ACTH 增多以维持血中皮质醇的浓度，通过交感神经系统，与胰腺激素、儿茶酚胺共同作用，参与脂肪分解，脂肪动员为脂肪酸，血糖及蛋白质利用增加，维持能量平衡。在长期禁食期间，脂肪分解为 FFA 作为供能的主要方式，而葡萄糖和氨基酸的供能作用减少。在长期禁食时，代谢的控制需要 ACTH 及脂肪动员的激素（如 β-LPH）共同参与。

（七）黑素细胞刺激素对脂代谢的影响及机制

下丘脑神经元释放特殊的神经肽以调节摄食等行为。AgRP 增加摄食而 POMC 进一步合成分泌 α-MSH 以调节摄食及能量消耗。已有研究表明，神经内分泌系统能够直接调节脂肪组织的脂代谢。其中最主要的是下丘脑促黑素（melanocortin，MC）系统，MC 系统由受体拮抗剂 AgRP、神经肽受体激动剂 α-MSH 及 MC3/4R 组成。MC 系统是中枢神经系统控制代谢平衡的最关键系统之一。内源性信号分子，如胰岛素、瘦素、食欲刺激素作用于外周能量的储存，并直接作用于中枢 MC 系统。瘦素激活 MC3/4R 进而介导 POMC 分泌并合成 α-MSH，导致负能量平衡，介导白色脂肪组织的脂解过程。相反，

食欲刺激素刺激 AgRP 产生并阻止中枢 MCR 活动，进而导致正能量平衡及外周组织的脂质合成。

三、生长激素瘤与脂代谢异常

垂体生长激素瘤是有激素分泌功能垂体瘤中较常见的一种，在人体骨髓愈合前表现为生长过快，呈现巨人症；骨髓愈合后，则表现为肢端肥大症。此病除因血中 GH 水平升高引起的临床表现外，还可以引起脂代谢异常。

Heaney 等报道 TZD（罗格列酮、曲格列酮）激活 PPARγ 后可诱导 GH_3、αT_3、$L\beta T_2$ 肿瘤细胞周期发生改变，表现 $G_{0\sim1}$ 期细胞增加，而 S 期细胞减少，伴随凋亡抑制基因 *Bcl-2* 表达水平的降低；同时凋亡促进基因 *Bax*、*Caspase-3* 表达水平上调，与对照组相比，瘤细胞 PRb 蛋白、PCNA、PTTG 表达也明显减少，体外培养活化 PPARγ 后都可明显抑制瘤细胞的生长和 GH、PRL、LH 的分泌，并且成剂量依赖性。Bogaz 等报道，激活 PPARγ 蛋白后凋亡促进基因 *TNF* 相关凋亡诱导配体表达水平上调，而凋亡促进基因 *Bax* 表达则无影响，激活 PPARγ 后促使 PPAR 与 RXR 在胞内形成异二聚体结合 GH 启动子，并抑制其活性减少 GH 的 mRNA 水平，从而抑制瘤细胞的 GH 的分泌，可见 PPARγ 的配体可激活 PPARγ 蛋白。PPARγ 通过调节相关基因的表达，在脂肪形成、糖、脂、能量代谢，以及在免疫系统中发挥重要的调节作用。在垂体腺瘤中 PPARγ 表达明显高于正常垂体组织。因此，生长激素瘤可影响血脂水平。

四、生长激素分泌缺乏与脂代谢异常

在 GH 缺乏的患者中，血脂水平明显升高，其心血管危险因素也比正常人增多。文献报道特发性 GH 缺乏患者，其高胆固醇血症和高甘油三酯血症的发生率分别为 2.9%～50% 和 21%～42%，说明这些患者存在着程度不同的脂质代谢异常。de Boer 等发现，GH 缺乏患者血中 TC、LDL-C 和 ApoB 明显高于正常人。Ceda 等观察到，男性与女性相比，其 IGFBP-3、HDL-C、ApoA I 水平明显减少，而 IGF-1、IGF-2 水平轻度减少。线性回归分析年龄与 IGF-1（$r = -0.35$，$P < 0.001$）、IGF-2（$r = 0.40$，$P < 0.001$）、IGFBP-3（$r = -0.52$，$P < 0.001$）水平、BMI 及血脂水平呈负相关。变量回归分析 IGF-1、IGFBP-3 与 HDL-C、

ApoA I 呈正相关，调整年龄与 BMI 后的部分相关分析显示 IGFBP-3、IGF-2 仍和 HDL-C、ApoA I 呈显著正相关，而且 IGF-1、IGF-2 和 IGFBP-3 有相关性。

多数研究表明 GH 能够降低血中 TC、LDL-C 水平。Li、Hassan 等采用 GH 替代治疗 GH 缺乏患者，能降低患者血中 TC 和 LDL-C。Eiholzer 研究了 25 例 GH 缺乏患儿的心血管疾病危险因素，发现所有患儿的脂肪是超标的，腰臀比增加约 35%，经过 GH 治疗后，脂肪和腰臀比均降至接近正常水平，LDL-C 降低，但 HDL-C 却增高，以至 LDL-C/HDL-C 明显降低。

五、催乳素瘤与脂代谢异常

催乳素瘤是垂体瘤中常见的一种，其归类属于嫌色细胞瘤，占原发性垂体瘤的 40%～60%。催乳素瘤大小不一，从微腺瘤（最常由垂体前叶的外侧翼长出来）到侵犯蝶鞍处的巨大腺瘤都可见到。任何形态的腺瘤都可以因破坏到促性腺激素分泌细胞或干扰到脑垂体门脉系统促性腺激素的传递而造成性腺激素缺乏症。高催乳素血症本身会干扰下丘脑 - 垂体 - 性腺轴，PRL 抑制 FSH 和 LH 正常的脉波性分泌及月经周期中 LH 的起伏，导致无排卵，虽然性激素值降低，但基础的促性腺激素值在正常范围内。而女性性激素对促性腺激素分泌的正反馈作用也受到抑制，PRL 也会直接影响卵巢，女性性激素缺乏时可能会伴随着某些症状，也会增加肾上腺雄性激素的合成和多毛症。

高催乳素血症不仅对下丘脑 GnRH 及垂体 FSH、LH 的脉冲式分泌有抑制作用，而且可直接抑制卵巢合成孕酮及雌激素，导致卵泡发育及排卵障碍。这些激素的改变同样会影响血脂水平的变化，当性激素水平逐渐降低，LH 和 FSH 升高时，血脂水平逐渐升高。

六、库欣病与脂代谢异常

库欣病是因垂体肿瘤或增生而分泌过量的 ACTH，并刺激肾上腺皮质分泌过量的皮质醇所致，约占库欣综合征患者总数的 70%，其男女性别之比为（1：3）～（1：8），女性明显多于男性。库欣病可发生在任何年龄，但多见于 25—45 岁。

经蝶行垂体探查手术证实，有 70%～80% 的库欣病患者为垂体 ACTH 瘤。80% 以上的垂体 ACTH

瘤为微腺瘤，多数肿瘤的直径≤5mm；10%～20% 为大腺瘤；极个别为恶性垂体 ACTH 癌，可向颅内其他部位及远处转移。垂体 ACTH 细胞增生占库欣病病因的 8%～14%，其增生可为弥漫性、簇状或多结节性，也可在增生的基础上形成腺瘤。异位 ACTH 综合征是因垂体前叶以外的肿瘤组织分泌过量有生物活性的 ACTH，刺激肾上腺皮质细胞增生并分泌过量的皮质醇。如果不能及早诊断及控制皮质醇水平，将会引起严重的临床后果，增加罹患其他严重疾病（如心血管疾病、糖尿病等）疾病的风险，严重影响患者的生活质量，甚至影响患者的生命。

Wallerius 等的研究显示，清晨血皮质醇的水平与 BMI、腰臀比（waist-to-hip ratio，WHR）、血糖、胰岛素及甘油三酯水平呈正相关。皮质醇可促进外周组织蛋白质分解，氨基酸产生增加，并可与儿茶酚胺、胰高血糖素等协同作用，激活脂肪分解酶，使脂肪分解增加，血中甘油和 FFA 增多。

（李　强　郭　琳）

参考文献

[1] Gorodilov I.Gipofiz: novaia skhema ontogeneticheskogo razvitia [Hypophysis: a new scheme of ontogenetic development] [J]. Zhurnal obshchei biologii, 2003, 64(4), 318-327.

[2] Lukoyanov N, Watanabe H, Carvalho LS, et al.Left-right side-specific endocrine signaling complements neural pathways to mediate acute asymmetric effects of brain injury [J].eLife, 2021, 10.

[3] Rigi G, Rostami A, Ghomi H, et al.Optimization of expression, purification and secretion of functional recombinant human growth hormone in Escherichia coli using modified staphylococcal protein a signal peptide [J].BMC biotechnology, 2021, 21(1): 51.

[4] Higham C E, Johannsson G, Shalet S M.Hypopituitarism [J]. Lancet (London, England), 2016, 388(10058): 2403-2415.

[5] Asa S L, Mete O.What's new in pituitary pathology? [J]. Histopathology, 2018, 72(1): 133-141.

[6] Syro L V, Rotondo F, Serna CA, et al.Pathology of GH-producing pituitary adenomas and GH cell hyperplasia of the pituitary [J]. Pituitary, 2017, 20(1): 84-92.

[7] Giantini Larsen A M, Cote D J, Zaidi H A, et al.Spindle cell oncocytoma of the pituitary gland [J].Journal of neurosurgery, 2018, 131(2): 517-525.

[8] Chapman P R, Singhal A, Gaddamanugu S, et al.Neuroimaging of the Pituitary Gland: Practical Anatomy and Pathology [J]. Radiologic clinics of North America, 2020, 58(6): 1115-1133.

[9] Miller M A, Bruyette D S, Scott-Moncrieff J C, et al. Histopathologic Findings in Canine Pituitary Glands [J].Veterinary pathology, 2018, 55(6): 871-879.

[10] Gehlen H, Schwarz B, Bartmann C, et al.Pituitary Pars Intermedia Dysfunction and Metabolic Syndrome in Donkeys [J].Animals: an open access journal from MDPI, 2020, 10(12).

[11] Ilahi S, Ilahi T B.Anatomy, Adenohypophysis (Pars Anterior, Anterior Pituitary) [M].Treasure Island (FL): StatPearls Publishing LLC, 2021.

[12] Gounden V, Anastasopoulou C, Jialal I.Hypopituitarism [M]. Treasure Island (FL): StatPearls Publishing LLC, 2021.

[13] Thapa S, Bhusal K.Hyperprolactinemia [M].Treasure Island (FL): StatPearls Publishing LLC, 2021.

[14] Santos Fontanez S E, de Jesus O.Neurohypophysis [M].Treasure Island (FL): StatPearls Publishing LLC, 2021.

[15] Borg A, Jaunmuktane Z, Dorward N.Tumors of the Neurohypophysis: One Unit's Experience and Literature Review [J].World neurosurgery, 2020, 134: e968-e978.

[16] Mete O, Lopes M B.Overview of the 2017 WHO Classification of Pituitary Tumors [J].Endocrine pathology, 2017, 28(3): 43-228.

[17] Ashton C, Rhie S K, Carmichael J D, et al.Role of KCNAB2 expression in modulating hormone secretion in somatotroph pituitary adenoma [J].Journal of neurosurgery, 2020, 134(3): 787-793.

[18] Das N, Kumar T R.Molecular regulation of follicle-stimulating hormone synthesis, secretion and action [J].Journal of molecular endocrinology, 2018, 60(3): r55-r131.

[19] Zaidi M, New M I, Blair H C, et al.Actions of pituitary hormones beyond traditional targets [J].The Journal of endocrinology, 2018, 237(3): r83-r98.

[20] Christ-Crain M.Vasopressin and Copeptin in health and disease [J]. Reviews in endocrine & metabolic disorders, 2019, 20(3): 283-294.

[21] Walum H, Young L J.The neural mechanisms and circuitry of the pair bond [J].Nature reviews Neuroscience, 2018, 19(11): 643-654.

[22] Kubo T, Furujo M, Takahashi K, et al.Effects of Growth Hormone Treatment on Lipid Profiles [J].Indian journal of pediatrics, 2018, 85(4): 261-265.

[23] Chen M, Gan D, Luo Y, et al.Effect of recombinant human growth hormone therapy on blood lipid and carotid intima-media thickness in children with growth hormone deficiency [J]. Pediatric research, 2018, 83(5): 954-960.

[24] Su M, Yan M, Gong Y.Ghrelin fiber projections from the hypothalamic arcuate nucleus into the dorsal vagal complex and the regulation of glycolipid metabolism [J].Neuropeptides, 2019, 78: 101972.

[25] Zheng X, Cheng Q, Long J, et al.Prevalence of low lean mass in patients with adult growth hormone deficiency with or without low-dose growth hormone therapy [J].Clinical endocrinology, 2019, 90(6): 834-841.

[26] Wan X P, Xie P, Bu Z, et al.Prolactin induces lipid synthesis of organ-cultured pigeon crops [J].Poultry science, 2019, 98(4): 1842-1853.

[27] Wang X, Ma B, Li G, et al.Glucose-Lipid Metabolism in Obesity with Elevated Prolactin Levels and Alteration of Prolactin Levels After Laparoscopic Sleeve Gastrectomy [J].Obesity surgery, 2020, 30(10): 4004-4013.

[28] Skoog M, Berggren-Söderlund M, Nilsson-Ehle P, et al.Lipid synthesis and secretion in HepG2 cells is not affected by ACTH [J]. Lipids in health and disease, 2010, 9: 48.

[29] Skoog M, Xu N, Berggren-Söderlund M, et al.ACTH reduces the

rise in ApoB-48 levels after fat intake [J].Atherosclerosis, 2007, 191(2): 433-439.

[30] Gong N, Gao C, Chen X, et al.Endothelial Function in Patients with Subclinical Hypothyroidism: A Meta-Analysis [J].Hormone and metabolic research, 2019, 51(11): 691-702.

[31] Kara O.Influence of subclinical hypothyroidism on metabolic parameters in obese children and adolescents [J].Clinical and experimental pediatrics, 2020, 63(3): 110-114.

[32] Goyal G, Goyal L D, Singla H, et al.Subclinical Hypothyroidism and Associated Cardiovascular Risk Factor in Perimenopausal Females [J].Journal of mid-life health, 2020, 11(1): 6-11.

[33] Rao M, Zeng Z, Zhou F, et al.Effect of levothyroxine supplementation on pregnancy loss and preterm birth in women with subclinical hypothyroidism and thyroid autoimmunity: a systematic review and meta-analysis [J].Human reproduction update, 2019, 25(3): 344-361.

[34] Tan M, Korkmaz H, Aydin H, et al.FABP4 levels in hypothyroidism and its relationship with subclinical atherosclerosis [J].Turkish journal of medical sciences, 2019, 49(5): 1490-1497.

[35] Juel Mortensen L, Lorenzen M, Jørgensen N, et al.Possible link between FSH and RANKL release from adipocytes in men with impaired gonadal function including Klinefelter syndrome [J]. Bone, 2019, 123: 103-114.

[36] Li Y, Xiao Y, Lin H P, et al.In vivo β-catenin attenuation by the integrin α5-targeting nano-delivery strategy suppresses triple negative breast cancer stemness and metastasis [J].Biomaterials, 2019, 188: 160-172.

[37] DalPont G C, Resende W R, Varela R B, et al.Inhibition of GSK-3β on Behavioral Changes and Oxidative Stress in an Animal Model of Mania [J].Molecular neurobiology, 2019, 56(4): 2379-2393.

[38] Chen S, Zhu B, Yin C, et al.Palmitoylation-dependent activation of MC1R prevents melanomagenesis [J].Nature, 2017, 549(7672): 399-403.

[39] Eerola K, Rinne P, Penttinen A M, et al. α-MSH overexpression in the nucleus tractus solitarius decreases fat mass and elevates heart rate [J].The Journal of endocrinology, 2014, 222(1): 123-136.

[40] Salazar M J, Rodrigues A R, Sousa M, et al.Characterization of α-MSH browning effect in diverse mice white adipose tissue depots [J].Journal of molecular endocrinology, 2021, 66(1): 23-34.

[41] Heaney A P, Fernando M, Melmed S.PPAR-gamma receptor ligands: novel therapy for pituitary adenomas [J].The Journal of clinical investigation, 2003, 111(9): 1381-1388.

[42] FontDíaz J, JiménezPanizo A, Caelles C, et al.Nuclear receptors: Lipid and hormone sensors with essential roles in the control of cancer development [J].Seminars in cancer biology, 2021, 73: 58-75.

[43] Eiholzer U, Meinhardt U, Rousson V, et al.Developmental profiles in young children with Prader-Labhart-Willi syndrome: effects of weight and therapy with growth hormone or coenzyme Q10 [J]. American journal of medical genetics Part A, 2008, 146a(7): 873-880.

[44] Höybye C, Tauber M, Angulo M A, et al.Letter regarding "Prevalence of growth hormone deficiency in previously GH-treated young adults with Prader-Willi syndrome" by Donze et al [J].Clinical endocrinology, 2019, 91(4): 578-579.

[45] Yatavelli RKR, Bhusal K.Prolactinoma [M].Treasure Island (FL): StatPearls Publishing LLC, 2021.

[46] Sun X, Feng M, Lu L, et al.Lipid Abnormalities in Patients With Cushing's Disease and Its Relationship With Impaired Glucose Metabolism [J].Frontiers in endocrinology, 2020, 11: 600323.

第4章 甲状腺疾病与脂代谢异常

一、甲状腺的形态学与功能

（一）甲状腺的形态学

甲状腺是人体内最表浅的内分泌腺体。人体的甲状腺呈近似"H"形，分为左右两个侧叶及峡部，峡部位于中间，将左右两个侧叶连为整体。甲状腺侧叶宽2～2.5cm，高4～5cm，厚2～3.5cm，其中右叶略大于左叶，位置亦略高于左叶。峡部大多为方形，长宽各约2cm。

甲状腺的两侧叶分别贴于喉下部与气管上部的两侧，上极平甲状软骨中点，下极至第6气管软骨。有时侧叶的下极可伸向胸骨柄的后方，称为胸骨后甲状腺。甲状腺侧叶的后内侧与喉、气管、咽、食管及喉返神经等相邻，侧叶的后外侧与颈动脉鞘及鞘内的颈总动脉、颈内静脉、甲状腺下动脉、甲状旁腺、迷走神经及位于椎前筋膜深面的颈交感干相邻。甲状腺峡部位于第2～4气管软骨的前面，半数的人有一锥状叶，从峡部上缘向上伸出，长短不一，长者可上达舌骨。甲状腺前方由浅入深依次为皮肤、浅筋膜、颈筋膜浅层、舌骨下肌群和气管前筋膜。甲状腺峡部前面正中处无肌肉覆盖，宽为0.5～1cm。

人类甲状腺在将达青春期时即发育完全。正常成年人甲状腺重20～25g，触诊时不能触及。女性甲状腺体积较男性略大。如甲状腺重量超过30g，触诊时即可触及。

气管前筋膜包绕甲状腺形成腺鞘，又称甲状腺假被膜。甲状腺实质的表面有一层包膜紧密包绕腺体，称为真被膜，亦称纤维囊，此囊伸入甲状腺内，将甲状腺分为大小不等的小叶。腺鞘与纤维囊之间为囊鞘间隙，内有疏松结缔组织、血管、神经及甲状旁腺。在甲状腺两侧叶和峡部后面，腺鞘增厚并与甲状软骨、环状软骨及气管软骨环的软骨膜融合，形成甲状悬韧带。甲状悬韧带将甲状腺固着于喉及气管壁上，故在吞咽时随喉上下移动。

甲状腺的血液供应非常丰富，正常人甲状腺每分钟的血流量为100～150ml，平均每克甲状腺组织每分钟的血流量为4～6ml，为人体平均血供的50倍左右。甲状腺动脉血供主要来自两对甲状腺上动脉及甲状腺下动脉，有时还有甲状腺最下动脉。甲状腺上动脉是颈外动脉在颈部的第一个分支，分为三支，其中后支与喉上神经相邻。甲状腺下动脉发自锁骨下动脉的甲状颈干，分为上下两支。甲状腺最下动脉发自无名动脉，向上经气管前面至甲状腺峡部。

甲状腺内也有丰富的静脉网，其静脉引流始自滤泡周围静脉丛，汇合成甲状腺上、中、下三对静脉。甲状腺侧叶上部的血流由甲状腺上静脉引流，后者与甲状腺上动脉并列，在颈总动脉分叉处进入颈内静脉。甲状腺中静脉有时缺如，有时很粗，主要引流侧叶前部及中部的血流，最终进入颈内静脉。侧叶下极静脉血流由甲状腺下静脉注入无名静脉。

甲状腺的淋巴管很丰富，淋巴液由滤泡周围丛引流至颈深部、前纵隔、气管及喉前部淋巴结。

甲状腺的神经也很丰富。神经纤维有交感神经和副交感神经两种。交感神经起源于颈上和颈中的交感神经节，纤维在甲状腺上下动脉周围形成神经网，随血管进入甲状腺内，这些纤维主要调节血管收缩。副交感神经起源于迷走神经，经由喉上神经而抵达甲状腺。喉返神经经由甲状腺附近，并无纤维支配甲状腺。喉返神经与甲状腺下动脉的关系在外科手术中最为重要，喉返神经至甲状腺侧叶后方时与甲状腺下动脉交叉，神经由动脉的浅面、深面或两分支之间经过，在此水平用血管钳止血时易损伤喉返神经。

甲状腺质地柔软，呈棕红色，表面覆有薄层结缔组织包膜，包膜内含有血管。包膜伸入甲状腺实质内，在甲状腺内形成菲薄的结缔组织隔，这些结缔组织隔将甲状腺分成许多界限明显的小叶，每个小叶含20～40个滤泡。结缔组织隔内有丰富的血管及淋巴管和神经。滤泡为甲状腺基本的组织结构，滤泡的体积可有较大的差异，因生理功能状态和周围环境，如温度、辐射等影响而有所不同，多介于250～500μm。

甲状腺滤泡多呈圆形或椭圆形，也可为不规则形。滤泡壁由单层的滤泡上皮细胞围成。滤泡壁围成的腔称为滤泡腔，其内充满透明的胶质，含有甲状腺激素。滤泡的外表面包绕有极其丰富的毛细血管网。甲状腺滤泡上皮细胞简称甲状腺细胞，为甲状腺主要的细胞类型，细胞质内有内质网、高尔基体、线粒体及各种酶等。当甲状腺功能活跃时，滤泡上皮细胞增高呈高柱状，反之细胞呈扁平状。滤泡上皮细胞的顶部为圆顶状，具有许多微绒毛，高约0.35μm，宽0.07μm，微绒毛上部是碘离子氧化的场所，碘离子在此处经过氧化物酶的作用而氧化成碘原子，进一步与酪氨酸结合形成一碘酪氨酸和二碘酪氨酸，因此，微绒毛在甲状腺激素形成的过程中占重要地位。滤泡腔内的胶质是滤泡上皮细胞的分泌物，呈黏稠的玻璃样物。胶质内除Tg外，还含有胶原、蛋白水解酶、过氧化物酶和透明质酸酶等。蛋白水解酶可使Tg分解后产生甲状腺激素。

除了甲状腺滤泡上皮细胞外，甲状腺还含有另一种内分泌细胞，即滤泡旁细胞（又称C细胞）。滤泡旁细胞常成群分布，夹杂在滤泡上皮细胞之间。滤泡旁细胞在功能上与滤泡上皮细胞不同，其分泌降钙素。

（二）甲状腺的功能

甲状腺的主要功能是合成及分泌甲状腺激素。甲状腺激素的合成和释放是一个连续的多步过程，包括Tg的合成和加工、Tg在胞内的转运、Tg的分泌、3,5-碘化酪氨酸[又称二碘酪氨酸（diiodotyrosine，DIT）]和3-碘化酪氨酸[又称一碘酪氨酸（monoiodotyrosine，MIT）]的形成、T_3和T_4的形成、Tg的摄取、Tg的降解及甲状腺激素的释放等步骤。正常情况下，这些步骤都能有序、协调地进行，使得甲状腺激素能正常合成。

甲状腺激素的本质是碘化酪氨酸。碘是合成甲状腺激素的必要原料。人体摄入的碘主要以碘化物的形式在肠黏膜吸收，吸入体内的碘化物主要分布在细胞外液，血清中的碘化物浓度只有0.5μg/dl，但甲状腺对碘具有非常强大的摄取和储备能力，重量仅有20～25g的甲状腺却占有人体总碘量的近20%，是全身含碘最丰富的器官。

甲状腺滤泡上皮细胞浓集碘的目的是用以合成甲状腺激素，这一过程受垂体分泌的TSH和促甲状腺激素受体抗体（thyroid stimulating hormone receptor antibody，TRAb）的刺激。碘是以无机碘化物的形式进入甲状腺滤泡细胞，并通过一系列代谢步骤转化为甲状腺激素，其代谢步骤如下所述。

(1) 碘化物的主动转运或聚碘作用。由肠道吸收的碘以I^-形式存在于血液中。在正常情况下，甲状腺能摄取每分钟流经甲状腺的约80ml血液无机碘的20%，浓集后的甲状腺细胞内的碘化物浓度为血液的25～50倍。这种浓集作用是在甲状腺上皮细胞的基底外侧膜上进行的。碘离子主动转运的具体机制尚不明确。目前的研究显示，碘的跨膜转运与钠的转运有关，因此提出钠-碘共转运的概念，该转运系统是以Na^+-K^+-ATP酶产生的离子梯度为动力的主动转运系统，并受甲状腺自身调节机制的影响。除经主动转运从细胞外液进入甲状腺的I^-之外，在甲状腺中，当Tg水解时，释放出的碘化酪氨酸经脱碘亦可产生I^-，其中部分再经有机化重新被利用，其余则经腺体流失，此现象称作碘的渗漏。

(2) 碘的活化。以碘化物的形式进入甲状腺的碘首先必须氧化成高氧化状态才能发挥有效的碘化剂的作用。甲状腺中I^-的氧化由甲状腺过氧化物酶（thyroid peroxidase，TPO）所介导。TPO是一个膜结合的、糖基化的血色素蛋白酶。在甲状腺激素的生物合成中，TPO催化Tg分子中酪氨酸残基碘化和碘化酪氨酸残基偶联形成T_4和T_3而起重要作用。TPO的基因表达受TSH调控。TPO的活性有赖于过氧化氢（H_2O_2）的产生。TPO催化的碘化作用机制尚不明确。目前提出的可能机制包括自由基机制、I^+为碘化作用中间产物的机制、次碘酸盐为碘化的中间产物的机制。

(3) Tg分子中的酪氨酸残基的碘化和Tg中碘化酪氨酸分子偶联形成甲状腺激素。经过活化的I^-，使

Tg 分子上的酪氨酸发生碘化，形成无激素活性的碘化酪氨酸，即 MIT 和 DIT，两者是有生物活性的 T_4 和 T_3 的前体。T_4 是由两个 DIT 偶联形成，TPO 催化两个肽连接的 DIT 偶联形成 T_4，该反应发生在 Tg 分子上。形成 T_3 的偶联反应发生在 MIT 和 DIT 之间，反应步骤与 T_4 类似。碘化酪氨酸的耦合过程可被 TSH 所促进。

(4) Tg 的蛋白水解并释放游离的碘化酪氨酸和碘化甲腺原氨酸，甲腺原氨酸被分泌至血中。T_4 和 T_3 以肽连接的氨基酸的形式储存在 Tg 分子上，在被分泌以前，必须从 Tg 分子上释放，此过程是以 Tg 内在化作用开始的。Tg 内在化作用是通过两个机制，即巨胞饮机制和微胞饮机制进行的。溶酶体酶对 Tg 在甲状腺内的降解起主要作用。

(5) 甲状腺中的碘化酪氨酸脱碘和碘化物的重新利用。水解下来的 T_4 和 T_3 对滤泡细胞内的脱碘酶不敏感，可迅速进入血液，部分 T_4 可受甲状腺内含有的 5'- 脱碘酶的作用也能转化为 T_3。水解下来的 MIT 和 DIT 分子量虽小，但其对甲状腺内的脱碘酶敏感，很快受脱碘酶的作用而脱碘，脱下来的碘大部分留在甲状腺内，供重新利用以合成激素，另外一小部分从滤泡细胞释放，重新进入血液循环。甲状腺激素释放入血后，以两种形式在血液中运输，一种是与血浆蛋白质结合，另一种呈游离状态。两者之间可互相转化，维持动态平衡。游离的甲状腺激素在血液中含量甚少，血液中 99.8% 的 T_4 是与蛋白质结合的。结合型的甲状腺激素是没有生物学活性的。

(6) T_3 和 T_4 经与 I 型脱碘酶相似的酶促脱碘，T_4 脱碘变成 T_3，是 T_3 的主要来源。I 型脱碘酶是在甲状腺外催化 T_4 转化为 T_3 的脱碘作用的酶。

人 T_4 的唯一来源是甲状腺。正常中青年人 T_4 分泌率为 90μg/d。每天分泌的 T_4 中，大约有 70% 经脱碘作用，生成大致相等的 T_3 和 rT_3。对于 T_3，其日产量中的 70%～90% 来自 T_4 的甲状腺外脱碘作用，其余来自甲状腺；而对于 rT_3，其中 95%～98% 均由 T_4 脱碘产生，只有少量来自甲状腺。

正常甲状腺功能的维持主要依赖于下丘脑 - 垂体 - 甲状腺轴的调节与控制。下丘脑的正中隆起区合成促甲状腺激素释放激素（thyrotropin-releasing hormone，TRH），合成后由正中隆起外的神经末梢分泌出来，并弥散入垂体门脉的毛细管丛，沿垂体门脉至垂体前叶的腺细胞，引起 TSH 的分泌。TSH 作用于甲状腺组织中的滤泡上皮细胞，首先是促进甲状腺激素的分泌，随后依次是增强甲状腺的吸碘能力、促进甲状腺激素的合成及甲状腺细胞的生长、腺体增生。甲状腺激素作用于下丘脑及垂体，反馈抑制 TRH 和 TSH 的分泌，称为长反馈环。TSH 经门脉系统到达下丘脑，抑制 TRH 的分泌，称为短反馈环。下丘脑血液中的 TRH 和垂体血液中的 TSH 也可以调节自身的分泌，称为超短环反馈调节。此外，碘化物对甲状腺功能也具有调节作用，表现为碘阻断和碘化物对甲状腺分泌甲状腺激素的抑制作用。

甲状腺激素在体内有广泛的生理作用，包括促进组织氧化和产热、参与蛋白质等物质代谢、参与人体的正常生长及骨骼成熟、参与神经系统发育及成熟、参与心血管系统的功能调节等。

甲状腺激素在细胞内的作用机制尚未完全阐明。目前认为 T_3 由细胞外液穿过细胞膜进入细胞质，再由细胞质进入细胞核，与细胞核上的甲状腺激素受体结合，发挥生物学作用。甲状腺激素受体（thyroid hormone receptor，TR）分为 α 和 β 两种异构体，α 和 β 两种 TR 异构体介导的脂代谢作用有所不同。基因敲除的动物模型显示，前者主要与脂肪生成有关，而后者主要与脂肪酸氧化有关。TR 可形成二聚体或与其他核受体结合，如 RXR，形成杂二聚体。甲状腺激素与其他核受体形成的杂二聚体比两个甲状腺激素受体形成 TR/TR 二聚体具有更强的转录活性。蛋白质的转录后修饰，如磷酸化，可增强或减弱其活性，从而改变其与其他蛋白质的结合力。TR 的磷酸化可启动 TR 与类视黄醇 X 受体（retinoid X receptor，RXR）的杂二聚体化，杂二聚体化后可减少其降解，从而增强甲状腺激素的促转录作用。

二、甲状腺激素与脂代谢

1930 年，Robert L.Mason 等首次在《新英格兰医学杂志》发表了一篇题为"甲状腺功能减退及甲状腺功能亢进时血清胆固醇水平的变化及意义"的文章，此后甲状腺激素及甲状腺疾病与脂代谢的关系逐渐受到关注，特别是甲状腺功能减退对脂代谢及动脉粥样硬化的不良影响，许多研究从多个方面阐述了甲状腺激素及 TSH 对脂代谢的调节作用及分子机制，使人们得以更全面及更深入地认识甲状腺激素及 TSH 与脂代谢的关系，并由此促进了新型调脂药物的研发。

（一）甲状腺激素调节脂代谢的机制

肝脏是人体内调节脂代谢的重要器官，也是甲状腺激素的靶器官之一，甲状腺激素作用于肝细胞上多个与脂质合成及分解代谢相关的信号通路，调控胆固醇、甘油三酯及脂蛋白的代谢，参与机体脂代谢平衡的维持。此外，甲状腺激素还作用于脂肪组织及肠道等，调节脂肪的合成分解代谢及胆固醇吸收等过程。

1. 甲状腺激素参与胆固醇代谢的机制

(1) 甲状腺激素与 LDL-C 受体：甲状腺激素与细胞核的甲状腺激素受体结合后，可作为转录因子，直接与甲状腺激素反应元件启动子上（thyroid hormone-responsive elements，TRE）的特定 DNA 序列结合，调节靶基因的转录速率。肝细胞表面存在 LOL-C 受体，可摄取血液循环中的 LDL-C。甲状腺激素与 LDL-C 受体基因启动子的 TRE 结合，上调肝脏细胞膜上 LDL-C 受体 mRNA 的表达，从而导致 LDL-C 受体摄取循环 LDL-C 增加，促进胆固醇的代谢。SREBP-2 调控 LDL-C 受体的表达，研究显示 T_3 与 *SREBP-2* 基因启动子的 5' 侧翼序列结合，上调 *SREBP-2* 基因表达，从而上调 LDL-C 受体的表达。因此，T_3 调节 LDL-C 受体表达的作用部分由 SREBP-2 介导。

(2) 甲状腺激素与 HMGR：HMG-CoA 还原酶（HMG-CoA reductase，HMGR）是胆固醇合成的限速酶。研究显示，T_3 能上调 HMGR 的活性，也能通过增强 HMGR mRNA 的稳定性来增加 HMGR 的合成，从而促进胆固醇的合成。

(3) 甲状腺激素与肠道胆固醇吸收：动物研究显示，垂体切除的大鼠肠道吸收胆固醇量倍增，而补充甲状腺激素后肠道吸收的胆固醇量恢复正常，提示甲状腺激素参与肠道吸收胆固醇。

(4) 甲状腺激素上调胆固醇酯转移蛋白（cholesteryl ester transfer protein，CETP）活性：后者将胆固醇从 HDL-C 向 LDL-C 和极低密度脂蛋白胆固醇（very low-density lipoprotein-cholesterol，VLDL-C）转移。

(5) 甲状腺激素促进肝脂肪酶（Hepatic lipase，HL）介导 HDL2 降解。

(6) 甲状腺激素与胆固醇的分解代谢：胆固醇 7α 羟化酶（CYP7A1）是胆固醇向胆汁酸转化过程中的关键酶。CYP7A1 的 5' 侧翼序列含有 TRE，甲状腺激素与其结合后启动其转录，从而促进胆固醇向胆汁酸转化。

2. 甲状腺激素参与甘油三酯代谢的机制

(1) 甲状腺激素与 SREBP-1c 和 ChREBP：固醇调节元件结合蛋白（sterol regulatory element-binding protein，SREBP）-1c 和糖类反应元件结合蛋白（carbohydrate response element-binding protein，ChREBP）主要在肝脏中表达，其靶基因主要为参与 FFA 和甘油三酯代谢的相关酶，如乙酰辅酶 A 羧化酶（Acetyl-CoA carboxylase，ACC）和脂肪酸合成酶等，固醇调节元件结合蛋白质 1（SREBP-1c）和 *ChREBP* 基因启动子区含有 TRE，甲状腺激素与其结合调节 SREBP-1c 和 ChREBP 表达，增加 ACC 和脂肪酸合成酶的转录，来促进肝脏合成脂肪酸及脂肪酸酯化成甘油三酯。

(2) 甲状腺激素与 Spot14：甲状腺激素响应 Spot14 蛋白（thyroid hormone responsive spot 14，THRSP）是一种分子量较小的酸性蛋白，其表达基因是受甲状腺激素诱导表达的核内基因，在动物肝脏、脂肪组织中高表达，该蛋白参与脂肪合成代谢途径限速酶的转录调控，主要表现在对 ATP 柠檬酸酶、脂肪酸合成酶和苹果酸酶等脂肪合成酶基因表达的调控作用。甲状腺激素可快速增加 Spot14 的表达，Spot14 是一种能与 TR 结合的蛋白，Spot14 的表达升高介导甲状腺激素诱导的脂肪合成相关基因表达增加。

(3) 甲状腺激素与自噬：脂滴的自噬是脂肪酸氧化的一个重要途径，脂滴自噬后将脂肪酸转运到线粒体进行 β 氧化。近来研究显示，甲状腺激素显著增加脂滴的自噬，从而增加脂肪酸的氧化。这一作用有赖于其 TR 及核受体辅阻遏物（nuclear receptor corepressor，NCoR）的存在，并出现于肝脂肪酶或氧化酶发生显著变化之前。

(4) 甲状腺激素与脂蛋白脂肪酶（lipoprotein lipase，LPL）：甲状腺激素上调 LPL 的活性，LPL 水解富含甘油三酯的脂蛋白，并加速将胆固醇酯从这些脂蛋白向 HDL-C 转移，从而降低循环甘油三酯的水平。

（二）甲状腺参与脂代谢的非经典途径

除了上述甲状腺激素与 TR 结合后促进脂代谢相关基因转录这一经典途径，近年来的研究显示，甲状腺激素还通过其他途径参与脂代谢。其中研究较多的是第二信使途径或通过激活特定蛋白参与脂代谢。

1. PI3K 途径　磷脂酰肌醇 3- 激酶（phosphatidylinositol 3-kinase，PI3K）可被受体酪氨酸激酶和多种细胞膜表面受体激活。PI3K 抑制剂可减弱甲状腺激素诱导脂肪酸合成酶转录的作用，提示 PI3K 途径介导甲状腺激素与脂代谢的关系。甲状腺激素可直接与 PI3K 结合，通过 PI3K/Akt 途径增加 SREBP-1 的表达，从而促进脂质合成。

2. 腺苷酰环化酶 –cAMP-PKA 途径　在配体存在的情况下，Gs 蛋白偶联受体用 GTP 取代 GDP，从而激活腺苷酰环化酶，增加细胞内的 cAMP 水平，cAMP 激活蛋白激酶（protein kinase A，PKA），后者可使靶蛋白磷酸化并调节其活性。动物研究显示，甲状腺激素可促进 PKA 的磷酸化而激活 PKA，后者进一步激活 MAPK 通路，从而导致 $TR\beta_1$ 的磷酸化，这一结构的改变可增强 TR 的转录活性。PKA 磷酸化 SREBP-1 上的某些位点，从而明显抑制其活性及其介导的脂质合成作用。

3. PLC-DAG– 钙和 PKC 通路　钙离子是受甲状腺激素调节的第二信使之一。体外实验显示大鼠肝脏加入 T_3 后细胞内钙离子浓度显著升高，钙离子激活钙调蛋白依赖的蛋白激酶激酶 β（Calmodulin-dependent protein kinase kinase，CaMKKβ）。CaMKKβ 依次磷酸化腺苷酸活化蛋白激酶 [adenosine 5'-monophosphate（AMP）–activated protein kinase，AMPK]，AMPK 使乙酰 CoA 羧化酶失活，继而使丙二酸单酰 –CoA 生成减少，CPT-1 激活，促进脂肪酸氧化。在存在钙离子螯合剂的情况下，T_3 诱导的 AMPK 活化及乙酰 CoA 羧化酶表达减弱，从而阻止 T_3 诱导的脂肪酸氧化。因此，钙离子是介导 T_3 快速参与脂代谢的重要第二信使之一。Kavok 等研究显示，甲状腺激素能促进离体肝细胞内的甘油二酯浓度快速升高，这一过程由 PLC 介导。甘油二酯激活蛋白激酶 C（protein kinase C，PKC），后者通过磷酸化一系列底物，包括细胞膜受体、酶、转录因子和激酶等，在信号转导过程中起着重要作用。

总之，甲状腺激素通过与细胞核的 TR 结合，在转录水平上调节与脂质合成和分解有关的一系列酶的合成，上述途径称为甲状腺作用的经典途径。此外，甲状腺激素还通过非经典途径参与脂代谢，包括影响多种第二信使及信号蛋白，包括钙离子、PI3K、Akt、AMPK 等。经典途径与非经典途径存在交互作用，构成甲状腺激素调节脂代谢的网络。

三、临床性甲状腺功能亢进症与脂代谢异常

（一）临床性甲状腺功能亢进症与脂代谢变化特点

甲状腺功能亢进是由于甲状腺过度地合成与分泌甲状腺激素，导致循环中甲状腺激素浓度过高，后者作用于全身组织，从而引起一系列的高代谢及交感兴奋症候群。具体到甲状腺功能亢进对脂代谢的影响，一般表现为血清 TC、LDL-C、ApoB 和 Lp（a）水平降低。大多数研究显示甲状腺功能亢进者的 HDL-C，特别是其亚型 HDL2 水平降低。甲状腺功能亢进时血清甘油三酯（triglyceride，TG）水平保持不变或降低，有研究显示，轻度甲状腺功能亢进者的循环甘油三酯水平升高。上述血脂的变化往往反映甲状腺功能亢进严重的程度及机体的消耗程度。有学者观察了甲状腺功能亢进者的 LDL-C 颗粒大小的变化，结果显示其与正常对照者无显著差别。尽管体外研究显示 $L-T_4$ 本身具有抗氧化的作用，以剂量依赖的方式抑制铜离子介导 LDL-C 氧化。然而，体内研究显示，甲状腺功能亢进者的 oxLDL-C 水平升高，与血清 FT_4 水平呈正相关，对甲状腺功能亢进进行治疗后 oxLDL-C 水平显著下降。动物研究显示，甲状腺功能亢进导致氧自由基生成及还原型辅酶 Ⅰ（细胞色素 P_{450} 还原酶）和还原型辅酶 Ⅱ 氧化酶活性增加，推测上述作用超过 T_4 的抗氧化作用，从而导致甲状腺功能亢进者的 oxLDL-C 水平升高。

（二）临床性甲状腺功能亢进症导致脂代谢变化的机制

由于甲状腺激素可上调 HMG-CoA 还原酶表达及活性，因此，甲状腺功能亢进时胆固醇合成增加，但肝细胞表面的 LDL-C 受体表达亦增加，肝细胞摄取胆固醇增加，后者作用大于前者，因此总的效应为 TC 及 LDL-C 水平下降。此外，甲状腺功能亢进时过多的甲状腺激素使胆固醇从胆汁酸中排泄增加、机体消耗增加，这一作用也促进胆固醇水平降低。HDL-C 水平降低与 CETP 介导的胆固醇酯从 HDL 向 VLDL 转移增加、HL 介导的 HDL2 降解增加有关。

甲状腺功能亢进时脂肪组织的分解增加，导致循环中的非酯化脂肪酸水平升高，继而导致脂肪酸氧化及肝脏的生酮反应增强。由于甲状腺激素具有促进肝脏脂质合成的作用，以及甲状腺功能亢进时

脂质合成的原料供应增加（包括脂肪酸乙酰 CoA 等），此机制部分解释轻度甲状腺功能亢进时甘油三酯水平升高。随着甲状腺功能亢进的加重，机体的分解代谢增强，甘油三酯水平逐渐下降。

（三）甲状腺功能亢进时脂代谢异常的处理

目前认为，甲状腺功能亢进导致的血脂为非致动脉粥样硬化性，因此一般无须特殊处理，仅需动态观察即可。将甲状腺功能亢进者的甲状腺功能纠正至正常后一般 1 个月内 TC、LDL-C 和 ApoB 水平可恢复正常，Lp（a）和 ApoA I 水平需要 4～6 周才能恢复正常。对于高脂血症患者出现不明原因的血脂水平下降，需注意存在甲状腺功能亢进的可能，及时行甲状腺功能检测。

四、亚临床性甲状腺功能亢进症与脂代谢异常

亚临床性甲状腺功能亢进症的定义为血清 FT_3 和 FT_4 水平在正常范围，而 TSH 水平低于正常。亚临床性甲状腺功能亢进症可分为外源性及内源性两种，外源性亚临床性甲状腺功能亢进症是由于摄入过多的甲状腺激素导致，而内源性亚临床性甲状腺功能亢进症的病因与临床性甲状腺功能亢进症类似，包括 Graves 病（毒性弥漫性甲状腺肿）、毒性结节性甲状腺肿、甲状腺自主高功能腺瘤等。亚临床性甲状腺功能亢进被认为是一种轻度的甲状腺功能亢进状态，流行病学研究显示其与房颤、骨质疏松、高血压等疾病的发生密切相关，我们课题组进行的 Meta 分析显示，亚临床性甲状腺功能亢进症与心血管事件及全因死亡的发生呈显著正相关。亚临床性甲状腺功能亢进症对脂代谢的影响较临床性甲状腺功能亢进小，部分研究显示，亚临床性甲状腺功能亢进症患者 TC、LDL-C、甘油三酯水平轻度降低，而另外的研究显示，亚临床性甲状腺功能亢进症患者的血脂水平较甲状腺功能正常者无显著差别。将亚临床性甲状腺功能亢进症患者的甲状腺功能纠正至正常后，其脂代谢异常的变化趋势尚不明确。

五、临床性甲状腺功能减退症与脂代谢异常

（一）临床性甲状腺功能减退症时脂代谢代谢异常特点

甲状腺功能减退是指不同原因引起的甲状腺激素缺乏或生物学效应不足，以机体的代谢或多系统功能减退为特征的一组代谢综合征。根据甲状腺功能检测结果，可将甲状腺功能减退分为两种：临床性甲状腺功能减退症和亚临床性甲状腺功能减退症。临床性甲状腺功能减退症的定义是指血清游离 T_3 及游离 T_4 水平低于正常值范围，而 TSH 水平升高。亚临床性甲状腺功能减退症对血脂的影响在后文详述。

临床性甲状腺功能减退症对各类血脂成分的影响程度不同，其中对 TC 及 LDL-C 的影响最大，对甘油三酯、HDL-C 及 VLDL 影响较小。与甲状腺功能正常者比较，临床性甲状腺功能减退症患者的 TC 及 LDL-C 水平约升高 30%，而甘油三酯、HDL-C 及 VLDL 水平无显著变化或轻度升高。对于 HDL，主要为 HDL2 亚型升高，而 HDL3 水平不变。此外，临床性甲状腺减退症患者的 Lp（a）和 ApoB、ApoA I 亦显著高于甲状腺功能正常者。临床性甲状腺功能减退症的甘油三酯水平轻度升高或无显著变化。一项研究观察了 295 名原发性临床性甲状腺功能减退症患者的血脂变化，结果显示，91.5% 的患者合并血脂异常，其中 56% 的患者血脂异常表现为 II a 型高脂血症（单纯高胆固醇血症），34% 表现为 II b 型高脂血症（高胆固醇血症合并高甘油三酯血症），1.5% 表现为 IV 型高脂血症（仅有高甘油三酯血症），仅有 8.5% 的患者血脂正常。一项研究观察了临床性甲状腺功能减退症患者 oxLDL-C 的变化，结果显示，临床性甲状腺功能减退症患者的 oxLDL-C 显著高于甲状腺功能正常者。甲状腺功能减退者处理进餐所致的血脂升高能力降低，一项研究显示，甲状腺功能减退者进食脂肪餐后的甘油三酯及 VLDL 水平显著高于甲状腺功能正常者。

根据分子大小和密度，LDL 可分为多个亚组分。与大而轻 LDL（large buoyant LDL，lbLDL）相比，小而密 LDL（small dense low-density lipoprotein，sdLDL）具有更强的致动脉粥样硬化作用。目前关于甲状腺功能减退对 LDL 亚组分的影响尚存在争议。有研究显示，甲状腺功能减退者的 sdLDL 比例升高，而该结论未被其他一些研究证实。有研究在行甲状腺全切手术者中观察短期甲状腺功能减退（2～3 周）对 LDL 亚组分的影响，结果显示，短期的甲状腺功能减退主要导致 lbLDL 水平升高，而 sdLDL 水平不变，小颗粒的 VLDL 水平升高，而具有致动脉粥样硬化性的大颗粒 VLDL 水平不变，大颗粒 HDL-C 水

平不变，而小和中等颗粒 HDL-C 水平下降，该研究同时在普通人群中纳入 2944 例受试者，观察 TSH 与 LDL 颗粒大小，结果显示，在女性中随着 TSH 水平升高,lbLDL 水平逐渐升高，而 sdLDL 水平逐渐下降，在男性中仅大颗粒的 HDL 水平与 TSH 呈正相关。

（二）临床性甲状腺功能减退症导致脂代谢异常的机制

目前的研究结果认为，甲状腺功能减退引起脂代谢异常的机制主要与甲状腺激素水平下降有关。

(1) 甲状腺激素可上调肝脏细胞膜上 LDL-C 受体 mRNA 的表达，从而导致 LDL-C 受体摄取循环 LDL-C 增加，降低循环胆固醇水平，因此，甲状腺功能减退时 LDL-C 受体数目减少，LDL-C 摄取减少；甲状腺激素还能上调 HMG-CoA 还原酶的活性，增加 HMGR 的合成，从而促进胆固醇的合成，甲状腺功能减退时胆固醇的合成减少，但由于前者的作用大于后者，因此，甲状腺功能减退时总的效应是 TC 及 LDL-C 水平升高。

(2) 甲状腺激素还参与胆固醇的分解代谢。CYP7A1 是胆固醇向胆汁酸转化过程中的关键酶。甲状腺激素可增加 CYP7A1 的转录，从而促进胆固醇向胆汁酸转化。甲状腺功能减退时胆固醇向胆汁酸转化减少，也导致 TC 水平升高。

(3) 甲状腺激素上调 CETP 的活性，后者将胆固醇从 HDL-C 向 LDL-C 和 VLDL-C 转移；甲状腺激素促进 HL 介导的 HDL2 降解；甲状腺功能减退时甲状腺激素水平下降导致这些作用的减弱，从而促进血清 HDL2 水平升高。

(4) 甲状腺激素上调 LPL 的活性，LPL 水解富含甘油三酯的脂蛋白，并加速将胆固醇酯从这些脂蛋白向 HDL-C 转移，从而降低循环甘油三酯的水平；甲状腺功能减退时上述作用减弱，从而导致甘油三酯水平升高。

(5) 利用垂体切除造成甲状腺功能减退动物模型观察到甲状腺功能减退时肠道内胆固醇的吸收显著增加，而补充甲状腺激素后肠道胆固醇吸收量降至正常。

(6) 新近的一项研究显示，甲状腺激素通过增加肝脏细胞的自噬作用来增强脂肪酸的 β 氧化，甲状腺功能减退时这一作用减弱，也将促进血清脂肪酸及甘油三酯水平升高。

(7) 血浆中的部分甲状腺激素与 LDL 结合，形成甲状腺激素 –LDL 复合体，由于甲状腺激素具有抗氧化作用，因此这一甲状腺激素 – 脂蛋白复合物有抑制 oxLDL 氧化生成的作用。甲状腺功能减退时甲状腺激素水平降低，因此 oxLDL 生成增加。

(8) 甲状腺功能减退时的 TSH 水平升高也在甲状腺功能减退所致的脂代谢异常中发挥一定的作用。

（三）临床性甲状腺功能减退症时脂代谢异常的治疗

(1) 饮食及运动治疗。对于甲状腺功能减退所致的继发性高脂血症患者，饮食控制及适当运动同样具有重要意义，包括减少高脂饮食以及含糖饮料的摄入，因为含糖饮料中果糖的含量高，而果糖具有较强的升高甘油三酯的作用。适当的有氧运动对脂代谢有益，尤其是高甘油三酯血症具有一定的改善作用。

(2) 甲状腺激素替代治疗。对甲状腺功能减退者进行甲状腺激素替代治疗并维持甲状腺功能正常通常能纠正继发性血脂异常，包括降低 TC、LDL-C、Lp（a）及 ApoB 水平，起效通常需要 4～6 周。替代治疗后胆固醇的下降幅度与 TSH 的下降幅度相关，还与 LDL-C 受体基因型相关，LDL-C 受体基因第 13 位外显子不存在 Ava Ⅱ 限制性位点者经替代治疗后胆固醇下降幅度大，而存在 Ava Ⅱ 限制性位点者胆固醇下降幅度小。目前的研究显示，替代治疗对 LDL 颗粒大小无显著影响。多数研究显示，替代治疗导致 HDL-C 水平下降。随着甲状腺功能恢复正常,Lp（a）水平逐渐下降。此外，有研究观察到甲状腺激素替代治疗可降低颈动脉内膜厚度，提示替代治疗具有逆转甲状腺功能减退导致的动脉粥样硬化的作用。

(3) 如经甲状腺激素充分替代治疗后血脂仍高于正常，则应考虑存在原发性高脂血症，需适时增加降脂药物。对于以胆固醇水平升高为主的高脂血症，降脂药物首选他汀类药物；而对于以甘油三酯升高为主的高脂血症，则首选贝特类降脂药物。

(4) 甲状腺功能减退者如需应用他汀类或贝特类药物治疗，应在甲状腺功能恢复正常后起始，有研究显示，未经替代治疗的甲状腺功能减退者应用他汀类或贝特类药物治疗后肌酸激酶进一步升高，甲状腺功能减退是发生降脂药物相关性肌病的危险因素之一。有个案研究报道对未被诊断的甲状腺功能减退患者由于高甘油三酯血症而应用非诺贝特后，出现严重的横纹肌溶解及急性肾衰竭，最终需要透析治疗。也有个案报道对未被诊断的甲状腺功能减退患者联合应用他汀类和贝特类降脂药后出现需要透析治疗的横纹肌溶解和急性肾衰竭。因此有学者认为，应对所有需要服用降脂药的血脂异常者筛查甲状腺功能减退，从而避免降脂药导致的出现严重的横纹肌溶解等严重不良反应。

(5) 应用胺碘酮治疗的患者出现高胆固醇血症，尤其是对他汀类药物治疗反应差者，应考虑存在甲状腺功能减退导致的继发性高脂血症可能，因为胺碘酮有导致甲状腺功能减退的不良反应，而且胺碘酮也有抑制 LDL-C 受体合成的作用，此时停用胺碘酮并应用甲状腺激素具有良好的降脂效果。因此，对于因心脏病变需服用胺碘酮的高脂血症患者，在启用他汀类药物治疗前及治疗过程中应检测甲状腺功能，以及时发现潜在的甲状腺功能减退。

六、亚临床性甲状腺功能减退症与脂代谢异常

亚临床甲状腺功能减退是指血清游离 T_3 及游离 T_4 水平在正常值范围，而 TSH 水平升高的一种甲状腺功能异常状态。一般认为亚临床性甲状腺功能减退症代表一种轻度的甲状腺功能减退，是一种比较常见的甲状腺功能异常类型，其在普通人群的发病率为 4.3%～9.5%。根据 TSH 升高的水平，亚临床性甲状腺功能减退症可分为轻度（血清 TSH 浓度在 4.5～9mU/L）或重度（TSH≥10mU/L）。多种甲状腺疾病可导致亚临床性甲状腺功能减退症的发生。60%～80% 的亚临床性甲状腺功能减退症与抗甲状腺过氧化物酶抗体有关，这种抗体是慢性淋巴细胞性甲状腺炎（桥本甲状腺炎）的标志，常见于年轻女性。由于甲状腺激素替代的不足、依从性差、药物相互作用或未及时监测，经治的临床性甲状腺功能减退症患者亦经常出现亚临床性甲状腺功能减退症。

亚临床性甲状腺功能减退症的临床表现多不明显，也不特异。然而，近年来一些流行病学研究显示，亚临床性甲状腺功能减退症与心血管疾病的发生密切相关，亚临床性甲状腺功能减退症患者发生心血管事件的风险较甲状腺功能正常者升高 17%，而且随着 TSH 的升高发生风险逐渐升高。亚临床性甲状腺功能减退症与心血管疾病的相关危险因素亦

密切相关，其中包括高血压、肥胖、高脂血症、胰岛素抵抗等。有研究显示，血脂异常者中的亚临床性甲状腺功能减退症发病率可高达 11.2%，因此，美国甲状腺协会制定的指南建议在高胆固醇血症者中筛查甲状腺功能减退。

（一）亚临床性甲状腺功能减退症时的脂代谢变化

1. 亚临床性甲状腺功能减退症与胆固醇及甘油三酯 近年来，多项大样本量的流行病学研究观察了亚临床性甲状腺功能减退症与 TC 及甘油三酯水平的关系，研究结论不完全一致。Canaris 等进行的一项基于普通人群（纳入 25 862 例受试者）、旨在观察甲状腺疾病发病率的横断面研究显示，随着 TSH 的升高，TC 也逐渐升高，即使是 TSH 轻度升高者（处于 5.1～10mU/L）的 TC 及 LDL-C 水平也显著高于甲状腺功能正常者。墨西哥学者进行的一项基于普通人群（纳入 3148 例受试者）的横断面研究显示，亚临床性甲状腺功能减退症患者的血清 TC 水平显著高于甲状腺功能正常者，甘油三酯水平与甲状腺功能正常者无显著差别；在校正了性别、年龄、BMI 和 FT_4 的影响后，TSH 与 TC 及甘油三酯水平呈显著正相关。我国学者在普通人群中进行的一项横断面研究（纳入 1350 例受试者）未观察到亚临床性甲状腺功能减退症患者的 TC、甘油三酯和 LDL-C 水平与甲状腺功能正常者有显著差别，仅女性亚临床性甲状腺功能减退症患者的 HDL-C 水平显著低于甲状腺功能正常者。两项来源于社区人群、分别纳入 2108 例和 1534 例受试者的横断面研究结果显示，在校正了年龄、性别、BMI、糖尿病或胰岛素抵抗指数（Homeostasismodel Assessment Insulin Resistance，HOMA-IR）的影响后，亚临床性甲状腺功能减退症患者的甘油三酯水平显著高于甲状腺功能正常者。Hueston 等进行的一项来源于全美国范围普通人群的第三次国家健康与营养调查（Third National Health and Nutritional Examination Survey，NHANES Ⅲ）的横断面研究显示，亚临床性甲状腺功能减退症患者的 TC 水平显著高于甲状腺功能正常者，亚临床性甲状腺功能减退症患者中的高胆固醇血症者比例也显著高于甲状腺功能正常者（74.2% vs. 63.9%，$P=0.02$），甘油三酯水平显著高于甲状腺功能正常者，LDL 和 HDL 水平在两者间无显著差别。但在校正性别、年龄和是否服用降脂药的影响后，亚临床性甲状腺功能减退症与高

胆固醇血症及高甘油三酯血症均无显著相关。一项来源于医院就诊人群的研究和一项来源于社区普通人群的研究显示，亚临床性甲状腺功能减退症患者的血清胆固醇水平与甲状腺功能者无显著差别。各项研究结论不一致可能与纳入人群特征、亚临床性甲状腺功能减退症的定义（即 TSH 的界值）、样本量、混杂因素校正等因素不同有关。总的来讲，大部分来源于普通人群的流行病学研究显示亚临床性甲状腺功能减退症患者血清胆固醇水平显著高于甲状腺功能正常者（表 4-1）。

2. 亚临床性甲状腺功能减退症与其他血脂成分　残粒样脂蛋白为富含甘油三酯的脂蛋白，包括 CM 和 VLDL 残粒，主要存在于进餐后的血液循环中。由于 T_4 具有促进血清 CM 清除的作用，因此，甲状腺功能减退者的残粒样脂蛋白水平升高。此外，有研究显示，亚临床性甲状腺功能减退症患者的餐后高脂血症风险亦显著高于甲状腺功能正常者。ApoB48 是肠道来源的 CM 和 CM 残粒的主要载脂蛋白，与动脉粥样硬化的发生密切相关。Mugii 等的一项研究观察到亚临床性甲状腺功能减退症患者 ApoB48 水平显著高于甲状腺功能正常者，ApoB48 水平与 TSH 呈正相关，与 FT_4 和 FT_3 水平呈负相关。另一项研究显示，亚临床性甲状腺功能减退症患者的 ApoA I 、ApoB 及两者的比值与甲状腺功能正常者无显著差别，但该项研究显示，TSH＞10mU/L 的亚临床性甲状腺功能减退症患者 LDL 颗粒大小显著低于 TSH＜10mU/L 的亚临床性甲状腺功能减退症患

者及甲状腺功能正常者，由于 sdLDL 与冠心病的发生相关性更强，提示 TSH＞10mU/L 的亚临床性甲状腺功能减退症患者具有更高的冠心病风险。

到目前为止，多数研究未观察到亚临床性甲状腺功能减退症患者的 Lp（a）水平显著高于甲状腺功能正常者，也为观察到 TSH 与血清 Lp（a）水平无显著相关，这些研究的样本量较小，因此，亚临床性甲状腺功能减退症与 Lp（a）的关系有待于大样本量的研究证实。

oxLDL 对内皮细胞的损伤作用更强，因此是一种强的致动脉粥样硬化因子。一项纳入 39 名临床性甲状腺功能减退症患者、41 名亚临床性甲状腺功能减退症患者和 57 名正常对照者的临床研究结果显示，临床性甲状腺功能减退症患者和亚临床性甲状腺功能减退症患者的 oxLDL 水平均显著高于对照组，相关分析显示甲状腺激素和 TSH 与 oxLDL 水平无显著相关。

（二）亚临床性甲状腺功能减退症导致脂代谢异常的机制

与临床性甲状腺功能减退症不同，亚临床性甲状腺功能减退症患者发生血脂异常的机制不能完全用甲状腺激素变化来解释，提示 TSH 本身可能参与血脂异常的发生。我们课题组既往研究显示，肝细胞表面存在 TSH 受体，TSH 与肝细胞膜上的 TSH 受体结合后可通过 cAMP/PKA/CREB 信号通路上调 HMGCR 的表达及活性，以剂量 - 时间依赖性方式促进肝细胞合成胆固醇；TSH 还可以通过 TSHR/

表 4-1　观察亚临床性甲状腺功能减退症时血脂变化的流行病学研究

作者	样本量		TC（mg/dl）		LDL-C（mg/dl）		HDL-C（mg/dl）		甘油三酯（mg/dl）	
	正常	SCH	正常	SCH	正常	SCH	正常	SCH	正常	SCH
Canaris 等	22 842	2336	216	224*	140	146*	51	53	147	156
Vierhapper 等	4866	1055	217	219	134	137	57	56	123	125
Hueston 等	8013	215	217	226*	136	140	51	51	158	178*
Walsh 等	1906	119	224	243*	135	158*	58	58	54	62
Bell 等	1271	80	213	221	134	139	55	58	46	48
Lai 等	1283	102					51	49*	58	67*
Nakajima Y 等	3732	243			113	122*	64	61	79	92*

*. 与甲状腺功能正常者比较，差异有统计学意义。TC. 总胆固醇；LDL-C. 低密度脂蛋白胆固醇；HDL-C. 高密度脂蛋白胆固醇；SCH. 亚临床性甲状腺功能减退症

PPARα/AMPK/SREBP-1c 信号通路，以剂量依赖的方式显著增加肝细胞内甘油三酯含量，而 TSH 受体敲除的小鼠肝脏胆固醇及甘油三酯含量较野生型小鼠显著减少。TSH 不仅参与胆固醇的合成，还参与胆固醇的转化。我们课题组新近研究显示，TSH 下调 CYP7A1 的活性，而 CYP7A1 是胆固醇转化为胆酸过程中的关键酶，对维持体内胆固醇代谢平衡起到关键作用。其他可能的机制包括：①亚临床性甲状腺功能减退症患者的肝脂肪酶活性显著低于甲状腺功能正常者，TSH 与 HL 活性呈显著负相关，而 HL 与 HDL-C 及 LDL-C 的代谢密切相关；② TSH 与血浆前蛋白转化酶枯草溶菌素 9（proprotein convertase subtilisin/kexin type 9，PCSK9）水平呈显著正相关，PCSK9 参与 LDL-C 代谢，通过下调 LDL-C 受体表达导致 LDL-C 升高；③ TSH 与 CETP 水平呈显著独立正相关，CETP 水平升高，加速 HDL 与 LDL 间脂质交换，导致 HDL 水平降低，富含胆固醇酯的 LDL 和 vLDL 水平升高；④ TSH 受体表达于脂肪细胞表面，参与脂肪细胞分化及脂肪组织形成，并且皮下脂肪组织的 TSH 受体表达与 BMI 呈显著正相关；⑤体外研究显示，TSH 通过促进脂滴包被蛋白和激素敏感性脂肪酶的磷酸化，增加脂肪分解，体内研究显示，注射 TSH 后循环 FFA 水平显著升高；⑥一项观察 TSH 与代谢综合征组分关系的研究显示，在校正了性别和年龄的影响后，TSH 与腰围及胰岛素抵抗程度呈显著正相关，胰岛素抵抗程度与脂肪组织脂蛋白脂肪酶表达及活性呈负相关，而脂肪组织脂蛋白脂肪酶活性下降导致富含甘油三酯的脂蛋白清除减少；⑦体外研究显示，TSH 促进脂肪细胞表达 IL-6 及 TNF-α，而 IL-6 及 TNF-α 均可促进脂肪分解及导致胰岛素抵抗发生，从而促进高甘油三酯血症的发生，临床研究显示存在胰岛素抵抗的情况下，TSH 与血脂的相关性更强；⑧人体内研究观察到，患亚临床性甲状腺功能减退症时肝脏 VLDL-TAG 分泌速率增加，与高甘油三酯血症的发生相关。

（三）亚临床性甲状腺功能减退症时脂代谢异常的处理

一些小样本量的随机对照研究观察了对亚临床性甲状腺功能减退症患者补充 L-T₄ 后血脂的变化，研究结论不一。一项 Meta 分析汇总了 6 项观察甲状腺激素替代治疗对亚临床性甲状腺功能减退症患者血脂影响的随机对照研究，这些研究的观察时间为 6～14 个月不等，样本量为 31～63 例不等，结果显示，尽管替代治疗组的总胆固醇水平有下降趋势，但未达到统计学意义（$P=0.15$）。同样，替代治疗对 LDL-C、甘油三酯、HDL-C、ApoA、ApoB 及脂蛋白 A 的水平亦无显著影响。但对于基础 LDL-C 水平大于 155mg/dl 的亚临床性甲状腺功能减退症患者，与安慰剂比较，替代治疗能显著降低 LDL-C 水平（$P=0.034$）。由于该项 Meta 分析纳入的单项研究的样本量小、各项研究间存在一定的临床异质性，在干预时间、受试者的基础血脂水平、受试者年龄、TSH 水平等方面均存在差异，因此需谨慎解读该 Meta 分析结果。替代治疗能否显著改善亚临床性甲状腺功能减退症患者的血脂异常有待于设计良好的多中心、大样本量的随机对照研究证实。

目前国外关于亚临床性甲状腺功能减退症的处理指南只对 TSH＞10mU/L 的亚临床性甲状腺功能减退症推荐应用 L-T₄ 替代治疗，对于 TSH＜10mU/L 的亚临床性甲状腺功能减退症，尚无充足证据推荐应用 L-T₄ 替代治疗。对于合并血脂异常的亚临床性甲状腺功能减退症患者，是否采用替代治疗指南未做具体推荐。基于目前的临床研究证据，有学者建议对亚临床性甲状腺功能减退症患者的高脂血症，无论是否应用 L-T₄ 替代治疗，均应采用生活方式干预及启用降脂药物。

七、重新认识促甲状腺激素的生理作用

（一）TSH 的甲状腺外作用

TSH 由垂体前叶的嗜碱细胞分泌，属于一种糖蛋白，由两条肽链组成。TSH 与 TSH 受体（thyroid stimulating hormone receptor，THSR）结合后发挥生物学作用。THSR 作为一种跨膜糖蛋白激素受体，属于 G 蛋白偶联受体家族一员。TSHR 主要表达于甲状腺滤泡细胞，TSH 与 TSHR 结合后可激活多种 G 蛋白亚型及 cAMP 信号通路，导致甲状腺滤泡细胞增生、摄取碘增加、促进甲状腺激素合成及释放。

近年来的研究显示，TSHR 不仅仅表达于甲状腺，还存在于一些甲状腺外组织或器官，包括垂体、淋巴细胞、脑组织、胸腺、睾丸、卵巢、肾脏、脂肪组织、心脏、骨骼、肝细胞等，发挥着特定的生物学作用。

1. 腺垂体 TSHR 表达于腺垂体的滤泡星形细

胞，研究显示，TSH 与其结合后发挥旁分泌作用，反馈抑制腺垂体分泌 TSH，从而有助于维持下丘脑 – 垂体 – 甲状腺轴的平衡。

2. 性腺　动物研究显示，大鼠卵巢的颗粒细胞表达 TSHR，促性腺激素及雌激素可调节其表达。

3. 表皮细胞及毛囊细胞　研究显示，表皮细胞及毛囊细胞均表达 TSH 及 TSHR，TSH 可上调毛囊纤维原细胞表达 α 平滑肌肌动蛋白。此外，皮肤局部可合成 TSH，并且受 TRH 及甲状腺激素调节，形成与下丘脑 – 垂体 – 甲状腺轴类似的反馈调节系统。这种局部反馈系统的临床意义尚不明确。

4. 肾脏　肾脏及肾上腺均表达 TSHR。人原代肾脏细胞与 TSH 共培养后 cAMP 生成增加，提示肾脏细胞表达的 TSHR 具有功能，但其确切生理意义尚不明确。

5. 免疫细胞　包括骨髓细胞、胸腺、外周血细胞及免疫细胞、组织 T 淋巴细胞、树突状细胞等多种免疫细胞均被发现表达 TSHR。TSH 可调节骨髓内的淋巴前体细胞表达 TNF-α。在外周血细胞中，红细胞膜上表达 TSHR，TSH 可通过 TSHR 调节红细胞膜上的钠 / 钾 ATP 酶的活性。研究显示，肠上皮可合成 TSH，而肠上皮内的淋巴细胞表达 TSHR，从而形成一个局部的调节系统，调节淋巴细胞的聚集、分化及免疫功能。

6. 脂肪细胞　研究显示，脂肪前体细胞及分化后的脂肪细胞均表达 TSHR，TSH 可使脂肪细胞表达 cAMP 增加，提示 TSHR 具有功能。TSHR 的表达与脂肪细胞分化程度相关，提示 TSH 参与脂肪细胞分化。TSH 可作用于脂肪分解的关键酶，包括激素敏感性脂肪酶等，从而促进脂肪细胞内的脂肪分解，而 TSHR 敲除的脂肪细胞体积增大。此外，TSH 还具有调节脂肪细胞分泌功能的作用，研究显示，TSH 可促进脂肪细胞分泌瘦素、IL-6 和 TNF-α。棕色脂肪细胞也表达 TSHR，TSH 可促进棕色脂肪细胞内 cAMP 生成增加，2 型甲状腺原氨酸脱碘酶和解偶联蛋白（uncoupling protein，UCP）1 表达增加。对 TSHR 基因敲除小鼠的棕色脂肪组织中转染 TSHR 基因后，对寒冷诱导的低体温具有部分改善作用，提示棕色脂肪组织中的 TSH 参与热量生成。眼眶的前脂肪细胞也表达 TSHR，格雷夫斯眼病患者的功能性 TSHR 表达增加，TSHR 刺激性抗体可与眼眶的前脂肪细胞上的 TSHR 结合，促进 IL-6 的表达和分泌，

参与调节格雷夫斯眼病的活动性。上述研究提示，TSHR 与格雷夫斯眼病的发生密切相关。

7. 骨代谢　研究显示，TSH 可抑制骨转换及重构，TSHR 基因敲除的小鼠表现为骨转换加速。体外研究显示，TSH 可通过非 cAMP 依赖的途径抑制成骨细胞和破骨细胞的活性。也有研究显示，TSH 促进成骨细胞的分化，但研究结果不一致。体内研究显示，TSH 具有预防雌激素缺乏诱导的骨量丢失的作用。部分大样本量流行病学研究显示，TSH 与骨密度降低及骨折风险增加呈负相关，但该结果未被其他研究证实。

（二）TSH 与脂代谢

1. TSH 与胆固醇　甲状腺功能减退是继发性高胆固醇血症的一个重要病因，一般认为其发生机制为甲状腺激素水平低下导致的胆固醇代谢失衡。近年来，一些流行病学研究观察到仅有 TSH 升高，而 T_3 及 T_4 正常的亚临床性甲状腺功能减退症与血清胆固醇升高相关，提示 TSH 本身可能参与胆固醇代谢。Canaris 等在 25 862 例受试者中进行的大样本流行病学调查研究显示，随着 TSH 的升高血清总胆固醇也逐渐升高，即使是 TSH 轻度升高者（处于 5.1～10mU/L）的 TC 及 LDL-C 水平也显著高于甲状腺功能正常者。一项纳入 3148 例受试者的横断面研究显示，亚临床性甲状腺功能减退症患者的血清 TC 水平显著高于甲状腺功能正常者，在校正了性别、年龄、BMI 和 FT$_4$ 的影响后，TSH 仍与血清 TC 水平呈显著正相关（β=0.63，$P<0.001$）。另外有两项研究也得到类似结果。这些流行病学研究显示亚临床性甲状腺功能减退症患者血清胆固醇水平显著高于甲状腺功能正常者，单用甲状腺激素水平变化不能解释亚临床性甲状腺功能减退症患者的胆固醇水平升高，提示 TSH 升高与高胆固醇血症的发生直接相关。

有学者进一步在甲状腺功能正常人群中观察 TSH 与胆固醇的关系。一项在甲状腺功能正常者中进行的大样本量（纳入 30 656 例受试者）横断面研究结果显示，处于正常参考范围的 TSH 与血清 TC 及 LDL-C 呈显著线性正相关，而与 HDL-C 呈显著负相关。该研究者进一步在随访时间长达 11 年的前瞻性研究中证实了上述横断面研究结果：TSH 在正常值参考范围内升高也与随访过程中的非 HDL-C 水平升高呈显著正相关（TSH 每升高 1mU/L，非 HDL-C

升高 0.1mmol/L），而与 HDL-C 升高呈显著负相关。尽管上述研究显示 TSH 与胆固醇升高呈显著相关，但其在统计学分析中未校正甲状腺激素对胆固醇的影响，而有研究显示甲状腺激素与 TC 及 LDL-C 呈显著负相关，因此上述研究尚不能完全说明 TSH 与胆固醇水平存在直接相关。为此我们课题组在冠心病及健康查体人群中进行的大样本流行病学研究在统计学分析中排除了甲状腺激素的影响，观察 TSH 本身与胆固醇的关系，结果显示，在校正了性别、年龄、血糖、吸烟和甲状腺激素的影响后，处于正常值参考范围的 TSH 仍与 TC 呈显著正相关，提示 TSH 本身参与胆固醇的代谢。

2. TSH 与甘油三酯　流行病学研究显示，TSH 不仅与血清胆固醇水平相关，而且与血清甘油三酯水平也存在相关。有两项分别纳入 2108 例和 1534 例受试者的横断面研究结果显示，在校正了年龄、性别、BMI、糖尿病或胰岛素抵抗指数的影响后，亚临床性甲状腺功能减退症患者的甘油三酯水平显著高于甲状腺功能正常者。一项在墨西哥进行的横断面研究纳入 2771 例甲状腺功能正常者及 262 例亚临床性甲状腺功能减退症患者，结果显示，亚临床性甲状腺功能减退症患者的甘油三酯水平与甲状腺功能正常者无显著差别，但多元线性回归分析显示，校正了年龄和性别的影响后，TSH 与血清甘油三酯水平呈显著正相关。Hueston 等进行的一项来源于全美国范围普通人群、纳入 8228 例受试者的研究显示，亚临床性甲状腺功能减退症患者的甘油三酯水平显著高于甲状腺功能正常者，但在校正性别、年龄和是否服用降脂药的影响后，亚临床性甲状腺功能减退症与高甘油三酯血症无显著相关。我国学者进行的一项基于普通人群的横断面研究未观察到亚临床性甲状腺功能减退症与甲状腺功能正常者的甘油三酯水平有显著差别。各项研究结论不一致可能与纳入人群特征、样本量、混杂因素校正等因素有关。

在甲状腺功能正常者中观察 TSH 与甘油三酯关系的流行病学研究得到的结论比较一致。有两项横断面研究在甲状腺功能正常者中观察正常参考值范围的 TSH 与血清甘油三酯的相关性，结果均显示在校正了性别、年龄、吸烟和 BMI 的影响后 TSH 与甘油三酯呈显著正相关。上述研究结果被一项前瞻性研究证实，TSH 在正常值参考范围内升高与甘油三酯水平升高呈显著正相关，TSH 每升高 1mU/L，甘油三酯升高 0.1mmol/L。由于有研究显示甲状腺激素水平与甘油三酯水平呈显著负相关，因此在人群中观察 TSH 与甘油三酯的关系需排除甲状腺激素的影响。我们在 3664 例甲状腺功能正常者进行的研究显示，校正了甲状腺激素等混杂因素的影响，TSH 仍与甘油三酯水平呈显著正相关，提示 TSH 本身参与甘油三酯的代谢。

3. TSH 与 Lp（a）及载脂蛋白　目前关于 TSH 与 Lp（a）及载脂蛋白关系的研究较少。Milionis 等的研究显示，亚临床性甲状腺功能减退症患者的 Lp（a）水平显著高于甲状腺功能正常值，但 TSH 与血清 Lp（a）水平无显著相关。Mugii 等的一项研究观察到亚临床性甲状腺功能减退症患者 ApoB48 水平显著高于甲状腺功能正常者，TSH 与 ApoB48 呈显著正相关。

（三）TSH 参与脂代谢的机制

目前的研究结果显示，TSH 主要通过作用于肝细胞及脂肪细胞上的 TSH 受体，调节脂质合成及分解的相关信号分子表达来参与脂代谢。

综上所述，目前的流行病学及基础研究均显示 TSH 与脂代谢的关系密切，TSH 不仅通过调节甲状腺激素的合成间接影响脂代谢，而且通过多个靶点及信号通路直接参与胆固醇及甘油三酯的合成及分解代谢，但仍需开展更深入的研究探讨 TSH 参与脂代谢的具体机制及病理生理意义。对于临床性甲状腺功能减退症患者，降低并维持 TSH 水平在正常范围将有助于改善脂代谢异常。对于替代治疗对亚临床性甲状腺功能减退症患者的血脂影响，何种患者获益最大，以及对于 TSH 处于正常高限的脂代谢异常者，适当降低 TSH 水平对脂代谢异常的益处均有待于设计良好的前瞻性研究证实。

八、甲状腺激素类似物与脂代谢

（一）甲状腺激素及其受体

甲状腺激素由甲状腺合成并分泌到周围循环，这一过程受垂体分泌的 TSH 调节，TSH 作用于甲状腺滤泡细胞表面的 TSH 受体调节甲状腺激素的合成和释放。TSH 的释放还受到下丘脑室旁核分泌的促甲状腺激素释放激素 TRH 的调节。甲状腺激素通过负反馈调节 TSH 和 TRH 的转录。因此，下丘脑 - 垂体 - 甲状腺轴形成一个闭环系统，维持循环甲状腺激素在正常范围。

甲状腺组织释放的甲状腺激素包括 T_3 和甲状腺素 T_4，主要是以 T_4 形式进入循环系统，T_4 在外周组织被脱碘酶（deiodinases，DIO）1 和 DIO2 转化为具有生物学活性的 T_3，后者调节机体多种器官组织及细胞的代谢；T_4 也可被 DIO3 转化为无活性的 rT_3，T_3 可被 DIO1 和 DIO3 进一步脱碘生成 3，5- 二碘 -L- 甲状腺素（3，5-Diiodo-L-thyronine，T_2）。因此这三种脱碘酶参与组织循环中 T_3 浓度稳态的维持。

T_3 通过细胞膜上的特异性转运体进入细胞内。目前已知的转运体包括单羧酸转运蛋白第 8 亚型和第 10 亚型、有机阴离子转运蛋白 1。T_3 的生物学作用主要通过甲状腺激素受体介导，后者属于核激素受体超家族。目前发现的 TR 基因有两种：TRα 和 TRβ。此外，RNA 剪切后产生四种同源异构体，包括 $TRα_1$、$TRα_2$、$TRα_3$、$TRβ_1$、$TRβ_2$ 和 $TRβ_3$。$TRα_1$、$TRβ_1$、$TRβ_2$ 和 $TRβ_3$ 与内源性的甲状腺激素结合，调节转录，而 $TRα_2$ 和 $TRα_3$ 不与内源性甲状腺激素结合，主要发挥转录抑制作用。这些 TR 的组织分布不同。TRβ 在大部分组织中均有分布，特别是在肝脏，$TRβ_1$ 主要表达于肝脏、肾脏、大脑、心脏和甲状腺；$TRβ_2$ 主要表达于垂体、下丘脑、海马、视椎和耳蜗；$TRβ_3$ 主要表达于肾脏、肝脏和肺；而 $TRα_1$ 和 $TRα_2$ 主要表达于脑组织、心脏和骨骼，研究显示甲状腺激素对心率和心律的影响主要由 $TRα_1$ 介导。所有 TR 亚型发挥生物学作用的方式类似，即与特异性的 DNA 反应元件结合后，改变邻近基因的转录速率、核染色质的结构等。

（二）甲状腺激素衍生物或类似物与脂代谢

1. 甲状腺激素衍生物甲状腺原氨酸 由于肝脏是 T_3 的靶器官，因此 T_3 参与脂代谢的多个方面。T_3 促进肝细胞合成胆固醇，同时也促进肝细胞摄取胆固醇及将其转化为胆汁酸。T_3 还能诱导甘油三酯合成酶的表达，包括脂肪酸合成酶和乙酰 CoA 羧化酶。尽管 T_3 促进甘油三酯的合成，其同时也通过促进脂肪分解来降低肝细胞内甘油三酯含量，该过程被认为是 T_3 发挥产热效应的生理基础。

以往的研究认为仅有 T_3 具有生物学活性，近年来的研究显示，T_3 的代谢产物 T_2 也具有生物学活性。早在 1994 年，Oh 等的研究观察到腹腔注射 T_3 可降低 ob/ob 肥胖小鼠的体重及体内脂肪含量，增加氧消耗。后来，Goglia 等观察到腹腔注射 T_2 具有类似与 T_3 的作用，可显著降低高脂饮食诱导的肥胖大鼠的体重（较对照组下降 13%）、体脂含量（较对照组下降 50%），肝细胞甘油三酯蓄积几乎消失，同时血甘油三酯水平下降 52%，胆固醇水平下降 18%，而无 T_3 所具有的甲状腺毒症相关不良反应。

2. 甲状腺激素类似物 TRα 和 TRβ 在结构上具有很高的相似度，内源性的甲状腺激素没有受体选择性。甲状腺功能亢进时，循环甲状腺激素水平升高，导致一系列甲状腺毒症出现，包括体重下降、基础代谢率升高、血清胆固醇水平下降、心率增快、心律失常、心力衰竭、肌无力、骨质疏松、焦虑等。甲状腺功能减退导致抑郁、乏力、肌肉松弛、皮肤干燥、怕冷、血脂升高及非酒精性脂肪性肝病（nonalcoholic fatty liver disease，NAFLD）等。甲状腺激素替代治疗能纠正上述异常，包括血脂紊乱等，但替代治疗过程中有导致心脏毒性可能，包括心动过速、心律失常及心脏负荷增加等。这些心血管系统的不良影响主要由表达于心血管系统的 $TRα_1$ 介导。早年非选择性的甲状腺激素类似物具有降低 LDL-C 的作用，但对心血管系统产生显著的不良影响。

由于甲状腺激素对脂代谢的影响主要由 $TRβ_1$ 介导，因此，近年来人工合成的与 $TRβ_1$ 具有高亲和力或具有肝脏选择性的甲状腺激素类似物，包括 3,5- 二碘甲状腺丙酸（DITPA）、Sobetirome（GC-1）、Eprotirome（KB2115）、MB07811、KB-141 和 T-0681 等，具有降低血脂、体重等一系列益处，而对心血管系统的不良影响小。

目前的动物研究显示，上述甲状腺激素类似物可使 TC 下降 60%～67%，LDL 和甘油三酯下降 30%～40%。Sobetirome 是一种具有 $TRβ_1$ 选择性的甲状腺激素类似物，其与 $TRβ_1$ 的结合力等同与 T_3，但与 TRα 的结合力仅有 T_3 的 1/10。Grover 等的研究显示，Sobetirome 具有降低 LDL-C、Lp（a）水平、减轻体重的作用，而不增加心率。此外，Sobetirome 通过增加肝细胞线粒体和过氧化物酶体的脂肪酸 β 氧化，减少胆碱 - 蛋氨酸缺乏（choline-methionine deficient diet，CMD）饮食喂养的小鼠肝脏甘油三酯含量，改善脂肪性肝炎，延缓脂肪肝的发生和发展。Lin 等的研究观察到 Sobetirome 可显著降低 LDL 受体基因敲除小鼠的血清 TC 及甘油三酯水平，其降脂作用不依赖于 LDL 受体，而是通过激活 CYP7A1、促进胆固醇向胆汁酸转化和排泄来实现的。对猕猴应用 KB141 治疗 1 周后，TC 水平下降幅度高达 35%，Lp（a）降低幅度高达 50%，体重下降幅度高达 7%，呈剂量依赖性；对心率及血压无显著影响。Ito 等的研究显示，在应用阿托伐他汀的基础上加用 MB07811 可使 TC 进一步下降 20%～30%。对高胆固醇饮食喂养的新西兰兔应用 T-0681 干预 8 周后，TC 水平下降 60%，甘油三酯水平下降 80% 以上，值得注意的是，T-0681 使动脉粥样斑块面积缩小了 80%；对于具有动脉粥样硬化易感的 *ApoE* 基因敲除的小鼠，T-0681 使动脉粥样斑块面积缩小了 60%，上述研究提示 T-0681 不仅仅具有降低胆固醇的作用，还具有延缓动脉粥样硬化进展的作用。

目前关于甲状腺激素类似物对血脂影响的临床研究较少。Ladenson 等应用 DITPA 进行的一项为期 24 周、随机双盲安慰剂对照的研究结果显示，与安慰剂比较，DITPA 使 TC 下降 22%，LDL-C 下降 30%，甘油三酯下降 27%，体重下降 6%；DITPA 组的 TSH 水平下降显著，但没有甲状腺功能亢进或甲状腺功能减退的临床症状出现。DITPA 对心血管系统的影响主要表现为心率增快。DITPA 还引起骨转换标志物升高。DITPA 其他比较明显的不良反应包括胃肠道反应、跌倒、疲劳感等，仅有 37% 的受试者完成了研究。Ladenson 等在已应用他汀治疗的高脂血症患者中应用 Eprotirome 进行的一项为期 12 周的随机双盲安慰剂对照多中心研究结果显示，在他汀类药物治疗基础上加用 Eprotirome 可使 LDL-C 进一步下降 2%，甘油三酯下降 33%，ApoB 下降 30%，Lp（a）下降 43%，HDL-C 和 ApoA I 无显著变化。在甲状腺功能方面，TSH 和 T_3 水平无明显变化，T_4 水平下降，但仍处于正常范围，并且停药恢复正常。在心血管系统方面，Eprotirome 对心率、心律、血压、心电生理方面均无显著影响。Angelin 等在 98 名原发性高胆固醇血症患者中进行的为期 12 周的随机双盲安慰剂对照的研究结果也得到与上述研究类似的结果，Eprotirome 使非 HDL-C 下降 32%，ApoB 下降 30%，甘油三酯及 Lp（a）水平也显著下降，HDL-C 和 ApoA I 无显著变化。Eprotirome 仅引起一过性的轻度谷丙转氨酶升高，对甲状腺功能及心血管系统无明显影响，其他不良反应发生率也与安慰剂组无显著差别。

甲状腺激素类似物降低胆固醇和甘油三酯的可能作用机制包括：①上调肝细胞膜上的 LDL 受体表达，从而促进肝细胞摄取 LDL-C；②激活 CYP7A1，从而促进胆固醇向胆汁酸转化；③上调 ATP 结合盒蛋白 G5/G8（ABCG5/G8）表达，促进胆汁胆固醇分泌，并通过 SREBP-2 上调 LDL 受体表达；④促进胆固醇的逆向转运，从而促进外周胆固醇（包括巨噬细胞内）的清除；⑤甲状腺激素类似物可抑制 SREBP-1c 的表达和活性，从而减少甘油三酯的合成。

尽管甲状腺激素类似物具有受体选择性，目前的研究显示其具有强大的降脂作用，但其仍具有一些潜在的不良反应，尤其是在大剂量应用时。

（1）对心血管系统的不良影响：临床研究观察到有的甲状腺激素类似物有增加心率的作用，这一点对于已患冠心病及心力衰竭患者尤为重要，这些患者往往需要降脂治疗，同时对心率增快的不良反应耐受性差。Goldman 等利用 DITPA 在充血性心力衰竭患者中进行的 2 期随机双盲安慰剂对照的研究结果显示，DITPA 组因不良反应而停药比例显著高于安慰剂组。

（2）对骨代谢的不良影响：短期的临床研究显示甲状腺激素类似物可导致骨代谢标志物升高，长期应用对骨密度及骨折风险的影响尚不得而知。一项对狗的研究显示，Eprotirome 可导致软骨组织受损，提示甲状腺激素类似物可能对骨代谢存在潜在的不良影响。

（3）对肝脏的不良影响：最新一项为期 6 周的 3 期临床研究结果显示，Eprotirome 对家族性的高胆固醇血症具有良好的治疗作用，在他汀类药物治疗的基础上加用 Eprotirome 可使 LDL-C 进一步下降，最高下降幅度达 22%，但与安慰剂比较，Eprotirome 组的谷丙转氨酶、谷草转氨酶、结合胆红素及 γ- 谷氨酰转肽酶显著升高，其中有 4 名受试者因肝脏转氨酶的严重升高（最高达正常上限的 6～7 倍）而提前退出试验，提示甲状腺激素类似物的肝脏毒性值得密切关注。

（4）对甲状腺功能的不良影响：甲状腺激素类似物具有抑制下丘脑及垂体分泌 TRH 和 TSH 的作用，从而抑制甲状腺组织分泌甲状腺激素，因此其可能导致继发性甲状腺功能减退症。已有临床研究显示 Eprotirome 降低血清 T_4 水平，但对 T_3 及 TSH 水平无显著影响。

（5）对性腺的不良影响：一项为期 12 周的临床研

究显示，Eprotirome 以剂量依赖的方式促进肝脏表达性激素结合蛋白，但对血清游离雄激素及雌激素水平无显著影响。然而，目前尚无长期临床研究观察甲状腺激素类似物对性激素代谢的影响。因此，甲

状腺激素类似物的临床适用人群、安全剂量窗口及未知的潜在不良反应仍需大样本量和长期的临床研究来证实。

（赵家军）

参考文献

[1] 陈家伦.临床内分泌学 [M].上海：上海科学技术出版社，2011.

[2] 杨钢.内分泌生理与病理生理学 [M].天津：天津科学技术出版社，2000.

[3] Lazar M A.Thyroid hormone receptors: multiple forms, multiple possibilities [J].Endocr Rev, 1993, 14(2): 184-193.

[4] Hulbert A J.Thyroid hormones and their effects: a new perspective [J]. Biol Rev Camb Philos Soc, 2000, 75(4): 519-631.

[5] Mason R L, Hunt H M, Hurxthal L.Blood Cholesterol Values in Hyperthyroidism and Hypothyroidism—Their Significance [J]. New England Journal of Medicine, 1930, 203(26): 1273-1278.

[6] Bakker O, Hudig F, Meijssen S, et al.Effects of triiodothyronine and amiodarone on the promoter of the human LDL receptor gene [J].Biochem Biophys Res Commun, 1998, 249(2): 517-521.

[7] Shin D J, Osborne T F.Thyroid hormone regulation and cholesterol metabolism are connected through Sterol Regulatory Element-Binding Protein-2(SREBP-2) [J].J Biol Chem, 2003, 278(36): 34114-34118.

[8] Choi J W, Choi H S.The regulatory effects of thyroid hormone on the activity of 3-hydroxy-3-methylglutaryl coenzyme A reductase [J].Endocr Res, 2000, 26(1): 1-21.

[9] Galman C, Bonde Y, Matasconi M, et al.Dramatically increased intestinal absorption of cholesterol following hypophysectomy is normalized by thyroid hormone [J].Gastroenterology, 2008, 134(4): 1127-1136.

[10] Tan K C, Shiu S W, Kung A W.Plasma cholesteryl ester transfer protein activity in hyper-and hypothyroidism [J].J Clin Endocrinol Metab, 1998, 83(1): 140-143.

[11] Lam K S, Chan M K, Yeung RT.High-density lipoprotein cholesterol, hepatic lipase and lipoprotein lipase activities in thyroid dysfunction——effects of treatment [J].Q J Med, 1986, 59(229): 513-521.

[12] Shin D J, Plateroti M, Samarut J, et al.Two uniquely arranged thyroid hormone response elements in the far upstream 5' flanking region confer direct thyroid hormone regulation to the murine cholesterol 7alpha hydroxylase gene [J].Nucleic Acids Res, 2006, 34(14): 3853-3861.

[13] Hashimoto K, Ishida E, Matsumoto S, et al.Carbohydrate response element binding protein gene expression is positively regulated by thyroid hormone [J].Endocrinology, 2009, 150(7): 3417-3424.

[14] LaFave L T, Augustin L B, Mariash C N.S14: insights from knockout mice [J].Endocrinology, 2006, 147(9): 4044-4047.

[15] Sinha R A, You S H, Zhou J, et al.Thyroid hormone stimulates hepatic lipid catabolism via activation of autophagy [J].J Clin Invest, 2012, 122(7): 2428-2438.

[16] Cordeiro A, Souza L L, Einicker-Lamas M, et al.Non-classic thyroid hormone signalling involved in hepatic lipid metabolism [J].J Endocrinol, 2013, 216(3): R47-57.

[17] Duntas L H, Brenta G.The effect of thyroid disorders on lipid levels and metabolism [J].Med Clin North Am, 2012, 96(2): 269-281.

[18] Aviram M, Luboshitzky R, Brook JG.Lipid and lipoprotein pattern in thyroid dysfunction and the effect of therapy [J].Clin Biochem, 1982, 15(1): 62-66.

[19] Kung A W, Pang R W, Lauder I, et al.Changes in serum lipoprotein(a) and lipids during treatment of hyperthyroidism [J]. Clin Chem, 1995, 41(2): 226-231.

[20] Cachefo A, Boucher P, Vidon C, et al.Hepatic lipogenesis and cholesterol synthesis in hyperthyroid patients [J].J Clin Endocrinol Metab, 2001, 86(11): 5353-5357.

[21] Kim C S, Kang J G, Lee S J, et al.Relationship of low-density lipoprotein (LDL) particle size to thyroid function status in Koreans [J].Clin Endocrinol (Oxf), 2009, 71(1): 130-136.

[22] Hanna A N, Titterington L C, Lantry L E, et al.Thyronines and probucol inhibition of human capillary endothelial cell-induced low density lipoprotein oxidation [J].Biochem Pharmacol, 1995, 50(10): 1627-1633.

[23] Costantini F, Pierdomenico S D, de Cesare D, et al.Effect of thyroid function on LDL oxidation [J].Arterioscler Thromb Vasc Biol, 1998, 18(5): 732-737.

[24] Oge A, Sozmen E, Karaoglu A O.Effect of thyroid function on LDL oxidation in hypothyroidism and hyperthyroidism [J].Endocr Res, 2004, 30(3): 481-489.

[25] Sundaram V, Hanna A N, Koneru L, et al.Both hypothyroidism and hyperthyroidism enhance low density lipoprotein oxidation [J]. J Clin Endocrinol Metab, 1997, 82(10): 3421-3424.

[26] Fernandez V, Barrientos X, Kipreos K, et al.Superoxide radical generation, NADPH oxidase activity, and cytochrome P-450 content of rat liver microsomal fractions in an experimental hyperthyroid state: relation to lipid peroxidation [J].Endocrinology, 1985, 117(2): 496-501.

[27] Rizos C V, Elisaf M S, Liberopoulos E N.Effects of thyroid dysfunction on lipid profile [J].Open Cardiovasc Med J, 2011, 5: 76-84.

[28] Yang L B, Jiang D Q, Qi W B, et al.Subclinical hyperthyroidism and the risk of cardiovascular events and all-cause mortality: an updated meta-analysis of cohort studies [J].Eur J Endocrinol, 2012, 167(1): 75-84.

[29] Cappola A R, Fried L P, Arnold A M, et al.Thyroid status, cardiovascular risk, and mortality in older adults [J].JAMA, 2006, 295(9): 1033-1041.

[30] Boekholdt S M, Titan S M, Wiersinga W M, et al.Initial thyroid status and cardiovascular risk factors: the EPIC-Norfolk prospective population study [J].Clin Endocrinol (Oxf), 2010, 72(3): 404-410.

[31] Rodondi N, Bauer D C, Cappola A R, et al.Subclinical thyroid dysfunction, cardiac function, and the risk of heart failure.The Cardiovascular Health study [J].J Am Coll Cardiol, 2008, 52(14): 1152-1159.

[32] Iervasi G, Molinaro S, Landi P, et al.Association between increased mortality and mild thyroid dysfunction in cardiac

patients [J].Arch Intern Med, 2007, 167(14): 1526-1532.

[33] Sgarbi J A, Matsumura L K, Kasamatsu T S, et al.Subclinical thyroid dysfunctions are independent risk factors for mortality in a 7.5-year follow-up: the Japanese-Brazilian thyroid study [J].Eur J Endocrinol, 2010, 162(3): 569-577.

[34] Liberopoulos E, Miltiadous G, Elisaf M.Impressive lipid changes following hypolipidaemic drug administration can unveil subclinical hyperthyroidism [J].Diabetes Obes Metab, 2001, 3(2): 97-98.

[35] Erem C, Deger O, Bostan M, et al.Plasma lipoprotein(a) concentrations in hypothyroid, euthyroid and hyperthyroid subjects [J].Acta Cardiol, 1999, 54(2): 77-81.

[36] MartinezTriguero M L, HernandezMijares A, Nguyen TT, et al.Effect of thyroid hormone replacement on lipoprotein(a), lipids, and apolipoproteins in subjects with hypothyroidism [J].Mayo Clin Proc, 1998, 73(9): 837-841.

[37] O'Brien T, Dinneen SF, O'Brien PC, et al.Hyperlipidemia in patients with primary and secondary hypothyroidism [J].Mayo Clin Proc, 1993, 68(9): 860-866.

[38] Duntas L H, Mantzou E, Koutras DA.Circulating levels of oxidized low-density lipoprotein in overt and mild hypothyroidism [J].Thyroid, 2002, 12(11): 1003-1007.

[39] Arikan S, Bahceci M, Tuzcu A, et al.Postprandial hyperlipidemia in overt and subclinical hypothyroidism [J].Eur J Intern Med, 2012, 23(6): e141-145.

[40] Abbas J M, Chakraborty J, Akanji AO, et al.Hypothyroidism results in small dense LDL independent of IRS traits and hypertriglyceridemia [J].Endocr J, 2008, 55(2): 381-389.

[41] Roscini A R, Lupattelli G, Siepi D, et al.Low-density lipoprotein size in primary hypothyroidism.Effects of hormone replacement therapy [J].Ann Nutr Metab, 1999, 43(6): 374-379.

[42] Pearce E N, Wilson P W, Yang Q, et al.Thyroid function and lipid subparticle sizes in patients with short-term hypothyroidism and a population-based cohort [J].J Clin Endocrinol Metab, 2008, 93(3): 888-894.

[43] Pearce E N.Hypothyroidism and dyslipidemia: modern concepts and approaches [J].Curr Cardiol Rep, 2004, 6(6): 451-456.

[44] Shin D J, Plateroti M, Samarut J, et al.Two uniquely arranged thyroid hormone response elements in the far upstream 5' flanking region confer direct thyroid hormone regulation to the murine cholesterol 7alpha hydroxylase gene [J].Nucleic Acids Res, 2006, 34(14): 3853-3861.

[45] Benvenga S, Robbins J.Enhancement of thyroxine entry into low density lipoprotein (LDL) receptor-competent fibroblasts by LDL: an additional mode of entry of thyroxine into cells [J].Endocrinology, 1990, 126(2): 933-941.

[46] Lars B, John D B, Anne C G, et al.Evaluation and treatment of hypertriglyceridemia: an Endocrine Society clinical practice guideline [J].J Clin Endocrinol Metab, 2012, 97(9): 2969-2989.

[47] Wiseman S A, Powell J T, Humphries S E, et al.The magnitude of the hypercholesterolemia of hypothyroidism is associated with variation in the low density lipoprotein receptor gene [J].J Clin Endocrinol Metab, 1993, 77(1): 108-112.

[48] Tzotzas T, Krassas G E, Konstantinidis T, et al.Changes in lipoprotein(a) levels in overt and subclinical hypothyroidism before and during treatment [J].Thyroid, 2000, 10(9): 803-808.

[49] Nagasaki T, Inaba M, Henmi Y, et al.Decrease in carotid intima-media thickness in hypothyroid patients after normalization of thyroid function [J].Clin Endocrinol(Oxf), 2003, 59(5): 607-612.

[50] Kiernan T J, Rochford M, McDermott JH.Simvastatin induced rhabdomyolysis and an important clinical link with hypothyroidism [J].Int J Cardiol, 2007, 119(3): 374-376.

[51] Satarasinghe R L, Ramesh R, Riyaaz A A, et al.Hypothyroidism is a predisposing factor for fenofibrate-induced rhabdomyolysis ——patient report and literature review [J].Drug Metabol Drug Interact, 2007, 22(4): 279-283.

[52] Qari F A.Severe rhabdomyolysis and acute renal failure secondary to use of simvastatin in undiagnosed hypothyroidism [J].Saudi J Kidney Dis Transpl, 2009, 20(1): 127-129.

[53] AlSarraf A, Li M, Frohlich J.Statin resistant dyslipidemia in a patient treated with amiodarone [J].Case Reports, 2011: bcr0820114620.

[54] Cooper DS, Biondi B.Subclinical thyroid disease [J].Lancet, 2012, 379(9821): 1142-1154.

[55] Rodondi N, den Elzen W P, Bauer D C, et al.Subclinical hypothyroidism and the risk of coronary heart disease and mortality [J].JAMA, 2010, 304(12): 1365-1374.

[56] Liu D, Jiang F, Shan Z, et al.A cross-sectional survey of relationship between serum TSH level and blood pressure [J].J Hum Hypertens, 2010, 24(2): 134-138.

[57] Knudsen N, Laurberg P, Rasmussen L B, et al.Small differences in thyroid function may be important for body mass index and the occurrence of obesity in the population [J].J Clin Endocrinol Metab, 2005, 90(7): 4019-4024.

[58] Danese M D, Ladenson P W, Meinert C L, et al.Clinical review 115: effect of thyroxine therapy on serum lipoproteins in patients with mild thyroid failure: a quantitative review of the literature [J]. J Clin Endocrinol Metab, 2000, 85(9): 2993-3001.

[59] Maratou E, Hadjidakis D J, Kollias A, et al.Studies of insulin resistance in patients with clinical and subclinical hypothyroidism [J]. Eur J Endocrinol, 2009, 160(5): 785-790.

[60] Ineck B A, Ng T M.Effects of subclinical hypothyroidism and its treatment on serum lipids [J].Ann Pharmacother, 2003, 37(5): 725-730.

[61] Ladenson P W, Singer P A, Ain K B, et al.American Thyroid Association guidelines for detection of thyroid dysfunction [J]. Arch Intern Med, 2000, 160(11): 1573-1575.

[62] GardunoGarcia Jde J, Alvirde-Garcia U, Lopez-Carrasco G, et al.TSH and free thyroxine concentrations are associated with differing metabolic markers in euthyroid subjects [J].Eur J Endocrinol, 2010, 163(2): 273-278.

[63] Lu L, Wang B, Shan Z, et al.The correlation between thyrotropin and dyslipidemia in a population-based study [J].J Korean Med Sci, 2011, 26(2): 243-249.

[64] Walsh J P, Bremner A P, Bulsara M K, et al.Thyroid dysfunction and serum lipids: a community-based study [J].Clin Endocrinol (Oxf), 2005, 63(6): 670-675.

[65] Lai Y, Wang J, Jiang F, et al.The relationship between serum thyrotropin and components of metabolic syndrome [J].Endocr J, 2011, 58(1): 23-30.

[66] Hueston W J, Pearson WS.Subclinical hypothyroidism and the risk of hypercholesterolemia [J].Ann Fam Med, 2004, 2(4): 351-355.

[67] Vierhapper H, Nardi A, Grosser P, et al.Low-density lipoprotein cholesterol in subclinical hypothyroidism [J].Thyroid, 2000, 10(11): 981-984.

[68] Bell R J, RiveraWoll L, Davison S L, et al.Well-being, health-related quality of life and cardiovascular disease risk profile in women with subclinical thyroid disease-a community-based study [J]. Clin Endocrinol (Oxf), 2007, 66(4): 548-556.

[69] Ito M, Takamatsu J, Sasaki I, et al.Disturbed metabolism of remnant lipoproteins in patients with subclinical hypothyroidism [J]. Am J Med, 2004, 117(9): 696-699.

[70] Brenta G, Berg G, Zago V, et al.Proatherogenic mechanisms in subclinical hypothyroidism: hepatic lipase activity in relation to the VLDL remnant IDL [J].Thyroid, 2008, 18(11): 1233-1236.

[71] Mugii S, Hanada H, Okubo M, et al.Thyroid function influences serum apolipoprotein B-48 levels in patients with thyroid disease [J]. J Atheroscler Thromb, 2012, 19(10): 890-896.

[72] HernandezMijares A, Jover A, Bellod L, et al.Relation between lipoprotein subfractions and TSH levels in the cardiovascular risk among women with subclinical hypothyroidism [J].Clin Endocrinol (Oxf), 2013, 78(5): 777-782.

[73] Caraccio N, Ferrannini E, Monzani F.Lipoprotein profile in subclinical hypothyroidism: response to levothyroxine replacement, a randomized placebo-controlled study [J].J Clin Endocrinol Metab, 2002, 87(4): 1533-1538.

[74] Zhang W, Tian L M, Han Y, et al.Presence of thyrotropin receptor in hepatocytes: not a case of illegitimate transcription [J].J Cell Mol Med, 2009, 13(11-12): 4636-4642.

[75] Tian L, Song Y, Xing M, et al.A novel role for thyroid-stimulating hormone: up-regulation of hepatic 3-hydroxy-3-methyl-glutaryl-coenzyme A reductase expression through the cyclic adenosine monophosphate/protein kinase Aclic adenosine monophosphate-responsive element binding protein pathway [J].Hepatology, 2010, 52(4): 1401-1409.

[76] Fang Y, Qi W, Ming L, et al.Thyrotropin Increases Hepatic Triglyceride Content through Upregulation of SREBP-1c Activity [J]. J Hepatol, 2014.

[77] Brenta G, Berg G, Arias P, et al.Lipoprotein alterations, hepatic lipase activity, and insulin sensitivity in subclinical hypothyroidism: response to L-T(4) treatment [J].Thyroid, 2007, 17(5): 453-460.

[78] Kwakernaak A J, Lambert G, Muller Kobold AC, et al.Adiposity blunts the positive relationship of thyrotropin with proprotein convertase subtilisin-kexin type 9 levels in euthyroid subjects [J]. Thyroid, 2013, 23(2): 166-172.

[79] Triolo M, Kwakernaak A J, Perton F G, et al.Low normal thyroid function enhances plasma cholesteryl ester transfer in Type 2 diabetes mellitus [J].Atherosclerosis, 2013, 228(2): 466-471.

[80] Lu S, Guan Q, Liu Y, et al.Role of extrathyroidal TSHR expression in adipocyte differentiation and its association with obesity [J].Lipids Health Dis, 2012, 11: 17.

[81] Gagnon A, Antunes T T, Ly T, et al.Thyroid-stimulating hormone stimulates lipolysis in adipocytes in culture and raises serum free fatty acid levels in vivo [J].Metabolism, 2010, 59(4): 547-553.

[82] Ruhla S, Weickert M O, Arafat A M, et al.A high normal TSH is associated with the metabolic syndrome [J].Clin Endocrinol(Oxf), 2010, 72(5): 696-701.

[83] FernandezReal J M, LopezBermejo A, Castro A, et al.Thyroid function is intrinsically linked to insulin sensitivity and endothelium-dependent vasodilation in healthy euthyroid subjects [J]. J Clin Endocrinol Metab, 2006, 91(9): 3337-3343.

[84] Panarotto D, Remillard P, Bouffard L, et al.Insulin resistance affects the regulation of lipoprotein lipase in the postprandial period and in an adipose tissue-specific manner [J]. Eur J Clin Invest, 2002, 32(2): 84-92.

[85] Antunes T T, Gagnon A, Langille M L, et al.Thyroid-stimulating hormone induces interleukin-6 release from human adipocytes through activation of the nuclear factor-kappaB pathway [J].

Endocrinology, 2008, 149(6): 3062-3066.

[86] Zhang Y J, Zhao W, Zhu M Y, et al.Thyroid-stimulating hormone induces the secretion of tumor necrosis factor-alpha from 3T3-L1 adipocytes via a protein kinase A-dependent pathway [J]. Exp Clin Endocrinol Diabetes, 2013, 121(8): 488-493.

[87] van de Woestijne A P, Monajemi H, Kalkhoven E, et al.Adipose tissue dysfunction and hypertriglyceridemia: mechanisms and management [J]. Obes Rev, 2011, 12(10): 829-840.

[88] Chubb S A, Davis W A, Davis T M.Interactions among thyroid function, insulin sensitivity, and serum lipid concentrations: the Fremantle diabetes study [J]. J Clin Endocrinol Metab, 2005, 90(9): 5317-5320.

[89] Fabbrini E, Magkos F, Patterson B W, et al.Subclinical hypothyroidism and hyperthyroidism have opposite effects on hepatic very-low-density lipoprotein-triglyceride kinetics [J]. J Clin Endocrinol Metab, 2012, 97(3): E414-418.

[90] Villar H C, Saconato H, Valente O, et al.Thyroid hormone replacement for subclinical hypothyroidism [J]. Cochrane Database Syst Rev, 2007(3): CD003419.

[91] Garber J R, Cobin R H, Gharib H, et al.Clinical practice guidelines for hypothyroidism in adults: cosponsored by the American Association of Clinical Endocrinologists and the American Thyroid Association [J]. Endocr Pract, 2012, 18(6): 988-1028.

[92] Pearce S H, Brabant G, Duntas L H, et al.2013 ETA Guideline: Management of Subclinical Hypothyroidism [J]. Eur Thyroid J, 2013, 2(4): 215-228.

[93] Williams G R.Extrathyroidal expression of TSH receptor [J]. Ann Endocrinol (Paris), 2011, 72(2): 68-73.

[94] Nakao N, Ono H, Yamamura T, et al.Thyrotrophin in the pars tuberalis triggers photoperiodic response [J]. Nature, 2008, 452(7185): 317-322.

[95] Sun S C, Hsu P J, Wu F J, et al.Thyrostimulin, but not thyroid-stimulating hormone (TSH), acts as a paracrine regulator to activate the TSH receptor in mammalian ovary [J]. J Biol Chem, 2010, 285(6): 3758-3765.

[96] Gaspar E, Hardenbicker C, Bodo E, et al.Thyrotropin releasing hormone (TRH): a new player in human hair-growth control [J]. FASEB J, 2010, 24(2): 393-403.

[97] Sellitti D F, Akamizu T, Doi S Q, et al.Renal expression of two'thyroid-specific' genes: thyrotropin receptor and thyroglobulin [J]. Exp Nephrol, 2000, 8(4-5): 235-243.

[98] Dutton C M, Joba W, Spitzweg C, et al.Thyrotropin receptor expression in adrenal, kidney, and thymus [J]. Thyroid, 1997, 7(6): 879-884.

[99] Coutelier J P, Kehrl J H, Bellur S S, et al.Binding and functional effects of thyroid stimulating hormone on human immune cells [J]. J Clin Immunol, 1990, 10(4): 204-210.

[100] Wang H C, Dragoo J, Zhou Q, et al.An intrinsic thyrotropin-mediated pathway of TNF-alpha production by bone marrow cells [J]. Blood, 2003, 101(1): 119-123.

[101] Balzan S, Nicolini G, Forini F, et al.Presence of a functional TSH receptor on human erythrocytes [J]. Biomed Pharmacother, 2007, 61(8): 463-467.

[102] Wang J, Whetsell M, Klein J R.Local hormone networks and intestinal T cell homeostasis [J]. Science, 1997, 275(5308): 1937-1939.

[103] Elgadi A, Zemack H, Marcus C, et al.Tissue-specific knockout of TSHr in white adipose tissue increases adipocyte size and decreases TSH-induced lipolysis [J]. Biochem Biophys Res

Commun, 2010, 393(3): 526-530.

[104] Santini F, Galli G, Maffei M, et al.Acute exogenous TSH administration stimulates leptin secretion in vivo [J]. Eur J Endocrinol, 2010, 163(1): 63-67.

[105] Endo T, Kobayashi T.Thyroid-stimulating hormone receptor in brown adipose tissue is involved in the regulation of thermogenesis [J]. Am J Physiol Endocrinol Metab, 2008, 295(2): E514-518.

[106] Bahn R S, Dutton C M, Natt N, et al.Thyrotropin receptor expression in Graves' orbital adipose/connective tissues: potential autoantigen in Graves' ophthalmopathy [J]. J Clin Endocrinol Metab, 1998, 83(3): 998-1002.

[107] Abe E, Marians R C, Yu W, et al.TSH is a negative regulator of skeletal remodeling [J]. Cell, 2003, 115(2): 151-162.

[108] Bassett J H, Nordstrom K, Boyde A, et al.Thyroid status during skeletal development determines adult bone structure and mineralization [J]. Mol Endocrinol, 2007, 21(8): 1893-1904.

[109] Sampath T K, Simic P, Sendak R, et al.Thyroid-stimulating hormone restores bone volume, microarchitecture, and strength in aged ovariectomized rats [J]. J Bone Miner Res, 2007, 22(6): 849-859.

[110] Murphy E, Gluer C C, Reid D M, et al.Thyroid function within the upper normal range is associated with reduced bone mineral density and an increased risk of nonvertebral fractures in healthy euthyroid postmenopausal women [J]. J Clin Endocrinol Metab, 2010, 95(7): 3173-3181.

[111] Canaris G J, Manowitz N R, Mayor G, et al.The Colorado thyroid disease prevalence study [J]. Arch Intern Med, 2000, 160(4): 526-534.

[112] Asvold B O, Vatten L J, Nilsen T I, et al.The association between TSH within the reference range and serum lipid concentrations in a population-based study.The HUNT Study [J]. Eur J Endocrinol, 2007, 156(2): 181-186.

[113] Asvold B O, Bjoro T, Vatten L J.Associations of TSH levels within the reference range with future blood pressure and lipid concentrations: 11-year follow-up of the HUNT study [J]. Eur J Endocrinol, 2013, 169(1): 73-82.

[114] Roos A, Bakker S J, Links T P, et al.Thyroid function is associated with components of the metabolic syndrome in euthyroid subjects [J]. J Clin Endocrinol Metab, 2007, 92(2): 491-496.

[115] Xu C, Yang X, Liu W, et al.Thyroid stimulating hormone, independent of thyroid hormone, can elevate the serum total cholesterol level in patients with coronary heart disease: a cross-sectional design [J]. Nutr Metab (Lond), 2012, 9(1): 44.

[116] SantosPalacios S, BrugosLarumbe A, GuillenGrima F, et al.A cross-sectional study of the association between circulating TSH level and lipid profile in a large Spanish population [J]. Clin Endocrinol(Oxf), 2013, 79(6): 874-881.

[117] Wang F, Tan Y, Wang C, et al.Thyroid-stimulating hormone levels within the reference range are associated with serum lipid profiles independent of thyroid hormones [J]. J Clin Endocrinol Metab, 2012, 97(8): 2724-2731.

[118] Milionis H J, Efstathiadou Z, Tselepis A D, et al.Lipoprotein (a) levels and apolipoprotein (a) isoform size in patients with subclinical hypothyroidism: effect of treatment with levothyroxine [J]. Thyroid, 2003, 13(4): 365-369.

[119] Yen P M.Physiological and molecular basis of thyroid hormone action [J]. Physiol Rev, 2001, 81(3): 1097-1142.

[120] Goglia F.Biological effects of 3, 5-diiodothyronine(T(2)) [J].

Biochemistry (Mosc), 2005, 70(2): 164-172.

[121] Oh S S, Kaplan M L.Early treatment of obese (ob/ob) mice with triiodothyronine increases oxygen consumption and temperature and decreases body fat content [J]. Proc Soc Exp Biol Med, 1994, 207(3): 260-267.

[122] Lanni A, Moreno M, Lombardi A, et al.3, 5-diiodo-L-thyronine powerfully reduces adiposity in rats by increasing the burning of fats [J]. FASEB J, 2005, 19(11): 1552-1554.

[123] Galioni E F, Gofman J W, Guzvich P, et al.Long-term effect of dried thyroid on serum-lipoprotein and serum-cholesterol levels [J]. Lancet, 1957, 272(6960): 120-123.

[124] Meruvu S, Ayers S D, Winnier G, et al.Thyroid hormone analogues: where do we stand in 2013? [J]. Thyroid, 2013, 23(11): 1333-1344.

[125] Grover G J, Egan D M, Sleph P G, et al.Effects of the thyroid hormone receptor agonist GC-1 on metabolic rate and cholesterol in rats and primates: selective actions relative to 3, 5, 3'-triiodo-L-thyronine [J]. Endocrinology, 2004, 145(4): 1656-1661.

[126] Perra A, Simbula G, Simbula M, et al.Thyroid hormone (T3) and TRbeta agonist GC-1 inhibit/reverse nonalcoholic fatty liver in rats [J]. FASEB J, 2008, 22(8): 2981-2989.

[127] Lin J Z, Martagon A J, Hsueh W A, et al.Thyroid hormone receptor agonists reduce serum cholesterol independent of the LDL receptor [J]. Endocrinology, 2012, 153(12): 6136-6144.

[128] Grover G J, Mellstrom K, Malm J.Development of the thyroid hormone receptor beta-subtype agonist KB-141: a strategy for body weight reduction and lipid lowering with minimal cardiac side effects [J]. Cardiovasc Drug Rev, 2005, 23(2): 133-148.

[129] Ito B R, Zhang B H, Cable E E, et al.Thyroid hormone beta receptor activation has additive cholesterol lowering activity in combination with atorvastatin in rabbits, dogs and monkeys [J]. Br J Pharmacol, 2009, 156(3): 454-465.

[130] Tancevski I, Rudling M, Eller P.Thyromimetics: a journey from bench to bed-side [J]. Pharmacol Ther, 2011, 131(1): 33-39.

[131] Ladenson P W, McCarren M, Morkin E, et al.Effects of the thyromimetic agent diiodothyropropionic acid on body weight, body mass index, and serum lipoproteins: a pilot prospective, randomized, controlled study [J]. J Clin Endocrinol Metab, 2010, 95(3): 1349-1354.

[132] Ladenson P W, Kristensen J D, Ridgway E C, et al.Use of the thyroid hormone analogue eprotirome in statin-treated dyslipidemia [J]. N Engl J Med, 2010, 362(10): 906-916.

[133] Angelin B, Kristensen J D, Eriksson M, et al.Reductions in serum levels of LDL cholesterol, apolipoprotein B, triglycerides and lipoprotein(a) in hypercholesterolaemic patients treated with the liver-selective thyroid hormone receptor agonist eprotirome [J]. J Intern Med, 2014.

[134] Joy T R.Novel therapeutic agents for lowering low density lipoprotein cholesterol [J]. Pharmacol Ther, 2012, 135(1): 31-43.

[135] Goldman S, McCarren M, Morkin E, et al.DITPA (3, 5-Diiodothyropropionic Acid), a thyroid hormone analog to treat heart failure: phase II trial veterans affairs cooperative study [J]. Circulation, 2009, 119(24): 3093-3100.

[136] Sjouke B, Langslet G, Ceska R, et al.Eprotirome in patients with familial hypercholesterolaemia (the AKKA trial): a randomised, double-blind, placebo-controlled phase 3 study [J]. Lancet Diabetes Endocrinol, 2014, 2(6): 455-463.

第5章 肾上腺疾病与脂代谢异常

一、肾上腺的形态学及功能

（一）肾上腺的形态学

肾上腺是人体重要的内分泌器官，由于位于两侧肾脏的上方而命名。肾上腺位于腹膜后、脊柱两侧，左右各一，由肾筋膜和脂肪组织所包裹。正常成人肾上腺的腺体扁平，形态不一，通常为半月形（左侧）或三角形（右侧）；长4～6cm，宽2～3cm，厚0.5～1cm；重4～5g，两侧共重10～15g。腺体分肾上腺皮质和肾上腺髓质两部分，外周部分是皮质，内部是髓质。两者在发生、结构与功能上均不相同，实际上是两种内分泌腺。

肾上腺皮质在外，髓质被包围在内，皮质和髓质之间没有明显的解剖分界线。成人肾上腺皮质占90%，因富含类脂质而呈黄色；肾上腺髓质占10%，呈棕褐色。肾上腺皮质来源于生殖嵴附近体腔内层的中胚层细胞，从外到内分为3个带：球状带、束状带和网状带。

(1) 球状带：紧靠被膜，约占皮质的15%，其细胞较小，细胞呈低柱状或立方形，核小而圆，染色深，胞质少，弱嗜碱性，含少量脂滴，细胞排列紧密，排列形成椭圆形或不规则的球状细胞群。电镜下，最明显的特征是含有大量滑面内质网、粗面内质网、游离核糖体和高尔基复合体。球状带主要分泌盐皮质激素，调节机体的水-盐代谢。

(2) 束状带：约占皮质的75%，由多边形的细胞排列成束。束状带细胞排列成单行或双行的细胞索，呈放射状。外层束状带细胞富含脂质而于常规染色时形成空泡，称为"明亮细胞"，细胞体积大，胞核染色浅，位于中央。胞质内充满脂滴，在普通染色标本，脂滴被溶去，留下许多小空泡，使束状带细胞呈泡沫状。电镜下，滑面内质网远较球状带为多，常环绕脂滴和线粒体排列，粗面内质网也较发达。束状带细胞分泌糖皮质激素，主要代表为可的松和氢化可的松，调节糖、脂肪和蛋白质的代谢。

(3) 网状带：约占皮质的10%，紧靠髓质，细胞排列成不规则的条索状，相互连接成疏松网状，交织成网。细胞较束状带的小，胞核亦小，染色深，胞质弱嗜酸性，含有少量脂滴和较多脂褐素。电镜下，此带细胞内含有大量滑面内质网。网状带细胞主要分泌性激素。

肾上腺髓质是形成肾上腺中心部的组织。在宽阔的血管间隙中排列着形状不规则的细胞，其中也含有网状内皮系统的一部分。肾上腺髓质细胞来源于神经嵴的外胚层细胞，细胞呈多边形，含有嗜铬颗粒，因而又称为"嗜铬细胞"。髓质激素的合成与交感神经节后纤维合成去甲肾上腺素的过程基本一致，不同的是肾上腺髓质是在嗜铬细胞胞质中存在大量的苯乙醇胺氮位甲基移位酶，可使去甲肾上腺素甲基化而成肾上腺素。合成髓质激素原料为酪氨酸，其合成过程为：酪氨酸→多巴→多巴胺→去甲肾上腺素→肾上腺素。各个步骤分别存在特异酶，如酪氨酸羟化酶、多巴脱羟酶、多巴胺β-羟化酶及苯乙醇胺氮位甲基移位酶，最后生成肾上腺素。肾上腺素与去甲肾上腺素一起贮存在髓质细胞的囊泡里内，以待释放。髓质中肾上腺素与去甲肾上腺素的比例大约为4:1，以肾上腺素为主。在血液中去甲肾上腺素除由髓质分泌外，主要来自肾上腺素能神经纤维末梢，而血中肾上腺素主要来自肾上腺髓质。

（二）肾上腺的功能

1. 肾上腺的分泌功能　肾上腺皮质分泌的皮质激素分为三类，即盐皮质激素、糖皮质激素和性激素。这三类激素都是类固醇衍生物，统称为类固醇激素，基本结构是环戊烷多氢菲核，由 3 个环己烷和 1 个环戊烷组成，依次称为 A 环、B 环、C 环和 D 环，因 C10、C13、C17 及 C3 等位置的附加基团不同而形成不同种类的肾上腺皮质激素。

肾上腺皮质类固醇激素合成途径见图 5-1。盐皮质激素（主要是醛固酮）由球状带分泌，糖皮质激素（主要是皮质醇）由束状带和网状带分泌，肾上腺雄激素 [主要是脱氢表雄酮，硫酸脱氢表雄酮，雄烯二酮] 由成人肾上腺网状带分泌。肾上腺皮质的功能分区是由其不同区带所表达类固醇生成酶基因的差异所致。球状带不表达 17α- 羟化酶 /17，20 裂解酶（CYP17），故不能合成皮质醇和雄激素；球状带表达 11β- 羟化酶（CYP11B1）、醛固酮合成酶（CYP11B2，包括 18- 羟化酶和 18- 氧化酶），可催化醛固酮合成。束状带表达 17α- 羟化酶 /17，20 裂解酶及 11β- 羟化酶，不表达醛固酮合成酶，催化合成的是皮质醇。虽然 11β- 羟化酶和醛固酮合成酶具有 95% 同源性，但它们 5' 启动子序列不同，因而最后一步类固醇激素产物不同。在网状带，决定 17- 羟底物（17- 羟孕烯醇酮和 17- 羟孕酮）是通过 21- 羟化生成糖皮质激素，还是通过侧链裂解生成脱氢表雄酮（DHEA）

和雄烯二酮的因素，尚未明确，认为主要决定于 3β- 羟类固醇脱氢酶 2（3β-HSD2）和 17α- 羟化酶的相对活性，特别是 17α- 羟化酶中 17，20 裂解酶的活性。网状带丰富的细胞色素 b5 可激活 17，20 裂解酶并促使生成雄激素，网状带的 DHEA 磺基转移酶可使 DHEA 转化成硫酸脱氢表雄酮（DHEAS）。

2. 肾上腺分泌激素的调控

（1）皮质醇分泌的调节和下丘脑 - 垂体 - 肾上腺轴：皮质醇是最主要的糖皮质激素。皮质醇和皮质素可相互转化，皮质醇可脱氢为无生物活性的皮质素。皮质醇作用广泛，几乎涉及全身各脏器和细胞，对维持机体内环境稳定极为重要。

皮质醇的作用机制：糖皮质激素受体（GR）为细胞质受体，游离皮质醇与 GR 结合，激素 - 受体结合物转位到细胞核并结合到靶基因的特异性结合区域，刺激或抑制基因转录和表达。目前已鉴定了数百种糖皮质激素反应基因。虽然 GR 是单基因编码的，但存在不同的剪接变种、高度严格的结合区域及组织特异性的转位后修饰，因而作用具有多样性和特异性。此外，还有其他许多与糖皮质激素反应的组织特异性有关的因素，如 GR 与两个特殊转录因子 [激活子蛋白（activator protein，AP）-1 和 NF-κB] 之间的相互作用在介导糖皮质激素的抗炎作用中就非常重要。此外，糖皮质激素还具有急性的、非基因组作用，认为是通过未被鉴定的膜蛋白偶联受体所介导的。

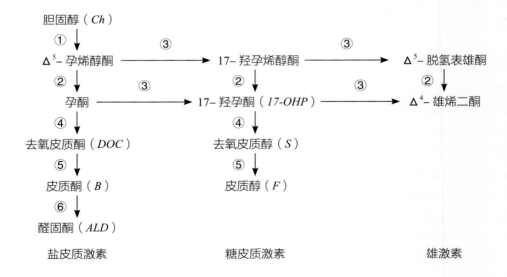

▲ 图 5-1　肾上腺皮质类固醇激素合成途径

①胆固醇侧链裂解酶（CYP11A1）；②3β- 羟类固醇脱氢酶 2（3β-HSD2）；③17α- 羟化酶 /17，20 裂解酶（CYP17）；④21- 羟化酶（CYP21A2）；⑤11β- 羟化酶（CYP11B1）；⑥醛固酮合成酶（CYP11B2）；注意，括号内为相应基因

皮质醇分泌的调节：肾上腺皮质束状带和网状带分泌糖皮质激素受腺垂体 ACTH 所调节，而 ACTH 又受下丘脑促皮质激素释放激素和精氨酸升压素所调控，称为下丘脑 - 垂体 - 肾上腺轴。

① ACTH：ACTH 是刺激肾上腺糖皮质激素合成和分泌的主要激素。ACTH 在腺垂体合成，有 39 个氨基酸，是含 241 个氨基酸的 POMC 的一部分。POMC 以组织特异性的形式裂解产生较小的肽类激素。在垂体前叶，POMC 裂解为 β-LPH 和 ACTH 原（pro-ACTH），后者进一步裂解为 γ- 促黑激素原（pro-γ-melanocyte-stimulating hormone，pro-γ-MSH）和 ACTH。pro-γ-MSH 在丝氨酸蛋白酶作用下进一步裂解为 N 末端肽和连接肽，这一过程可能参与介导 ACTH 对肾上腺皮质的促分泌作用。POMC 本身对肾上腺功能的生物学活性是可以忽略的。

ACTH 受体是一种 G 蛋白偶联的 MC2R，每个肾上腺皮质细胞大约有 3500 个 ACTH 受体。ACTH 与受体结合，主要通过刺激腺苷酸环化酶和细胞内 cAMP 而介导信号转导的作用，但细胞内和细胞外的 Ca^{2+} 也起一定作用。其他协同或抑制 ACTH 对肾上腺皮质作用的因素还包括 AT Ⅱ、激活素、抑制素和细胞因子 (TNF-α、瘦素) 等。ACTH 主要的生理作用是促进肾上腺糖皮质激素分泌，对醛固酮和性激素分泌也有一定促进作用。ACTH 对肾上腺的作用包括急性作用和慢性作用，作用结果是刺激肾上腺皮质类固醇生成和腺体生长。急性作用下，ACTH 通过类固醇急性调节蛋白酶（StAR）介导刺激类固醇生成。慢性情况下（暴露 24～26h），ACTH 在转录水平增加肾上腺皮质铁氧还蛋白和所有类固醇生成 CYP 酶（CYP11A1、CYP17、CYP21A2、CYP11B1）的合成。ACTH 还使肾上腺皮质增生和肥大、肾上腺重量增加。

② 促肾上腺皮质激素释放激素（CRH）和抗利尿激素（AVP）：POMC 分泌主要受 CRH 和 AVP 调控，而 CRH 和 AVP 的合成和释放则接受神经、免疫调节及皮质醇本身的反馈抑制。CRH 是一个 41 氨基酸多肽，在下丘脑室旁核的神经元合成，分泌入垂体门脉系统，结合到垂体前叶 CRH 分泌细胞的 Ⅰ 型 CRH 受体，激活腺苷环化酶进而刺激 POMC 基因转录，是 ACTH 分泌的主要刺激物。AVP 通过 V1b 受体激活 PKC 而增强 CRH 介导的刺激作用。其他促进 ACTH 分泌的物质有 AT Ⅱ、CCK、心房钠尿肽（atrial natriuretic factor，ANF）和血管活性肽等，可能调节 CRH 控制的 ACTH 分泌。

神经调节：各种应激性刺激，如低血糖、低血压、发热、手术、烧伤、精神紧张和体育运动等，均可通过中枢神经系统作用于下丘脑，使 CRH 和 AVP 释放增加，而促进 ACTH 和皮质醇分泌，可认为是机体对损伤的正常调节反应。神经调节还表现在昼夜节律方面。ACTH 呈脉冲式分泌，并表现出昼夜节律，早上睡醒时水平最高，白天逐渐下降，黄昏时达到低谷。ACTH 的昼夜节律似乎主要表现为上午 5 点至 9 点脉冲高度增加，而晚上 6 点至凌晨脉冲频率减少。ACTH 昼夜节律同时取决于白天 - 黑夜变化和睡眠 - 觉醒状态，因此，夜班工作人员和跨时区长途旅行者 ACTH 分泌的昼夜节律会受到干扰。

免疫调节：炎症性细胞因子，如 IL-1、IL-6 和 TNF-α 直接或通过增强 CRH 作用而增加 ACTH 分泌。白血病抑制因子（leukemia inhibitory factor，LIF）是 IL-6 家族的一个细胞因子，可进一步激活 HPA 轴。这是一种 HPA 轴对炎症刺激的应激反应，体现出重要的免疫 - 内分泌相互作用。

反馈调节：在 HPA 轴中，一方面，肾上腺皮质分泌糖皮质激素受腺垂体 ACTH 所调节，垂体 ACTH 分泌受下丘脑 CRH 和 AVP 所调控；另一方面，糖皮质激素又对 CRH 和 ACTH 分泌具有负反馈调节作用。糖皮质激素可抑制垂体前叶 POMC 的基因转录和 ACTH 释放，以及抑制下丘脑 CRH 和 AVP mRNA 合成和分泌，这种反馈称为长反馈，主要通过 GR 所介导。ACTH 还可能反馈抑制 CRH 神经元，称为短反馈。HPA 轴与中枢神经系统、免疫系统相互联系、相互调节，构成了一个极为完整、精致、有效的中枢 - 内分泌 - 免疫调节系统，具有重要的生理和病理意义。

(2) 盐皮质激素分泌的调节及肾素 - 血管紧张素 - 醛固酮系统：盐皮质激素由球状带合成和分泌，醛固酮是最主要的盐皮质激素。血浆中 30%～50% 醛固酮是游离的，50%～70% 醛固酮与白蛋白结合或疏松地与糖皮质激素结合球蛋白结合。醛固酮的血浆半衰期为 15～20min，醛固酮在肝脏快速灭活成四氢醛固酮。醛固酮的作用分为经典作用及非经典作用。醛固酮的经典作用是调节细胞外液容量和控制钾内环境平衡，是维持生命所必需的。醛固酮增加肾脏远端肾小管对钠的重吸收，促进钾排泄，这是通过醛固酮与 MR 相互作用，诱导远端肾小管细胞基底侧的 Na^+–K^+–ATP 酶和顶端的钠离子通道开放而完成的。MR 表达是组织特异性的，受体浓度在远端肾单位、结肠和海马最高，但胃肠道其他部位和心脏也存在 MR。游离醛固酮与上皮细胞（主要是肾脏）溶质中的 MR 结合，激素 – 受体结合物转位到细胞核并结合到靶基因的特异性结合区域使相应基因表达增加。通过调节血清和糖皮质激素诱导的激酶（serum and glucocorticoid-indused kinase，SGK）转录，进而诱导顶端钠离子通道（由 α、β 和 γ3 个亚单位组成）和基底侧的 Na^+–K^+–ATP 酶的 $α_1$ 和 $β_1$ 亚单位，从而刺激远端肾小管细胞膜钠离子转运增加。钠离子重吸收增加使肾小管腔内液体中的电离子呈负性状态，肾小管细胞钾离子和间质细胞氢离子分泌入管腔增加。因此，钾的排泌与钠的重吸收密切相关。皮质醇和醛固酮同样可以与 MR 结合，但由于许多组织存在 11β– 羟类固醇脱氢酶（11β-HSD），使皮质醇脱氢降解为无活性的皮质素，从而防止皮质醇与 MR 结合。醛固酮"脱逸"指给予过多醛固酮 3～5 天后出现的对抗调节机制，包括肾脏血流动力学变化和心钠肽水平升高等。长期醛固酮分泌过多可引起高血压，主要与钠潴留、细胞外液容量扩张及外周血管阻力增加有关；长期醛固酮分泌过多还可以引起低血钾和碱中毒。

醛固酮的非经典作用主要是对非上皮细胞，指不涉及调节 Na^+–K^+ 平衡方面的作用。这些作用也可能是通过激活细胞溶质中 MR 所介导的基因组作用，包括调节胶原基因、炎症基因、组织生长因子（如 TGF-β）基因和纤溶酶原激活物抑制物（plasminogen activator inhibitor，PAI）-1 基因等表达，可导致微血管病、急性坏死及不同组织，如心脏、心血管系统和肾脏的纤维化。

醛固酮分泌的调节：球状带分泌醛固酮主要受 3 个因素调控，依次为 AT II、钾和 ACTH。

肾素 – 血管紧张素 – 醛固酮系统：是醛固酮分泌最主要的调控系统，并且是一个负反馈调节系统。血管紧张素原在肝脏合成，是肾素的唯一底物。肾素特异性作用于血管紧张素原生成十肽 AT I。AT I 被血管紧张素转换酶（ACE）裂解为八肽 AT II。ACE 是一种二肽酰基羧肽酶，在肺循环浓度很高，但也存在于全身的血管系统和肾脏。AT II 作用于 AT_1 受体，增加肾上腺球状带细胞 CYP11B2 转录而刺激醛固酮合成和分泌。RAAS 存在于肾上腺及肾脏、心脏和脑等器官。

肾素是肾脏肾小球旁细胞所分泌的一种蛋白分解酶，由肾素原裂解而来。肾素释放入血是 RAAS 的一个限速步骤，由以下因素所调控：①肾小球旁细胞，肾小球入球小动脉壁上近球旁的颗粒细胞，作为压力传感器感受流入小动脉壁的张力，即肾脏灌注压；②致密斑，远曲小管壁上的一群特殊细胞，作为化学感受器感受远端肾小管内钠离子浓度；③交感神经系统，调节肾素的释放，特别是在身体立位姿势时的肾素释放；④体液因素，包括钾、AT II 和心钠肽等。肾脏灌注压降低或肾小管钠离子浓度降低时（如肾动脉狭窄、低血压、脱水或失钠等）肾素分泌增多，肾脏灌注压增高（高血压）和高钠饮食时肾素释放受抑制。

AT II 循环半衰期短，小于 60s。AT II 与肾上腺球状带细胞表面 AT_1 受体结合，激活 PLC，使细胞内 Ca^{2+} 浓度增加、钙调素激酶被激活，随后 CYP11B2 基因 5' 区域的 cAMP 反应元件被激活，再通过一系列细胞内信号传导通路增加 CYP11B2 的转录而刺激醛固酮合成和分泌。AT II 还通过其他机制维持正常细胞外容量和血压：①收缩血管平滑肌从而升高血压和减少肾血流量；②刺激肾上腺髓质释放肾上腺素和去甲肾上腺素；③提高交感神经系统的活性，增加交感神经末梢去甲肾上腺素释放；④促使血管加压素释放。

RAAS 是一负反馈调节系统：肾素分泌增加使 AT II 和醛固酮水平升高，从而血压升高、钠潴留和血容量扩张；上述变化又使肾素释放受抑制、醛固酮分泌减少，促使失钠和肾血流量增加。RAAS 对饮食钠摄入量极为敏感，钠摄入过多提高肾脏和外周血管对 AT II 的反应性，降低肾上腺球状带对 AT II 的反应性，使醛固酮分泌减少；限制钠摄入有相反作用，激活 RAAS。RAAS 的负反馈调节机制对于保持机体钠内环境平衡具有重要意义。

血钾：血钾升高直接刺激球状带分泌醛固酮，低钾血症可抑制醛固酮分泌。钾使细胞膜去极化、钙通道开放，使细胞内 Ca^{2+} 浓度增加、钙调素激酶被激活，随后 CYP11B2 基因 5' 区域的 cAMP 反应元件被激活，再通过一系列细胞内信号传导通路，增加 CYP11B2 转录，刺激醛固酮合成和分泌。此外，血钾升高和降低还可以影响肾素释放。

ACTH：ACTH 对醛固酮分泌的作用较弱，而且尚未完全明确。ACTH 的生理浓度变化可直接影响醛固酮的合成和分泌，血中醛固酮、皮质醇与 ACTH 浓度具有相似的昼夜节律。ACTH 的作用在急性和慢性情况下有所不同。ACTH 水平急性增高主要作用于类固醇生成的早期通路，即通过类固醇急性调节蛋白酶介导而使释放到线粒体膜内，提供给 CYP11A1 酶作用的胆固醇底物增加，刺激类固醇生成，因为 ACTH 不影响 *CYP11B2* 基因转录和酶的活性。循环醛固酮水平增加不超过基础值的 10%～20%。长期慢性 ACTH 过多则醛固酮水平正常或反而轻度降低，可能因为受体下降调节，或因为皮质醇、去氧皮质酮、皮质酮等盐皮质类固醇作用抑制了 AT Ⅱ 刺激的醛固酮分泌。

其他影响醛固酮分泌的因子：刺激醛固酮分泌的因子有来自 ACTH 前体 POMC 的多种多肽片段（如 α- 促黑素、β- 促黑素、β-LPH 及 β- 内啡肽）、垂体加压素和内皮素等；抑制醛固酮分泌的因子有心钠肽、多巴胺、生长抑素等。

二、类固醇与脂代谢

（一）糖皮质激素与脂代谢

1. 脂肪分解过程　脂肪细胞内甘油三酯通过三步反应逐步水解为甘油和 FFA，释放入血液供其他组织利用，此过程称为脂肪分解或脂肪动员。脂肪动员具有重要生理意义，FFA 被迅速转运至组织内进行氧化利用，保证葡萄糖被大脑、红细胞等优先利用；甘油则进入糖异生环节。空腹时脂肪动员使得血糖浓度维持在一个相对稳定的范围。糖皮质激素调节脂肪组织的分化、功能和分布。糖皮质激素在脂肪组织中对脂代谢的作用存在争议，可能涉及刺激脂肪分解和脂肪形成两个过程。糖皮质激素可以促进前脂肪细胞分化，抑制脂肪基质细胞增殖，启动一系列分化依赖性基因的表达，促进脂肪形成。另外，昼夜节律在糖皮质激素影响脂肪形成中也起着重要作用，这种作用主要通过糖皮质激素受体起作用。近期有研究证实，长期使用糖皮质激素与脂肪积累和脂肪生成和时钟相关基因表达的失调相关。Quagliarini 等还报道，糖皮质激素受体通过调节与染色质结合调控生物钟蛋白来调节葡萄糖和甘油三酯代谢。糖皮质激素促进脂肪分解，使血中 FFA 浓度升高，而血中 FFA 增高和胰岛素抵抗、2 型糖尿病密切相关。大剂量糖皮质激素还能抑制脂肪合成。

2. 糖皮质激素对脂肪分解的影响　影响主要包括允许作用及直接作用。早期对糖皮质激素刺激脂肪分解的研究主要围绕激素的允许作用。允许作用是指多种激素代谢效应的正常发挥需要有生理剂量的糖皮质激素存在，该作用涉及糖、脂肪等多种物质代谢，与 cAMP 含量密切相关。小剂量地塞米松长期孵育脂肪块增加腺苷酸环化酶活性和提高 cAMP 浓度，增强异丙基肾上腺素刺激的脂肪分解反应。在肝脏，糖皮质激素增强胰高血糖素和肾上腺激素刺激糖原分解，促进糖异生作用；在脂肪组织，增强儿茶酚胺类、GH、胰高血糖素等其他促脂解激素的脂肪分解效应。此外，糖皮质激素对脂肪分解具有直接影响。糖皮质激素对脂肪分解的作用在早期研究（20 世纪 60—80 年代）尚有争议。有文献提示，糖皮质激素对脂肪分解无明显影响，内源性皮质醇增多症（库欣综合征）患者血浆 FFA 水平并未出现显著升高；外源给予糖皮质激素后血糖和胰岛素水平增加，但 FFA 和甘油并没有升高。甚至有报道提示糖皮质激素抑制脂肪分解，Birkenhager 等（1976年）的研究指出，在库欣综合征患者体内 FFA 释放减少，给予泼尼松 7 天导致高血糖和高胰岛素血症的人体内 FFA 浓度降低。但更多研究表明，糖皮质激素刺激脂肪分解。早在 20 世纪 60 年代即发现地塞米松孵育脂肪组织块 4h 即增加 FFA 释放。提取肾上腺切除的大鼠脂肪细胞进行培养，给予地塞米松刺激，发现可显著刺激脂肪分解。给予健康志愿者地塞米松或皮质醇后，血甘油和 FFA 显著升高，无论在腹部皮下和下肢脂肪组织均显著刺激脂肪分解。美替拉酮可抑制内源性皮质醇分泌，糖尿病患者应用此药后血 FFA 明显降低，再次外源给予糖皮质激素则使 FFA 水平回升，这是首次整体研究揭示皮质醇对脂肪分解的重要作用。有报道指出，库欣综合征患者腹部皮下脂肪分解增加。Divertie 等（1991 年）给健康志愿者以皮质醇造成高皮质醇血症，显著刺激脂肪分解，这是首次明确提出在人糖皮质激素刺激脂肪分解。之前曾有资料（Schade 等，1977 年）表明，给糖尿病患者使用激素后血中 FFA 并未升高，主要因为其作用时间过短，说明糖皮质激素刺激脂肪分解需要一定时间，即可能通过影响有关蛋白质合成而发挥脂肪分解效应。

（二）糖皮质激素刺激甘油三酯水解的机制研究

在分离的脂肪细胞，胰岛素可有效逆转糖皮质激素刺激脂肪分解和升高血糖效应，可能是通过降低胞质 cAMP 水平而发挥作用。地塞米松通过降低磷脂酶活性以增加细胞内 cAMP 浓度，而肾上腺切除的大鼠却表现为该酶活性增加。调控脂肪分解的脂肪酶主要包括激素敏感性脂肪酶和脂肪组织甘油三酯脂酶。位于各组织毛细血管内皮细胞及其邻近细胞表面的脂蛋白脂肪酶能催化血中脂蛋白内的甘油三酯水解，进餐后其活性大大增强，促进脂肪组织脂肪合成及其他组织对脂肪酸氧化利用。饥饿时脂肪组织中 HSL 活性升高，LPL 活性很低，血中 FFA 主要来源于脂肪组织脂肪分解。脂滴包被蛋白是脂肪细胞脂滴表面主要蛋白，与脂肪分解调控密切相关。基础状态下未发生磷酸化的脂滴包被蛋白保护甘油三酯免于被脂酶水解，磷酸化增加或其蛋白表达减少均可以促进脂肪细胞内甘油三酯水解。在分离的大鼠附睾脂肪细胞和 3T3-L1 前脂肪细胞，地塞米松呈时间和剂量依赖性刺激脂肪分解，增加 HSL 和 ATGL mRNA 表达，进一步表明糖皮质激素可通过增加脂肪酶表达而直接刺激脂肪分解。徐国恒课题组研究表明，在分离的大鼠脂肪细胞，地塞米松短期孵育即可显著增加围脂滴蛋白磷酸化；长期孵育还会下调其蛋白表达，从而进一步丰富了激素刺激脂肪分解的细胞生物学机制。另外，地塞米松刺激脂肪分解的效应可被 GR 受体拮抗剂 RU486 所拮抗，提示其刺激脂肪分解可能通过与其受体作用，进而影响有关基因的转录调控。给予地塞米松的实验小鼠其肝脏的甘油三酯合成增加，分解减少，并且血中浓度也增加。TGH 主要表达于肝脏，地塞米松可减少 TGH 含量和活性从而增加肝脏甘油三酯含量。细胞外的甘油三酯分解主要受 LPL 调控，其活性在脂肪组织最高。在分离的大鼠脂肪细胞，地塞米松减少 LPL 表达和活性，而在 3T3-L1 和人脂肪细胞，结论刚好相反。尤其对于男性，地塞米松可显著增加内脏脂肪（网膜脂肪为主）LPL 表达和活性，参与了激素导致的向心性肥胖发生。

三、库欣综合征与脂代谢异常

库欣综合征又称为皮质醇增多症，是由于肾上腺皮质合成和分泌过多的糖皮质激素所致的一组临床综合征，表现为向心性肥胖、满月脸、多血质外貌、紫纹、高血压、继发性糖尿病及脂代谢异常等，导致心血管疾病发生率的明显增加。有研究报道，库欣综合征包括亚临床库欣患者中有 40%～70% 合并脂质代谢异常，库欣综合征患者脂肪肝的发生率增加（有报道超过 20%）。在库欣综合征患者中，血脂异常似乎不如其他的代谢合并症更常见。但是，在临床及亚临床库欣中，血脂异常却在心血管疾病发生中发挥重要作用。即使亚临床高皮质醇血症及皮质醇水平在正常高值的上限，发生心血管疾病的风险同样明显增加。

（一）血脂异常的特点及发生率

库欣综合征中的血脂谱改变主要表现为甘油三酯及总胆固醇水平增加，而 HDL-C 水平在不同的研究报道中差别较大。实际上，在库欣综合征患者中，很难确定血脂异常的真正发生率，因为在不同的研究中，诊断切点的设立有很大差别。目前大多数发表的研究采用的是一些旧的指南，例如，2002 年美国国家胆固醇教育计划关于成人高胆固醇血症诊断、评估及治疗的第二次报告（成人治疗专题小组 II），或者世界卫生组织 – 国际高血压协会（International Society of Hypertension，ISH）1999 年的指南。据报道，25%～52% 的库欣综合征患者伴有 TC 水平的升高，而 7%～35% 的患者伴有甘油三酯水平的升高，14.2%～36% 的患者伴有 HDL-C 水平的下降。如果采用目前的血脂异常诊断标准，则库欣综合征患者中血脂异常的发生率可能更高。故关于库欣综合征患者血脂异常的发生率比普通人群是否更高这一问题，因为文献报道并不一致，目前仍很难得到明确的答案。针对库欣综合征患者的研究例数通常比较少，这样就降低了与正常人比较的统计学效力。

另一个影响比较结果的重要因素是对不同人群的血脂参数进行比较时是否校正了 BMI 水平。Faggiano 等发现，与健康对照组相比，库欣综合征患者 TC 及 LDL-C 水平更高，而 HDL-C 水平更低。但是，同样这组患者如果与 BMI 匹配的对照组相比，则结果变成患者组 HDL-C 水平比对照组更低，导致库欣综合征患者 LDL-C/HDL-C 比值明显升高，而血脂谱的其他成分没有改变，两组间甘油三酯水平也没有明显差别。相反，Terzolo 等研究发现，和健康对照组相比（未匹配 BMI），库欣综合征患者甘油三酯水平更高，而 TC 水平没有明显差别。有一些研究比较了亚临床库欣综合征患者与 BMI 匹配的健康对照组的血脂水平，发现 TC、LDL-C 及甘油三酯水平更高，而 HDL-C 水平更低。Giorgio Arnaldi 等分析了 49 例库欣综合征患者的临床资料，发现 TC 和 LDL-C 与清晨血浆皮质醇水平及小剂量地塞米松抑制试验后皮质醇水平正相关。

（二）病理生理机制

糖皮质激素既是体内肾上腺皮质分泌的重要激素，也是一类具有广泛治疗作用的临床药物，具有抗炎、免疫抑制、调节应激反应、调节糖脂代谢等广泛的生理和药理作用。糖皮质激素能升高血中 FFA，高血浆 FFA 是导致胰岛素抵抗的重要诱因，但这一作用的发生机制尚不明确。高皮质醇血症导致代谢异常的机制是多方面的，包括皮质醇对脂肪分解的直接或间接作用、FFA 的产生和转化、肝脏 VLDL 合成和脂肪酸积累。AMP 活化的蛋白激酶也介导了糖皮质激素诱导的代谢异常的过程。

体内的脂肪组织储存大量的甘油三酯，甘油三酯是脂肪酸的酯化形式。在激素和脂肪酶的作用下，脂肪细胞内甘油三酯分解为甘油和 FFA 的反应，即脂肪分解（也称作脂肪动员），是机体调节血浆 FFA 浓度的主要因素。传统观念认为，糖皮质激素促进脂肪动员的机制是靠"允许作用"来实现的。近期研究表明，糖皮质激素还能直接刺激脂肪分解。糖皮质激素通过作用于脂肪细胞的受体，激活细胞内 PKA 信号通路，下调脂滴包被蛋白含量，增加脂肪酶的磷酸化及其活性，从而直接刺激甘油三酯分解生成 FFA。通过这一机制，糖皮质激素增加脂肪酸从脂肪细胞释放入血，导致血浆 FFA 升高和胰岛素抵抗。

（三）治疗

针对库欣综合征合并的脂代谢异常如何处理，目前没有相关指南的指引，也未见临床研究的报道。

如前所述，高皮质醇血症往往和严重的心血管疾病的危险因素密切相关。因此，在决定库欣综合征患者个体化血脂治疗的强度之前，应评估患者整体的心血管疾病的发生风险。有一项研究涉及了 49 例库欣综合征患者，该研究评估了患者整体的心血管风险。风险的计算考虑了多种因素的综合作用，包括高血压、糖尿病、血脂异常、早发心血管疾病

的家族史、目前或既往的缺血性心脏病的病史、脑血管和外周血管病变、生活方式（吸烟、活动强度）等，同时评估了靶器官损害的程度，如左心室肥厚、视网膜病变、冠状动脉斑块及蛋白尿。根据 1999 年 WHO/ISH 指南，该队列中有 80% 的患者可以归结为有高的或非常高的心血管危险因素。这一研究结果表明，大多数库欣综合征患者均为心血管发生风险的高危人群，应采用强化治疗的方式以降低心血管疾病的发生风险。有文献报道，即使在库欣综合征缓解 5 年后，心血管危险因素的高发生率依然存在。因此，对库欣综合征患者的强化调脂治疗不仅在病变的活动期，而应该是一个长期的过程。

1. 药物治疗

(1) 酮康唑：酮康唑是广泛应用于治疗库欣综合征的一类药物，它是抗真菌的咪唑类药物的衍生物，可以阻断皮质醇合成的几个步骤，主要包括抑制 C17，20 裂解酶及 17α 羟化酶的活性。酮康唑可以直接阻断甲基甾醇转化为胆固醇，也可以通过负反馈作用抑制 HMG-CoA 还原酶，从而间接抑制胆固醇的生物合成。在 HMG-CoA 还原酶抑制药广泛应用之前，酮康唑被广泛应用于家族性高胆固醇血症的治疗，以降低 TC、IDL-C 及 LDL-C，同时可以使得 ApoB 水平下降达 25%。因此，使用酮康唑治疗高皮质醇血症可能对脂代谢异常管理带来额外有益的作用。

(2) 米脱坦：米脱坦或 o,p-DDD 是 DDT 的衍生物，主要用来治疗肾上腺腺癌或者难治性库欣病。它可以诱导线粒体的变性，使得肾上腺皮质萎缩和坏死。此外，米脱坦还可以通过减少胆甾醇的侧链切断酶和 11β 羟基化作用抑制类固醇生成。但是，米脱坦还可通过减少肝脏羟固醇的产生提高循环胆固醇水平，导致 HMG-CoA 还原酶水平的增加。药物使用后 1～5 个月会出现胆固醇水平的最大变化。米脱坦会使得 TC 水平增加 68%，尤其是 LDL-C 及 ApoB 的明显增高，但是甘油三酯、HDL-C、ApoA I 或 Lp（a）的水平没有明显变化。辛伐他汀可以纠正这种不良作用。在库欣病的治疗中，应用米脱坦会引起脂代谢异常，这点应得到足够重视，在临床工作中认真处理。

2. 调脂药物和类固醇生物合成抑制剂的相互作用　酮康唑可抑制肝脏细胞色素 P_{450} 的几种酶类，包括 CYP3A4、CYP2C9、CYP1A2，进而影响许多药

物的代谢。辛伐他汀、洛伐他汀和阿托伐他汀都是通过 CYP3A4 酶代谢，因此，它们的血浆浓度及肌毒性很大程度会受到使用酮康唑的影响而增加。在这种情况下，首选普伐他汀和瑞舒伐他汀，因为它们不经 CYP3A4 酶代谢，血浆浓度不会受到 CYP3A4 抑制剂的影响而有所增加。

（四）预后

许多研究报道，高皮质醇血症纠正后，尽管血脂的指标不能完全正常，但血脂紊乱的情况也会得到部分改善。在一个纵向的研究中，曾经对 25 例患者在基线时，以及在库欣综合征缓解或药物控制 1 年后的血脂水平进行评估，发现治疗后 LDL-C 水平明显降低，但较正常健康对照仍是偏高的。同样，在一项针对垂体性库欣治愈或控制 5 年后所进行的横向研究中发现，TC 和 LDL-C 水平与 BMI 匹配的对照组相似，但仍高于健康对照组，而 HDL-C 水平较两组对照组均明显降低。在切除肾上腺腺瘤使得库欣综合征缓解后，TC 水平及 TC/HDL-C 降低。同一研究中也报道了亚临床库欣综合征患者手术后脂代谢指标没有发生变化。与之相反，在一项前瞻性随机对照研究中发现，37.5% 的亚临床库欣综合征患者在肾上腺腺瘤切除后血脂谱得到改善，而在保守治疗亚组，血脂水平没有明显变化。

四、原发性醛固酮增多症与脂代谢异常

原发性醛固酮增多症（primary aldosteronism，PA）是由肾上腺皮质病变导致分泌醛固酮过多，同时肾素 - 血管紧张素系统受到抑制所致的综合征。以高醛固酮水平和低肾素活性为主要特征，中重度高血压、伴或不伴低血钾、不适当的高尿钾、肌无力、多尿等为主要临床表现。近年来，随着血浆醛固酮 / 肾素活性比值（aldosterone renin ratio，ARR）在 PA 筛查中的应用及诊断水平的提高，PA 检出率显著提高，在新诊断的高血压人群 PA 的患病率占 11%，重度高血压患者中占 19%，在难治性高血压患者中 PA 患病率更是高达 20%。

PA 主要有两个亚型，特发性醛固酮增多症（idiopathic hyperaldosteronism，IHA）和肾上腺醛固酮腺瘤（aldosterone-producing adenoma，APA），还有一些其他少见的类型，如单侧肾上腺结节增生性原醛、家族性醛固酮增多症、原发性肾上腺皮质增生等。不同亚型的 PA 在临床表现上各具特点。

PA 患者较原发性高血压患者具有更高的心血管疾病风险。脑卒中、左心室肥厚、心房颤动、心肌梗死发生率更高，尿微量白蛋白排泄率和颈动脉内膜中层厚度增加，代谢综合征发生率更高。与同等血压的原发性高血压患者相比，PA 心血管损伤发生早、程度重，并且这种现象不能单用醛固酮引起水钠潴留和血压升高等效应来解释。因此，还存在其他机制导致高醛固酮血症对机体的损害。

多项研究表明，PA 患者多存在代谢综合征，其中脂代谢异常尤为突出，包括高甘油三酯血症、低 HDL-C 血症。Fallo 等按 ATP Ⅲ 标准诊断代谢综合征，比较 85 例 PA 与 381 例原发性高血压患者代谢综合征发生率，发现 PA 的代谢综合征发生率明显增高（41.1% vs. 29.6%）；在代谢综合征各组分的分布上，BMI、高血压、腹型肥胖和低 HDL-C 血症两组相当，唯有高甘油三酯血症在 PA 组更常见（27.0% vs. 15.2%）。该研究中 IHA 和 APA 代谢综合征发生率无显著差别。Ronconi 等同样在 89 例 PA 与 164 例配对的原发性高血压患者的比较中显示 PA 的代谢综合征发生率明显增高（45% vs. 30%）。Iacobellis 等的研究结果类似，并且在 PA 合并代谢综合征患者中 HDL-C 显著低于原发性高血压合并代谢综合征患者，并且 APA 患者代谢综合征发生率高于 IHA 者（29.8% vs. 21.1%）。Jochmanova 等分析了 47 例 PA，与健康对照人群相比，PA 患者甘油三酯水平显著增高。国内一组 PA 患者 216 例，高甘油三酯患病率为 22.52%，低 HDL-C 血症患病率为 3.82%；高甘油三酯血症、低 HDL-C 血症发生率在醛固酮最高水平组高于低水平组。PA 患者中，男性血糖、血脂紊乱更常见，而女性患者肥胖更多见。血清醛固酮水平与脂肪块、HOMA-IR 呈正相关。

进一步研究表明，PA 中不同亚型代谢异常的发生并不一致。Šomlóová 报道一组 100 例 PA（ IHA50 例，APA50 例），与 APA 组比较，IHA 组代谢综合征发生率（IHA62%，APA34%，原发性高血压 56%）、BMI [IHA（30±4）kg/m^2，APA（27±5）kg/m^2，原发性高血压（29±5）kg/m^2] 和甘油三酯水平 [IHA（1.9±0.9）mmol/L，APA（1.4±0.8）mmol/L，原发性高血压（2.01±1.39）mmol/L] 更高，HDL-C 水平更低 [IHA（1.12±0.32）mmol/L，APA（1.27±0.41）mmol/L，原发性高血压（1.36±0.36）mmol/L]。

也有一些研究结果不尽相同，Matrozova 等观察了 460 例 PA 与 1363 例原发性高血压患者，发现不管单侧还是双侧的 PA 与原发性高血压患者空腹血糖水平及血脂谱无显著差异，PA 与原发性高血压患者代谢异常的情况相似，空腹高血糖发生率在 PA 组更低。Rosa 等研究的一组 PA 患者，与原发性高血压患者比较血脂谱包括 TC、HDL-C、LDL-C 和甘油三酯均没有显著差异。

另一组国内的 299 例 PA 患者，分为肾上腺醛固酮腺瘤（adrenal aldosterone-producing adenoma，APA）组（n=103）、单侧肾上腺增生（unilateral adrenal hyperplasia，UNAH）组（n=52）和双侧肾上腺增生（bilateral adrenal hyperplasia，BAH）组（n=144），与 100 例原发性高血压患者的对照组比较。结果显示，PA 患者餐后 30min 和 60min 血糖值及血清甘油三酯和 TC 水平均显著降低，血清 HDL-C 水平显著升高。APA 组餐后 60min、120min 血糖和餐后 60min、120min、180min 血清胰岛素水平及血清甘油三酯水平显著低于 BAH 组，而 HDL-C 水平显著高于 BAH 组。PA 患者糖脂代谢指标与 24h 尿醛固酮及血基础醛固酮水平呈显著负相关；脂代谢异常与患者 PA 病程呈显著正相关。该研究显示，PA 患者糖脂代谢异常程度较原发性高血压患者轻；在 PA 亚型中，BAH 患者糖脂代谢异常较为明显，其严重程度与患者病程有关。这些有差异的研究结果与研究样本量、所选择的 PA 患者人群、种族、病程，以及对照组人群、病程、治疗方案等有关。

（一）病理生理机制

醛固酮主要通过盐皮质激素受体（mineralocorticoid receptor，MR）发挥生理作用。MR 是核受体家族的一员，属于皮质受体亚家族，由位于 4 号染色体 q31.1 区的 NR3C2 基因编码。人类 MR 由 450 个碱基构成，共 10 个外显子，其中前 2 个不翻译，其余 8 个编码整个 MR 蛋白。MR 由 3 个主要功能域构成：N 端结构域（N terminal domain，NTD）、DNA 结合域和 C 端配体结合域。NTD 位于 N 端，具有特异性抗原活性，是调节 MR 作用特异性的关键部位。DBD 位于 MR 蛋白的中部，具有结合特异目标 DNA 序列和激素反应元件的作用。LBD 位于 COOH 端，负责与特异性配体，也就是相应的激素结合，并参与介导 MR 由胞质向胞核内转位。MR 除在醛固

酮敏感的远端肾单位中表达外，在大肠、气道、汗腺、唾液腺、肝脏、内耳的上皮组织均有表达。近来，在多种非上皮组织也发现有 MR 表达，如白细胞、心脏、下丘脑、血管、皮肤、角膜、胎盘、卵巢、睾丸及棕色和白色脂肪细胞等。MR 在机体内广泛表达，提示 MR 具有多种功能。目前研究显示，MR 不仅维持水钠平衡，还与心血管重构、行为认知及脂肪分化等病理生理过程有关。因此，通过 MR，醛固酮与脂肪细胞之间存在复杂的关联。

无论棕色脂肪还是白色脂肪的脂肪细胞均可表达 MR，醛固酮通过 MR 可促进脂肪细胞的分化，同时脂肪组织存在局部的 RASS，尤其是内脏脂肪，局部的醛固酮生成尤显突出。利用 3T3-L1 脂肪细胞和从人或 C57BL/6J 小鼠分离的成熟脂肪细胞模型进行研究，发现脂肪细胞可分泌具有活性的醛固酮合成酶。一方面，脂肪细胞在醛固酮合成酶作用下通过钙调磷酸酶 / 活化 T 细胞核因子通路调节醛固酮的分泌。另一方面，脂肪细胞分泌的数种细胞因子及产生的脂肪源性醛固酮释放因子可刺激肾上腺皮质醛固酮的合成和分泌，使醛固酮增多。醛固酮通过自分泌或旁分泌方式激活 MR，参与脂质形成及脂肪细胞分化。

在前脂肪细胞 3T3-L1 分化过程中可诱导 MR 表达，醛固酮 –MR 可进一步促进脂肪细胞的分化。在无类固醇培养基中的研究显示，醛固酮呈剂量依赖、时间依赖地激活 3T3-L1 细胞和 3T3-F442A 细胞的 MR，并通过 MR 使 3T3-L1 细胞和 3T3-F442A 细胞逐步出现脂肪细胞的表型，其机制与醛固酮诱导 PPARγRNA 转录有关；采用 siRNA 技术下调 MR 表达，阻断醛固酮 –MR 途径，改变相关转录因子的表达，3T3-L1 细胞分化受抑制，进而表现抗脂生成作用。同样，在前棕色脂肪细胞 T37i 细胞中也存在 MR 表达，醛固酮可诱导 T37i 细胞向成熟的棕色脂肪细胞转变；激活 MR 可促进脂肪贮存，并抑制 UCP1 表达，从而调节产热。

醛固酮和脂肪细胞间存在交互作用。脂肪因子在醛固酮 – 脂肪交联中起重要作用。脂肪细胞因子分泌紊乱是 PA 患者发生胰岛素抵抗，糖、脂代谢异常及心血管疾病高发的重要一环，同时脂肪细胞因子也作用于脂肪组织，导致脂肪细胞功能紊乱。脂肪细胞分泌的某些因子可促进肾上腺皮质合成和分泌醛固酮。脂联素是重要的脂肪细胞因子之一，具

有抗炎、抗动脉粥样硬化等特征，脂联素基因敲除小鼠更易出现饮食诱导的胰岛素抵抗、血管内膜增厚及心脏重构。相反，脂联素过表达可增加胰岛素敏感性，缓解动脉粥样硬化并抑制心脏肥大。低脂联素血症是2型糖尿病、高血压及冠心病发生的独立危险因素。多项研究显示，血醛固酮浓度与脂联素水平呈负相关。高钠膳食喂养SD大鼠导致血醛固酮降低和脂联素升高。在健康人中高钠饮食同样可抑制RAAS，使醛固酮水平降低，血脂联素水平显著升高。一组PA患者与低肾素型高血压患者的比较，PA患者血脂联素水平明显较低。脂联素 *T45G*、*G276T* 基因多态性分析表明，PA患者中脂联素基因 *276T/T* 与不良代谢指标相关，而45G/G以及G/T对代谢存在一定保护作用。Jochmanova等的研究显示，在PA患者中，脂联素基因 *276GG* 与高甘油三酯水平相关。Li发现脂联素受体（包括AdipoR1和AdipoR2）表达在小鼠肾上腺皮质细胞，脂联素干预小鼠肾上腺皮质细胞株Y-1可降低醛固酮表达。体外实验表明，Wnt信号通路和MAPK途径涉及脂肪细胞因子刺激的醛固酮分泌。

研究还显示，肥胖 *db/db* 小鼠的血脂联素水平较瘦体型小鼠低，予MR拮抗药螺内酯可逆转这种改变。王川等研究显示，醛固酮作用SD大鼠4周，大鼠血浆脂联素水平较对照组降低22.8%。体外研究显示，醛固酮呈时间依赖性抑制脂联素分泌，促进IL-6、PAI-1、单核细胞趋化蛋白（monocyte chemotactic protein，MCP）-1 mRNA表达及蛋白分泌，表明醛固酮可引起脂肪细胞因子分泌紊乱。通过遗传学技术获得醛固酮合成酶缺乏的小鼠给予高脂喂养，与野生型小鼠比较，脂肪块、脂肪细胞大小和脂联素增加；但脂肪组织巨噬细胞浸润、肝细胞脂肪变和甘油三酯含量下降。AdipoR1和AdipoR2也表达在人类肾上腺皮质和APA组织。

有关其他脂肪因子的研究也提示与醛固酮关系密切。一组意大利PA患者血抵抗素水平显著高于原发性高血压患者，除外代谢综合征干扰后与醛固酮水平密切相关、与心脏形态（包括射血分数和左心室舒张末容积）相关。Jiang等研究显示，醛固酮可直接抑制3T3-L1前脂肪细胞Apelin的表达和释放。王川等利用醛固酮作用于3T3-L1前脂肪细胞及诱导分化后的脂肪细胞，显示MR mRNA表达增高，内脂素mRNA表达和蛋白浓度均降低，MR拮抗药螺内酯在一定程度上可对抗醛固酮对内脂素的抑制作用，表明醛固酮抑制3T3-L1脂肪细胞内脂素的基因表达和分泌，可见醛固酮与脂肪细胞分泌因子相互作用，互相制约，导致一系列病理生理改变。

有研究者认为，代谢综合征发生率在IHA高于APA的机制可能是：IHA超重/肥胖多于APA，脂肪组织尤其是内脏脂肪是胰岛素敏感器官，决定着全身的胰岛素敏感性，一些脂肪来源的激素也影响着脂肪炎症、糖脂代谢。在IHA，丰富的脂肪组织使得更多脂肪盐皮质激素受体激活，导致代谢异常。此外，不同的脂肪因子或脂肪酸生成模式、基因的变异均可能涉及两个亚型代谢不一致。

（二）治疗

PA合并脂代谢异常、脂肪细胞功能紊乱的治疗关键是原发病，也就是PA的治疗。

1. 手术治疗　适用于经肾上腺静脉采血和肾上腺影像学证实的APA患者或单侧肾上腺皮质增生的PA。研究表明，APA患者接受肾上腺切除术后糖脂代谢异常得到改善。Giacchetti追踪了手术治疗的25例APA患者，术后空腹血糖和胰岛素水平无明显改变，但OGTT 2h血糖和胰岛素水平均明显下降。但也有不一致的研究结果，Matrozova的研究中，PA患者肾上腺切除术后血脂谱无明显改变。

手术治疗并不适合多数IHA患者。IHA首要治疗手段为内科药物治疗，但对于联合使用多种抗高血压药物仍难以控制血压并造成严重并发症的患者（如脑出血），切除单侧肾上腺则具有显著意义，这类患者术后1年内，多数患者血压获得改善，相关并发症发生率显著下降。

2. 药物治疗

（1）MR拮抗药：螺内酯结构与醛固酮相似，可竞争性抑制MR受体，目前已成为IHA一线用药。螺内酯在IHA治疗中疗效明确，据统计，在IHA治疗中螺内酯初始剂量为35mg/d，平均最终剂量41mg/d，而>100mg/d的螺内酯对IHA的缓解并无益处。此外，螺内酯可作用于孕酮受体和雄激素受体而产生不良反应。多项研究发现，男性乳房发育发病率与螺内酯剂量呈正相关，当剂量达到150mg/d时52%男性患者出现乳房发育；当剂量降低至20～50mg/d时，仅5.2%的患者出现乳房发育。女性中最常见的不良反应为胸部疼痛，约21.1%的女性患者可出现。

此外，1%～10.3% 的螺内酯使用患者中会出现高血钾症，因此，当 GFR＜60ml/（min·1.73m²）时应慎用螺内酯；肾脏衰竭时应避免使用。用药期间应常规监测血压、血钾及血肌酐。有报道显示，长期服用螺内酯可缓解 PA。尽管螺内酯存在一定的不良反应，但多数 IHA 临床表现和实验室检查在用药后得到有效控制。因此，螺内酯目前依然是 IHA 首选用药。

依普利酮是一种高选择性 MR 拮抗药，有称之为第二代 MR 拮抗药。以甲酯基取代螺内酯的 7α- 乙酰硫基，并增加了 9α，11α- 环氧桥键，在增强对 MR 的特异性同时降低与孕酮受体和雄激素受体的亲和力。此外，也可增加内皮组织衍生的松弛因子、抑制 RAAS 元件和氧化应激，从而降低高盐诱导的高血压。当依普利酮用量达到 200mg/d 时，多数 PA 患者血压改善明显，并具良好耐受性。与螺内酯相比，IHA 患者长期使用依普利酮可在有效控制血压的同时，可避免男性乳房发育等不良反应。尽管依普利酮普遍耐受性良好，但对比螺内酯，依普利酮对实验室指标的改善相对较差（如血浆肾素活性及血浆醛固酮水平）。因此，目前推荐依普利酮作为无法耐受螺内酯不良反应的 PA 患者的首选用药。

(2) 醛固酮合酶抑制药：醛固酮合酶抑制药是一种特异性阻断醛固酮合酶的芳香化酶抑制药。该类药物可通过干扰醛固酮合酶，直接减少醛固酮生成，从而降低高醛固酮血症对机体造成的影响。LCI699 通过拮抗 CYPllB2 表达，抑制醛固酮合酶，直接降低血浆中醛固酮浓度。醛固酮合酶抑制药将是今后 IHA 治疗中有前景的药物。

(3) 保钾利尿剂：钠通道是肾小管远端的醛固酮靶点之一。PA 患者肾小管钠通道表达上调。过量醛固酮对机体造成的损害部分依赖于体内的高钠状态，阿米洛利通过促进钠盐从体内排出，使血管避免高盐诱导造成的损伤，同时没有性激素受体相关的不良反应。因此，阿米洛利等药物作为一种阻断钠通道的拮抗药可应用于 IHA。对于无法耐受螺内酯不良反应的患者，可采用阿米洛利作为替代治疗，剂量为 2.5～20mg/d。要注意的是，阿米洛利可导致低血压和高钾血症等。氨苯蝶啶与阿米洛利作用类似，目前并不常用。

(4) 联合治疗：单独服用螺内酯无法使血压达标，或受不良反应影响无法增加螺内酯剂量而使血压不达标的 IHA 患者，在螺内酯基础上联合使用其他药物治疗具有显著的改善血压效果，可减少螺内酯使用剂量，从而减少其不良反应的发生。目前已证实，血管紧张素转换酶抑制剂（angiotensin converting enzyme inhibitor，ACEI）/ 血管紧张素 II 受体阻滞剂（angiotensin II receptor blocker，ARB）可减弱机体醛固酮合成作用。钙离子通道阻滞药在 IHA 治疗中同样具有一定意义。近期一项研究发现，二氢吡啶类钙离子通道阻滞药能够抑制醛固酮诱导的盐皮质激素受体激活。

（任 萌 严 励）

参考文献

[1] Kaplan, Norman M. The current epidemic of primary aldosteronism: Causes and consequences [J]. Journal of Hypertension, 2004, 22(5): 863-869.

[2] Satoh, F, Morimoto R, Iwakura Y, et al. Primary aldosteronism: A Japanese perspective [J]. Rev Endocr Metab Disord, 2011, 12(1): 11-14.

[3] Chao C T, Wu V C, Kuo C C, et al. Diagnosis and management of primary aldosteronism: an updated review [J]. Ann Med, 2013, 45(4): 375-383.

[4] Muiesan M L, Salvetti M, Paini A, et al. Inappropriate left ventricular mass in patients with primary aldosteronism [J]. Hypertension: An Official Journal of the American Heart Association, 2008(3): 52.

[5] Rizzoni D, Paiardi S, Rodella L, et al. Changes in extracellular matrix in subcutaneous small resistance arteries of patients with primary aldosteronism [J]. The Journal of Clinical Endocrinology and Metabolism, 2006(7): 91.

[6] Catena C, Colussi G, Lapenna R, et al. Long-Term Cardiac Effects of Adrenalectomy or Mineralocorticoid Antagonists in Patients With Primary Aldosteronism [J]. Hypertension, 2007, 50(5): 911.

[7] Rosa Z, Somlóová O, Petrák B, et al. Peripheral arterial stiffness in primary aldosteronism [J]. Physiological research, 2012, 61(5): 461-468.

[8] Fallo F, Veglio F, Bertello C, et al. Prevalence and characteristics of the metabolic syndrome in primary aldosteronism [J]. J Clin Endocrinol Metab, 2006, 91(2): 454-459.

[9] Ronconi V, Turchi F, Rilli S, et al. Metabolic syndrome in primary aldosteronism and essential hypertension: relationship to adiponectin gene variants [J]. Nutr Metab Cardiovasc Dis, 2010, 20(2): 93-100.

[10] Iacobellis G, Petramala L, Cotesta D, et al. Adipokines and cardiometabolic profile in primary hyperaldosteronism [J]. J Clin Endocrinol Metab, 2010, 95(5): 2391-2398.

[11] Jochmanova I, Habalova V, Wagnerová H, et al. T45G and G276T

adiponectin gene polymorphisms in primary aldosteronism and healthy controls in an East Slovak population [J]. Physiol Res, 2013, 62(4): 413-420.

[12] 马轩, 王红梅, 李娟, 等, 原发性醛固酮增多症患者中代谢综合征的患病情况 [J]. 中华内分泌代谢杂志, 2011, 27(9): 724-728.

[13] Somloova Z, Widimsky J, Rosa J, et al. The prevalence of metabolic syndrome and its components in two main types of primary aldosteronism [J]. Journal of Human Hypertension, 2010, 24(10): 625-630.

[14] Matrozova J, Steichen O, Amar L, et al. Fasting plasma glucose and serum lipids in patients with primary aldosteronism: a controlled cross-sectional study [J]. Hypertension, 2009, 53(4): 605-610.

[15] 杨洋, 田秀丽, 黄佳佳, 等. 原发性醛固酮增多症患者糖脂代谢特征及相关因素分析 [J]. 上海交通大学学报 (医学版), 2010, 30(5): 493-496.

[16] Viengchareun S, Menuet D L, Martinerie L, et al. The mineralocorticoid receptor: insights into its molecular and (patho) physiological biology [J]. Nucl Recept Signal, 2007, 5: e012.

[17] Yang J, MJ Young. The mineralocorticoid receptor and its coregulators [J]. J Mol Endocrinol, 2009, 43(2): 53-64.

[18] Hawkins UA, Gomez-Sanchez EP, Comez-Sanchez CM, et al. The ubiquitous mineralocorticoid receptor: clinical implications [J]. Curr Hypertens Rep, 2012, 14(6): 573-580.

[19] Jeon JH, Kim KY, Kim JY, et al. A novel adipokine CTRP1 stimulates aldosterone production [J]. FASEB J, 2008, 22(5): 1502-1511.

[20] Schinner S, Willenberg H S, Krause D, et al. Adipocyte-derived products induce the transcription of the StAR promoter and stimulate aldosterone and cortisol secretion from adrenocortical cells through the Wnt-signaling pathway [J]. Int J Obes (Lond), 2007, 31(5): 864-870.

[21] Vogt B, Bochud M, Burnier M. The association of aldosterone with obesity-related hypertension and the metabolic syndrome [J]. Semin Nephrol, 2007, 27(5): 529-537.

[22] Fei J, Mogi M, Horiuchi M. Role of renin-angiotensin-aldosterone system in adipose tissue dysfunction [J]. Molecular and Cellular Endocrinology, 2012, 378(1-2).

[23] Marcus Y, Shefer G, Stern N. Adipose tissue renin-angiotensin-aldosterone system (RAAS) and progression of insulin resistance [J]. Molecular and Cellular Endocrinology, 2013, 378(1-2): 1-14.

[24] Caprio M, Fève B, Claës A, et al. Pivotal role of the mineralocorticoid receptor in corticosteroid-induced adipogenesis [J]. FASEB J, 2007, 21(9): 2185-2194.

[25] Kargi A Y, Iacobellis G. Adipose tissue and adrenal glands: novel pathophysiological mechanisms and clinical applications [J]. Int J Endocrinol, 2014: 614074.

[26] Kamari Y, Shimoni N, Koren F, et al. High-salt diet increases plasma adiponectin levels independent of blood pressure in hypertensive rats: the role of the renin-angiotensin-aldosterone system [J]. Journal of Hypertension, 2010, 28(1): 95.

[27] Fallo F, Mea P D, Sonino N, et al. Adiponectin and insulin sensitivity in primary aldosteronism [J]. Am J Hypertens, 2007, 20(8): 855-861.

[28] Urbanet R, Pilon C, Calcago A, et al. Analysis of insulin sensitivity in adipose tissue of patients with primary aldosteronism [J]. J Clin Endocrinol Metab, 2010, 95(8): 4037-4042.

[29] Li P, Sun F, Cao H M, et al. Expression of adiponectin receptors in mouse adrenal glands and the adrenocortical Y-1 cell line: adiponectin regulates steroidogenesis [J]. Biochem Biophys Res Commun, 2009, 390(4): 1208-1213.

[30] Zangemeister W. ERK1/2 MAPKs and Wnt Signaling Pathways are Independently Involved in Adipocytokine-Mediated Aldosterone Secretion [J]. Exp Clin Endocrinol Diabetes, 2011, 119(10): 644-648.

[31] 王川, 严励, 张少玲, 等. 脂联素与醛固酮介导的 SD 大鼠心脏损害的关系 [J]. 中华内分泌代谢杂志, 2010, 26(8): 4.

[32] Borstelmann S. Aldosterone perturbs adiponectin and PAI-1 expression and secretion in 3T3-L1 adipocytes [J]. Horm Metab Res, 2011, 43(07): 464-469.

[33] Jiang H, Ye X P, Yang Z Y, et al. Aldosterone directly affects apelin expression and secretion in adipocytes [J]. J Mol Endocrinol, 2013, 51(1): 37-48.

[34] 王川, 严励, 张少玲, 等. 醛固酮对 3T3-L1 前脂肪细胞与脂肪细胞内脂素表达和分泌的影响 [J]. 中国病理生理杂志, 2010, 26(7): 1270-1274.

[35] Giacchetti G, Turchi F, Boscaro M, et al. Management of primary aldosteronism: its complications and their outcomes after treatment [J]. Curr Vasc Pharmacol, 2009, 7(2): 244-249.

第 6 章　性腺疾病与脂代谢

一、雄激素与脂代谢

（一）雄激素的来源与稳态

雄激素是一类由 19 个碳原子构成，含有雄烷基结构的类固醇类物质。人体内的雄激素主要包括睾酮、雄烯二酮和双氢睾酮，尤以睾酮的分布最广、浓度最高，临床上常以睾酮水平反映机体雄激素的水平。睾酮是睾丸间质细胞分泌的主要雄激素，内源性雄激素对胎儿生殖导管和尿生殖窦的男性方向分化起着决定性的作用。男性生殖器（阴茎、阴囊、前列腺、精囊、附睾）的发育、第二性征、毛发的生长和分布（胡须、胸毛、腋毛和阴毛）、声带增厚（变声）、瘦体重（lean body mass，LBM）增加和体脂量（fat body mass，FBM）的减少等男性特征都与雄激素的作用有关。此外，雄激素可引起氮、钠、钾和磷的潴留，减少尿钙排泄。雄激素既加速身体的直线生长速度，也加速骨骺生长中心的成熟和闭合。雄激素刺激促红细胞生成素（erythropoietin，EPO）的合成，亦直接刺激骨髓干细胞的分化和增殖，使红细胞和血红蛋白增加。

血浆中的睾酮 44% 与性激素结合球蛋白结合，54% 与白蛋白（albumin，Alb）结合，后一种结合较松散，在靶组织毛细血管床能将睾酮释放出来被组织利用。其余 2% 为游离睾酮（free testosterone，FT）。蛋白结合睾酮的比例取决于蛋白质的浓度，结合率的高低决定了 FT 的浓度，FT 浓度决定于 $t_{1/2}$ 参数。

睾酮的化学结构是 3 个环己烷环连着 1 个环戊烷环，又称环戊烷多氢菲环，第 10 位和第 13 位各有 1 个甲基，第 3 位的酮基和第 17 位的羟基是活性基团。睾酮在肝脏代谢降解，第 3 位和第 5 位还原、第 6 位和第 16 位羟化、第 17 位氧化、第 3 位和第 17 位的葡萄糖醛酸或硫酸结合都会将睾酮降解为无活性的代谢物。睾酮在外周组织经芳香化酶催化可转变为雌二醇（E_2），经 5α- 还原酶催化可变成活性更强的双氢睾酮。降解代谢物 90% 以上从尿中排除，从大便排出者不足 10%。

雄激素通过激活雄激素受体影响基因的转录。雄激素与其受体 AR 结合后激活 AR 信号通路，AR 以同二聚体形式与靶基因的特殊 DNA 序列结合。这些 DNA 序列称为雄激素反应元件（androgen response elements，ARE）。最近的研究发现存在不依赖于 AR 的雄激素信号通路。

睾酮的合成受下丘脑 - 垂体 - 性腺轴的调节和控制。下丘脑弓状核产生促性腺激素释放激素，通过垂体门脉系统运输到腺垂体，作用在垂体促性腺激素细胞，垂体前叶分泌两种促性腺激素，即 LH 和 FSH。LH 主要作用于睾丸间质细胞，与睾丸间质细胞膜上的 LH 受体相结合，激活腺苷酸环化酶，催化 ATP 转化为 cAMP，cAMP 动员胆固醇经一系列中间步骤生成睾酮。睾酮分泌入血液循环，到达雄激素靶器官，发挥雄激素的生理作用。血液中的睾酮可反馈调节下丘脑 GnRH 和腺垂体的 LH 分泌，三者达到一种动态平衡，即维持男性雄激素水平稳态。FSH 主要作用在睾丸支持细胞，促进精子的发育与成熟。

（二）雄激素对甘油三酯及胆固醇的调节作用与机制

雄激素可以广泛地影响机体的代谢功能，除了传统公认的促进蛋白质合成外，也可以参与脂质代谢，改善胰岛素抵抗，降低血糖。雄激素缺乏与代谢综合征、2 型糖尿病、心血管疾病等多种代谢相关疾病的关系已逐渐引起人们的重视。首先，在遗传性雄激素不敏感综合征的人群，由于其 AR 基因具有 CAG 重复序列，从而削弱了 AR 介导的基因转录作用。研究发现，这些男性雄激素抵抗的人群表现出内脏脂肪含量的升高。其次，AR 缺失的雄性小鼠，其白色脂肪和肝脏的脂质生成增加，表现出迟发的内脏性肥胖。此外，大量的流行病学研究证实，雄激素缺乏的确是心血管疾病的独立危险因素。低睾酮水平与许多重要的临床疾病密切相关，如高脂血症、动脉粥样硬化、心血管疾病、代谢综合征及糖尿病等。男性性腺功能减退与代谢综合征、2 型糖尿病及心血管疾病的相关性已受到广泛的关注。雄激素剥夺疗法（androgen deprivation therapy，ADT）使机体处于低睾酮水平，被用于治疗前列腺癌。研究发现，ADT 减慢肿瘤生长的同时也提高了心血管疾病、2 型糖尿病的风险。最后，另有研究发现，在睾酮水平偏低的 2 型糖尿病的男性患者，给予生理剂量的睾酮替代治疗可显著改善其生存率。最近的一些流行病学研究发现，在 2 型糖尿病的男性患者中，大约有 40% 的患者同时合并有睾酮的缺乏。在对代谢综合征的患者研究发现，与正常人群相比，其内源性的总睾酮水平及游离睾酮水平相对偏低。纵向研究证明，低睾酮水平是胰岛素抵抗、代谢综合征及 2 型糖尿病的独立预测因子。

目前普遍认为，睾酮是机体体脂含量的重要调控因子，其对于机体能量代谢和体脂分布有重要的影响。多项研究表明，正常雄激素水平的人群中，睾酮水平与机体的体脂含量呈负相关。研究证实，内源性的血浆总睾酮水平与 BMI、血糖及胰岛素水平、LDL、总胆固醇等多项心血管系统危险因素呈显著负相关。女性血清游离睾酮水平升高及男性游离睾酮水平的降低与胰岛素抵抗及糖尿病的发生密切相关。睾酮水平的降低与高胆固醇、高甘油三酯、高 LDL-C 密切相关。接受雄激素剥夺治疗的前列腺癌患者接受治疗 3 个月后即可观察到 LDL-C 的升高，长期 ADT 治疗后还会出现总胆固醇的升高和 HDL-C 的降低，提示生理水平的雄激素有一定的代谢稳态调节作用。与之相应的是，给予性腺功能减退患者雄激素替代治疗后，可以观察到总胆固醇和 LDL-C 由治疗前的高水平降至正常。虽然长期以来，对雄激素浓度和机体 HDL-C 水平间的关系存在争议，但

新近的大样本临床研究结果显示，雄激素水平的降低与 HDL-C 的降低及 LDL-C 的升高密切相关。从这两方面的研究可以看出，虽然直接的机制尚未阐明，但是雄激素在机体脂质代谢的稳态维持中确实起着重要的作用。

雄激素通过调节脂肪组织的脂质分解来影响脂质沉积与肥胖。动物研究提示，睾酮对脂肪组织糖脂代谢的调节可通过 AR 介导。脂肪细胞特异性 AR 敲除的雄性小鼠，表现出高脂饮食诱导下的胰岛素缺乏，高血糖和内脏型肥胖。睾酮可通过增强儿茶酚胺刺激的脂质分解及提高 β 肾上腺素能受体数量，促进脂质分解。此外，睾酮通过影响脂蛋白脂肪酶的表达，抑制脂肪细胞对脂质的摄取。LPL 分布于脂肪细胞的表面，将循环中脂蛋白中的甘油三酯水解为 FFA，FFA 被脂肪细胞摄取并酯化为甘油三酯，储存在脂肪细胞。研究发现，在肥胖的男性，其腹部脂肪组织的 LPL 活性与血清睾酮水平负相关。人群研究证实，睾酮治疗可抑制腹部脂肪 LPL 的活性，从而抑制对甘油三酯的摄取。进一步的研究提示，睾酮的这种抑制作用在内脏脂肪组织比腹部皮下脂肪组织更为显著。

此外，雄激素的作用还体现在脂肪细胞的增殖分化过程中。脂肪组织含量的增加包括脂肪细胞数量增加和体积的增大两方面。当机体能量摄入增加，而有过多的甘油三酯积聚时，可产生脂肪细胞的肥大，储存过多的能量。脂肪细胞增大有一定的限度，前脂肪细胞可通过其增生和分化来增加脂肪细胞的数量。而雄激素可通过 AR 信号通路抑制脂肪组织的增加。体外实验发现，雄激素与受体 AR 结合，AR 被激活后，促进 β-catenin 的细胞核内聚集，激活 Wnt 信号通路，下调脂肪细胞生成相关的转录因子的表达，从而抑制前脂肪细胞向脂肪细胞方向分化，减少脂肪组织总量。

脂肪组织目前被认为是活跃的内分泌器官，其产生、分泌多种脂肪细胞因子及其他的炎症因子，如瘦素 / 脂联素等，都是与能量平衡机脂质代谢关系非常密切的内分泌激素。睾酮可减少脂肪组织总量，同样对脂肪组织分泌的脂肪细胞因子有一定的调控作用。

瘦素作为脂肪组织和中枢神经系统的调节信号，通过抑制食欲及增加机体的能量消耗，参与维持机体脂代谢的稳态。研究发现，血清瘦素水平与睾酮

水平呈负相关。在对年轻男性的人群研究中发现，给予雄激素可引起血清瘦素水平的下降。体外实验证实，睾酮和双氢睾酮可抑制瘦素 mRNA 及蛋白水平的表达。

脂联素是代谢综合征及心血管疾病的重要保护因子，循环中的脂联素水平与代谢综合征的各组分及心血管疾病的多种危险因子相关。在肥胖、高血压、2 型糖尿病及脂代谢异常中，脂联素水平都显著低于正常人群。多项研究提示，睾酮与脂联素水平之间存在着密切关系，但其相互作用及调节机制目前并不十分清楚。人群研究发现，性腺功能低下的男性人群具有升高的脂联素水平，而给予雄激素治疗可降低其水平。动物研究发现，去势雄性大鼠的血清脂联素水平显著升高，而睾酮的替代治疗可使其降低脂联素。AR 参与脂联素的调节。这些研究结果表明，雄激素可能对脂联素具有负调控作用。

雄激素对脂肪肝的形成及发展同样具有重要影响。研究证实，肝脏睾酮能够激活肝脏脂蛋白代谢关键酶，即脂蛋白脂肪酶，进而促进 FFA 向外周转运，减少胆固醇和 LDL-C 合成，此酶也是清除富含甘油三酯的脂蛋白的限速酶，故当雄激素水平不足时，肝脏容易出现脂质代谢异常，潜在诱发脂肪肝风险。日本的一项调查结果显示，中年男性人群低雄激素水平与代谢综合征密切相关，尤其校正年龄后的回归分析结果显示，雄激素与肥胖相关的人体 BMI、胰岛素抵抗指数呈显著负相关。这提示雄激素可能是肥胖相关脂肪性肝病的一个保护性因素。该结论亦在动物实验得以证实，对肝细胞特异性 AR 敲除的小鼠的研究发现，在雄性敲除型小鼠观察到高脂饮食诱导的脂肪肝及胰岛素抵抗，而在雌性小鼠没有观察到这一现象。其机制可能通过上调肝脏的 SREBP-1c、SCD1、乙酰 CoA 羧化酶等脂肪酸合成的关键酶的基因表达，促进肝脏脂质从头合成。给予去势的雄性肥胖小鼠 DHT 处理，其肝脏 SR1B 的表达升高，促进肝细胞从循环中的 HDL-C 摄取胆固醇酯，从而促进了胆固醇的逆向转运。同时，微粒体甘油三酯转运蛋白（microsomal triglyceride transfer protein，MTP）的表达降低，减少了 APOB 介导的 VLDL 的分泌。在对雄激素缺乏睾丸女性化（Tfm）小鼠的研究中发现，给予睾酮可降低肝脏脂肪酸合成酶和 ACC 表达，从而减少脂

质合成，同时可提高 ApoE 的表达，促进胆固醇的转运。

肌肉组织的脂质代谢同样受到睾酮水平的影响。研究发现，骨骼肌组织 AR 的激活可提高胰岛素敏感性，这一作用可通过促进骨骼肌 PGC-1α 的表达来实现。PGC-1α 具有促进线粒体生物合成及 FFA 的利用、葡萄糖摄取及有氧氧化的功能，是肌肉胰岛素敏感性的生物学标志。在 2 型糖尿病患者，骨骼肌 PGC-1α 表达的减少与其胰岛素抵抗相关。在男性，低的睾酮水平与肌肉组织较低的 PGC-1α 表达水平相关。AR 缺失的小鼠，其肌肉组织 PGC-1α 的表达量下降。睾酮通过增加肌肉组织 PGC-1α 的表达，促进线粒体生物，促进肌肉细胞的脂质氧化，调节肌肉组织的脂质代谢。

睾酮对白色脂肪组织的抑制作用可能通过骨骼肌的 AR 信号通路间接介导。体外实验发现，睾酮激活 AR，通过非经典 Wnt 通路，促进多能间充质干细胞分化为肌源性细胞，并且抑制其向脂肪细胞分化。雄激素发挥这一作用通过诱导 IGF-1，引起干细胞调控因子 β-Catenin 的细胞核内聚集，从而引起 Wnt 信号通路的激活，使得干细胞向肌源性方向分化。在雄性大鼠的肌肉细胞选择性的过表达 AR 可提高瘦肌肉含量，促进 II b 型纤维的增生，提高氧化代谢，减小脂肪细胞和白色脂肪。

二、雌激素与脂代谢

（一）雌激素的来源与稳态

在人和动物体内天然存在的雌激素是由 18 个碳原子组成的甾体激素，主要由人或哺乳动物的卵泡颗粒细胞分泌，极少量由肾上腺皮质分泌。其主要有 4 种形式，即雌酮（E_1）、雌二醇（E_2）、雌三醇（E_3）和雌四醇（E_4）。天然雌激素为 C18 类固醇结构，A 环 C3 位置有酚羟基，如为羟基，成为 E_2；如为酮基，则成为 E_1。E_2 的雌激素效应最强；E_1 约为 E_2 活性的 30%；E_3 是 E_2 不可逆的代谢产物，活性只相当于 E_2 的 10%；E_4 是一种由胎儿肝脏产生的类固醇激素，仅有微弱的雌激素作用。早卵泡期，每天分泌 E_2 可高达 400～800μg，主要由优势卵泡合成。排卵后，黄体每天可生成 E_2 达 250μg。至于血浆浓度，早卵泡期血清 E_2 浓度为 50～60pg/ml，晚卵泡期上升至 250～400pg/ml，E_1 为 150～200pg/ml。青春期主要由 E_2 发挥生理作用，但绝经后则为 E_1。

E_1 主要由肾上腺皮质的雄激素经外周脂肪细胞内芳香化酶作用而生成。体内 E_2 和 E_1 可互相转化。E_2 和 E_1 约有四十余种代谢产物，主要与葡萄糖醛酸结合，由尿排泄，少量结合成硫酸盐。

雌激素的效应主要是通过雌激素受体实现的。经典的 ER 属核受体超家族，以核受体和膜受体的形式存在并发挥作用。ER 有 ERα 和 ERβ 两种亚型，由不同基因编码。两者在 DNA 结合域有 97% 同源性，而在配体结合域和转录活化功能域则分别只有 55% 和 30% 的氨基酸相同。一般情况下，ERα 因其转录活化功能域募集辅因子活性强，启动效率高于 ERβ。两种亚型 ER 的组织分布不同，同一组织中的表达量也不同。当两者同时存在时，ERβ 能以浓度依赖的方式对 ERα 介导的转录活性进行拮抗，维持两者间微妙的平衡。

核 ER 主要以基因组模式发挥效应，该模式包括经典和非经典的雌激素信号通路。在经典的雌激素信号通路中，未结合配体的 ER 与辅抑制因子结合，如维 A 酸受体与甲状腺激素受体沉默介质（silencing mediator for retinoid and thyroid hormone receptors，SMRT）、NCoR 或 RIP140 等。雌激素结合雌激素受体后，引起 ER 构象改变，招募辅激活因子如类固醇受体共激活子（steroid receptor coactivator，SRC）家族，如 SRC1、SRC2、SRC3 及其他因子，ER 以同二聚体的形式结合到靶基因的启动子区。雌激素靶基因的启动子上具有一段或几段反向重复序列，中间由三个碱基分隔，GGTCA***TGACC，为经典的雌激素反应元件（estrogen response element，ERE）。配体激活的 ER 结合于 ERE，调控下游靶基因的转录。雌激素也可通过非经典的信号通路发挥功能。雌激素与 ER 结合后，ER 通过蛋白间相互作用，作用于其他转录因子，如 AP-1、Sp-1、NF-κB 等，使这些转录因子结合到相应的反应元件，继而调控基因的表达。基因组模式效应的发生需要数小时。除了经典的核受体形式，ER 还存在于细胞膜和线粒体、内质网等细胞器上。膜 ER 能激活 Src/MAPK、PI3K/PKB（又称 Akt）信号通路，快速发挥效应。膜 ER 还有类似 G 蛋白偶联受体的作用，能激活 G 蛋白 α、β、γ 亚单位，从而激活腺苷酸环化酶、鸟苷酸环化酶，以及调控细胞 Ca^{2+} 的流动。GPCR30 被推测是一种膜 ER，或是能与膜 ERα 组成蛋白复合物，传递膜 ERα 的下游反应物。

（二）雌激素对甘油三酯与胆固醇的调节作用与可能机制

能量代谢异常可导致一系列身体功能紊乱。胰岛素抵抗和肥胖是代谢综合征和心血管疾病的危险因素。年轻女性发生糖尿病、心血管疾病的风险远低于男性，而绝经后女性糖耐量异常和中心性肥胖发生率骤增，与男性持平。近期的研究证明，对乳腺癌患者进行抗雌激素治疗，如他莫昔芬治疗和卵巢切除术，可引起脂质谱异常和肝脏的脂质积聚，增加心血管疾病和代谢综合征的患病风险。芳香化酶是体内催化雄激素转化为雌激素的关键酶。在芳香化酶敲除的小鼠（ArKO），体内缺乏雌激素，雄性与雌性敲除型小鼠均发生脂肪肝，以及进而引起的胰岛素抵抗和糖耐量下降。补充雌激素则可改善小鼠的代谢异常。这些研究结果提示，雌激素是糖、脂代谢的重要调节因子。

雌激素对机体脂代谢的调控方式多样，信号途径多重，作用靶点广泛。雌激素可作用于中枢神经系统控制食物摄入，促进能量消耗，改善肥胖；雌激素可抑制白色脂肪组织和肝脏的脂质合成，提高胰岛素敏感性；作用于肌肉组织可促进 GLUT-4 的表达，提高胰岛素敏感性；雌激素可作用胰岛，保护胰岛 B 细胞，促进胰岛 B 细胞的功能和生长，抑制其凋亡。

雌激素对机体脂代谢的调控作用主要通过 ERα 介导。ERα 敲除的小鼠表现出体重增加，胰岛素抵抗，糖耐量受损，脂肪分布异常，然而 ERβ 敲除的小鼠并没有这些明显的改变，这说明雌激素对糖脂代谢的调节主要是通过 ERα 介导的。人群方面的研究也显示，ERα 的突变与体脂分布相关。

脂肪组织在机体糖脂代谢及胰岛素敏感性调节中发挥重要作用。肥胖及代谢异常的病理生理存在性别差异。女性往往表现为皮下脂肪的堆积，男性多表现为内脏脂肪的堆积。雌激素能抑制肥胖，降低女性发生代谢综合征和心血管疾病的风险。女性绝经前的胰岛素抵抗及糖耐量异常的发生率低于男性，而绝经后女性，其腹形肥胖及与其相关的胰岛素抵抗发生率显著增加，并且这些代谢异常可被激素替代治疗（hormone replacement therapy，HRT）所改善。机体内雌激素对脂肪的调控具有组织差异性，能使脂肪沉积由中心型向外周型转变，这使得男女性体脂分布具有明显的性别差异。青春期开始，女性雌激素水平逐渐上升，皮下脂肪增加高于男性。年轻的非肥胖女性与男性的体脂含量分别为 25% 和 15%，但女性皮下脂肪多而内脏脂肪少；绝经后，雌激素的作用丧失，脂肪分布向中心型发展，女性内脏性肥胖发生率升高。补充雌激素可以逆转这一变化。有研究发现，雌激素能降低内脏脂肪中脂蛋白脂肪酶的表达及活性，而增加激素敏感性脂肪酶的表达和活性，促进儿茶酚胺刺激的脂质分解，从而减少内脏脂肪的合成，增强内脏脂肪的分解。雌激素还能特异性地减弱皮下脂肪组织中具有抑制脂肪分解作用的肾上腺 α2A 受体的表达，从而促使脂肪向臀股部聚集。此外，雌激素通过 ERα 可以抑制调节脂肪代谢的重要转录因子 PPARγ 的活性，从而抑制脂肪沉积。同时，脂肪组织内对脂质和胆固醇代谢发挥重要作用的核受体 LXRα 启动子区也存在雌激素反应元件，ER 与之结合后能降调 LXRα 的表达，从而降低 SREBP-1c 的表达，降调促脂质合成的乙酰辅酶羧化酶和脂肪酸合成酶的基因表达。近期的研究发现，胞膜 ER 也具有抑制脂质合成作用。GPCR30 的激活也能抑制体脂增加，GPCR30 的缺陷则导致小鼠内脏脂肪增多。ERβ 的作用尚未明确。此外，对人原代脂肪细胞培养的实验还发现，雌激素能增加女性来源的皮下脂肪细胞中 ERα 和 ERβ 的表达，但对男性来源的皮下脂肪细胞却只能增加 ERα 的表达。ERα 和 ERβ 在不同脂肪组织中分布比例的性别差异，可能是导致脂肪分布性别差异的原因之一。

雌激素可能参与调控一些重要的脂肪细胞因子的分泌和表达。对啮齿类动物的研究发现，雌性小鼠内脏脂肪组织中瘦素、脂联素的表达均明显高于雄性小鼠；同样，在人类，女性脂肪组织中瘦素、脂联素分泌明显高于男性。雌激素单独或联合糖皮质激素后明显上调瘦素、脂联素的表达。

有关 NAFLD 的多项流行病学研究发现，NAFLD 的发生具有性别差异。整体人群中，男性 NAFLD 患者高于女性，50 岁以后女性发病率明显高过男性。在女性，50 岁之后 NAFLD 的发生率显著高于 50 岁之前。Ylse Gutierrez 研究发现，在绝经后女性与多囊卵巢综合征的患者 NAFLD 的发病率高于绝经前女性，NAFLD 人群的血清雌激素水平显著低于非 NALFD 人群。这些研究结果提示，性别与

NAFLD 的发生和发展机制密切相关，雌激素对女性脂肪肝的发生起保护作用。

他莫昔芬在乳腺癌的发病中具有抑制雌激素的作用，是临床上对激素敏感性乳腺癌的常用药物。大约 43% 使用他莫昔芬的乳腺癌患者会发生脂肪肝。他莫昔芬对肝脏脂质沉积的作用机制尚未明了。但关于他莫昔芬对肝脏脂质代谢的作用机制目前结论不一。他莫昔芬能降低肝脏甘油三酯分泌和抑制脂肪酸 β 氧化，并且抑制线粒体 DNA 的合成；可增加肝脏的甘油三酯合成，抑制肝脏 AMPK 的磷酸化水平，进而降低 ACC 的磷酸化，ACC 去磷酸化后被激活，最终促进肝脏甘油三酯的合成。

雌激素对肝脏脂肪合成的抑制作用主要由 ERα 介导。ERα 基因敲除小鼠的研究揭示了雌激素受体在肝脏代谢中的重要作用。ERα 敲除的小鼠表现出血糖和胰岛素水平升高，胰岛素抵抗，糖耐量受损，其肝脏中，羟化类固醇脱氢酶 5、极长链脂肪酸延长酶等促进脂质合成的相关蛋白表达增加，而 VLDL 受体、ApoM 等促进脂质外运的相关蛋白表达均降低，然而 ERβ 敲除的小鼠并没有这些明显的改变。另一方面，给予小鼠 ERα 激动剂 PPT 处理，可增加肝脏中 SHP 信号转导，以及 STAT3、PCK1 及 PCk4 等对糖脂代谢具有重要作用的基因的表达。雌激素同样可以通过降调 SREBP-1c 的表达来影响肝细胞的脂肪合成。此外，雌激素能促进肝细胞和骨骼肌的脂肪酸氧化。与 PPARγ 相同，雌激素也可以通过 ER 竞争性结合到调节肝脏脂肪酸氧化的重要转录因子 PPARα 的反应元件上，拮抗抑制 PPARα 的功能，从而促进脂肪酸氧化。

业已证实，脂质过氧化是单纯性脂肪肝向脂肪性肝炎进展的重要启动因素，脂肪性肝病患者血清脂质过氧化物明显增多，同时伴随细胞内过氧化物歧化酶活性降低，而 E$_2$ 及其衍生物是强烈的内源性抗氧化物质，可以抑制血清及肝脏中的脂质过氧化物的产生和浓度，发挥肝脏保护作用。动物实验证实，卵巢切除大鼠血浆中以丙二醛等为代表的氧化应激产物明显增多，通过外源性补充雌激素可一定程度缓解这种异常，恢复机体正常氧化 - 还原内环境。此外，利用微点阵分析研究结果显示，雌性小鼠肝组织中脂肪酸转位酶表达较雄性高 18 倍，人群中此酶表达的性别差异虽未达如此显著，但女性仍是男性的约 2 倍。

在小鼠骨骼肌细胞中，雌激素能通过基因组模式上调脂代谢的另一个 PPAR 家族成员 PPARδ 的表达，从而上调参与脂肪酸转运、β 氧化和线粒体呼吸等过程的一系列基因水平，增强对 FFA 的摄入和 β 氧化。雌激素还可通过非基因组模式促进腺苷酸活化蛋白激酶的磷酸化，导致乙酰 CoA 羧化酶失活，从而抑制甘油三酯合成所必需的丙二酸单酰 CoA 的合成，促进线粒体对 FFA 的吸收，使 FFA 由甘油三酯合成途径转入 β 氧化途径。由此，雌激素通过对脂肪合成、分解的调节，维持脂肪代谢的稳态，抑制脂肪沉积。

雌激素在雄性体内的重要作用已经得到广泛认同。临床研究发现，芳香化酶功能失活的男性患者，体内雌激素水平测不到，而雄激素水平正常或偏高。他们除具有偏高的身长、骨骺闭合延迟、骨质疏松、生育能力异常等，同时还具有明显的糖脂代谢障碍，如高胰岛素血症、脂质代谢异常等。同样，在芳香化酶敲除的小鼠中，体内的雌激素合成被阻断，处于雌激素缺乏状态。雄性 ArKO 小鼠与雌性 ArKO 小鼠一样，也出现了胰岛素抵抗，脂质代谢异常的表现，而这些代谢异常在给予雄性 ArKO 小鼠补充雌激素后均得以改善。这些研究结果说明，雄性体内仍然需要雌激素维持糖脂代谢平衡。

三、性激素异常与脂代谢异常

（一）多囊卵巢综合征：女性高雄激素对脂代谢的影响

女性卵巢是体内雄激素合成的主要器官。在卵巢中，雄激素生成的第一步是在 LH 的刺激下在卵泡膜细胞中，以脱氢表雄酮和雄甾烯二酮为底物，在 CYPC17 基因的催化下合成。这些产物大部分被颗粒细胞转换为雌激素，但也有一部分雄烯二酮和睾酮直接进入血液。由于卵巢雄激素对 LH 没有明显的反馈，游离睾酮和雄烯二酮过多不会减少卵巢中雄激素的生产。生育年龄的女性，卵巢和肾上腺产生的循环睾酮约各占一半，而绝经后女性，由于卵巢产生的雄激素逐步减少，肾上腺成为血液中睾酮的主要来源。肾上腺皮质细胞在 ACTH 的刺激下，在体内和体外都会导致类固醇合成大幅增加。肾上腺雄激素的合成对 ACTH 没有明显的反馈作用。因此，无论是肾上腺还是卵巢产生的雄激素，都不会明显受到循环中雄激素水平的调控。

多囊卵巢综合征是女性高雄激素血症最主要的原因。PCOS 由 Stein 和 Leventhal 于 1935 年首先报道，故又称 Stein-Leventhal 综合征。PCOS 的诊断目前多采用 2003 年欧洲人类生殖与胚胎学学会（European Society for Human Reproduction，ESHRE）/美国生殖医学学会（American Society of Reproductive Medicine，ASRM）鹿特丹专家会议推荐的标准。PCOS 发生机制十分复杂，几乎所有的患者雄激素均升高，或性激素结合球蛋白减少，游离雄激素增多，导致雄激素的生物活性增强。雄激素过多的主要机制为：①高 LH 直接作用于卵巢的卵泡膜细胞，使其产生雄激素增多；②胰岛素抵抗及高胰岛素血症可使垂体分泌 LH 增加，以及增强卵巢对 LH 的生物效应，促进雄激素合成；③ PCOS 患者常有高 LH 水平，LH 协同刺激肾上腺分泌雄激素，导致肾上腺分泌雄激素增多；④性激素结合球蛋白减少，高雄激素血症及高胰岛素血症抑制肝脏合成性激素结合球蛋白，致游离睾酮增加，雄激素活性增强；⑤有研究显示，PCOS 是一种遗传相关疾病，与雄激素合成途径中的关键酶基因、雄激素受体等具有相关性。

肥胖、代谢综合征在 PCOS 患者中十分常见。上海地区 PCOS 患者的代谢综合征患病率 27.0%，显著高于正常同龄女性（10.6%）。美国 NHANES 研究报道，美国人代谢综合征患病率为 26.5%；然而，PCOS 患者的代谢综合征患病率则高达 33.4%～47.3%。PCOS 患者代谢综合征发生率增高与肥胖发生率相一致，国外报道 PCOS 肥胖患病率为 30%～75%，国内报道 PCOS 肥胖患病率约为 26%，均显著高于非 PCOS 正常女性。高胰岛素血症和高雄激素血症还与 70% 的 PCOS 患者血脂异常有关。PCOS 患者常出现血清 LDL-C 和甘油三酯升高、HDL-C 降低，sdLDL-C 增加。脂肪组织释放 FFA 增加，肝脏输出 VLDL 增加。以上这些糖脂代谢异常变化对 PCOS 患者心血管预后的影响备受关注。大量研究还发现，PCOS 患者血清脂联素水平降低、抵抗素增高、视黄醇结合蛋白 4（retind binding protein 4，RBP4）增高；血清 TNF-α、IL-6、IL-18 等炎症因子水平增高。这些脂肪因子和炎症因子变化均参与了 PCOS 的胰岛素抵抗过程。

女性血清游离睾酮水平升高与血脂异常和糖尿病的发生密切相关。女性体内雄激素过多可能增加心血管疾病、糖尿病的发病率及死亡率，并认为是心血管疾病发病的危险因素之一。雄激素增加肝脂肪酶的活性，使 HDL 水平下降，而甘油三酯、LDL、载脂蛋白水平均升高。高雄激素血症时常导致腹部和内脏脂肪增加，而高浓度的睾酮使该部位的脂肪分解，血浆中 FFA 增加。已有大量事实证明，高胰岛素血症会导致 HDL 降低，VLDL 增加，可见高雄激素血症和高胰岛素血症对脂代谢异常的恶性循环作用。睾酮水平与 HDL 水平呈负相关，雄激素对脂蛋白的影响是降低 HDL 水平，升高 LDL 水平，此作用已在男性服用外源性雄激素及女性服用含雄激素避孕药治疗中得到证实。长期的高雄激素血症可导致持续性无排卵，加重血脂代谢的紊乱。因而 PCOS 患者常用抗雄激素产生的药物醋酸环丙孕酮、螺内酯、糖皮质激素抑制肾上腺皮质产生过多的雄激素，从而减少 PCOS 脂代谢的影响。尽管如此，目前 PCOS 高雄激素血症对脂代谢影响机制仍存在争议，有待进一步研究阐明。

（二）低促性腺激素性性腺功能减退症：男性低雄激素对脂代谢的影响

低促性腺激素性性腺功能减退症是由多种病因引起的促性腺激素分泌低下，导致性腺发育不全的一组疾病。其临床特点为青春期启动延迟或无启动，性腺发育不良，促性腺激素水平低下，外周性激素水平低下。其病因可为中枢系统肿瘤、外伤、炎症等影响或破坏了下丘脑或垂体的促性腺激素释放激素或促性腺激素的分泌，常合并下丘脑或垂体其他激素的分泌缺陷，如 GH 或 TSH 等。也可为单一性促性腺激素缺乏，由某些特定基因缺陷，如 *KAL*、*DAX-1*、*SF1* 基因突变引起，或临床上寻找不到具体致病因素的证据而出现无青春期启动，促性腺激素水平低下，称为单一性低促性腺激素性性腺功能减退症（isolated hypogonadotropic hypogonadism，IHH）。

多项研究表明，睾酮对于能量代谢和体脂分布有较大的影响，如睾酮与正常雄激素人群的体脂呈负相关。内源性的血浆总睾酮水平与 BMI、血糖及胰岛素水平、LDL、总胆固醇等多项心血管系统危险因素呈显著负相关。女性血清游离睾酮水平升高、男性中降低与胰岛素抵抗、糖尿病的发生密切相关。而睾酮水平的降低与高胆固醇、高甘油三酯、高 LDL-C 密切相关。性腺功能减退的男性具有瘦体

重的下降，体脂量的升高。对低雄激素水平患者给予睾酮替代补充治疗可显著减少体脂含量，增加肌肉含量，以及引起胆固醇的降低、血糖的降低及胰岛素抵抗的改善，提示睾酮替代治疗对于代谢综合征及 2 型糖尿病也具有潜在的治疗作用。体外实验证实，在替代剂量，雄激素也可通过降低 HDL 水平，促单核细胞的内皮黏附，降低内皮细胞的舒张功能来影响脂代谢及内皮功能。

正如睾酮可以影响能量代谢一样，循环中的脂联素水平也与代谢综合征的各组分及心血管疾病的多种危险因子相关。在肥胖、高血压、2 型糖尿病及脂代谢异常中，脂联素水平都显著低于正常人群。人群研究显示，血浆脂联素水平存在性别差异。关于脂联素和雄激素之间的相互作用及调节机制目前并不十分清楚。对低雄激素血症患者的研究发现，血清中脂联素浓度与雄激素呈负相关，表明雄激素可负调控脂联素。在另一项研究中，给予低雄激素血症的老年患者睾酮的短期替代治疗发现，脂联素水平在治疗后显著降低。在一项青春前期和青春期男性的减肥研究中，观察前肥胖组与正常体重组相比，其睾酮水平并无区别。当肥胖组体重减轻时，观察到血浆脂联素水平增加和睾酮水平降低，提示血浆脂联素可能是睾酮水平的影响因素之一。动物研究发现，雄激素受体敲除小鼠脂联素水平明显高于野生型。去势雄性大鼠的血清脂联素水平显著升高，而睾酮的替代治疗可使其降至原水平。机制研究发现，睾酮可以使 3T3-L1 脂肪细胞分泌至上清中的脂联素显著减少，而细胞内的脂联素蛋白和 mRNA 水平无明显变化。

（三）绝经期：女性缺少雌激素对脂代谢的影响

绝经是指由于卵巢功能衰退进而雌激素下降导致的永久性无月经状态。雌激素下降带来潮热、盗汗、睡眠障碍、泌尿生殖道萎缩、骨质疏松等，严重影响绝经后女性生活质量。大量流行病学研究表明，绝经后女性内脏型肥胖、脂代谢异常、胰岛素抵抗和 2 型糖尿病的发生率明显增高。绝经后女性脂质代谢异常主要表现为甘油三酯、总胆固醇、LDL-C 及 Lp（a）水平显著上升，HDL-C 水平显著下降。激素替代治疗可降低血浆 LDL-C、LDL/HDL 比值及 Lp（a），升高 HDL-C 水平。其主要机制是雌激素在肝脏促进胆固醇转为胆汁酸，以及增加肝细胞表面

LDL 受体的表达，促进 LDL 从血浆中清除，并通过提高 Apo（a）水平和抑制肝脂肪酶活性及效应，增加 HDL-C 合成来升高 HDL-C 水平。

1.雌激素缺乏对脂代谢的作用 性激素水平的下降引起血脂谱的变化，绝经后女性 LDL-C 升高，而 HDL-C 降低。随着绝经持续年限的延长，LDL-C、血清 TC 呈进行性升高，其上升幅度超过同龄男性，血清浓度也高于男性。其原因可能与雌激素缺乏，细胞膜上 LDL 受体表达活性降低有关，从而减弱了肝细胞对 LDL 的摄取。LDL 将胆固醇转运至血管壁，而 HDL 中 ApoA I 作为胆固醇的接受体，具有促进胆固醇逆向转运离开血管壁，脂质细胞内外流的功能。可以看出，雌激素缺乏，LDL 升高，HDL 降低，胆固醇沉积血管壁，肝和血管壁的脂代谢受到不良影响，引起动脉粥样硬化及脂肪肝。

高水平 Lp（a）是动脉粥样硬化的一个独立危险因子，Lp（a）水平高于绝经期女性脂蛋白水平的另一重要变化。Lp（a）血浓度受肝脏合成和血液循环中清除速率的双向调控。多数研究已证实，Lp（a）水平与雌激素有关。绝经后女性 LDL 受体表达减弱，LDL 受体分布于肝、动脉壁细胞等全身各组织细胞膜表面，能够特异识别和结合含 ApoB 或 ApoE 的脂蛋白。Lp（a）中的 ApoB 成分是 LDL 受体的主要配体，参与 LDL 代谢，从而雌激素缺乏可间接导致 Lp（a）水平升高。

2.激素替代治疗对绝经后女性脂代谢的影响 HRT 可通过补充外源性激素（包括雌激素及其他联合应用的性激素），从而改善绝经引起的一系列症状，提高绝经后女性的生活质量。HRT 的核心是针对由于雌激素下降所导致的一系列问题，因而雌激素的选用是 HRT 的核心，对于需要保护子宫内膜的女性则联合孕激素。雌孕激素联合用药又分为周期序贯疗法（模拟生理周期，在使用雌激素的基础上加用孕激素 10～14 天，期间有预期计划性出血）、连续联合疗法（每天联合应用雌激素和孕激素，不停用）及连续序贯疗法。此外，对于存在与雄激素相关的一些症状（如乏力、性欲下降等），推荐使用替勃龙。

2002 年左右发表的几项研究提示，使用 HRT 会增加心血管疾病的风险，一度使 HRT 的应用陷入低谷。后来随着对这些数据的再分析及研究的深入，发现心血管疾病风险增加的参与者多为年龄较大（大于 60 岁）或有心血管疾病的女性。在这些再分析和研究的基础上，"HRT 机会窗口"的理论逐渐形成，即小于 60 岁者应用 HRT 所获得的益处大于风险。而 60 岁以后应用 HRT 的风险大于益处，不推荐使用。国际绝经学会认为，HRT 的安全性很大程度上取决于年龄，有适应证的小于 60 岁的绝经后女性在排除禁忌证后推荐使用 HRT。

Salpeter 等运用 Meta 分析总结了 1966—2005 年之间的文献，纳入的都是至少 8 周的随机对照研究，评估 HRT 对代谢综合征的影响。其中 108 项研究显示对没有糖尿病的女性进行 HRT 能降低中心性肥胖、胰岛素抵抗指数及糖尿病发生率，对有糖尿病的女性进行 HRT 能降低空腹血糖和胰岛素抵抗指数；同时 HRT 能降低 LDL-C 与 HDL-C 的比例、降低平均血压。虽然和国外相比国内关于 HRT 的应用研究较少，但大部分的国内研究也表明，绝经后早期应用 HRT 能降低血糖、改善胰岛素抵抗、改善血脂。中华医学会妇产科学分会绝经学组的最新指南也认为，HRT 对减少代谢综合征的发生有一定作用。

（1）单纯雌激素替代治疗（estrogen replacement therapy，ERT）对脂代谢的调节：雌激素主要作用于肝和血管壁影响脂代谢，肝细胞表面有 E 受体，可促进肝细胞合成调控脂代谢的酶类，加速肝对 CM 的清除；促进胆酸分泌，清除体内的胆固醇；增加肝对 LDL 的摄取，增加 ApoA I 的合成而伴有 HDL-C 水平的升高。既往多项的 ERT 研究表明，雌激素可降低 LDL-C 19%，升高 HDL-C，尤其 HDL2 达 9%～20%，可降低 Lp（a）水平。而对甘油三酯的影响结论不一，有报道雌激素替代治疗升高甘油三酯水平，也有认为雌激素和（或）与雌、孕激素合用并不升高甘油三酯。另有报道显示，口服给药的雌激素与经其他途径给药的雌激素对甘油三酯代谢影响程度不同。

各类脂蛋白代谢中雌激素对 HDL-C 的影响最明显。HDL 按密度大小可分为 HDL1、HDL2、HDL3，HDL1 只在摄取高胆固醇膳食后出现，正常人血浆中主要含 HDL2 及 HDL3。雌激素替代治疗后血清 HDL2-C 水平升高明显，机制尚不十分清楚，可能与内源性 E_2 能抑制肝脂肪酶活性及促进肝脏合成 ApoA I 有关，HDL 主要含 ApoA I、ApoA II，含有 ApoA I 的 HDL2 具有促进周围组织胆固醇从细胞内外流之功能，有助于预防血管壁胆固醇沉积。

雌激素可降低 LDL-C 水平，研究表明是通过上调 LDL 受体表达及活性实现的。雌激素对肝细胞 LDL 受体表达有较强的诱导作用，超过了高脂膳食对 LDL 受体基因转录的负反馈作用。因此，即使在高脂饮食下，雌激素仍使 LDL 受体表达增多，胆固醇代谢加速，使血浆胆固醇和 LDL-C 水平下降，同时雌激素可提高 LDL-ApoB 的分解代谢速率。

雌激素替代治疗对绝经后女性血浆脂蛋白全貌的影响，还表现为降低 Lp（a）水平，使其下降 14%～50%，Lp（a）生化组成主要来自 LDL-C 的分解产物，它不仅具有致动脉粥样硬化作用，尚可促使斑块上血栓形成。内源性或外源性雌激素降低 Lp（a）的机制尚不明了，有学者推测，由于雌激素对 LDL 受体表达的上调提高 LDL-ApoB 的分解代谢速率，而 Lp（a）中的 ApoB 成分是 LDL 受体的主要配体（与 LDL 受体相结合），LDL 的清除消耗了作为 Lp（a）组成的 ApoB，从而雌激素降低了血液循环中的 Lp（a）浓度。

(2) 雌、孕激素联合替代治疗对脂代谢的影响：由于雌激素对脂代谢的影响应是在持续、较长时期给药才有意义，长期用雌激素对子宫内膜增生有一定影响，因而替代治疗常联用孕激素。有学者报道，如雌、孕激素种类和剂量配伍不当，可对血脂代谢有不良作用。Miller 等研究了单用结合雌激素（conjugated equine estrogen，CEE）或与孕酮合用两组对绝经后女性脂质代谢的影响，结果提示单用雌激素可使胆固醇和 LDL-C 水平分别较治疗前下降 4%～8% 和 12%～19%，HDL-C 和 ApoAⅠ水平分别提高 9%～13% 和 9%～18%。而加用孕激素后部分消除了雌激素对脂蛋白的游离作用，但仍较基础水平降低了 7%～12%，说明孕激素对脂质代谢有不利影响，但这种作用可能会是短期的。Nabulsi 等报道了一组大样本临床研究资料，应用 ERT 3 年联用或未连用孕激素两组的 HDL-C 和 ApoAⅠ水平均明显高于未用 ERT 组，而连用或未联用孕激素两组间 HDL-C 水平差异无显著性。

目前应用的雌、孕激素制剂有天然的、近天然的、人工合成的，其中天然的、近天然的制剂对代谢综合征改善作用较好。Christodoulakos 等对接受连续联合 HRT 的女性进行了一项横断面研究，其中 46 名女性采用 CEE0.625mg + MPA5mg，38 名女性采用 17β- 雌二醇 2mg+NETA1mg，210 名女性未接受任何 HRT，检测空腹血糖和胰岛素并计算胰岛素抵抗指数。结果发现，CEE + MPA 能降低胰岛素抵抗指数和代谢综合征的风险，而 17β- 雌二醇 +NETA 则无明显影响。CEE 为天然、MPA 为接近天然的性激素，可能对改善代谢综合征更好。

HRT 剂型不同对代谢综合征的影响也不一样，经皮 HRT 比口服 HRT 对代谢综合征的影响更小。Salpeter 等的 Meta 分析表明，在小于 60 岁女性中 HRT 口服制剂比经皮制剂对代谢综合征的改善作用更大，而 60 岁以上女性采用 HRT 口服比经皮应用带来的风险也更大。Shakir 等调查使用 HRT 的绝经后女性（60—70 岁）6917 人，2723 人最终进入数据分析，其中 2123 名女性糖耐量正常，600 名糖耐量异常。结果显示，与使用口服制剂（连续联合 17β- 雌二醇 2mg + NETA1mg 或周期序贯 17β- 雌二醇 2mg + NETA1mg）相比，经皮制剂（周期序贯雌二醇 50μg + NETA250μg）糖耐量受损情况更少。

Shakir 等的研究还提示，周期序贯组与连续联合组在糖耐量、血压、BMI、腰臀比方面无明显差异；经皮周期序贯组总胆固醇最高，周期序贯组 HDL-C 比连续联合组高。这表明，周期序贯与连续联合对代谢综合征各组分的影响差异主要体现在血脂方面。

(3) 雄激素活性类制剂对代谢综合征的影响：绝经后女性雄激素不足的症状主要有乏力、性欲下降等。在育龄期雄激素逐年下降，但对于绝经后女性是否补充雄激素尚存争议，2009 年由中华医学会妇产科学分会绝经学组编制的《绝经过渡期和绝经后期激素补充治疗临床应用指南》建议，存在乏力、性欲下降时，使用替勃龙（其在体内代谢后具有雄激素活性）。

Watts 等研究了 66 例手术绝经的患者，分为单用口服雌激素 1.25mg 组和雌激素 1.25mg+ 甲基睾酮 2.5mg 组，并进行 2 年随访。研究结果提示，与单用雌激素相比，加用甲基睾酮的女性 HDL-C 明显下降。而 HDL-C 下降是代谢综合征指征之一，这说明使用甲基睾酮可能会增加代谢综合征的风险。Christodoulakos 等的研究提示，使用替勃龙药物治疗的绝经后女性虽然 SHBG 水平下降、游离睾酮指数升高，但是胰岛素抵抗指数和对照组相比无明显

差异，提示使用替勃龙对于代谢综合征的影响较小。其他雄激素制剂对于代谢综合征的影响由于使用的

限制研究较少，因此有待进一步研究。

（李小英）

参考文献

[1] 李松珊，李晶，徐涛，等.雄激素与代谢相关疾病的研究进展[J].生理科学进展，2011, 42(3): 205-209.

[2] 王亚东，张英泽，赵彩彦，等.性激素在非酒精性脂肪性肝病发病机制中的作用[J].中华肝脏病杂志，2012, 20(5): 398-400.

[3] Kelly D M, Jones T H.Testosterone: a metabolic hormone in health and disease [J].J Endocrinol, 2013, 217(3): R25-45.

[4] De Maddalena C, Vodo S, Petroni A, et al.Impact of testosterone on body fat composition [J].J Cell Physiol, 2012, 227(12): 3744-3748.

[5] Mauvais-Jarvis F.Estrogen and androgen receptors: regulators of fuel homeostasis and emerging targets for diabetes and obesity [J].Trends Endocrinol Metab, 2011, 22(1): 24-33.

[6] Schleich F, Legros J J.Effects of androgen substitution on lipid profile in the adult and aging hypogonadal male [J].Eur J Endocrinol, 2004, 151(4): 415-424.

[7] Saad F.The role of testosterone in type 2 diabetes and metabolic syndrome in men [J].Arq Bras Endocrinol Metabol, 2009, 53(8): 901-907.

[8] Monroe A K, Dobs A S.The effect of androgens on lipids [J].Curr Opin Endocrinol Diabetes Obes, 2013, 20(2): 132-139.

[9] 邢莉莉，舒静，方素华.雌激素及其受体在能量代谢中的作用[J].中华妇产科杂志，2013, 48(7): 548-550.

[10] Jones M E, Boon W C, Proietto J, et al.Of mice and men: the evolving phenotype of aromatase deficiency [J].Trends in endocrinology and metabolism: TEM, 2006, 17: 55-64.

[11] Simpson E R.Models of aromatase insufficiency [J].Seminars in reproductive medicine, 2004, 22: 25-30.

[12] Takeda K, Toda K, Saibara T, et al.Progressive development of insulin resistance phenotype in male mice with complete aromatase (CYP19) deficiency [J].The Journal of endocrinology, 2003, 176: 237-246.

[13] Levin E R.Plasma membrane estrogen receptors [J].Trends in endocrinology and metabolism: TEM, 2009, 20: 477-482.

[14] Nilsson S, Makela S, Treuter E, et al.Mechanisms of estrogen action [J].Physiological reviews, 2001, 81: 1535-1565.

[15] Heine P A, Taylor J A, Iwamoto G A, et al.Increased adipose tissue in male and female estrogen receptor-alpha knockout mice [J].Proceedings of the National Academy of Sciences of the United States of America, 2000, 97: 12729-12734.

[16] Ohlsson C, Hellberg N, Parini P, et al.Obesity and disturbed lipoprotein profile in estrogen receptor-alpha-deficient male mice [J].Biochemical and biophysical research communications, 2000, 278: 640-645.

[17] Chen Y, Jiang X Y, Xu L, et al.Association of ER-alpha gene polymorphism with metabolic phenotypes in Chinese Hans [J].Lipids, 2009, 44: 719-723.

[18] Okura T, Koda M, Ando F, et al.Association of polymorphisms in the estrogen receptor alpha gene with body fat distribution [J].International journal of obesity and related metabolic disorders: journal of the International Association for the Study of Obesity, 2003, 27: 1020-1027.

[19] Larosche I, Letteron P, Fromenty B, et al.Tamoxifen inhibits topoisomerases, depletes mitochondrial DNA, and triggers steatosis in mouse liver [J].The Journal of pharmacology and experimental therapeutics, 2007, 321: 526-535.

[20] Gudbrandsen O A, Rost T H, Berge R K.Causes and prevention of tamoxifen-induced accumulation of triacylglycerol in rat liver [J].Journal of lipid research, 2006, 47: 2223-2232.

[21] Cole L K, Jacobs R L, Vance D E.Tamoxifen induces triacylglycerol accumulation in the mouse liver by activation of fatty acid synthesis [J].Hepatology, 2010, 52: 1258-1265.

[22] Gutierrez-Grobe Y, Ponciano-Rodriguez G, Ramos M H, et al.Prevalence of non alcoholic fatty liver disease in premenopausal, posmenopausal and polycystic ovary syndrome women.The role of estrogens [J].Annals of hepatology: official journal of the Mexican Association of Hepatology, 2010, 9: 402-409.

[23] Suzuki A, Abdelmalek M F.Nonalcoholic fatty liver disease in women [J].Womens Health (Lond Engl), 2009, 5: 191-203.

[24] 李晋，徐呈，张惠杰.多囊卵巢综合征患者肥胖和高雄激素血症与胰岛素抵抗的相关性[J].中华内分泌代谢杂志，2011, 27(9): 733-735.

[25] 李小英.应当重视多囊卵巢综合征患者的代谢异常[J].中华内分泌代谢杂志，2010, 26(5): 1-2.

[26] 黎红芳，蒋凤艳，谢文玲.多囊卵巢综合征脂代谢的研究进展[J].医学综述，2009, 15(3): 455-458.

[27] 杨军，张惠杰，洪洁.单一性低促性腺激素型性腺功能减退症患者血清脂联素与睾酮水平的关系[J].中华内分泌代谢杂志，2007, 23(5): 392-395.

[28] Salpeter S R, Walsh J M, Ormiston T M, et al.Meta-analysis: effect of hormone-replacement therapy on components of the metabolic syndrome in postmenopausal women [J].Diabetes Obes Metab, 2006, 8(5): 538-554.

[29] Carr M C.The emergence of the metabolic syndrome with menopause [J].The Journal of clinical endocrinology and metabolism, 2003, 88: 2404-2411.

[30] de Lauzon-Guillain B, Fournier A, Fabre A, et al.Menopausal hormone therapy and new-onset diabetes in the French Etude Epidemiologique de Femmes de la Mutuelle Generale de l'Education Nationale (E3N) cohort [J].Diabetologia, 2009, 52: 2092-2100.

[31] Margolis K L, Bonds D E, Rodabough R J, et al.Effect of oestrogen plus progestin on the incidence of diabetes in postmenopausal women: results from the Women's Health Initiative Hormone Trial [J].Diabetologia, 2004, 47: 1175-1187.

[32] 曹逗奎，张绍芬.绝经、激素替代治疗与代谢综合征[J].中华糖尿病杂志，2012, 04(1): 47-50.

[33] 丁晓颖，刘树琴.激素替代疗法对绝经后妇女糖、脂代谢的影响[J].中国综合临床，2001, 17(4): 246-248.

[34] 黄建敏，潘莉萍.雌激素水平变化及激素替代治疗对绝经期妇女的影响[J].中国综合临床，2002, 18(3): 257-258.

[35] 李广红，刘丽，刘媛媛.绝经后女性2型糖尿病患者雌激素水平与胰岛素抵抗、血脂、血压的关系[J].医学综述，2010, 16(21): 3315-3316.

第7章 糖尿病与脂代谢异常

一、胰腺的解剖及内分泌功能

（一）胰腺形态学

1. 胰腺解剖 胰腺是人体第二大腺体。长17～20cm，宽3～5cm，厚1.5～2.5cm，重82～117g，位于腹上区和季肋区，横过第1、2腰椎前方。通常将胰分为头、颈、体、尾四部分，各部分无明显界限（图7-1）。胰腺位于网膜囊后面，胰头膨大，位置较低，被十二指肠环绕，肠系膜上静脉前方的部分为胰颈。胰颈和胰尾之间为胰体，占胰的大部分，其后紧贴腰椎体，胰尾略高，靠近脾门。

胰头位于第2腰椎的右侧，是胰最宽大的部分，被十二指肠从上方、右侧和下方"C"形环绕。

胰颈是胰头与胰体之间最狭窄的部分，宽2～2.5cm。

胰体较长，位于第1腰椎平面，脊柱前方，并稍向前凸起。

胰尾是胰左端的狭细部分，末端达脾门，有一定的移动性。

胰的动脉主要有胰十二指肠上前、后动脉，胰十二指肠下动脉、胰背动脉、胰下（即胰横）动脉、脾动脉胰支及胰尾动脉供应。胰的静脉多与同名动脉伴行，汇入肝门静脉系统。

胰岛血液供应丰富，占胰腺2%～3%的胰岛接受15%供给胰腺的血流，血流量是外分泌腺的5～10倍。血液从B细胞（又称β细胞）流向A细胞（又称α细胞），将胰岛中心的B细胞分泌的胰岛素带到胰岛外周区域，使得胰岛素对A细胞分泌胰高血糖素产生影响。

2. 胰岛结构 胰岛是由内分泌细胞组成的细胞团，分布于胰腺腺泡之间。新生儿胰岛约占胰腺体积的10%，重300～450mg；而成年人胰腺大约有100万个胰岛，约占胰腺体积的1.5%，重约1.5g。因此，按胰岛占胰腺体积或体重比例计算，胰岛重量随年龄而下降。胰岛的相对分布密度以胰尾部最高，体部次之，胰头部最低。胰岛的大小不一，小者仅由十多个细胞组成，大者可含有数百个胰岛细胞。有时，还可在腺泡间质散布有单个的B细胞或PP细胞。胰岛细胞成团索状分布，细胞与细胞之间有丰富的有孔型毛细血管分布。

人胰岛主要由A、B、D、PP四种细胞组成，动物胰岛还含有C、D₁等细胞。常规染色难以辨认各种类型的胰岛细胞，一般要用特殊染色法、电镜或免疫组化方法来显示和研究胰岛的各类细胞。

胰岛在整个胰腺均有分布，但在胰尾部更加密集。大多数胰岛呈球形（图7-2），B细胞居胰岛中央，A、D、PP细胞围绕在B细胞周围。其中A细胞主要分布于胰体、胰尾及胰头的一部分区域，而PP细胞的大部分主要分布于胰头后部。所有的B细胞之间均形成直接的膜联系，而A细胞、D细胞

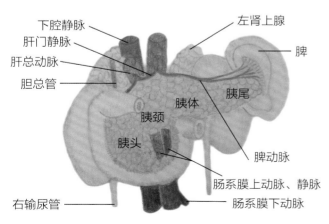

▲ 图7-1 胰的分部和毗邻

下腔静脉
肝门静脉
肝总动脉
胆总管
左肾上腺
脾
胰尾
胰体
胰颈
胰头
脾动脉
右输尿管
肠系膜上动脉、静脉
肠系膜下动脉

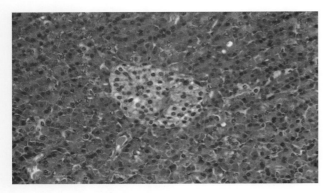

▲ 图 7-2　正常胰岛 HE 染色

与 B 细胞的关系是相对松散的，并分别与 B 细胞的一部分膜结构相接。

A 细胞占胰岛细胞总数的 20%～23%。A 细胞为柱状，含直径 200～250nm 的分泌颗粒，多有一狭窄的晕环。分布于胰岛的外周，与 D 细胞交错排列构成胰岛不连续的外壳。B 细胞的数目较多，占胰岛细胞总数的 50%～60%，常 8～10 个围绕毛细血管排列成管状，且每个 B 细胞有 2 面与毛细血管相邻。胞质内含有丰富的分泌颗粒，直径 250～350nm，其结构因动物种属有一定差异，人的 B 细胞内的分泌颗粒多为杆状或呈结晶小体，小体与膜之间有较宽的清亮间隙。

D 细胞的数目较少，成年人胰岛中的 D 细胞占胰岛细胞总数的 2%～5%。D 细胞胞质内的分泌颗粒为均质状。D 细胞一般均散布于 A、B 细胞之间，并与 A、B 细胞紧密相贴，细胞间亦存在隙间连接，在腺泡和导管上皮内亦有 D 细胞分布。D 细胞主要分泌生长抑素。生长抑素分泌颗粒贮存在 D 细胞胞质中，用免疫组化方法可显示生长抑素在 D 细胞胞质中的定位。

人胰岛 PP 细胞成年后增至 2% 左右。细长型，直径 120～160nm，胞质内颗粒较胰岛素颗粒略小，形态多样。

（二）胰腺内分泌功能

胰岛承担了胰腺的内分泌功能，不同的细胞分泌不同的内分泌激素。

1.A 细胞（也称甲细胞）　A 细胞主要合成和分泌胰高血糖素，此外，还分泌肠胰高血糖素（glicentin）、胰高血糖素样肽 -1（glucagon like peptide-1，GLP-1）、铬粒素 A（CgA）及其裂解片断，其中胰抑素（pancreastatin，PS）是胰岛素分泌的强力抑制物和 A

细胞的刺激物。此外，近年报道，A 细胞分泌颗粒中还含有 GIP、CCK、ACTH、内啡肽等激素。用免疫组织化学方法可鉴定出这些分泌颗粒。胰高血糖素免疫染色阳性是鉴定 A 细胞的最可靠方法。

胰高血糖素是由胰岛 A 细胞分泌的 29 个氨基酸组成的直连多肽，分子量为 3485。血清胰高血糖素浓度为 50～100ng/L，半衰期为 5～10min，主要在肝内降解失活，部分在肾内降解。

胰高血糖素有以下生理作用，促进肝糖原分解，促使氨基酸转化为葡萄糖，抑制蛋白质合成和促进脂肪分解，因此被认为是促进分解代谢的激素。

胰高血糖素通过与靶细胞上的受体结合而发挥生理作用。胰高血糖素受体是含 485 个氨基酸的糖蛋白，分子量为 62 000，广泛分布于肝脏、脂肪组织、胰岛 B 细胞、D 细胞、心肌细胞、胃黏膜细胞、肾上腺、肾脏及脑组织。

肝细胞是胰高血糖素的主要作用靶点。胰高血糖素与肝细胞膜上相应的受体结合后，通过 cAMP-PKA 途径或 IP_3/DG-PKC 途径，激活肝细胞内的磷酸化酶、脂肪酶和与糖异生有关的酶系，抑制糖原合成、加速糖原分解和糖异生来增加葡萄糖的输出。胰高血糖素促进肝糖原分解的作用十分明显，1mol/L 胰高血糖素可引起 3×10^6 mol/L 的葡萄糖释放，但对肌糖原分解的影响不明显。

胰高血糖素有促进脂肪分解的主要特点。在体外研究发现，胰高血糖素有促进脂肪细胞内的脂解作用，在健康志愿者中见到中等程度的胰高血糖素刺激血浆甘油和 FFA 升高。但是，这些需要更多的研究证实。

胰高血糖素与其在 B 细胞上的受体结合，体外研究发现激活 B 细胞内的信号传导，但在动物实验中尚未获得一致的结论。

胰高血糖素分泌主要受以下因素的调节。

(1) 血糖与氨基酸水平的调节：血糖水平是调节胰高血糖素分泌的重要因素。当饥饿和血糖水平降低时，可促进胰高血糖素的分泌以维持血糖水平正常；反之则分泌减少。高蛋白餐或静脉注射氨基酸可刺激胰高血糖素分泌，其效应与注射葡萄糖相反。

(2) 胰岛素和生长抑素的调节：胰岛素和胰高血糖素是一对相拮抗的、调节血糖水平的激素。胰岛素和生长抑素以旁分泌的方式直接作用于相邻的 α 细胞，抑制胰高血糖素的分泌；胰岛素还可通过降低血糖间接地刺激胰高血糖素分泌。口服氨基酸比静脉注射氨基酸引起的胰高血糖素分泌效应更强，说明胃肠激素参与胰高血糖素的分泌调节，研究表明缩胆囊素和胃泌素可促进其分泌，而促胰液素的作用则相反。GLP-1 抑制 α 细胞不恰当的胰高血糖素分泌，低水平的胰高血糖素导致肝糖输出的减少。

(3) 神经调节：交感神经兴奋可通过 β 受体促进胰高血糖素的分泌；而迷走神经兴奋则通过 M 受体抑制胰高血糖素的分泌。

2. B 细胞（又称 β 细胞）

B 细胞主要分泌胰岛素，此外，还同时分泌胰淀粉样多肽和 γ- 氨基丁酸等。其中 GABA 对邻近的 B 细胞有兴奋作用，而对 A 细胞有抑制作用。用免疫组织化学方法可鉴定胰岛素在 B 细胞中的定位。

胰岛素是由 51 个氨基酸组成的小分子蛋白质，其中 21 肽的 A 链和 30 肽的 B 链间借 2 个二硫键相连，并形成特定的立体结构，人胰岛素分子量为 5800。胰岛素前体（胰岛素原）由 86 个氨基酸组成，包括胰岛素和由 31 个氨基酸组成的 C- 肽，以及连接 A 链氨基端的 Lys64、Arg65 和连接 B 链羧基端的 Arg31、Arg32。胰岛素原在 B 细胞中合成后，经剪切后形成的胰岛素和 C 肽（con-necting peptide），被同时释放入血。正常成人每日分泌 40～50U 胰岛素，空腹状态下血清胰岛素浓度为 10uU/ml（0.4ng/ml 或 61pmol/l），餐后很少超过 100uU/ml（610pmol/l）。空腹 C 肽为 1000μmol/L，餐后一般是空腹的 5～10 倍。由于血中 C 肽与胰岛素的分泌量呈平行关系，测定 C 肽含量可反映 B 细胞的分泌功能。血液中的胰岛素以与血浆蛋白结合和游离的两种形式存在，两者间保持动态平衡。只有游离形式的胰岛素才具有生物活性。胰岛素在血中的半衰期仅 3～5min。胰岛素主要在肝肾及胎盘中降解。一次循环后，50% 的胰岛素可被肝脏清除。胰岛产生的胰岛素原少量不被裂解，直接释放入血。人在基础状态时，测到的胰岛素中有 12%～20% 是胰岛素原。胰岛素原的生物学活性只有胰岛素的 7%～8%，其半衰期是胰岛素的 3～4 倍。胰岛素原主要在肾脏代谢。

3. D 细胞（又称 f 细胞） D 细胞主要分泌生长抑素。生长抑素对 A、B 细胞均有抑制作用。除胰岛外，D 细胞还广泛分布于下丘脑、大脑、胃肠、肾上腺髓质及性腺中。

生长抑素是由 14 个氨基酸组成的多肽，分子量为 1658，链内有 1 个二硫键。生长抑素受体为 G 蛋白偶联受体，目前发现有 5 个亚型。生长抑素与其受体结合后，发挥多种效应。

生长抑素明显抑制 GH 的分泌，但不抑制其生物合成。抑制 TSH 的分泌及 TRH 对 TSH 的促分泌作用。对胃泌素、胃动素、抑胃肽、VIP、胆囊收缩素及肠升糖素均有抑制作用。抑制多种 APUD 细胞的激素分泌。作为旁分泌因子，抑制 A 细胞、B 细胞分泌胰高血糖素和胰岛素。

生长抑素抑制和减缓胃排空，降低胃酸及胃蛋白酶分泌，抑制胰液分泌和胆囊收缩，降低胃肠道的供血，影响胃肠道的吸收功能。

4. PP 细胞（又称 F 细胞）　胰多肽（pancreatic polypeptide，PP）是由 36 个氨基酸组成的多肽，分子量为 4200。由于肠道及脑神经也有细胞分泌胰多肽，所以，胰多肽也被认为是一种脑肠肽。

（三）胰岛素生物学效应的实现过程

胰岛素通过与靶细胞上的胰岛素受体结合而发挥作用。胰岛素受体属酪氨酸激酶受体，是由 2 个 α 亚单位和 2 个 β 亚单位组成的四聚体糖蛋白。受体的 2 个 α 亚单位是 719 个氨基酸组成的多肽，分子量为 135 000，完全暴露在细胞外，是与胰岛素结合的部位。2 个 α 亚单位、α 与 β 亚单位之间均有二硫键相连。β 亚单位由 620 个氨基酸残基组成，分子量为 95 000，分为 3 个结构域：N- 端 194 个氨基酸残基伸出膜外；中间为含 23 个氨基酸残基的跨膜结构域；C- 端在膜内，为蛋白激酶结构域，具有酪氨酸激酶的活性。在哺乳类，胰岛素受体几乎遍布所有组织，但各类细胞受体分布数量存在很大差异，如每个红细胞上仅有 40 多个受体，而每个肝和脂肪细胞上则可分布 20 万～30 万个受体。

胰岛素与 α 亚单位结合后，受体构象发生改变，β 亚单位细胞内的酪氨酸残基发生自身磷酸化，进而催化底物蛋白上的酪氨酸残基磷酸化。胰岛素受体结构的完整性是实现胰岛素生物活性的关键之一，受体的缺陷将影响胰岛素的效应。

胰岛素与其受体结合后开始它在细胞内非常复杂体后的信号转导，从而发挥其作用。除胰岛素受体外，胰岛素信号通路中包括胰岛素受体底物（insulin receptor substrate，IRS）、磷脂酰肌醇 3（phosphatidylinositol 3，PI3）激酶（PI3P）、Akt/ 蛋白激酶 B（Akt/protein kinase B）、有丝分裂原活性蛋白激酶 B（mitogen active protein kinase，MAPK）等，广泛存在于胰岛素的靶细胞中。IRS 是转导胰岛素生物作用的共同信号蛋白。IRS-1 和 IRS-2 存在于肌肉、脂肪和胰岛的 B 细胞，IRS-3 存在于脑组织。胰岛素与其受体结合后，β 亚单位的酪氨酸蛋白激酶被激活，使 β 亚单位活化并与 IRS-1 结合，引起 IRS 的多个酪氨酸残基磷酸化。一方面调控代谢，包括促进葡萄糖转运体（glucose transporter，GLUT）合成并从胞质转位到细胞膜，增强葡萄糖摄取；使糖、脂肪和蛋白合成酶系活化，加强糖原、脂肪和蛋白质的合成；另一方面，通过线粒体通路，发挥其促生长作用。多种胰岛素活化的转录蛋白调控相关酶的活性和基因转录，可改变物质代谢的方向、功能蛋白质的表达和细胞的生长发育，最终实现胰岛素对细胞代谢和生长等调节效应。

（四）胰岛素的生理作用

胰岛素是全面促进物质合成代谢的关键激素，与其他激素共同作用，维持物质代谢水平的相对稳定。胰岛素通过与其在靶细胞上的胰岛素受体结合发挥作用。胰岛素与其受体的结合特异性高，亲和力强，因而非常迅速。

1. 调节物质代谢 当机体营养物质（糖、脂肪和蛋白质）供应充足时，胰岛素反应性分泌，可有效促进组织细胞利用这些营养物质，增强合成代谢，并抑制机体自身的同类成分在其他激素的作用下被动员或分解。相反，当机体在饥饿或营养缺乏时，胰岛素分泌减少，使其抗衡体内其他激素的作用削弱，内源性成分则被动员、利用。胰岛素几乎对身体所有组织、器官都有直接或间接的作用，最主要的靶器官是肝脏、肌肉和脂肪组织。胰岛素主要通过调节代谢过程中多种酶的生物活性来影响物质代谢（表 7-1）。

（1）糖代谢：胰岛素能促进全身组织，特别是肝、肌肉和脂肪组织摄取和氧化葡萄糖，同时促进肝糖原和肌糖原的合成与储存；抑制糖异生，减少肝糖释放；促进葡萄糖转变为脂肪酸，并储存于脂肪组织中。胰岛素通过增加靶细胞对葡萄糖的摄取和利用降低血中葡萄糖浓度。胰岛素量或作用不足时，血糖升高。

（2）脂肪代谢：胰岛素促进肝脏合成脂肪酸，并转运到脂肪细胞储存；促进葡萄糖进入脂肪细胞，合

表 7-1 胰岛素的调节物质代谢作用

效应组织	功 能	
肝脏	逆转胰岛素缺乏所致的分解代谢	• 抑制糖原分解 • 抑制脂肪酸和氨基酸转换成酮体 • 抑制氨基酸转化为葡萄糖
	合成效应	• 促进葡萄糖转变为糖原（促进葡萄糖激酶和糖原合成酶，抑制磷酸化酶） • 增加甘油三酯合成和极低密度脂蛋白生成
肌肉组织	增加蛋白质合成	• 增加氨基酸转运 • 增加核糖体蛋白合成
	促进糖原合成	• 增加葡萄糖转运 • 促进糖原合成酶和抑制磷酸化酶
脂肪组织	增加甘油三酯贮存	• 诱导激活脂蛋白脂酶，促进甘油三酯从脂蛋白中水解 • 使葡萄糖转运入细胞，提供磷酸甘油以使来自脂蛋白的脂肪酸酯化 • 抑制细胞内脂肪酶

成 α- 磷酸甘油和甘油三酯等；还可抑制脂肪酶的活性，阻止脂肪动员和分解。胰岛素缺乏时，糖的氧化利用受阻，脂肪分解增强，产生的大量脂肪酸在肝内氧化成过量酮体，可引起酮血症和酮症酸中毒。

（3）蛋白质代谢：胰岛素促进蛋白质合成，并抑制蛋白质分解。胰岛素可在蛋白质合成的各个环节发挥作用，如加速氨基酸跨膜转运进入细胞；促进 DNA 和 RNA 的复制和转录；加速核糖体的翻译，使蛋白质合成增加。此外，胰岛素还通过抑制蛋白质分解。

2. 调节能量平衡 胰岛素不仅在细胞水平发挥代谢调节作用，也于整体水平参与机体摄食平衡的调节。胰岛素的某些作用类似于瘦素，并能增强后者的作用。胰岛素可以随血液循环通过血脑屏障到达中枢，作用于下丘脑和脑干神经细胞的胰岛素受体，从而调节摄食行为，减少进食量。从而减少体内脂肪的贮存。当脂肪组织增加时，血中胰岛素水平升高。进入中枢神经系统的胰岛素除能引起饱感外，还通过提高交感神经系统的活动水平，增加能量消耗，提高代谢率，同时，胰岛素与瘦素可抑制下丘脑弓状核的神经肽 Y 神经元表达神经肽 Y（NPY）等，使能刺激摄食活动的 NPY 生成减少；相反，却促进弓状核的 POMC 神经元活动，通过增加 α-MSH 的生成和释放，抑制摄食活动。

3. 促进生长作用　胰岛素通过增加 c-fos 和 c-myc 等 mRNA 的转录，促进细胞增殖。其作用机制与其他生长因子类似。

4. 胰岛素分泌的调节

(1) 营养成分的调节：血中葡萄糖水平是刺激 B 细胞分泌胰岛素的最重要因素。B 细胞对细胞外葡萄糖浓度的细微变化十分敏感，根据葡萄糖浓度变化，迅速调整胰岛素的分泌。血糖水平升高时，胰岛素分泌增加使血糖水平降低，当血糖为 300mg/100ml 时达最大分泌反应；当血糖水平降至正常时，胰岛素分泌也迅速减少，当降至 50mg/100ml 时则无胰岛素分泌。在持续的高血糖刺激下，胰岛素的分泌表现为两个时相的特征变化，先是在 1min 内出现胰岛素分泌的脉冲峰，持续数分钟后降至基础水平，称为胰岛素分泌的第一时相，为葡萄糖促使储存的胰岛素释放；随着高血糖的持续刺激，10min 后，又逐渐升至高峰，正常个体可维持约数小时，称为胰岛素分泌的第二时相，为释放 B 细胞合成的胰岛素和胰岛素原转变的胰岛素。

许多氨基酸都能刺激胰岛素的分泌，其中精氨酸和赖氨酸的作用最强。血清氨基酸和糖对胰岛素分泌的刺激有协同作用，两者同时升高时，可使胰岛素分泌量成倍增长。长时间的高血糖、高氨基酸和高脂血症可持续刺激胰岛素的分泌，致使胰岛 B 细胞衰竭而引起糖尿病。临床上常用口服氨基酸后血中胰岛素水平的改变作为判断胰岛 B 细胞功能的检测手段。

在人类，脂肪对胰岛素分泌的刺激作用较弱，可间接通过 GIP 实现。饥饿时，酮体增加可刺激胰岛素分泌；FFA，特别是长链的饱和脂肪酸可增强 B 细胞对葡萄糖的反应性分泌。但脂肪酸也刺激 B 细胞的凋亡。

(2) 激素的调节实验观察到：口服葡萄糖引起的胰岛素分泌反应大于静脉注射葡萄糖引起的反应，提示与胃肠激素的作用有关。研究发现胃泌素、促胰液素、缩胆囊素和抑胃肽等均能促进胰岛素分泌。其中 GLP-1 和 GIP 是葡萄糖依赖的胰岛素分泌刺激因子，而其他胃肠激素则可能通过升高血糖而间接刺激胰岛素分泌。除葡萄糖外，小肠吸收的氨基酸、脂肪酸和盐酸等也能刺激 GIP 的释放，进而促进胰岛素分泌。GH、皮质醇和甲状腺激素可通过升高血糖而间接刺激胰岛素分泌。抑制胰岛素分泌的则有肾上腺素、胰腺细胞释放抑制因子、甘丙肽、瘦素、神经肽 Y 和 C 肽等。

(3) 神经调节：胰岛受交感和副交感神经的双重支配。刺激右侧迷走神经，既可通过 M 受体直接促进胰岛素分泌，也可通过刺激胃肠激素释放而间接促进胰岛素的分泌。交感神经兴奋时，其末梢释放去甲肾上腺素，后者作用于 B 细胞的 α_2 受体，抑制胰岛素的分泌。虽然也可通过 β_2 受体并使胰岛素分泌增加，但交感神经兴奋对胰岛素分泌的影响一般以 α 受体介导的抑制性效应为主。

5. 胰岛淀粉样多肽　胰岛淀粉样多肽（IAPP）又称淀粉不溶素（Amylin）或胰淀素，是与胰岛素协同分泌的一种多肽物质，由 37 个氨基酸组成，分子量为 3850。它由胰岛 B 细胞分泌，加工成熟后的胰淀素与胰岛素一起贮存于胰岛 B 细胞的分泌颗粒中，在葡萄糖的刺激下，与胰岛素按 1：100 的比例呈现高频脉冲式协同分泌，是体内除胰岛素外的另一种降糖激素。在健康人群中，空腹 IAPP 浓度为 4～8pmol/l，餐后浓度为 15～25pmol/l。1 型糖尿病患者血中 IAPP 降低，2 型糖尿病患者血中 IAPP 升高。IAPP 由肾脏清除，肾功能不全时，其浓度升高。

IAPP 受体由降钙素受体和受体活性修饰蛋白共同组成，分布于骨骼肌、肾脏、肺和大脑。IAPP 的

表 7-2　IAPP 的生物学作用

器官 / 系统	生物学作用
胰腺	负性调节胰岛素分泌
	抑制胰高血糖素分泌
消化系统	抑制胃排空
	抑制胃酸、消化酶分泌
中枢神经系统	抑制摄食
	刺激餐后饮食
肌肉	抑制胰岛素诱导的葡萄糖摄取
	降低糖原含量
肾脏	刺激肾素活性
	促进远端肾小管水钠重吸收
骨	抑制骨吸收
	降低血钙水平
	刺激成骨细胞增生
血钙	诱导血管舒张

生物学作用见表 7-2。

胰多肽刺激中枢神经促进食欲，但腹腔内给药则减少摄食，增加能量消耗。胰多肽在肠道抑制胃排空、胰腺外分泌功能及胆囊收缩。对抗进食促胰岛素分泌的作用。

（刘彦君　滕佳丽）

参考文献

[1] Richard I G Holt, Clive S Cockram, Allan Flyvbjerg, Barry J, Goldstein.Textbook of Diabetes. 4th ed.Wiley-Blackwell, 2010.
[2] C.Ronald Kahn.ATLAS OF DIABETES.Springer-Verlag New York Inc, 2000.
[3] 葛谷健.インスリン.講談社サイエンティフィク.1996.
[4] 彭裕文.局部解剖学.第五版.北京：人民卫生出版社.2004.
[5] 廖二元.内分泌代谢病学.第三版.北京：人民卫生出版社.2002.
[6] 吴在德，吴肇汉.外科学.第七版.北京：人民卫生出版社.2008.
[7] 陈家伦.临床内分泌学.第1版.上海：上海科学技术出版社.2011.
[8] 朱大年.生理学.第七版.北京：人民卫生出版社.2008.
[9] Francis S Greenspan David G Gardner. 基础与临床内分泌.7版.郭晓蕙，译.基础与临床内分泌.第七版.北京人民卫生出版社, 2009.
[10] Orci.L. The insulin factory: a tour of the plant surroundings and a visit to the assembly line. The Minkowski lecture 1973 revisited. Diabetologia. 1985 Aug; 28(8):528-546.
[11] Peter Arvan, Massimo Pietropaolo, David Ostrov and Christopher J. Rhodes. Islet Autoantigens: Structure, Function, Localization, and Regulation. *Cold Spring Harb Perspect Med* 2012; doi: 10.1101/cshperspect.a007658 originally published online May 30, 2012.

二、胰岛素与脂代谢

胰岛素是控制营养物质吸收利用的主要激素，对糖、脂肪、蛋白质、水和电解质的代谢作用十分重要。对脂肪代谢的作用为：①促进脂肪的合成；②抑制脂肪组织释放脂肪酸；③促进脂肪组织从血中摄取脂肪；④减少酮体的生成；⑤合成胆固醇。

脂蛋白的代谢在不同的组织和器官中进行，大多数激素可影响脂蛋白的代谢，胰岛素是其中重要的调节激素之一。

胰岛素具有促进脂蛋白酯酶（LPL）的活性，抑制脂肪组织激素敏感的肝脂酶（HL）的活性。胰岛素对脂蛋白代谢的影响是通过胰岛素受体介导的。当胰岛素分泌不足时，血浆 CM 及 VLDL 颗粒中甘油三酯降解障碍，使血中甘油三酯含量升高，同时血中 FFA 升高。此外，胰岛素缺乏时，脂肪酸 β- 氧化增强，大量乙酰 CoA 因不能进入三羧酸循环氧化，从而合成胆固醇量增加，使血中胆固醇增高。

胰岛素促进脂质合成，抑制其降解。最近的研究提示这些变化需要 SREBP-1c。SREBP-1 的显性负相形式可以阻塞糖异生和脂肪形成基因的表达，同时它的过表达可增加这些基因的转录。SREBP-1c 对胰岛素或其他代谢变化的响应通路还不清楚，但是，很有可能位于 IRS/PI3K 通路。在脂肪细胞，由于葡萄糖摄取的增加，以及脂肪合成酶活化，包括丙酮酸脱氢酶，脂肪酸合成酶和乙酰辅酶 A 羧化酶，使得葡萄糖首先以脂质储存。

胰岛素在脂肪细胞抑制脂肪分解，主要是通过抑制激素敏感酯酶。这个酶通过调控其磷酸化状态被快速调节，被 PKA 依赖的磷酸化作用激活，受激酶抑制与磷酸酶活化的结合抑制。胰岛素抑制脂肪酶活性主要通过降低 cAMP 水平使脂肪细胞 cAMP 特异的磷酸二酯酶活化起作用。

（一）胰岛素与胆固醇代谢

1. 胰岛素调节胆固醇合成的关键酶　参与胆固醇合成的酶类很多，其中 HMG-CoA 还原酶是关键的限速酶，调节胆固醇合成的许多因素，主要是通过直接或间接影响这一限速酶的活性而发挥作用的。胰岛素可使糖尿病动物 HMG-CoA 还原酶活性升高，可能是通过降低 cAMP– 蛋白激酶系统活性而增加还原酶活性。

影响胆固醇合成的机制比较复杂，许多细节还有待进一步阐明，下面这些因素间接与胰岛素作用有关。

FFA 的调节：FFA 可以诱导 HMG-CoA 还原酶的合成，运动可使血浆 FFA 含量减少，从而使胆醇的合成亦减慢。

乙酰 CoA 使胆固醇合成增加：糖、脂肪、蛋白质分解产生的乙酰 CoA，通常是经三羧酸循环而彻底氧化，但乙酰 CoA 过量时，不仅可合成脂肪，而且也可使 HMG-CoA 还原酶反应加快，使 HMG-CoA 合成增加，从而使胆固醇合成增加。

人体内的血脂以多种类脂蛋白的形式存在，包括：①乳糜微粒，其主要成分是甘油三脂，含量达85%～90%；②乳糜微粒残粒（CM），含 60% 甘油三酯和 20% 胆固醇；③极低密度脂蛋白（VLDL），占 5%～10%，含 60% 甘油三酯、20% 胆固醇、载脂蛋白 10%，其他成分 10%，其特异性载脂蛋白为 apoB100；④低密度脂蛋白（LDL）约占 25%，主要成分是胆固醇，占 70%，甘油三酯只占其成分的10%；⑤中间密度脂蛋白；⑥高密度脂蛋白（HDL）占 45%～50%，主要成分是磷脂和胆固醇酯，甘油三酯和胆固醇各占 5%。LDL 是 VLDL 水解后的最终产物，LDL 以及 VLDL 是至动脉粥样硬化的危险因子，而 HDL 则有抗动脉粥样硬化等作用。近年来，临床和基础研究更关注 LDL、VLDL 及 HDL 的代谢及变化。

2. 胰岛素调节 VLDL 的机制　胰岛素在调节能量代谢方面起着关键作用，包括在肝脏对于甘油三酯密切相关的 VLDL 的转运。在生理状态下，胰岛素信号通过降解 apoB 和限制其合成调节 VLDL 产物。进食后胰腺分泌胰岛素进入门静脉，降低 VLDL 输出，让甘油三酯储存以备分泌使用。这与胰岛素作为一个合成代谢激素刺激能量在肝脏和骨骼肌储存是一致的。

(1) 胰岛素通过其信号传导通路调节 VLDL 代谢：胰岛素对 VLDL 的调节作用通过其信号传导通路进行。

apoB 蛋白是通过在多聚核糖体上 apoB mRNA 的转录后形成的，胰岛素调节 apoB mRNA 翻译和 B100 合成。

胰岛素调节 PKC 下游一个 110kDa 的蛋白复合物（p110）下游 apoB mRNA 翻译区 5′ 端的翻译。apoB 转录可被胰岛素依赖的 P- 小体抑制和也可通过抑制胰岛素来促其翻译分泌。B100 翻译需要 14～17min，基于肽链伸长的研究和可能包括启动和停止的肽链进入内质网（ER）遇到伴侣蛋白，包括转运蛋白（MTP）。微粒体脂质生成通过一个过程，涉及甘油三酯（TG）脂解和脂肪酸（FAs）酯化采用磷脂（PL）中间体和甘油二脂（DAG）酰基转移酶。中性脂质和 PL 促进 apoB 参与 VLDL 前体颗粒的形成。

通过 apoB 有效性降低肝脏 VLDL 产物的快速调节是由循环的胰岛素释放和肝门静脉胰岛素清除介导的，短暂的使甘油三酯储存，备用于未来以 VLDL 释放。在营养过剩时肝脏甘油三酯蓄积，造成 VLDL 分泌快速降低作用丢失，导致持续的 VLDL 产物蓄

积。肝脏甘油三酯排出增多很可能与胰岛素刺激的 PI3K 的活性被阻断有关，可以被 PTP-1B 诱导发生。

胰岛素通过诱导 apoB 降解调节肝脏 VLDL 水平，胰岛素的调节作用通过 PI3K 信号通路和膜磷酸酶，研究表明对 PI3K 的抑制增加 VLDL 产物。胰岛素使磷脂酰次黄嘌呤核苷酸易位激活内质网（ER）膜 PI3K，可能与 apoB 序列直接或通过激活其他信号分子阻止 VLDL B100 前体形成、甘油三酯增加以及 VLDL1 的形成。

胰岛素介导的 apoB 降解可能包括了许多因子，如 Sort1，而且还包括了自噬相关的复合体从 post-ER 向溶酶体的移动。胰岛素抵抗增加了 apoB 为甘油三酯输出的可能性，可能还包括对肝脏 DNL 的诱导。在持续过度营养的状态下，更多的信号可能通过肝脏胰岛素抵抗生成，并导致插头转录因子 1（FoxO1）持续的核定位，引起对 VLDL 输出有重要作用的基因，包括 MTP 和 apoC-Ⅲ 等转录的诱导，此外还有糖异生中非常重要的磷酸烯醇丙酮酸羧激酶。

(2) 炎性反应对胰岛素调控 VLDL 代谢的影响：炎症与胰岛素抑制 VLDL 之间有着密切的联系。胰岛素与其受体结合后 IR-β 亚基上的酪氨酸残基磷酸化，IR 及 IRS1 和 IRS2 磷酸化，磷酸化的 IRSs 能够结合并激活下游效应物。PI3K 是一种胞内磷脂酰肌醇激酶，由调节亚基 p85 和催化亚基 p110 构成。当接受来自酪氨酸激酶和 G 蛋白偶联受体的信号后，PI3K 的 p85 调节亚基即被募集到邻近质膜的部位，p110 亚基通过与 p85 亚基结合把底物磷脂酰肌醇 2 磷酸（PIP2）转化为磷脂酰肌醇 3 磷酸（PIP3）。肿瘤坏死因子（TNF）-α 与其同源受体结合后激活核因子 kappa-B 抑制物激酶（IKK）κ- 轻链上的增强子，IKK 的激活使 IκB 被磷酸化，IκB 从 NF-κB 上脱落并被泛素化，使得 NF-κB 由抑制状态被激活。NF-κB 转位入核并激发 IL-6、IL-1β 和 PTP-1B 基因的转录。细胞因子信号抑制因子 3（SOCS3），通过使 IRS 泛素化及降解影响 IR，并可与 IR 结合、阻断 IRS 酪氨酸磷酸化、抑制 IR 自身磷酸化。PTP-1B 可使 IR 和 IRS 酪氨酸残基去磷酸化并可减少膜相关的胰岛素信号复合物，从而抑制 PI3K。抑癌基因（PTEN）也使 PI3K 去磷酸化，阻碍下游 PIP3。IKK 可使 IRS1 的丝氨酸磷酸化，降低其对胰岛素的敏感性。

在 2 型糖尿病患者中，肝脏分泌过多的 VLDL 并导致高甘油三酯血症，使得循环中 HDL 水平降低，

小而密的 LDL 合成增加。生理性的胰岛素波动调节 VLDL 的分泌，胰岛素在进食状态下抑制 VLDL 的分泌可能是肥胖患者发生胰岛素抵抗最先的通路，这导致了 VLDL 过多分泌。信号通路的断裂降低了活性磷脂酰肌醇 3 激酶下游的第二信使 PIP，造成了 VLDL 的高分泌，包括肝脏的炎性反应通路，进一步增加了 VLDL 的高分泌。

由于 VLDL 的肝脏分泌减少，与小肠载脂蛋白结合的脂解作用缺乏竞争，导致了它们的优先清除。研究显示营养过剩最早的结果可能是失去了这个快速通道，并且伴随着餐后转运 VLDL 产物自然循环的丧失。然而 VLDL 继续分泌，并包裹成大号的 VDLD1，更多的 VLDL 颗粒，导致高甘油三酯。胰岛素诱导的脂质合成更青睐甘油三酯的合成，且其作用不依赖于 apoB。在胰岛素抵抗情况下，有更多的 apoB，单独与从头开始的脂肪生成，一起造成了高分泌的 VLDL1。

标准的胰岛素抵抗，转录效应增加了 VLDL 产物，伴随着糖异升以及 FoxO1 活性增加。FoxO1 持续的核定位增加了微粒体甘油三酯转移蛋白（MTP）和 apoC-Ⅲ 的表达，导致 VLDL 增加和 VLDL 快速调节的丢失。

包括 B100 的 VLDL1 颗粒的甘油三酯从肝脏输出和不适当的肝脏葡萄糖生成均被 FoxO1 刺激，形成更典型的肝脏胰岛素抵抗综合征，进而发展成为 2 型糖尿病。肝脏炎性反应导致甘油三酯进一步蓄积，以及 FA 向促氧化通路的转移。最后，持续的氧化应激和炎性反应干扰 VLDL 的形成、分泌，进而发生肝脏不可逆的损害，例如从脂肪变态发展为脂肪性肝炎，甚至肝硬化。

另外还有很多复杂的因素触发了 VLDL 的高分泌。

3. 胰岛素调节 HDL 的机制　血浆 HDL 浓度受下列 3 个因素的调节：①新生态 HDL 合成与进入血液循环的速度；②周围毛细血管壁中脂蛋白脂酶的活力；③肝内脂肪酶的活力。此三者均受胰岛素调节，胰岛素作用不足时，HDL 浓度降低，糖尿病经胰岛素控制后 HDL 恢复正常。

胰岛素抵抗意味着一些组织和器官对胰岛素的敏感性降低，同时，另一些器官和组织则面临高胰岛素血症。高胰岛素血症通过上调 SREBP-1c 和 SREBP-1c 内含子 17–19 编码的 miR33b 导致肝脏更多的甘油三酯和 VLDL。在脂肪组织，胰岛素抵抗干扰了脂肪合成，加速了脂肪分解，使循环的 FFA 增加，反过来进一步增加肝脏的脂肪合成与 VLDL 产物增多。

VLDL 分泌的增加导致高甘油三酯血症，由于 LPL 活性的降低，过多的甘油三酯难以被清除。胰岛素刺激脂肪细胞 LPL 的释放，在胰岛素抵抗状态下，LPL 释放受到阻碍。VLDL 脂解的降低使得与 HDL 成熟有关的表面残留物减少。而且，高甘油三酯血症增加了 CETP 的活性，改变了 HDL 胆固醇酯对抗 VLDL 的甘油三酯作用，从而导致 HDL 水平降低。最后，胰岛素抵抗时，由于 ATP 结合匣式转运子 A1 和 G1 在转录和餐后转录水平被 FFA 抑制，以及 miR33 的作用在餐后被抑制，在肝脏和小肠 HDL 前体的产物生成被扰乱。

HDL 在内皮细胞、巨噬细胞发挥抗动脉粥样硬化的作用，它在胰岛 B 细胞及胰腺通过氧化应激引起的细胞凋亡和增强葡萄糖刺激的胰岛素分泌发挥抗糖尿病作用。HDL 还在骨骼肌、脂肪和肝脏促进胰岛素依赖和非依赖的葡萄糖摄取。动物实验发现 HDLs 对胰岛 B 细胞的益处使人们意识到应该保持人的 HDLs 在一定水平以降低发生糖尿病的风险。HDL 对胰岛 B 细胞的保护作用仍有许多未知环节。

（二）胰岛素与甘油三酯代谢

胰岛素是体内最重要的合成激素，促进碳水化合物、脂质及蛋白质的合成，同时，抑制它们在循环中的降解和清除。胰岛素促进葡萄糖、氨基酸和脂肪酸进入细胞，增加活性酶的表达，酵解糖原、脂质和蛋白的合成，并抑制酵解对这些物质活性或表达的降解作用。

内源性胰岛素的绝对或相对不足，特别在胰岛素依赖性糖尿病时，导致脂肪动员加速，大量脂肪酸进入肝内为酮体生成提供原料或肝代谢失常产生酮体增多，酮体生成和利用失衡将出现血中酮体过多——酮血症，引起酸中毒。酮血症是临床上最常见的一种代谢性酸中毒。

肝脏、脂肪组织是发生脂肪酸和甘油三酯合成的主要位置，也是甘油三酯储存的基本位点。在脂肪组织中，胰岛素信号传导刺激循环中甘油三酯的水解作用，FFA 的摄取，以及它们向甘油三酯的转换都还不清楚。新的发现显示① DNA 依赖的蛋白激酶刺激上游刺激因子（USF）1/USF2 异二聚体，增强脂肪合成中的转录因子 SREBP-1c 的表达；②通过修饰 AMP 激酶刺激脂肪酸合成；③脂肪滴蛋白的动员促进甘油三酯的保留；④新的碳水化合物反应元件结合蛋白 β 异形体的上调有力刺激了脂肪生成酶的转录。

1. 胰岛素对脂肪分解的调节机制　在脂肪细胞，胰岛素信号在多个环节减弱 CAMP 介导的脂肪分解作用。①利钠肽（NP）信号通过 NPs 受体 A 增加 cGMP 水平和 PKA 的活性。②刺激 β- 肾上腺素能受体增加 cGMP 水平从而激活 PKA。③ PKA 和 PKG 的脂解作用通过磷酰化脂滴包被蛋白 -1 聚合，释放 CGI-58 结合并活化 ATGL，从而刺激甘油三酯分解成 DAG。④ PKA 和 PKG 均磷酸化 HSL，导致其移动至脂质滴内，在那里与磷酸化周质素相互作用，主要使 DAG 转换为 MAG。⑤ IR-IRS 信号通路的活化通过脂肪特异性磷脂酶 A_2（$AdPLA_2$）抑制脂肪分解，$AdPLA_2$ 在 AKt 激活导致磷酸二酯酶 3B（PDE-3B）活化以降低 cAMP 水平的降低时，通过前列腺素 E2 合成抑制腺苷环化酶。胰岛素信号通路也上调脂质滴蛋白 FSP27。⑥ mTORC1 是脂肪细胞脂质代谢调控的关键节点，通过降低 Atgl mRNA 水平。⑦通过 SREBP1-c 刺激脂肪合成。⑧ mTORC1 通过 SK6 活化和生长因子受体结合蛋白 10（GRB10）刺激负反馈环。⑨ PKA 通过磷酸化修饰自身活性及激活 PDE-3B 也可以调节脂肪细胞脂质处理，同时，PKA 还抑制 mTORC1。

2. 胰岛素对脂肪合成的调节机制

(1) 胰岛素通过其信号通路传导，调控脂质合成：胰岛素信号通路发挥快速降葡萄糖以及脂肪酸摄取，合成并酯化成甘油三酯。①胰岛素激活 PI3K/Akt 通路，抑制 AS160 和 GLUT4 易位，使葡萄糖转化为甘油三酯和脂肪酸。②受胰岛素刺激的 Akt 通过磷酸化抑制腺苷酸活化蛋白激酶（AMPK），致 ACC 脱磷酸作用和激活，增加丙二酰辅酶 A 的作用及脂肪酸的从头合成。③活性氧（ROS）激活 AMPK，使其磷酸化，抑制脂肪酸合成酶。胰岛素可降低 ROS 对脂肪酸合成酶的抑制。④胰岛素通过由 PI3K 和 MAPK 通路刺激 FATP1 从细胞内囊泡到质膜易位从而增加脂肪酸吸收。⑤胰岛素通过刺激脂蛋白脂酶（LPL）和激活 PI3K 增加脂肪酸摄取。⑥胰岛素调节脂蛋白 S3-12 的再分布或 FSP27 水平，改变甘油三酯合成或在脂肪细胞的滞留。

(2) 胰岛素对脂肪合成酶转录的调节：胰岛素和葡萄糖在肝细胞（橙色背景）和脂肪细胞（黄色背景）对脂肪合成酶的转录进行调节（图 7-3）。在肝脏中发现的机制也适用于脂肪细胞，但尚未建立。①胰岛素可能会通过非典型 PKCλ/ζ 和 PI3K 增加活化 SREBP-1c 的水平。②胰岛素通过 mTORC1 增加 SREBP-1c 水平激活 PI3K。③胰岛素通过 mTORC1 底物 S6K 刺激 SREBP-1c。④胰岛素负调节抑制 SREBP 的处理的 INSIG-2a 的水平。⑤ mTORC1 的直接底物脂素 1（Lipin-1）可负调节核 SREBP，一旦被激活后，SREBP 可以诱导脂肪合成基因的转录。⑥胰岛素使 PP1 去磷酸化后激活 DNA-PK，反过来使 USF1/2 磷酸化。通过与 SREBP 相互作用，USF1/2 增加 Fas 的表达和脂肪酸从头生成。⑦胰岛素促进脂肪细胞对葡萄糖的摄取，激活 ChREBP-α 进而促进同种型 ChREBP-β 生成。*SREBP-1c*、*ChREBP-α* 和 *ChREBP-β* 基因的表达参与脂肪形成，葡萄糖吸收，糖酵解，脂肪生成和三酰甘油存储。FA，脂肪酸，固醇调节元件结合蛋白裂解激活蛋白（SREBP cleavage activating protein，SCAP），SREBPS 裂解激活蛋白。

（三）糖尿病脂代谢异常的特点及机制

2 型糖尿病脂代谢异常发生的机制与胰岛素抵抗有关。胰岛素抵抗时，肌肉对糖的利用障碍，但由于激素敏感酯酶活性增强，大量脂肪酸从脂肪组织释放入血，大量游离的非酯化的脂肪酸在 2 型糖尿病患者体内不能转化成酮体，而是作为一种原料使 VLDL、甘油三酯、胆固醇在肝脏合成增加。同时，LPL 活性及 LDL 受体功能减退或负荷加重，从而导致富含甘油三酯的脂蛋白清除时间延长，在胆固醇酯转运蛋白（CETP）的作用下，HDL、LDL 的胆固醇与 VLDL、CM 间的甘油三酯交换加速，使 LDL-C 增加，为肝脏甘油三酯酯酶提供底物，同时，CETP 活性在 2 型糖尿病患者增强，使 HDL 中胆固醇成分降低。

甘油三酯浓度升、HDL 浓度降低以及高血糖导致 sLDL 比例升高。有研究发现，LDL 颗粒大小与前胰岛素呈负相关，但目前认为，LDL 颗粒大小主要与甘油三酯转运有关。2 型糖尿病患者甘油三酯水平较高，使得 VLDL 和 LDL 之间胆固醇酯的转运增强，从而形成了富含甘油三酯而胆固醇酯缺乏的 LDL 颗

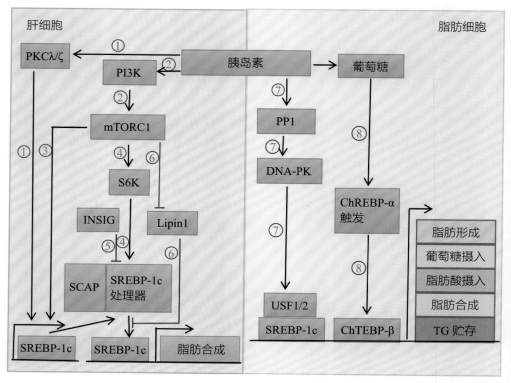

▲ 图 7–3　脂肪合成酶转录的调节

PKCλ/ζ. 非典型蛋白激酶 Cλ/Cζ；PI3K. 磷脂酰肌醇 –3– 激酶；mTOR1. 哺乳动物雷帕霉素靶蛋白 1；S6K. S6 激酶；Insig. 胰岛素诱导基因；Lipin1. 脂质素 1；SCAP. 固醇调节元件结合蛋白裂解激活蛋白；SREBP-1c. 固醇调节元件结合蛋白质 1；PP1. 胰多肽 1；DNA-PK. DNA 依赖的蛋白激酶；USF. 上游刺激因子；ChREBP. 糖类反应元件结合蛋白；TG. 甘油三酯

粒，这种 LDL 颗粒对于肝脂酶的作用非常敏感，经肝脂酶水解 LDL-TG 后，形成 sLDL 颗粒。

2 型糖尿病患者高血糖状态与脂蛋白的分布和代谢异常密切相关。血糖升高使脂蛋白、载脂蛋白及一些酶的氨基酸残基糖化，ApoB 的糖基化引起 LDL 的化学修饰，且与其受体结合减少，而转为经清道夫途径代谢，被巨噬细胞吞噬沉积在动脉壁上，促进动脉粥样硬化的发生和发展。

脂代谢异常、胰岛 B 细胞功能及 2 型糖尿病之间是独立并相互影响的（图 7–4）。胆固醇对脂代谢异常、糖尿病以及动脉粥样硬化的影响是双重的。不良的生活习惯导致中心型肥胖，伴随 FFA 升高，并从门静脉进入肝脏，导致肝糖异生和 VLDL 合成增多。而且，降低骨骼肌葡萄糖的摄取和胰岛 B 细胞的脂毒性增加。这就是高 VLDL1、高 sLDL 和低 HDL，即所谓脂质三重奏发生的机制，在胰岛素抵抗和 2 型糖尿病中很常见。此外，不良的生活方式同样导致胰岛 B 细胞功能损害。空腹甘油三酯浓度和餐后脂蛋白水平对 LDL 家族有很大影响。

脂蛋白脂酶活性的异常以及残留物清除延迟导致富含甘油三酯的脂蛋白（TRL）颗粒长期存留在循环中，增加了主要脂质甘油三酯和胆固醇酯通过 CETP 从 TRL 到 LDL 的交换。在这个过程中，LDL 变成富含甘油三酯的颗粒，而大的富含甘油三酯的颗粒是肝脂酶的很好底物，通常在 2 型糖尿病中是增加的。在糖尿病性脂代谢异常中，甘油三酯转变到 LDL 的速率以及肝脂酶水解的速率这两个过程都加强，最终导致了小而密 LDL 的形成。

糖尿病患者的"正常 LDL"水平常常引起误解。在糖尿病个体中 LDL-C 颗粒通常变成小而密的 LDL，并且数量增加，运载高浓度的 apoB，因此，即使 LDL-C 水平可能是正常的，LDL-C 颗粒却已经发生了质变，致动脉粥样硬化的危险增加，使糖尿病患者发生冠心病的风险增加。即使糖尿病患者 LDL-C 水平在正常范围，小而密 LDL 颗粒水平可能升高，小而密 LDL 颗粒水平升高的个体通常 HDL-C 水平降低、甘油三酯水平升高，apoB 浓度增加，apoB 是最强的致动脉粥样硬化的组分，因此，糖尿病患者中所谓"正常"的 LDL-C 水平是非常有欺骗性的。

（刘彦君　滕佳丽）

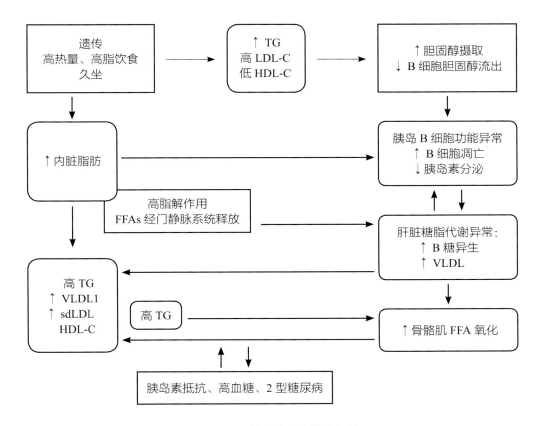

▲ 图 7-4　糖尿病血脂异常机制

TC. 总胆固醇；LDL-C. 低密度脂蛋白胆固醇；HDL-C. 高密度脂蛋白胆固醇；VLDL. 极低密度脂蛋白；sdLDL. 小而密低密度脂蛋白；FFA. 游离脂肪酸

参考文献

[1] 陈主初 . 病理生理学 . 北京：人民卫生出版社 , 2001.

[2] Francis S Greenspan David G Gardner. 基础与临床内分泌 .7 版 . 郭晓蕙，译 . 北京：人民卫生出版社 , 2009.

[3] Richard I G Holt, Clive S Cockram, Allan Flyvbjerg, Barry J, Goldstein.Textbook of Diabetes. 4th ed.Wiley-Blackwell, 2010.

[4] C Ronald Kahn.ATLAS OF DIABETES.Springer-Verlag New York Inc, 2000.

[5] 廖二元 . 内分泌代谢病学 . 3 版 . 北京：人民卫生出版社 , 2012.

[6] Alan R. Saltiel* & C. Ronald Kahn†. Insulin signalling and the regulation of glucose and lipid metabolism NATURE, VOL 414 (13) 2001 : 799-806.

[7] Syvänne M, Taskinen M R. Lipids and lipoproteins as coronary risk factors in non-insulin-dependent diabetes mellitus. Lancet. 1997 Jul;350 Suppl 1:SI20-3.

[8] Taskinen M R, Lahdenperä S, Syvänne M. New insights into lipid metabolism in non-insulin-dependent diabetes mellitus. Ann Med, 1996 Aug;28(4):335-340.

[9] Gianluca Bardini, Carlo M. Rotella, and Stefano Giannini. Dyslipidemia and Diabetes: Reciprocal Impact of Impaired Lipid Metabolism and Beta-Cell Dysfunction on Micro- and Macrovascular Complications. The Review of DIABETIC STUDIES, 2012, 83 (9): No. 2-3.

[10] Sparks J D[1], Sparks C E, Adeli K. Selective hepatic insulin resistance, VLDL overproduction, and hypertriglyceridemia. Arterioscler Thromb Vasc Biol. 2012 Sep, 32(9):2104-2112.

[11] M P Czech, M Tencerova, D J Pedersen, and M. Aouadi. Insulin signalling mechanisms for triacylglycerol storage . Diabetologia, 2013 May ; 56(5): 949-964.

[12] Janet D Sparks, Charles E Sparks, Khosrow Adeli.Selective Hepatic Insulin Resistance, VLDL Overproduction, and Hypertriglyceridemia. Arterioscler Thromb Vasc Biol. 2012, 32: 2104-2112

[13] Michelle Fryirsa, Philip J. Bartera, et al. Cholesterol metabolism and pancreatic b-cell function. Current Opinion in Lipidology, 2009, 20:159-164.

[14] Zheng Sun, Mitchell A, Lazar. Dissociating Fatty Liver and Diabetes. Trends Endocrinol Metab. 2013 January, 24(1): 4-12.

[15] Boudewijn Klop, Jan Willem F. Elte and Manuel Castro Cabezas *. Dyslipidemia in Obesity: Mechanisms and Potential Targets .

[16] Jon O Ebbert, Michael D Jensen. Fat Depots, Free Fatty Acids, and Dyslipidemia. Nutrients, 2013, 5: 498-508 .

[17] Arnold von Eckardstein1 and ChristianWidmann. High-density lipoprotein, beta cells, and diabetes. Cardiovascular Research Advance Access published June 22, 2014.

[18] Jennifer E Lambert, Elizabeth J, Parks. Postprandial metabolism of meal triglyceride in humans.Biochim Biophys Acta, 2012, 1821(5): 721-726.

三、1 型糖尿病与脂代谢异常

心血管疾病是 1 型糖尿病患者主要的死亡原因，而脂代谢异常是 1 型糖尿病患者重要的冠心病危险因素。因此，要减少 1 型糖尿病患者的心血管疾病就需要重视其脂代谢异常。1 型糖尿病患者的脂代谢异常主要表现为脂蛋白的异常，其可能导致动脉硬化。这些血脂异常的病理生理机制虽然尚不完全清楚，但高血糖和高胰岛素血症可能是重要的原因之一。

（一）1 型糖尿病患者的血脂改变

1. 未治疗（糖尿病酮症酸中毒）的 1 型糖尿病患者　糖尿病酮症的 1 型糖尿病患者由于胰岛素缺乏从而出现血脂异常。高甘油三酯血症会导致富含甘油三酯的脂蛋白（乳糜微粒、VLDL）水平升高。这主要是由于脂蛋白酯酶活性降低所致 [1, 2]。糖尿病酮症时胰岛素严重不足，而胰岛素可以刺激脂蛋白酯酶活性，因此此时脂蛋白酯酶活性降低。脂蛋白酯酶活性降低将导致富含甘油三酯脂蛋白代谢降低 [3] 从而引起高甘油三酯血症。高甘油三酯血症在胰岛素治疗后可以迅速缓解 [4]。

糖尿病酮症的 1 型糖尿病患者由于脂蛋白酯酶活性降低导致富含甘油三酯的脂蛋白代谢降低，从而引起 LDL-C 水平升高 [3]。同时，高甘油三酯血症也引起 HDL-C 水平明显降低。事实上，血浆中富含甘油三酯的脂蛋白增加，其通过胆固醇转运蛋白将甘油三酯由血浆富含甘油三酯的脂蛋白转移至 HDL，从而形成富含甘油三酯的 HDL。而富含甘油三酯的 HDL 是肝脏脂肪酶很好的底物，从而导致其代谢增强，并最终引起血浆 HDL-C 的水平降低。但是，这种低 HDL-C 的情况在胰岛素治疗后将迅速得到纠正 [4]。

2. 接受治疗的 1 型糖尿病患者　已经接受治疗的 1 型糖尿病患者也会出现血脂异常。一项纳入 895 名年轻 1 型糖尿病患者的前瞻性研究表明 9.6% 的患者 LDL-C 超过 3.4mmol/L，25.9% 的患者非 HDL-C 水平超过 3.4mmol/L [5]。有研究表明 1 型糖尿病患者血脂异常预示着更差的心血管疾病结果 [6]，而糖化血红蛋白也与 LDL-C、非 HDL-C 水平独立相关，这表明血脂异常主要存在于血糖控制较差的患者 [5]。一项对 229 名 1 型糖尿病儿童进行随访的研究表明，LDL-C 和非 HDL-C 水平随着病程的延长而逐渐升高 [7]。该研究中，非 HDL-C 与糖化血红蛋白成正相关，而且

约 10% 的患儿血脂水平超过正常范围 [7]。一项纳入 29 979 名 1 型糖尿病患者的大型研究显示，糖化血红蛋白与总胆固醇（ $P < 0.0001$ ）、LDL-C（ $P < 0.0001$ ）成正相关，而与 HDL-C 成负相关（ $P < 0.0001$ ）[8]。DCCT 研究中，糖化血红蛋白也应与基线总胆固醇、LDL-C 和甘油三酯成正相关 [9]。1 型糖尿病冠状动脉钙化研究 [Coronary Artery Calcification in type 1 diabetes（CACTI）] 也显示在未使用调脂药物的患者中，糖化血红蛋白更高，总胆固醇、甘油三酯、LDL-C 和非 HDL-C 水平也更高 [10]。该研究中，糖化血红蛋白每升高 1%，总胆固醇升高 0.101mmol/L，甘油三酯升高 0.052mmol/L，LDL-C 升高 0.103mmol/L，非 HDL-C 升高 0.129mmol/L [10]。最近在一项纳入 512 名 1 型糖尿病患者和 188 名年龄匹配的健康志愿者的研究中，血糖控制不达标（HbA1c ≥ 7.5%）的患者血脂异常的比例明显高于血糖控制达标的患者 [10]（HbA1c < 7.5%）[11]。这些研究均表明当 1 型糖尿病未得到良好的控制时，血脂异常更常见。

另外，某些 1 型糖尿病患者可能存在胰岛素抵抗、腹型肥胖和（或）2 型糖尿病家族史。这样的患者血脂异常更明显 [12]。最近一项对 60 名青年 1 型糖尿病患者和 40 名成年 1 型糖尿病患者采用高胰岛素钳夹试验的研究显示，较低的葡萄糖输注（胰岛素抵抗更明显）在青年 1 型糖尿病患者中与低 HDL-C 相关，在青年和成年 1 型糖尿病患者中均与高甘油三酯和高甘油三酯 /HDL 比值有关 [13]。这些结果表明胰岛素抵抗可能是造成某些有胰岛素抵抗背景（腹型肥胖、2 型糖尿病家族史）的 1 型糖尿病患者血脂异常的额外因素。

3. 接受治疗但血糖未达标的 1 型糖尿病患者　血糖控制不达标的 1 型糖尿病患者其血浆甘油三酯水平可能升高 [1]。这种高甘油三酯血症是由于胰岛素不足导致循环中 FFA 和 VLDL 生成增加所致 [14]。血糖控制不佳的 1 型糖尿病患者与非糖尿病患者和血糖控制达标的 1 型糖尿病患者相比，LDL-C 水平明显升高 [1, 11]。事实上，这种条件下 VLDL 产生增加，当富含甘油三酯脂蛋白的代谢没有降低，这将导致 LDL 生成增加 [1]。

4. 接受治疗且血糖控制达标的 1 型糖尿病患者　血糖控制良好的 1 型糖尿病患者，其血脂谱与血糖控制不达标的 1 型糖尿病患者明显不同 [1, 14]，其血浆甘油三酯正常或轻度升高 [1, 14]。强化胰岛素治疗的

患者其血浆甘油三酯可能轻度降低，因为皮下注射胰岛素后引起血浆胰岛素水平升高，从而下调 VLDL 的产生[15, 16]。另外，血糖控制良好的 1 型糖尿病患者其高胰岛素血症与脂蛋白酯酶活性增加有关，这可能是导致血浆甘油三酯降低的额外因素[17]。

血糖控制良好的 1 型糖尿病患者血浆 LDL-C 水平正常或轻度降低[18]。这种轻度降低可能存在于强化胰岛素治疗的患者中。这是由于高胰岛素血症 VLDL 产生减少的后果。

血糖控制良好的 1 型糖尿病患者血浆 HDL-C 水平正常或轻度增加[1]。一些研究显示 HDL$_2$ 亚组份升高[19, 20]，同时又有一些研究发现 HDL$_3$ 亚组份升高[18]。有研究表明血糖控制良好的 1 型糖尿病患者其 HDL 升高是由于含 Apo-A 的 HDL 颗粒增加所致[20]。血糖控制良好的 1 型糖尿病患者血浆 HDL-C 升高可能是脂蛋白酯酶 / 肝脏酯酶比值升高的结果（脂蛋白酯酶活性增加而肝脏酯酶活性正常）[20]。脂蛋白酯酶活性增加则可能是皮下注射胰岛素引起的高胰岛素血症所致[20]。

5. 接受皮下胰岛素治疗和腹膜内胰岛素治疗的 1 型糖尿病患者　强化皮下胰岛素治疗能使血糖正常，但会导致高胰岛素血症，其可能改变脂蛋白代谢。腹膜内植入胰岛素泵不仅模拟胰岛素给药的生理途径，同时还能恢复正常门脉 - 外周胰岛素的浓度梯度。因此，一些研究分析了腹膜内胰岛素治疗替代皮下胰岛素治疗后对脂蛋白代谢的影响。一项研究发现血浆甘油三酯升高[21]，另外三项研究则发现无变化[22-24]。总胆固醇和 aplB 未见改变[22-24]。HDL-C 降低[21] 或未见变化[22, 23, 25]。这些研究之间的差异可能是由于一些混杂因素如皮下注射过程中血糖控制水平和外周胰岛素水平。因此，尚需进一步研究评估腹膜内胰岛素给药对脂蛋白代谢的影响。

6. 合并糖尿病肾病的 1 型糖尿病患者　合并糖尿病肾病以及大量蛋白尿的 1 型糖尿病患者，其血浆总胆固醇、甘油三酯和 LDL-C 水平升高，而 HDL-C 水平由于 HDL$_2$ 的下降而降低[1, 16, 26]。EURODIAB IDDM 并发症研究中，大量蛋白尿与血浆甘油三酯、胆固醇、LDL-C 水平以及 LDL-C/HDL 比值升高明显相关，同时女性中与 HDL-C 降低明显相关[27]。

合并微量蛋白量尿的 1 型糖尿病患者中也发现存在血脂改变。合并微量白蛋白尿患者与尿白蛋白正常患者相比，血浆 Apo-B[28-30]，LDL-C[28, 29] 以及 Apo-B/Apl-A1 比值[29, 30] 均增加。尿白蛋白排泄率与血浆 Apo-B 和 Apo-B/Apl-A1 比值成正相关[29]。EURODIAB IDDM 并发症研究中，微量白蛋白尿与血浆甘油三酯升高有关[27]。一项在 895 名青年 1 型糖尿病患者中进行的前瞻性研究表明，总胆固醇和非 HDL-C 与白蛋白 / 肌酐比值的变化独立相关[31]。但是，目前对于合并微量白蛋白尿的 1 型糖尿病患者中出现的这些脂蛋白异常的机制尚不清楚。

另外，研究还显示血脂与 1 型糖尿病患者肾病进展有关。一项对 152 名 1 型糖尿病患者中进行 8～9 年随访的前瞻性研究表明，LDL-C 是肾病进展的独立相关因素[32]。

（二）1 型糖尿病患者的血脂管理

1. 生活方式干预　对于所有糖尿病患者都建议进行生活方式干预，包括饮食管理、增加体育锻炼、减轻体重和戒烟。所有这些措施都被证实可以有助于某些患者获得更好的血脂水平。饮食管理的方案应根据每名患者的年龄、合并症的情况来制订，同时应避免摄入反式脂肪，减少饱和脂肪和胆固醇的摄入，增加 ω-3 脂肪酸、膳食纤维和植物类固醇的摄入[33]。

2. 药物干预

(1) 他汀类药物：他汀类药物抑制 3 羟基 3 甲基辅酶 A（HMG-CoA）还原酶活性，从而抑制胆固醇的合成，增加 LDL 受体活性和（或）数量。他汀类药物对降低 LDL-C 最有效，同时还能中度升高 HDL-C 和降低甘油三酯。目前有七种他汀类药物——洛伐他汀、辛伐他汀、普伐他汀、氟伐他汀、阿托伐他汀、瑞舒伐他汀和匹伐他汀。他汀类药物还有其他的作用包括：改善内皮功能、减少血管炎症和血小板聚集、抗血栓形成作用、稳定动脉硬化斑块、增加缺血组织的新生血管形成、增加纤维溶解以及免疫抑制[34]。

目前对于 1 型糖尿病患者使用他汀类药物的临床试验证据还较少。尽管没有统计学差异，但 HPS 研究中 600 名 1 型糖尿病患者其风险降低的比例与 2 型糖尿病患者相似。因此，对于 1 型糖尿病和 2 型糖尿病患者血脂降低的目标相似似乎是合理的，尤其是如果是存在其他心血管危险因素[35]。

尽管他汀类药物联合烟酸、非诺贝特、依折麦布和胆酸螯合剂可以使 LDL-C 进一步降低，但尚没有充足的证据表明哪一种联合治疗可以进一步降低

CVD 风险[35]。

基于目前的证据，动脉硬化性血管疾病的高危糖尿病患者以及高致死率患者，ADA 建议所有合并心血管疾病的糖尿病患者以及年龄≥40 岁且合并一个或多个心血管疾病危险因素（包括心血管疾病家族史、高血压、吸烟、血脂异常或蛋白尿）的无明显心血管疾病的患者均起始他汀类药物治疗[33]。对于这些患者，建议采用大剂量他汀类药物使 LDL-C 达到更低的水平即<1.8mmol/L。

对于无心血管疾病（一级预防）且年龄小于 40 岁，ADA 建议如果在生活方式干预后 LDL-C 仍>2.6mmol/L，和（或）如果存在多个 CVD 危险因素时可以增加他汀类药物。对于这些患者目前的 ADA 指南建议 LDL-C<2.6mmol/L。如果药物治疗的糖尿病患者在最大可耐受剂量的他汀类药物治疗后仍不能达标，LDL-C 相对于基线水平下降 30%～40% 也是可以接受的替代治疗目标[33]。

美国心脏病学会和美国高血压学会联合国家降低心血管风险计划（NPRCR）和国家心脏、肺和血液研究院（NHLBI）最近颁布了 2013ACC/AHA 治疗成人血脂以降低动脉硬化心血管风险的指南[36]。新指南强调了预防心脏疾病和卒中，注重他汀类治疗而不是其他未经证实的治疗药物，认识到对于大多数患者来说，更加强化的治疗优于一般强化治疗。而且，新 ACC/AHA 指南指出对于他汀类治疗有明确指征的患者（如既往有血管疾病或 LDL-C≥4.9mmol/L）来说，其对心脏病发作、卒中和心血管死亡的获益大于其引起糖尿病或疾病的风险[36]。

2013ACC/AHA 胆固醇治疗指南不再强调治疗的血脂目标而采用新的基于动脉硬化事件的风险预测公式来建议一级预防中他汀类治疗如何起始。对于糖尿病患者，风险超过或等于 7.5% 来区分高强度和中度强度他汀类治疗方案，其定义为无论基线血脂水平如何，降低 LDL-C50% 以上或介于 30% 和 50% 之间[36]。

根据指南，对于 21 岁以上的 1 型糖尿病患者进行血脂筛查，如果既往有动脉硬化性心血管疾病，建议采用高强度的他汀类药物。如果 LDC-C 水平超过 4.8mmol/L，也建议采用高强度的他汀类药物。对于年龄为 40～75 岁，LDL-C 为 1.8～4.5mmol/L，如果动脉硬化性心血管疾病风险≥7.5%，建议采用高强度他汀类药物；如果动脉硬化性心血管疾病风险

<7.5%，建议采用中强度他汀类药物。如果 1 型糖尿病患者并不符合以上任一情况，则计算其 10 年动脉硬化性心血管疾病风险，如果≥7.5%，且 LDL-C 介于 1.8mmol/L 和 4.8mmol/L 之间，考虑起始中强度至高强度他汀类药物。

在针对其他脂蛋白成分的治疗中，饮食和生活方式改变通常对高甘油三酯血症有效。严重的高甘油三酯血症（＞11.3mmol/L）通常需要立即给予药物治疗（纤维素衍生物或鱼油）来降低急性胰腺炎的风险。不伴有严重高甘油三酯血症时，在他汀类治疗基础上以 HDL-C 或甘油三酯为治疗目标尚缺乏强有力的增加。对于低 HDL-C 和甘油三酯>2.3mmol/L 的糖尿病患者，如他汀类药物不耐受可以使用非诺贝特或吉非罗齐。

目前，使用特异性的药物针对三种血脂组分来降低心血管疾病风险的证据与使用他汀类药物的证据相比还不够强。

(2) 贝特类：贝特类对脂代谢的作用主要是通过激活过氧化物酶体增生物激活受体（PPAR-α）。其刺激增生物内（主要是线粒体内）的脂肪酸 β 氧化从而降低血浆脂肪酸和甘油三酯的水平。

一些大型干预试验已经研究了贝特类药物对降低心血管事件的潜在作用。但多数试验都是在 2 型糖尿病患者中进行，且结果不尽一致。

(3) 烟酸：流行病学观察性研究显示除了身高 LDL-C 水平，低 HDL-C 水平也是预测心血管疾病风险的独立预测因素。

烟酸是目前升高 HDL-C 最有效的药物。尽管是在非糖尿病患者中进行的研究，对冠脉药物计划进行长期随访发现烟酸可以减少心血管疾病事件[37]。但其对血糖的副作用限制了在糖尿病患者中的使用。

最近的资料表明尽管大剂量的烟酸可能升高血糖，但合适剂量的烟酸（750～2000mg/d）可以明显改善 LDL-C、HDL-C 以及甘油三酯水平，而血糖仅轻度升高则可以通过调整糖尿病治疗使之得到控制[38, 39]。然而，还没有证据表明烟酸可以使糖尿病患者心血管疾病风险明显降低。

总体而言，1 型糖尿病患者存在复杂的脂代谢异常。脂代谢异常又与大血管动脉硬化和心血管疾病风险增加密切相关。强有力的证据表明，他汀类药物对糖尿病患者心血管疾病的一级预防和二级预防均有效，而且他汀类药物引起的心血管事件降低与

LDL-C 水平降低密切相关。对于其他类药物的临床证据还较少。治疗其他危险因素如高血压、高血糖和肥胖对于糖尿病患者降低风险也同样重要。

（李　翔）

参考文献

[1] Dullaart R P. Plasma lipoprotein abnormalities in type 1 (insulin-dependent) diabetes mellitus. Neth J Med, 1995, 46: 44-54.

[2] Vergès B. Insulin sensitiviy and lipids. Diabetes Metab, 2001, 27: 223-227.

[3] Taskinen M R. Lipoprotein lipase in diabetes. Diabetes Metab Rev, 1987, 3:551-570.

[4] Weidman S W, Ragland J B, Fisher J N Jr, et al. Effects of insulin on plasma lipoproteins in diabetic ketoacidosis: evidence for a change in high density lipoprotein composition during treatment. J Lipid Res, 1982, 23: 171-182.

[5] Marcovecchio M L, Dalton R N, Prevost A T, et al. Prevalence of Abnormal Lipid Profiles and the Relationship with the Development of Microalbuminuria in Adolescents with Type 1 Diabetes. Diabetes Care, 2009, 32: 658-663.

[6] SoedamahMuthu S S, Chaturvedi N, Toeller M, et al. Risk factors for coronary heart disease in type 1 diabetic patients in Europe: the EURODIAB Prospective Complications Study. Diabetes Care, 2004, 27: 530-537.

[7] Edge J A, James T, Shine B. Longitudinal screening of serum lipids in children and adolescents with Type 1 diabetes in a UK clinic population. Diabet Med, 2008, 25: 942-948.

[8] Schwab K O, Doerfer J, Naeke A, et al. Influence of food intake, age, gender, HbA1c, and BMI levels on plasma cholesterol in 29,979 children and adolescents with type 1 diabetes--reference data from the German diabetes documentation and quality management system (DPV). Pediatr Diabetes, 2009, 10: 184-192.

[9] The DCCT Research Group. (1992). Lipid and lipoprotein levels in patients with IDDM diabetes control and complication. Trial experience. Diabetes Care, 1992, 15: 886-894.

[10] Maahs D M, Ogden L G, Dabelea D, et al. Association of glycaemia with lipids in adults with type 1 diabetes: modification by dyslipidaemia medication. Diabetologia, 2010, 53: 2518-2525.

[11] Guy J, Ogden L, Wadwa R P, et al. Lipid and lipoprotein profiles in youth with and without type 1 diabetes: the SEARCH for Diabetes in Youth case-control study. Diabetes Care, 2009, 32: 416-420.

[12] Purnell J Q, Dev R K, Steffes M W, et al. Relationship of family history of type 2 diabetes, hypoglycemia, and autoantibodies to weight gain and lipids with intensive and conventional therapy in the Diabetes Control and Complications Trial. Diabetes, 2003, 52: 2623-2629.

[13] Maahs D M, Nadeau K, SnellBergeon J K, et al. Association of insulin sensitivity to lipids across the lifespan in people with Type 1 diabetes. Diabet Med, 2011, 28:148-155.

[14] Nikkilä E A, Kekki M. Plasma triglyceride transport kinetics in diabetes mellitus. Metabolism, 1973, 22:1-22.

[15] Dashti N, Wolfbauer G. Secretion of lipids, apolipoproteins, and lipoproteins by human hepatoma cell line, HepG2: effects of oleic acid and insulin. J Lipid Res, 1987, 28: 423-436.

[16] Taskinen M R. Quantitative and qualitative lipoprotein abnormalities in diabetes mellitus. Diabetes, 1992, 41 (Suppl 2): 12-17.

[17] Nikkilä E A, Huttunen J K, Ehnholm C. Postheparin plasma lipoprotein lipase and hepatic lipase in diabetes mellitus. Relationship to plasma triglyceride metabolism. Diabetes, 1977, 26:11-21.

[18] Winocour P H, Durrington P N, Ishola M et al. Lipoprotein abnormalities in insulin-dependent diabetes mellitus. Lancet, 1986, 1: 1176-1178.

[19] Eckel R H, Albers J J, Cheung M C, et al. High density lipoprotein composition in insulin-dependent diabetes mellitus. Diabetes, 1981, 30: 132-138.

[20] Kahri J, Groop P H, Viberti G, et al. Regulation of apolipoprotein A-I-containing lipoproteins in IDDM. Diabetes, 1993, 42:1281-1288.

[21] Selam J L, Kashyap M, Alberti K G, et al. Comparison of intraperitoneal and subcutaneous insulin administration on lipids, apolipoproteins, fuel metabolites, and hormones in type I diabetes mellitus. Metabolism, 1989, 38: 908-912.

[22] Bagdade J D, Dunn F L. Improved lipoprotein surface and core lipid composition following intraperitoneal insulin delivery in insulin-dependent diabetes mellitus. Diabetes Metab, 1996, 22: 420-426.

[23] Ruotolo G, Parlavecchia M, Taskinen M R, et al. Normalization of lipoprotein composition by intraperitoneal insulin in IDDM. Role of increased hepatic lipase activity. Diabetes Care, 1994, 17: 6-12.

[24] Duvillard L, Florentin E, Baillot-Rudoni S, et al. Comparison of apolipoprotein B100 metabolism between continuous subcutaneous and intraperitoneal insulin therapy in type 1 diabetes. J Clin Endocrinol Metab, 2005, 90: 5761-5764.

[25] Duvillard L, Florentin E, Baillot-Rudoni S, et al. No change in apolipoprotein AI metabolism when subcutaneous insulin infusion is replaced by intraperitoneal insulin infusion in type 1 diabetic patients. Atherosclerosis, 2007, 194: 342-347.

[26] Jensen T, Borch-Johnsen K, Kofoed-Enevoldsen A, et al. Coronary heart disease in young type 1 (insulin-dependent) diabetic patients with and without diabetic nephropathy: incidence and risk factors. Diabetologia, 1987, 30:144-148.

[27] Mattock M B, Cronin N, Cavallo-Perin P, et al. EURODIAB IDDM Complications Study. Plasma lipids and urinary albumin excretion rate in Type 1 diabetes mellitus: the EURODIAB IDDM Complications Study. Diabet Med, 2011, 18: 59-67.

[28] Jones S L, Close C F, Mattock M B, et al. Plasma lipid and coagulation factor concentrations in insulin dependent diabetics with microalbuminuria. BMJ, 1989, 298: 487-490.

[29] Dullaart R P, Dikkeschei L D, Doorenbos H. Alterations in serum lipids and apolipoproteins in male type 1 (insulin-dependent) diabetic patients with microalbuminuria. Diabetologia, 1989, 32: 685-689.

[30] Jay R H, Jones S L, Hill C E, et al. Blood rheology and cardiovascular risk factors in type 1 diabetes: relationship with microalbuminuria. Diabet Med, 1991, 8: 662-667.

[31] Marcovecchio M L, Dalton R N, Prevost A T, et al. Prevalence of Abnormal Lipid Profiles and the Relationship with the Development of Microalbuminuria in Adolescents with Type 1 Diabetes. Diabetes Care, 2009, 32: 658-663.

[32] Thomas M C, Rosengård-Bärlund M, Mills V, et al. Serum lipids and the progression of nephropathy in type 1 diabetes. Diabetes

Care, 2006, 29: 317-322.

[33] Haffner S M, American Diabetes Association. Management of dyslipidemia in adults with diabetes. Diabetes Care, 2003, 26(Suppl. 1):S83-6.

[34] Mills E J,Wu P, Chong G, et al. Efficacy and safety of statin treatment for cardiovascular disease: a network meta-analysis of 170,255 patients from 76 randomized trials. QJM - Monthly Journal of the Association of Physicians, 2011, 104:109-124.

[35] Brunzell J D, Davidson M, Furberg CD, et al. American Diabetes Association; American College of Cardiology Foundation. Lipoprotein management in patients with cardiometabolic risk: consensus statement from the American diabetes asso-ciation and the American college of cardiology foundation. Diabetes Care, 2008, 31:4811-4822.

[36] Stone N J, Robinson J, Lichtenstein A H, et al. ACC/AHA guideline on the treatment of blood cholesterol to reduce atherosclerotic cardiovascular risk in adults a report of the american college of Cardiology/American heart association Task Force on Practice guidelines. Circulation 2013. http://dx.doi.org/10.1161/01.cir. 0000437738.63853.7a [in Press]

[37] Canner P L, Berge K G, Wenger N K, et al. Fifteen year mortality in Coronary Drug Project patients: long-term benefit with niacin. J Am Coll Cardiol, 1986, 8:1245-1255.

[38] Elam M B, Hunninghake D B, Davis K B, et al. Effect of niacin on lipid and lipoprotein levels and glycemic control in patients with diabetes and peripheral arterial disease: the ADMIT study: a randomized trial. Arterial Disease Multiple Intervention Trial. J Am Med Assoc, 2000, 284:1263-1270.

[39] Grundy S M, Vega G L, McGovern M E, et al., Diabetes Multicenter Research Group. Efficacy, safety, and tolerability of once-daily niacin for the treatment of dyslipidemia associated with type 2 diabetes: results of the assessment of diabetes control and evaluation of the efficacy of niaspan trial. Arch Intern Med, 2002, 162:1568-1576.

四、2 型糖尿病与脂代谢异常

脂代谢异常（血脂异常）在糖尿病患者中很常见。我们早先的调查显示，糖尿病患者血脂异常的检出率为 63.8%，其中高胆固醇高甘油三酯血症最常见，为 23.9%，高胆固醇血症为 16.1%，高甘油三酯血症为 15.0%，低高密度脂蛋白胆固醇血症为 5.5%，同时合并高胆固醇高甘油三酯和低高密度脂蛋白胆固醇为 3.3%。与对照组相比较，高甘油三酯组、高胆固醇高甘油三酯组中女性的比例明显增加。除高胆固醇组外，其他血脂异常组患者的体重质量指数（BMI）和腰臀比（WHR）均明显高于对照组。高胆固醇高甘油三酯组的大血管病变检出率明显高于对照组，该组及高胆固醇血症组、高甘油三酯组的平均血压以及高血压的检出率明显高于对照组。血脂异常组的微血管病变检出率与对照组差异无显著性。除低高密度脂蛋白胆固醇组外，各血脂异常组的胰岛素抵抗指数均高于对照组，以并有高胆固醇高甘油三酯和低高密度脂蛋白胆固醇组胰岛素抵抗最为严重[1]。动物实验观察到，OLETF 大鼠在 IGT 状态，已经有肥胖、内脏脂肪增加，血胆固醇、甘油三酯较对照组 LETO 大鼠明显升高；胰腺、骨骼肌脂肪浸润，但其严重程度较 DM 组轻[2]。糖脂代谢异常往往并存于 2 型糖尿病患者，2 型糖尿病又被称之为糖脂综合征。

在 2 型糖尿病，脂代谢异常是代谢综合征的一部分。脂代谢异常增加了糖尿病患者动脉硬化性疾病和死亡的危险。就心血管疾病的危险性而言，男性 2 型糖尿病患者是非糖尿病男性的 2 倍，女性糖尿病患者则高达 3 倍[3]。许多大型的多种危险因素干预研究发现，与非糖尿病患者比较，脂代谢异常是糖尿病心血管病变的绝对危险因素。除脂代谢异常之外，其他危险因素也增加了糖尿病患者冠心病的危险，如高血糖、肥胖、氧化应激和吸烟。

（一）2 型糖尿病与脂蛋白胆固醇代谢

糖尿病患者中总胆固醇（TC）和低密度脂蛋白胆固醇（LDL-C）与非糖尿病者相似，特别是血糖控制好的患者。

2 型糖尿病与非糖尿病患者血胆固醇相似，但是不能因此而认为胆固醇不是糖尿病患者合并冠心病的危险因素。多因素干预试验提示，冠心病死亡率增高是曲线形的，在糖尿病和非糖尿病患者中都是随胆固醇水平的增高而升高，这两条曲线形状相似，但是糖尿病曲线要明显高于非糖尿病患者。在任何血胆固醇水平，糖尿病患者的冠心病死亡率均高于非糖尿病患者 2~4 倍[4]。有许多因素可以解释这点。首先，血清增高的胆固醇水平反映的是所有的脂蛋白，而不仅仅是 LDL-C。血清 TC 水平增高可能是富含甘油三酯（TG）的脂蛋白的增高。其次，还有许多非脂蛋白的致冠心病的危险因素，如糖基化终末产物增加了糖尿病患者的心血管风险。最后，LDL-C 可以被修饰，在性质上可以更容易使动脉硬化，如糖化和氧化。LDL-C 水平可以通过 Friedewald 公式计算得出，即 LDL-C=TC-（HDL-C+TG），但在糖尿病患者这种公式计算得出的数值与通过超速离心所得到的数值相关很差，这可能是因为糖尿病患者的极低密度脂蛋白（VLDL）中 TC 和 TG 的比例有改变。

LDL-C 异常的趋势是变成更具有致动脉硬化作用的小而致密的 LDL3 颗粒（LDL B 表现型）。Feingold 等发现，糖尿病血脂正常的男性比较非糖尿病无血脂异常男性，其 LDL B 类型血脂异常增加 2 倍[5]。在 Kaiser Permanente 妇女双胞胎研究发现，LDL B 亚型是胰岛素抵抗综合征的一部分。突出表现为小的 LDL 血脂异常的病例随访 3.5 年，其发生 2 型糖尿病的危险性增加 2 倍[6]。

HDL-C 颗粒富含甘油三酯，增加胆固醇与蛋白质的比例，选择性减少载脂蛋白 A1。载脂蛋白 A1 和 A2 糖基化，促进 HDL 分解代谢，在 HDL 尚未通过血液循环来获得胆固醇而成为 HDL-C 之前就被清除。HDL-C 被糖基化损伤了其促进胆固醇流出细胞的能力。

研究显示，2 型糖尿病患者血液中脂蛋白 α[Lp（α）] 可以升高、无变化或者更低。许多这样的研究是小样本的。专家共识是糖尿病的状态不影响 Lp（α）。但一些研究发现，比较非糖尿病患者，糖尿病合并冠心病常有高水平的 Lp（α）。南印度研究证实，Lp（α）是糖尿病患者合并冠心病的危险因素，虽然其水平不一定升高[7]。

糖尿病患者有更多的 LDL-C 糖基化颗粒，这说明这种 LDL-C 更容易被氧化。糖尿病患者的 LDL-C 被氧化是明显增加的。

（二）2 型糖尿病与甘油三酯代谢

高甘油三酯血症也是发生糖尿病的危险因素。杨文英等观察了解高甘油三酯血症与糖尿病发病的关系，在 432 例非糖尿病人群中分析了空腹血浆甘油三酯（FTG）水平对糖尿病发病率的影响。按初检时 FTG 水平从低到高分成三组，最高 FTG 组（平均 2.5mmol/L）的 6 年 2 型糖尿病发病率是最低甘油三酯组（平均 0.7mmol/L）的 2.3 倍（38.6% vs. 16.6%，$P<0.01$），6 年后口服葡萄糖耐量试验显示 2h 血糖平均值高 2.4mmol/L（43mg/dl，即 180.3mg/dl 对 137.4mg/dl）。FTG 水平升高是糖尿病发病的独立危险因素[8]。

糖尿病患者部分心血管风险由于高甘油三酯血症所致，高甘油三酯血症是糖尿病血脂异常主要类型之一，同样易致胰腺炎。血液中甘油三酯极高（尤其>10~11mmol/L）增加急性胰腺炎的风险[9]，且导致或加重糖尿病患者血液高凝状态。英国心脏病学会、

高血压学会和糖尿病学会联合指南指出，空腹甘油三酯>1.7mmol/L 的患者心血管的风险增加 1.3[10]，因此把血甘油三酯水平 1.7mmol/L 定为干预治疗的界限值似乎是合理的。

高甘油三酯血症增加糖尿病患者的心血管疾病风险。Strong Heart 研究随访 2108 例 2 型糖尿病患者和 2060 例非糖尿病对照者。随访 9 年后，糖尿病和非糖尿病组分别有 521 例和 145 例进展为心血管疾病。校正多个非血脂因素变量后，与甘油三酯<1.20mmol/L 者比较，男性甘油三酯 1.20~1.98mmol/L 和>1.98mmol/L 患者更易患心血管疾病。与甘油三酯<1.28mmol/L 者比较，女性甘油三酯 1.28~1.98mmol/L 和>1.98mmol/L 患者分别增加 36% 和 61% 患心血管疾病的风险[11]。

高甘油三酯水平与胰岛素抵抗的程度有着直接的联系，是代谢综合征诊断的一个条件。我们报告的 4616 例 2 型糖尿病患者中甘油三酯增高（≥1.7mmol/L）为 39%；进一步分析甘油三酯水平与心血管危险因素集簇的关系，发现随着心血管危险因素的增加，即糖尿病、高血压、高甘油三酯血症、低高密度脂蛋白血症、中心性肥胖、全身肥胖、微量白蛋白尿，单纯糖尿病患者的血甘油三酯水平为 1.0、合并 1~6 个心血管危险因素的各组甘油三酯均数分别为 1.4mmol/L、1.7mmol/L、2.3mmol/L、2.8mmol/L、3.5mmol/L、5.4mmol/L；心电图异常率亦随之增加，从单纯糖尿病组的 20% 增加到合并 4 个以上危险因素组的 49%；下肢动脉病变从 20.5% 增加到 26.1%[12]。

Schulze 等对基线无心血管疾病的 921 例女性糖尿病患者随访 10 年，其中 122 例患者进展为有冠脉事件的冠心病。进展为冠心病的女性患者基线时平均年龄和空腹血甘油三酯水平为 60.6 岁和 2.56mmol/L，而未进展为冠心病者分别为 58.0 岁和 2.15mmol/L，具有显著差异。校正了其他因素后，平均空腹血甘油三酯水平从 0.98mmol/L 到 3.45mmol/L，冠心病的相对风险的增加虽无显著性意义，但仍趋向增加（RR=1.42，95%CI 0.79~2.54）。对糖化血红蛋白低的患者，空腹甘油三酯水平的增高将增加冠心病的风险；比较空腹血甘油三酯四分位最低与最高值，心血管疾病的相对风险增加 3.32 倍；此种风险的增加并不出现于高糖化血红蛋白的患者，这说明血糖控制不良掩盖低 HDL-C 和高甘油三酯的风险[13]。

40%～60% 的慢性胰腺炎患者同时患糖尿病。高甘油三酯血症可能导致部分病例发病。高甘油三酯导致 10% 以内的急性胰腺炎和一半以内的妊娠高脂血症性胰腺炎患者。甘油三酯只有在相当高的血清浓度时才趋向于为胰腺炎的主要病因。

（三）2 型糖尿病患者脂代谢异常的机制

胰岛素抵抗在 2 型糖尿病的病因学上具有重要位置，可以引起高甘油三酯血症、小密度的 LDL-C 颗粒占血脂主要成分。

正常情况下，胰岛素抑制脂肪组织中激素敏感的脂肪酶。然而，胰岛素抵抗可以引起脂肪分解过度而不受到限制，导致脂肪酸流向肝脏增加，肝脏细胞内合成甘油三酯增加。血管内皮内活跃的胰岛素依赖性的脂蛋白酯酶活性下降，引起富含甘油三酯的磷脂蛋白内甘油三酯清除减少。胰岛素直接影响肝内甘油三酯和 VLDL 的合成，这取决于暴露时间的长短。短期的暴露抑制而长期的暴露则增加肝脏分泌 VLDL。在 2 型糖尿病患者中，胰岛素抵抗导致高胰岛素血症，然而，长期在胰岛素暴露下肝脏分泌 VLDL 的作用尚不清楚。在 2 型糖尿病患者中，很可能既存在脂肪组织酯酶和内皮 LPL 缺乏，又存在过多胰岛素作用的情况，造成甘油三酯增加。VLDL 中富含甘油三酯，在 CTEP 支持下，甘油三酯转送到 LDL-C 增加，这些富含甘油三酯的 VLDL 的成分是肝脏酯酶活性的底物，导致小而密 LDL 的形成。

普遍认为，胰岛素抵抗和代偿性高胰岛素血症与导致动脉硬化的血脂因素有联系，前提是胰岛的 B 细胞代偿性分泌增加。甘油三酯的增高和低 HDL-C 同时存在。许多前瞻性研究通常在非糖尿病患者中进行，发现胰岛素水平是冠心病独立的危险因素，与动脉硬化之间的关联具有统计学意义。因此，对于 2 型糖尿病患者长期应用胰岛素治疗的安全性自然有重要意义，因为此时胰岛素水平是显著增高的，控制胰岛素的水平无论是在 1 型还是 2 型糖尿病患者都是有必要的。控制高胰岛素血症可以引起非糖尿病患者甘油三酯水平的下降。低的胰岛素血症和低水平的甘油三酯水平有关。然而，胰岛素瘤与血浆中甘油三酯含量下降有关。因此，高胰岛素血症在高甘油三酯中的意义还存在问题。胰岛素抵抗而不是高胰岛素血症是高甘油三酯血症的可能原因。

UKPDS 研究发现，强化治疗的 2 型糖尿病患者（其中相当多的正在用胰岛素）并没有增加冠心病的死亡率，反而下降 16%。

在通过血脂指标预测心血管事件率方面存在性别差异。Sone 等观察了 1771 例 2 型糖尿病患者的 8 项血脂指标，以预测冠心病。8 项指标为 TC、LDL-C、HDL-C、TG、非 –HDL-C、TC/HDL-C 比值、LDL-C/HDL-C 比值和 TG/HDL-C 比值。结果发现，预测日本男性冠心病最好的血脂指标是非 –HDL-C 和 TC/HDL-C，而预测女性冠心病的最佳指标是 TG[14]。

（四）在糖尿病患者中筛查血脂异常[15]

1. 频度　每年检查 1 次血脂，尤其是 2 型糖尿病患者，因为他们是动脉粥样硬化高危人群。一旦确定有异常，需要经常检查血脂以调整降脂药物的剂量。

2. 检验时需注意　总胆固醇、HDL-C 和 TG 检查需要空腹状态，只有 TG 明显受试验前 12h 饮食的影响。除非紧急情况，血脂检查应该在血糖控制良好后进行，可以避免不必要的药物治疗。

大多数试验室条件不能直接检查 LDL-C，而是用 Freidewald 公式计算。所以可能在糖尿病患者中出现误判。另外，有许多方法被推荐，如美国的国家胆固醇教育计划。血脂控制主要是看 LDL-C 水平。当 TC 数值在推荐的 LDL-C 治疗值的 1.5 倍即可启动调脂治疗。

对于糖尿病患者，必须关注了解 LDL 和 HDL 亚成分情况。即使报告的总 LDL-C 正常的，但小而密的 LDL 升高仍然是有害的。

如果血脂正常，要研究餐后血脂水平，在糖尿病患者，乳糜颗粒清除障碍，这可以引起或加重粥样硬化过程，乳糜残余颗粒高度致动脉硬化。

（五）糖尿病患者血脂异常的治疗

2001 年 5 月美国国家胆固醇教育计划（NCEP）发表了"国家胆固醇教育计划专家组关于成人高胆固醇血症检出、评估以及治疗的第三份报告（NCEP ATP Ⅲ）"，提出了最新的糖尿病患者脂代谢异常的治疗策略 NCEPⅢ。其中主要提到以下几点：糖尿病是冠心病的等危症；不合并冠心病的糖尿病患者，与那些不合并糖尿病的冠心病患者，都具有相同的发生心血管事件的危险；合并多种代谢性危险因素者（代谢综合征）是应进行加强生活方式改变的人群。糖尿病患者推荐的治疗目标为 LDL ＜ 100mg/dl（2.59mmol/L）；升高 HDL 水平的推荐标准由＞ 35mg/dl（0.907mmol/L）提高到＞ 40mg/dl（1.037mmol/L）；建议 TG 的起始治疗值为≥150mg/dl（1.693mmol/L）。建议在血脂检测筛查时，应检测整个血脂谱（包括总胆固醇、LDL 胆固醇、HDL 胆固醇、甘油三脂），而不是仅仅筛查总胆固醇和 HDL。

美国糖尿病学会（ADA）根据于 ATP Ⅲ 指南，指出调脂的首要目标是降低 LDL– 胆固醇，其次是升高 HDL– 胆固醇和降低甘油三酯[16]。降低 LDL– 胆固醇到 100mg/dl（2.59mmol/L）。对于 40 岁以上的糖尿病患者，胆固醇等于或者超过 135mg/dl（3.497mmol/L），需要他汀类药物调脂，目标是使基线 LDL– 胆固醇水平降低 30%。

中华医学会糖尿病学分会编写的《中国 2 型糖尿病防治指南》中要求，糖尿病患者的血脂控制目标是：TC ＜ 4.5mmol/L；TG ＜ 1.5mmol/L；LDL-C ＜ 2.6mmol/L（未合并冠心病），＜ 1.8mmol/L（合并冠心病）；HDL-C ＞ 1.0mmol/L（男性），＞ 1.3mmol/L（女性）[17]。

糖尿病调脂治疗的第一个目标是降低 LDL-C 水平，而且 LDL-C 的治疗目标值下调的趋势仍在继续。所选的药物主要是 HMG-CoA 还原酶抑制剂（他汀类）调脂药。

第二个治疗目标是升高 HDL-C 水平，尽管 2 型糖尿病患者可采取改变生活方式、控制血糖、应用烟酸类制剂等措施，但往往没有如同降低 LDL-C 的药物有效，使用大剂量烟酸也存在许多问题，尤其是升高血糖、面色潮红等。ADA 指南推荐的 HDL-C 高于 40mg/dl（1.036mmol/L），女性患者的 HDL-C 水平应该再高 10mg/dl（0.259mmol/L）是合适的。

最近有文献报告，糖尿病患者联合应用非诺贝特和格列酮类降糖药，引起 HDL-C 水平下降，需要引起临床医生注意[18]。

虽然一直推荐降低 TG，但没有被大家都接受的目标值。ADA 推荐 TG 超过 400mg/dl（4.516mmol/L）时是药物治疗的指征，治疗达标值是 150mg/dl（1.694mmol/L），即使没有心血管危险因素情况下也一样。存在严重高甘油三酯血症，如 TG ＞ 1000mg/dl（25.9mmol/L）时，需要严格控制食物中脂肪（脂肪含量低于总热卡的 10%），同时给予药物治疗，以降低胰腺炎的风险。开始贝特类药物治疗降低 TG 前，改善血糖控制十分重要。

理想的治疗模式是生活方式干预、血糖控制和适当应用调脂药物。作为一般原则，药物治疗必须在生活方式干预之后。冠心病患者，或者是存在很高 LDL-C 水平（2.258mmol/L）的患者，药物治疗应该与生活方式干预同时开始。美国心脏病学会（AHA）进行的研究发现，医学营养治疗能够降低 LDL-C 达 15～25mg/dl（0.389～0.648mmol/L）。因此，对于心血管高危患者（糖尿病合并既往心梗病史或者其他冠心病危险因素者），当 LDL-C 超出目标值 25mg（0.649mmol/L）时，在行为干预的同时需要药物治疗。

然而，在给予任何调脂药物治疗前，必须排除其他继发性诱因，如甲状腺功能低下（即使是亚临床型）、肾脏疾病（肾病综合征、慢性肾衰引起的血脂异常）、酒精滥用、肝脏疾病（慢性梗阻性肝病、急性肝损害）、药物（非特异性 B 受体阻滞药、噻嗪类利尿药、糖皮质激素、非甾体类抗炎药物、雌激素、孕酮、舍曲林、异维 A 酸、环孢素、HIV 蛋白酶抑制药）等，纠正诱因可以治疗高血脂。

1. 非药物治疗　与血糖控制建议相同，治疗脂代谢异常的首选方案是生活方式干预和加强运动，重点在于减轻体重。这些措施可以有效地降低糖尿病患者的 TG，升高 HDL-C，降低 LDL-C。

推荐的血脂异常的患者饮食调整方案包括减少饱和脂肪的摄入和相应的增加碳水化合物或单不饱和脂肪。美国心脏学会（AHA）称，患者即使最大限度地坚持这种膳食方案，生活方式干预也只能使 LDL-C 降低 15～25mg/dl（0.389～0.648mmol/L）。因此，如果初始的 LDL 水平超过目标值之上的范围比这一区间要高，仅仅通过生活方式改变以达到理想控制水平的可能性很小。

但是，非药物干预措施对甘油三酯的影响似更显著。超重患者通过减少摄入总热量和开始运动计划，如果能减重 2～5kg，甘油三酯水平就会大幅下降。

运动与药物治疗结合可以改善胰岛素抵抗和血糖控制。其降低甘油三酯、LDL– 胆固醇和升高高密度脂蛋白的降脂治疗也是有益的。

糖尿病患者生活方式的干预的效果远不止于改善高血脂，但是患者对于治疗的依从性往往很差，因此，常常需要药物干预。

2. 药物治疗　无论以什么方法降血糖治疗，2 型糖尿病患者的血 TG 水平降低常与血糖下降相一致，LDL– 胆固醇和 HDL– 胆固醇却没有变化。

为了良好的血糖控制，不恶化病情，能够改善血脂，对于严重高血糖合并血脂异常的患者，及时应用胰岛素治疗是很有必要的。在口服降糖药物中，二甲双胍、DPP-4 抑制药和格列酮类药物优于磺脲类药物，原因是这三类药物有改善胰岛素敏感性和调整血脂的作用。

血糖控制会影响血脂，调脂治疗一般在高血糖得到良好控制后进行。

糖尿病患者血脂异常的药物治疗有多种可供选择的方案，尤其是他汀类对各型的血脂异常都有作用。对于不同的患者，个性化的治疗选择往往体现在药物的剂量、作用和花费上，尽可能达到理想控制指标，获得最大益处。大剂量的他汀类药物有非常显著的降低甘油三酯的作用。

临床上，2 型糖尿病患者血脂异常的药物治疗的基本路径如下。

第一个治疗目标：降低 LDL-C。首选 HMG-CoA 还原酶抑制药（他汀类），该类药物基础作用能有效地降低 LDL-C；附加作用能升高 HDL-C 和降低 TG。次选（二线治疗）胆酸螯合树脂，基本作用是降低 LDL-C，附加作用是升高 TG、升高 HDL；肠道胆固醇吸收抑制药依折麦布，基本作用是抑制胆固醇吸收、降低 LDL-C。

第二个治疗目标：升高 HDL-C。一线治疗是烟酸类，基本作用是降低 LDL-C，附加作用是升高 HDL-C、降低 TG。二线治疗是纤维酸衍生物类（贝特类），作用见以下描述。

第三个治疗目标：降低 TG。一线治疗是贝特类药物（吉非贝齐、非诺贝特），基本作用是十分有效地降低 TG，附加作用是升高 HDL-C。二线治疗是他汀类药物，大剂量使用。

应用调脂药物时，需要关注这些药物的副作用，如他汀类药物可以引起肌病和贝特类药物的肝损伤等，因此，调脂治疗过程中需要监测肝功能和肌酶等[19]。

（许樟荣）

参考文献

[1] 许樟荣，王玉珍，敬华，等 . 血脂紊乱和糖尿病大血管并发症以及胰岛素抵抗 . 中国医学科学院学报，2002, 24 (5)：457-461.

[2] 刘彦君，许樟荣，张建中，等 . 糖耐量减低大鼠胰腺结构和功能改变与糖及脂代谢的关系 . 中华医学杂志，2000, 80 (3)：175-177

[3] Kannel W B, McGee D L. Diabetes and glucose tolerance as risk factors for cardiovascular disease: the Framingham study. Diabetes Care, 1979, 2: 120-126.

[4] Stamler J, Vaccaro O, Neaton J D, et al. Diabetes, other risk factors, and 12-yr cardiovascular mortality for men screened in the multiple risk factors interventional trial. Diabetes Care, 1993, 16: 434-444.

[5] Feigold K R, Grunfeld C, Pong M, et al. LDL subclass phenotypes and triglyceride metabolism in non-insulin-dependent diabetes. Arterioscler Thromb, 1992, 12: 1496-1502.

[6] Austin M A, Mykkanen L, Kuusisto J, et al. Prospective study of small LDLs as a risk factor for non-insulin dependent diabetes mellitus in elderly men and women. Circulation, 1995, 92: 1770-1778.

[7] Mohan V, Deepa R, Haranath S R, et al. Lipoprotein(a) is an independent risk factor for coronary artery disease in NIDDM patients in South India. Diabetes Care, 1998, 21: 1819-1923.

[8] 杨文英，邢小燕，林红，等 . 高甘油三酯血症是非胰岛素依赖型糖尿病发病的危险因素—432 例非糖尿病人群六年前瞻性观察 . 中华内科杂志，1995, 34 (9)：583-586

[9] Tonsi A F, Bacchion M, Crippa S, et al. Acute pancreatitis at the beginning of the 21st century: the state of the art [J]. World J Gastroenterol, 2009, 15: 2945-2959.

[10] British Cardiac Society, British Hypertension Society, Diabetes UK, et al. JBS 2: Joint British Societies' guidelines on prevention of cardiovascular disease in clinical practice [J]. Heart, 2005, 91

(suppl 5):1-52.

[11] Lu W, Resnick H E, Jablonski K A, et al. Non-HDL cholesterol as a predictor of cardiovascular disease in type 2 diabetes [J]. Diabetes Care, 2003, 26: 16-23.

[12] 许樟荣，王玉珍，刘彦君，等 . 2 型糖尿病合并不同数目代谢综合征组分患者的临床表现及对血管病变的影响 . 中国糖尿病杂志，2006, 14 (4)：259-262

[13] Schulze M B, Shai I, Manson J E, et al. Joint role of non-HDL cholesterol and glycated haemoglobin in predicting future coronary heart disease events among women with type 2 diabetes [J]. Diabetologia, 2004, 47: 2129-2136.

[14] Sone H, Tanaka S, Tanaka S, et al. Comparison of various lipid variables as predictors of coronary heart disease in Japanese men and women with type 2 diabetes. Diabetes Care, 2012, 35(5): 1150-1157.

[15] Tripathy B B, Chandalia H B. Rssidi Textbook of Diabetes Mellitus. 2nd. New Delhi: Jaypee Brothers Medical Pub, 2012: 664-680.

[16] American Diabetes Association. Dyslipidemia management in adults with diabetes (Position statement). Diabetes Care, 2004, 27 (suppl 1): S68-S71.

[17] 中华医学会糖尿病学分会 2 型糖尿病防治指南 -2013, DOI: 10.37601cma.j.issn.1674-5809.2014.07.004

[18] Linz P E, Lovato L C, Byington R P, et al. Paradoxical reduction in HDL-C with fenofibrate and thiazolidinedione therapy in type 2 diabetes: the ACCORD Lipid Trial. Diabetes Care, 2014, 37(3): 686-693.

[19] 李翔，许樟荣 . 调脂药物引起疾病两例报告 . 中华内分泌代谢杂志，2010, 26 (7)：621-622.

第 8 章　肝脏疾病与脂代谢异常

肝脏是人体最大的腺体，拥有双重血液供应和双重排泄渠道，前者指肝动脉和门静脉，后者包括出肝血管肝静脉和胆道系统。肝脏血液供应非常丰富，肝脏的血容量相当于人体总量的 14%。肝动脉是肝脏的营养血管，内含丰富的氧和营养物质，为肝脏的物质代谢提供供给，其血流量占肝全部血流量的 20%～30%，压力较门静脉高 30～40 倍，进入肝脏后分为各级分支到小叶间动脉，将直接来自心脏的动脉血输入肝脏。门静脉是肝脏的功能血管，其血流量占肝血供的 70%～80%，压力较低，其血液富含来自消化道及胰腺的营养物质，门静脉进入肝脏后亦分为各级分支到小叶间静脉，当流经肝窦状隙时，所携带的营养物质即被肝细胞吸收，再经肝细胞加工，一部分排入血液供机体利用，其余暂时贮存于肝细胞内，以备需要时利用。

肝脏不仅具有丰富的肝血窦，并且拥有丰富的细胞器，如内质网、线粒体、溶酶体、过氧化物酶体和丰富的酶体系等，有些甚至是肝脏所独有的。肝脏独特的组织结构和化学组成特点赋予肝脏复杂多样的生物学功能，肝脏系多种物质代谢中枢，具有重要的生物转化功能及分泌作用和排泄作用等。肝脏在脂质代谢中占据中心地位，肝脏不仅是胆固醇、甘油三酯、磷脂等脂质和载脂蛋白的主要合成场所，也是脂蛋白形成和脂代谢的重要枢纽，脂类物质的消化、吸收、运输、分解代谢和合成代谢，都与肝脏密切相关。因此肝脏疾病必然伴随着脂代谢的紊乱，并引发一系列相关的病理生理异常。对肝病患者进行血脂测定能及时了解体内脂质代谢状况，反映肝功能损害程度，对观察病情，估计预后都具有重要价值。反之，对脂代谢异常患者及时追踪肝脏结构和功能的变化，亦有助于早期发现肝脏病变，及早采取干预措施，阻止肝脏损害的进一步发展。本章主要就肝脏在脂代谢中的作用以及非酒精性脂肪性肝病（NAFLD）与脂代谢的关系作一介绍。

一、肝脏与脂代谢

（一）肝脏与胆固醇代谢

胆固醇（cholesterol，CHO）是体内最丰富的固醇类化合物，其不仅是细胞生物膜的构成成分，又是类固醇类激素、胆汁酸及维生素 D 的前体物质。因此就大多数组织而言，保证胆固醇的供给，维持其代谢平衡十分重要。胆固醇有游离胆固醇（free cholesterol，FC）或非酯化胆固醇和胆固醇酯（cholesterol ester，CE）两种形式，广泛存在于全身各组织中，其中约 1/4 分布在脑及神经组织中，占脑组织总重量的 2% 左右。肝、肾及肠等内脏以及皮肤、脂肪组织亦含较多的胆固醇，每 100g 组织中含 200～500mg，以肝为最多，而肌肉较少，肾上腺、卵巢等组织胆固醇含量可高达 1%～5%，但总量很少。人体内的胆固醇依靠从食物中摄取和体内的生物合成，因此可分为外源性和内源性胆固醇。正常人每天膳食中含胆固醇 300～500mg，主要来自动物内脏、蛋黄、奶油及肉类等食物。植物性食品不含胆固醇，而含植物固醇如 β 谷固醇、麦角固醇等，它们不易为人体吸收，摄入过多还可抑制胆固醇的吸收。食物中的脂类物质经消化吸收后主要以乳糜微粒（chylomicrons，CM）的形式存在。CM进入肝细胞后，经肝脏脂肪酶的作用，催化剩余甘油三酯的水解，CE 被脂酶催化水解成 FC，或进一步转为胆汁酸盐（bile acid salt，BA）从胆汁排出。

CM 代谢途径又被称作外源性脂质转运途径或外源性脂质代谢途径。肝脏胆固醇的来源及释放途径见图 8-1。

人体内除脑组织外各种组织都能合成胆固醇，其中肝脏和肠黏膜是合成内源性胆固醇的主要场所。体内胆固醇 70%～80% 由肝脏合成，10% 由小肠合成。其他组织如肾上腺皮质、脾脏、卵巢、睾丸及胎盘乃至动脉管壁，也可合成少量胆固醇。胆固醇的合成主要在胞质和内质网中进行。肝脏是人体中合成胆固醇最旺盛的器官，是血浆胆固醇的主要来源。肝脏每日可合成胆固醇 1.0～1.5g，合成胆酸约 1.8g，肝脏的胆固醇库存为 3～5g。在正常情况下，摄入含有胆固醇的食物能抑制肝中胆固醇的合成，构成一种负反馈调节过程，而胆汁引流则促进肝中胆固醇合成。已发现胆固醇合成有昼夜节律变化，而血浆胆固醇水平呈季节变化。饥饿可明显抑制胆固醇的合成，胆汁酸盐也可反馈抑制胆固醇的合成。

1. 胆固醇的合成　胆固醇的合成部位在胞液和内质网，由环戊烷多氢菲为基本结构衍生形成，合成的直接原料是乙酰 CoA，主要来自葡萄糖、脂肪酸及某些氨基酸的代谢产物。另外，还需要 ATP 供能和还原型烟酰胺腺嘌呤二核苷酸磷酸（还原型辅酶 II，NADPH）供氢。合成 1 分子胆固醇需消耗 18 分子乙酰 CoA、36 分子 ATP 和 16 分子 NADPH。合成的基本过程分甲羟戊酸（MVA）的合成、鲨烯的生成和胆固醇的生成三个阶段。合成途径包括：①乙酰乙酰辅酶 A 与乙酰辅酶 A 生成 β- 羟基 -β 甲基戊二酸；②从 β- 羟基 -β 甲基戊二酸丢失 CO_2 形成异戊二烯单位；③ 6 个异戊二烯单位缩合生成鲨烯；④鲨烯通过成环反应转变成羊毛脂固醇；⑤羊毛脂固醇转变成胆固醇。

在胞液中，3 分子乙酰 CoA 经硫解酶及 β- 羟基 -β- 甲基戊二酸单酰辅酶 A 合成酶（HMGCoA 合成酶）催化生成 HMGCoA，此过程与酮体生成机制相同，但细胞内定位不同。此过程在胞液中进行，而酮体生成在肝细胞线粒体内进行，因此肝脏细胞中有两套同工酶分别进行上述反应。HMGCoA 在 HMG CoA 还原酶（HMGCoA reductase）催化下，消耗两分子 $NADPH+H^+$ 生成 MVA。此过程不可逆，HMG 还原酶是胆固醇合成的限速酶，存在于内质网小胞体膜，催化合成 MVA，并生成多种代谢产物，称之为甲基二羟戊酸途径。

$$HMGCoA+2NADPH+H^+ \xrightarrow{\text{HMGCoA 还原酶}} MVA+2NADP^++HSCoA$$

MVA 先经磷酸化、脱羧、脱羟基、再缩合生成含 30C 的鲨烯，经内质网环化酶和加氧酶催化生成

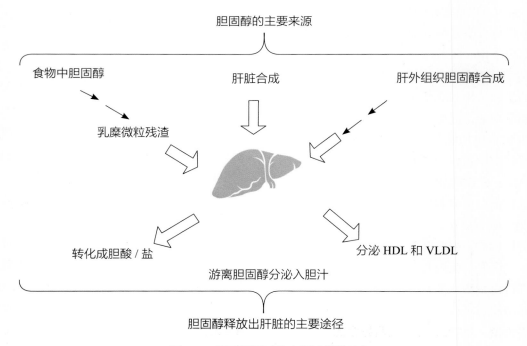

▲ 图 8-1　肝脏胆固醇的来源及释放途径

羊毛脂固醇，后者再经氧化还原等多步反应最后失去了 3 个 C，合成 27C 的胆固醇（图 8-2）。

2. 胆固醇合成的调节 如前所述，在胆固醇合成的过程中 HMGCoA 还原酶为限速酶，因此各种因素可通过对此酶的影响达到调节胆固醇合成的作用。临床上，常使用抑制 HMGCoA 还原酶活性的药物使血中胆固醇水平下降。

(1) 激素的调节作用：HMGCoA 还原酶在胞液中经蛋白激酶催化发生磷酸化丧失活性，而在磷蛋白磷酸酶作用下又可以脱去磷酸恢复酶活性，胰高血糖素等通过第二信使 cAMP 影响蛋白激酶，加速 HMGCoA 还原酶磷酸化失活，从而抑制此酶活性，减少胆固醇合成。胰岛素能促进 HMGCoA 还原酶的脱磷酸作用，使酶活性增加，有利于胆固醇合成。此外，胰岛素还能诱导 HMGCoA 还原酶的合成，从而增加胆固醇合成。甲状腺素亦可促进此酶的合成，但其同时亦促进胆固醇转变为胆汁酸，增加胆固醇的转化，而且后者强于前者，故当甲状腺功能亢进时，患者血清胆固醇含量反而下降。

(2) 胆固醇水平的调节：细胞内胆固醇水平的调节主要依赖于细胞内胆固醇合成途径和低密度脂蛋白（low-density lipoprotein，LDL）受体摄取细胞外胆固醇的外在途径两条。细胞内胆固醇可反馈抑制 HMGCoA 还原酶的活性，并减少该酶的合成，从而达到降低胆固醇合成的作用。血中胆固醇主要由 LDL 携带运输，借助细胞膜上的 LDL 受体介导内吞作用进入细胞。肝细胞膜上的 LDL 受体增加，从血中摄取胆固醇也增加，使血中胆固醇水平降低。当细胞内胆固醇过高时，可抑制 LDL 受体的补充，从而减少由血中摄取胆固醇。

已知遗传性家族高胆固醇血症患者体内严重缺乏 LDL 受体，因此 LDL 携带的胆固醇不能被摄取，来自膳食的胆固醇亦不能从血液中被迅速清除，故血中胆固醇浓度增高，当体内总胆固醇过高，超过合成生物膜、胆汁酸及类固醇激素等的需要时，胆固醇及其酯则沉积在动脉内皮下的巨噬细胞中，引起内皮下变形，进而导致血小板在动脉内壁集聚。若同时伴有动脉壁损伤或胆固醇转运障碍，则易在动脉内膜形成脂斑，继续发展可致动脉管腔狭窄。可见动脉粥样硬化与血中高水平的胆固醇有关，特

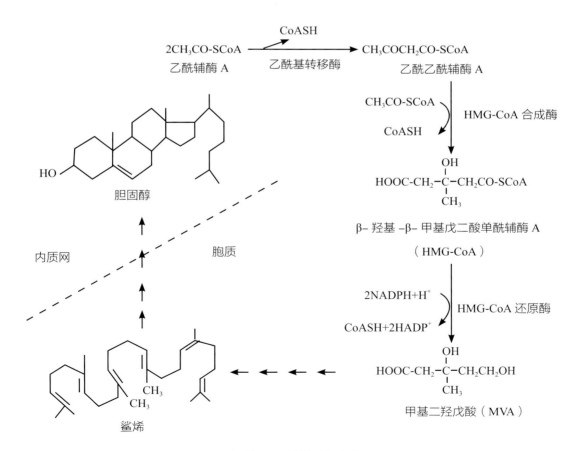

▲ 图 8-2 胆固醇的合成

别与存在于 LDL 中的胆固醇水平有关。

3. 胆固醇的转化和分解代谢　胆固醇在体内不能被彻底氧化分解为 CO_2 和 H_2O，而经氧化和还原转变为其他含环戊烷多氢菲母核的化合物。其中大部分进一步参与体内代谢，或排出体外。胆固醇的分解代谢也在肝脏内进行，其大部分在肝脏氧化生成胆汁酸，随胆汁排出，每日排出量约占胆固醇合成量的 40%。胆汁酸盐能乳化脂类，促进脂类的消化和吸收。在小肠下段，大部分胆汁酸又通过肝循环重吸收入肝构成胆汁的肝肠循环（图 8-3），小部分经肠道内细菌作用转变为粪固醇随粪便排出体外。肝脏也能将胆固醇直接排入肠内，或者通过肠黏膜脱落而排入肠腔。肝脏损伤会影响胆汁酸盐的产生和循环，造成脂类物质的消化和吸收障碍。药物如消胆胺可与胆汁酸结合，阻断胆汁酸的肝肠循环，增加胆汁酸的排泄，间接促进肝内胆固醇向胆汁酸的转变。

此外，肝脏还合成并分泌卵磷脂（磷脂酰胆碱）胆固醇酰基转移酶，使细胞内和血液中胆固醇转变为 CE。肝损伤严重时，不仅影响胆固醇的合成，而且影响卵磷脂胆固醇酰基转移酶的生成，故除可出现血浆胆固醇下降外，血浆胆固醇酯的降低往往出现更早且更明显。细胞内胆固醇的酯化路径如图 8-4 所示，而血浆中胆固醇的酯化过程则如图 8-5 所示。

研究显示，除急性肝炎和慢性肝炎轻度者外，其他肝病患者血脂水平均有不同程度下降，重型肝炎者下降最显著。资料显示胆固醇的水平随着肝功能的损害而降低，特别是重度肝损害时胆固醇可下降到最低点。

（二）肝脏与甘油三酯代谢

甘油三酯（triglyceride，TG）是甘油和长链脂肪酸形成的脂肪分子。TG 是人体内含量最多的脂类，系机体重要的供能和储能物质，大部分组织均可以利用 TG 分解产物供给能量。外源性的 TG 可经 CM 代谢途径，即外源性脂质转运途径进入体内。内源性 TG 可在人体的多处组织细胞合成，以肝脏和脂肪组织为主要场所，不同的组织合成 TG 各有特点。肝脏可利用糖、甘油和脂肪酸作原料，通过磷脂酸途径合成 TG。脂肪酸的来源有来自脂动员产生的脂肪酸，亦有由糖和氨基酸转变生成的脂肪酸和食物中摄取而来的外源性脂肪酸，即食物中脂肪消化吸收后经血入肝的中短链脂肪酸以及 CM 残余颗粒中脂肪分解生成的脂肪酸。

肝细胞含脂类物质 4%～7%，其中 TG 约占 50%，TG 含量过高可导致脂肪肝。正常情况下，肝脏合成

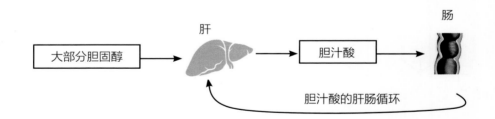

▲ 图 8-3　胆固醇的排泄及胆汁酸的肝肠循环

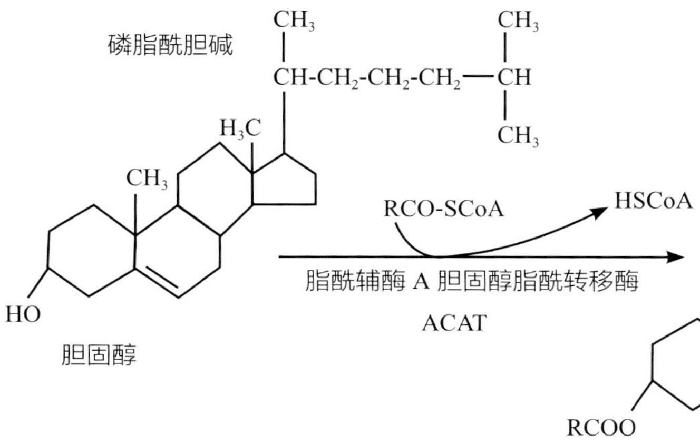

▲ 图 8-4　细胞内胆固醇的酯化

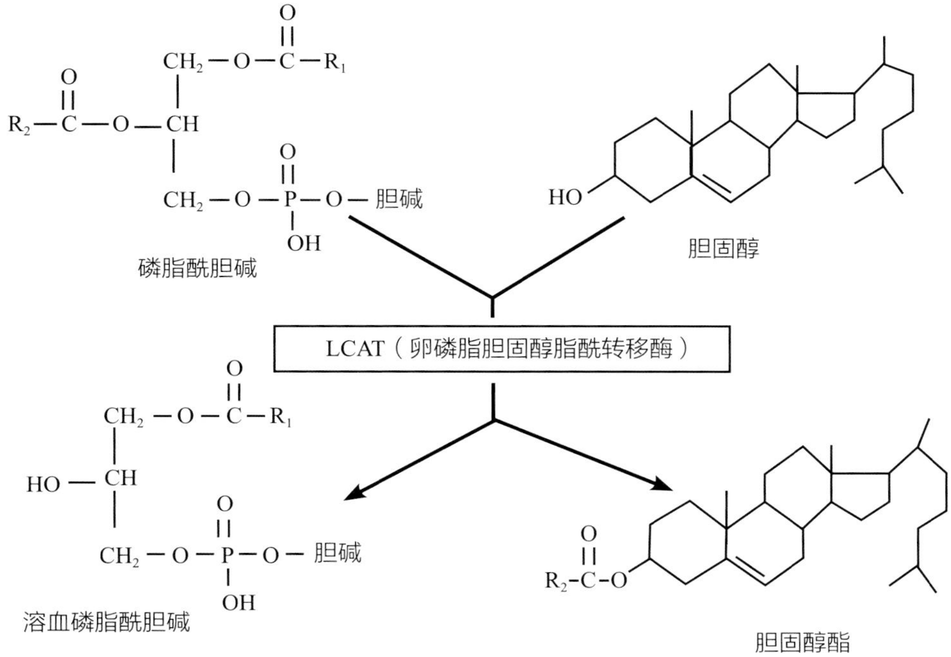

▲ 图 8-5　血浆中胆固醇的酯化

的 TG 和磷脂、胆固醇、载脂蛋白一起形成极低密度脂蛋白（very low density lipoprotein，VLDL）分泌入血。若磷脂合成障碍或载脂蛋白合成障碍均会影响 TG 转运出肝，引起脂肪肝。此外，若进入肝脏的脂肪酸过多，合成 TG 的量超过了合成载脂蛋白的能力，也可引起脂肪肝。

1. 甘油三酯的合成代谢　人体可利用甘油、糖、脂肪酸和甘油一酯为原料，经过磷脂酸途径和甘油一酯途径合成 TG。肝脏合成 TG 的途径为磷脂酸途径。

磷脂酸（phosphatidic acid）即 3 磷酸 1,2 甘油二酯，是合成含甘油脂类的共同前体。糖酵解的中间产物磷酸二羟丙酮在甘油磷酸脱氢酶作用下，还原生成 α 磷酸甘油（或称 3 磷酸甘油）；游离的甘油也可经甘油激酶催化，生成 α 磷酸甘油。肝脏和肾脏含有甘油激酶，而脂肪及肌肉组织缺乏甘油激酶，故后两者不能直接利用游离的甘油合成 TG。α 磷酸甘油在脂酰转移酶（acyl transferase）作用下，与两分子脂酰 CoA 反应生成磷脂酸。此外，磷酸二羟丙酮也可不转化为 α 磷酸甘油，而是先酯化再还原生成溶血磷脂酸，尔后再经酯化合成磷脂酸。TG 合成的主要步骤及关建酶见图 8-6。

2. 甘油三酯的分解代谢　TG 的分解代谢始于脂肪动员。脂肪组织中的 TG 在一系列脂肪酶的作用下，分解生成甘油和脂肪酸，并释放入血供其他组织利用的过程，称为脂动员。

$$甘油三酯 \xrightarrow{\text{脂肪酶}} 甘油 + 3\ 分子\ FFA$$

在这一系列的水解过程中，催化由 TG 水解生成甘油二酯的甘油三酯脂肪酶是脂动员的限速酶，其活性受许多激素的调节称为激素敏感脂肪酶（hormone sensitive lipase，HSL）。胰高血糖素、肾上腺素和去甲肾上腺素可与脂肪细胞膜受体作用，激活腺苷酸环化酶，使细胞内 cAMP 水平升高，进而激活 cAMP 依赖蛋白激酶，将 HSL 磷酸化而活化之，促进 TG 水解，这些可以促进脂动员的激素称为脂解激素（lipolytic hormone）。胰岛素和前列腺素 E2 等与上述激素作用相反，可抑制脂动员，称为抗脂解激素（antilipolytic hormone）。激素影响 HSL 活性的作用机制如图 8-7 所示。

脂动员生成的甘油被运输到肝脏，被甘油激酶催化生成 3 磷酸甘油，进入糖酵解途径分解或用于糖异生。前已述及脂肪和肌肉组织中缺乏甘油激酶，所以不能利用甘油，而脂动员生成的脂肪酸可释放入血，与白蛋白结合形成脂酸白蛋白运输至其他组织被利用。但是，脑及神经组织和红细胞等不能利用脂肪酸。除了脂动员可产生脂肪酸外，人体内的脂肪酸大部分来源于食物，为外源性脂肪酸，在体内可通过改造加工被人体利用。同时机体还可以利用糖和蛋白转变为脂肪酸称为内源性脂肪酸。脂肪酸不仅参与 TG 的构成，亦是胆固醇酯和磷脂的重要组成成分，脂肪酸的衍生物尚成为一些激素或细胞因子的基本骨架。合成脂肪酸的主要器官是肝脏和哺乳期乳腺，另外脂肪组织、肾脏、小肠均可以合成脂肪酸。脂肪酸依据其是否含双键又分为饱和脂肪酸和不饱和脂肪酸，前者不含双键，后者则含有双键。脂肪酸的合成在细胞质中进行，合成的直接原料是乙酰 CoA，消耗 ATP 和 NADPH，首先生成十六碳的软脂酸，经过加工生成人体各种脂肪酸。脂肪酸在有充足氧供给的情况下，可氧化分解为 CO_2 和 H_2O，释放大量能量，因此脂肪酸是机体主要能量来源之一。肝和肌肉是进行脂肪酸氧化最活跃的组织，其最主要的氧化形式是 β 氧化。脂肪酸在肝脏进行正常分解代谢过程中可生成一种特殊中间产物，即酮体（acetone bodies），包括乙酰乙酸

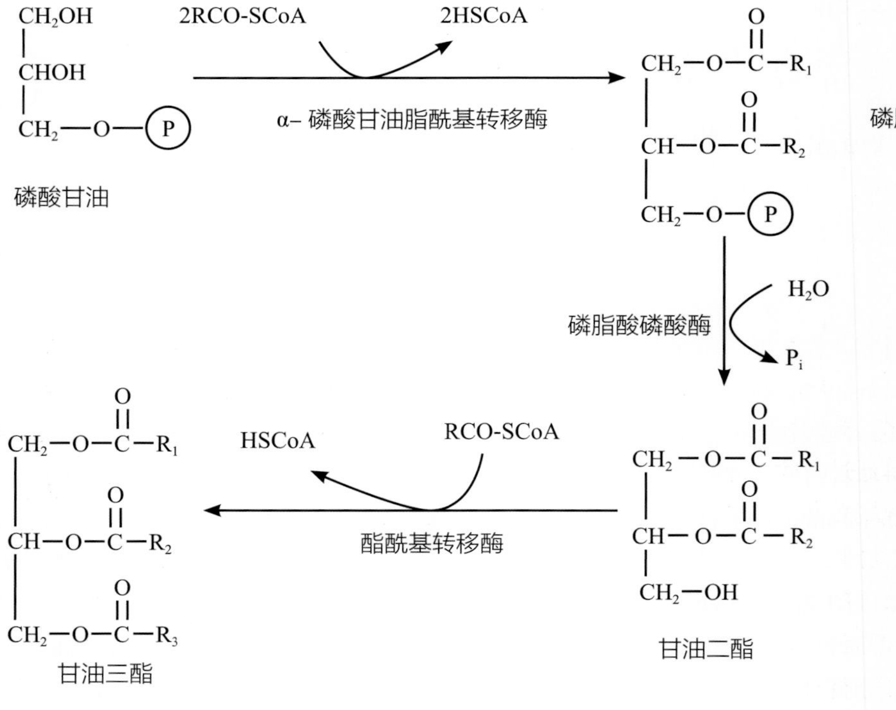

▲ 图 8-6　甘油三酯的合成

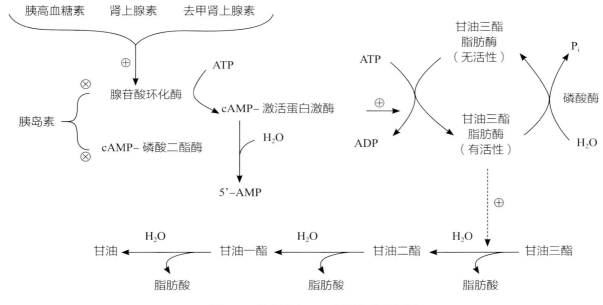

▲ 图 8-7　激素影响 HSL 活性的作用机制

⊕.增强；⊗.抑制

（约占 30%），β- 羟丁酸（约占 70%）和极少量的丙酮。正常人血液中酮体含量极少，这是人体利用脂肪氧化供能的正常现象。但在某些生理情况（饥饿、禁食）或病理情况下（如糖尿病），糖的来源或氧化供能障碍，脂动员增强，脂肪酸就成了人体的主要供能物质。若肝中合成酮体的量超过肝外组织利用酮体的能力，两者之间失去平衡，血中浓度就会过高，导致酮血症和酮尿症。乙酰乙酸和 β- 羟丁酸都是酸性物质，因此酮体在体内大量堆积还会引起酸中毒。

肝损害时血清 TG 的变化不显著，原因是其他组织，如脂肪组织也参与了 TG 的代谢。血清 TG 的检测对肝病的诊断价值较低，TG 仅在肝硬化和重型肝炎时明显降低。

（三）肝脏与脂蛋白代谢

血浆脂质包括 TG、磷脂、胆固醇及 FFA 等，由于脂类物质不溶于水，难以在血液及组织中转运，所以脂质的运输形式是通过与载脂蛋白（apolipoprotein）结合成脂蛋白的方式实现的。肝脏在脂蛋白的代谢过程中发挥主要作用。肝脏不仅是载脂蛋白合成的主要器官，亦是脂蛋白形成的主要场所，同时也是脂蛋白转运的枢纽和分解代谢的主要部位。应用电泳法和超速离心法可将脂蛋白进行分类。依据电泳法可将脂蛋白分为 CM、β- 前脂蛋白、β- 脂蛋白和 α- 脂蛋白；

而采用超速离心法则可将脂蛋白分为 CM、VLDL、LDL 和高密度脂蛋白（high density lipoprotein，HDL）。目前临床上主要应用超速离心法的分类结果指导脂质异常血症的诊断和治疗。

载脂蛋白目前分为 ApoA、B、C、D 和 E 等五大类，每类中又有亚类，如 A 类中有分为 A Ⅰ、A Ⅱ、AIV，B 类中又包括 B48、B100 等，还可能有一些变异体。迄今已发现 20 余种载脂蛋白，如 ApoA Ⅰ、A Ⅱ、AⅣ、B48、B100、C Ⅰ、C Ⅱ、C Ⅲ、D、E、H、J、Apo（a）、CETP 和 PTP 等。不同的脂蛋白含有不同的载脂蛋白，如 ApoB48 是 CM 的特征性载脂蛋白；VLDL 除含 ApoB100 外，还含 Apo C Ⅰ、C Ⅱ、C Ⅲ 及 E；LDL 几乎只含 ApoB100；HDL 主要含 ApoA Ⅰ 和 A Ⅱ。载脂蛋白不仅在结合和转运脂质及稳定脂蛋白的结构上发挥主要作用，而且还调节脂蛋白代谢关键酶如脂蛋白脂肪酶（lipoprotein lipase，LPL）、卵磷脂胆固醇酰基转移酶（lecithin cholesterol acyltransferase，LCAT）、肝脂肪酶（hepatic lipase，HL，又称肝脂酶）的活性，参与脂蛋白受体，如 HDL 受体、LDL 受体（low density lipoprotein receptor，LDLR）的识别，LDLR 又称为 ApoB、E 受体、清道夫受体、ApoE 受体（即 LDL 受体相关蛋白，low density lipoprotein receptor related protein，LRP），在脂蛋白代谢上发挥重要作用。各种载脂蛋白的主要合成部位是肝脏，小肠也可合成少量载脂蛋白，近年发现脑、肾、肾上腺、脾、巨噬细胞也具有合成载脂蛋白的能力。

载脂蛋白在脂蛋白的代谢及完成其生理功能中具有重要作用。其主要功能有：①构成并稳定脂蛋白的结构；②作为一些酶的辅因子；③修饰并影响和脂蛋白有关的酶的代谢和活性；④作为脂蛋白受体的配体，参与和决定脂蛋白及细胞表面脂蛋白受体的结合及其代谢过程。

1. 乳糜微粒的代谢　食物中的脂肪在肠道消化后，小肠黏膜细胞利用摄取的中长链脂肪酸再合成TG，并与合成和吸收的胆固醇、磷脂以及ApoB48、AⅠ、AⅡ、AⅣ等组成新生CM，继而经淋巴道入血，将部分Apo AⅠ、AⅡ、AⅣ与HDL的ApoC和E交换，形成成熟的CM。CM的主要功能是运输外源性TG和胆固醇，其中TG约占90%，故又被称作外源性脂质转运途径和代谢途径。CM吸收入血后，在LPL的作用下，经过一系列的转化过程，释放出非酯化脂肪酸，转化为富含胆固醇而少TG的CM残粒，最终其残余颗粒被肝细胞摄取，在肝酯酶的作用下被清除（图8-8）。CM半衰期短，空腹一般不含CM。CM代谢障碍可形成高CM血症。

2. 极低密度脂蛋白的代谢　肝脏虽为合成TG的主要场所，但肝细胞却不能存贮TG，合成的TG以VLDL的形式存在和运输。VLDL系在肝脏利用TG和磷脂与ApoB100、ApoC等载脂蛋白组装而成，其内含甘油三酯约60%，主要功能为将内源性TG输送至肝外组织利用，VLDL及LDL代谢途径被称为内源性脂质转运途径或代谢途径。在脂蛋白酯酶和肝酯酶的作用下，VLDL中的TG被水解为颗粒较小而含胆固醇较多的中密度脂蛋白（medium Density Lipoprotein，IDL）。IDL通过LPL和肝酯酶的进一步作用被降解为LDL，约有一半的VLDL最终被降解为LDL，其余的以VLDL残粒和IDL的形式直接被肝脏清除（图8-9）。肝脏疾病时VLDL的合成减少，可导致TG在肝内蓄积，进而发生脂肪肝，并使血清LDL的含量下降。由于VLDL易受饮食等因素影响，继而影响LDL的形成，因此LDL可作为肝功能评价的辅助参考指标。

3. 低密度脂蛋白的代谢　LDL是血浆中胆固醇含量最多的脂蛋白，是体内运输内源性胆固醇的主要形式，约70%的血浆胆固醇存在于LDL中。如前所述，LDL由肝脏合成输出的VLDL在血液中转变而成，主要功能是将胆固醇输送至肝外组织，其约含胆固醇酯50%。人体多种组织可摄取和降解LDL，肝脏本身是降解LDL的主要器官，50%～75%的LDL在肝脏降解，其余的在其他组织降解。LDL是正常人空腹血浆中的主要脂蛋白（图8-10）。

4. 高密度脂蛋白的代谢　新生的HDL主要由肝脏合成，小肠也可合成一部分，脂质成分约占50%，其余的为蛋白质。HDL可分为三个亚类，即HDL$_1$、

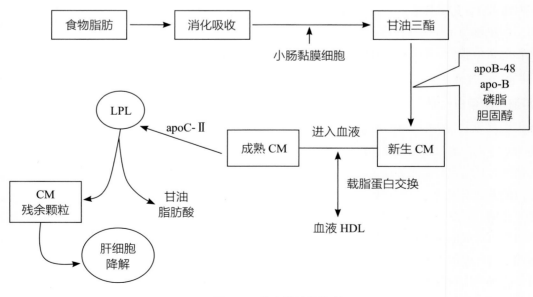

▲ 图 8-8　乳糜微粒的代谢

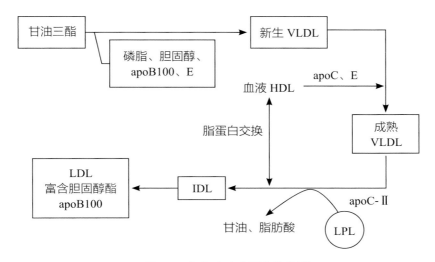

▲ 图 8-9　极低密度脂蛋白的代谢

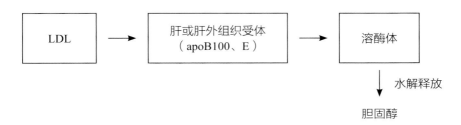

▲ 图 8-10　低密度脂蛋白的代谢

HDL_2 和 HDL_3，正常人血浆主要含后两者，而 HDL_1 仅见于摄取高胆固醇食物后的血浆中。HDL 的代谢过程实际上就是胆固醇的逆向转运过程，来自于肝外组织的胆固醇以 HDL 形式转运到肝脏，在肝细胞转化和排出，每日约占全身胆固醇代谢总量的 50%（图 8-11）。研究表明，肝病时 HDL 的进行性降低是病情恶化的表现，随着病情好转 HDL 可逐渐恢复。HDL 能可靠地反映肝细胞损害的程度，比胆固醇和 TG 更为敏感，因此，血清 HDL 测定是肝病诊断和评价预后比较理想的指标。

5. 脂蛋白 α 的代谢　脂蛋白 α（lipoprotein Alpha, LPα）是一种独立的脂蛋白成分，由肝脏合成，但不由 VLDL 转化而来，具有类似于 LDL 的脂质核心，密度介于 HDL 与 LDL 之间。LPα 不能转化成其他脂蛋白，其可与 LDL 竞争 LDL 受体，因此后者缺陷也可影响 LPα 水平。此外，肝脏疾病可导致 LPα 降低。目前对 LPα 的生理功能还不十分清楚，现有的研究显示 LPα 与动脉粥样硬化和血栓性疾病以及肾脏疾

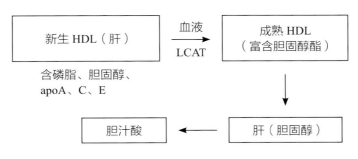

▲ 图 8-11　高密度脂蛋白的代谢

病有关。有关 LPα 的研究是当今脂蛋白研究中最受关注的焦点之一。

6.肝脏相关的脂蛋白代谢酶和受体

(1) 肝脂酶（HL）：HL 由肝细胞合成并存在于肝脏的内皮细胞，主要为一种磷脂酶，同时也具有 TG 水解酶的作用。此酶由肝脏分泌后被转运至肾上腺、睾丸和卵巢等部位的毛细血管。雄激素可增强 HL 活性，而雌激素的作用则正相反，可抑制此酶活性。HL 对脂蛋白代谢具有多方面的调节作用，其不仅参与 CM 残粒中 TG 的水解，还可参加 CM 表面过多磷脂的水解，以及完成 IDL 转化为 LDL 的过程。在 HDL 的代谢中，HL 可去除 HDL_2 中的 TG 和磷脂，使 HDL_2 转化为 HDL_3。HL 缺陷将导致脂蛋白残粒和 IDL、HDL 水平异常。

(2) 卵磷脂胆固醇酰基转移酶（LACT）：LACT 由肝脏合成，主要作用于小颗粒的 HDL 和少数 LDL，将长链脂肪酸转移至胆固醇，生成溶血卵磷脂和胆固醇酯。体内大多数脂蛋白中的胆固醇酯都是通过这一过程形成的。此酶缺陷将引起血浆 CE 降低和 FC 升高。

(3) 脂蛋白酯酶（LPL）：LPL 虽主要合成于肝外组织，但合成后即被分泌到包括肝脏在内的毛细血管内皮细胞表面，参与 CM 和 VLDL 的分解代谢。LPL 是一种酯化酶，具有 TG 水解酶的活性及少部分磷脂酶活性。LPL 的变异可导致高 TG 血症。

(4) LDL 受体（LDLR）：多种细胞表面都可见 LDLR，肝细胞尤为多见。此受体在 CM 残粒、VLDL、IDL 和 HDL1 的摄取过程中具有重要作用，细胞乃通过这一受体捕获上述脂蛋白而获得胆固醇。LDLR 变异将导致脂代谢异常，出现高胆固醇血症。

(5) LDL 受体相关蛋白（LRP）：LRP 与富含 AapoE 的 CM 残粒和 VLDL 残粒具有高亲和力，并可通过与 HL 和 LPL 相互作用，调节肝细胞对脂蛋白残粒的结合及摄取。

脂代谢异常与疾病的关系研究是当今生命科学领域最为活跃的热点之一。脂质分子独立于从基因到蛋白质的遗传信息系统之外，不由基因编码，这一特性决定了脂质分子在新陈代谢等生命现象或疾病的形成和发展中必然具有其特殊性，然而脂质代谢的每一个环节都与基因所编码的蛋白质分子交织在一起，前文所介绍的脂代谢的每一过程，都需要酶或载脂蛋白或相关受体等蛋白质分子的参与，因

此，脂代谢的异常蕴含着一系列错综复杂的病理生理机制。肝脏作为机体物质代谢极为重要的枢纽，其结构和功能异常必然影响脂质分子的代谢过程，导致不良结局，引发相关的代谢性疾病。

二、脂毒性与非酒精性脂肪性肝病

（一）脂毒性与非酒精性脂肪性肝病形成的关系

非酒精性脂肪性肝病（nonalcoholic fatty liver disease，NAFLD）又称非酒精性脂肪肝，是一种与胰岛素抵抗（insulin resistance，IR）和遗传易感性密切相关的代谢应激性肝损伤，由 Ludwig 等于 1980 年首次命名。2020 年公布的代谢相关脂肪性肝病新定义的国际专家共识，提出将 NAFLD 更名为代谢相关脂肪性肝病（metabolic associated fatty liver disease，MAFLD）。近年来，随着对 NAFLD 所造成的公共健康危害的认识提高，有关该疾病的流行病学、自然病程、病因学和发病机制，以及治疗学的研究逐渐深入，取得了较大进展。

1.概述　正常人肝内脂肪含量占肝脏湿重的 2%～4%，若脂肪含量超过肝脏湿重的 5%，或 1/3 以上的肝细胞出现脂肪变性时，即为脂肪肝，因此脂肪在肝内沉积是 NAFLD 的特征。NAFLD 与酒精性脂肪肝同属脂肪性肝病（fattyliverdisease，FLD），但患者无过量饮酒史，系一种与 IR 和遗传易感性密切相关的代谢应激性肝脏损伤，其病理学改变以肝细胞脂肪变、气球样变、弥散性肝小叶轻度炎性反应和（或）肝中央静脉、肝窦周围胶原沉积等为特征，典型的组织病理学改变为大泡性或大泡性为主、伴小泡性的混合性肝细胞脂肪变性。疾病谱包括非酒精性肝脂肪变（non-alcoholic hapotic steatosis）或称非酒精性单纯性脂肪肝（non alcoholic simplefatty liver，NAFL）、非酒精性脂肪性肝炎（non alcoholic steatohepatitis，NASH）及其相关的肝硬化和肝细胞癌（hepotocellular carcinoma，HCC）。脂肪沉积或脂肪浸润的肝脏对缺血缺氧和药物及毒物的耐受性下降，容易发生中毒性和缺血性肝损害，但不同阶段的 NAFLD 预后不同。NAFL 的肝脏病变进展相对较慢，10～20 年发生肝硬化的危险性为 0%～4%，而 NASH 患者肝脏病变的进展则较快，10～15 年内肝硬化发生率为 15%～25%。严重类型的 NASH 尚与 2 型糖尿病互为因果且增加恶性肿瘤和动脉硬化性心脑血管疾病的发病率。

近年来，随着肥胖和代谢综合征（metabolic syndrome，MS）的流行和低龄化，以及人口的老龄化倾向，NAFLD 的发病率呈迅速上升趋势，儿童和青少年 NAFLD 亦不少见。NAFLD 和 NASH 现已成为健康体格检查中成人和儿童肝酶持续增高的主要原因。NAFLD 患病率存在遗传和种族差异，西班牙裔患病率最高，其次是高加索人种，非洲人群最低；汉族人群比欧美人种更容易发生 NAFLD。目前全球 NAFLD 患病率为 6.3%～45.0%（中位数为 25.2%），其中 10%～30% 为 NASH。发病率从高到低依次为中东地区 31.8%，南美洲 30.4%，亚洲 27.4%，北美洲 24.1%，西欧 23.7%，非洲 13.5%。即便如此，NAFLD 也已成为欧美等发达国家肝功能酶学异常和慢性肝病最常见的原因，其中成人 NAFLD 中 NASH 和肝硬化分别占 10%～20% 和 2%～3%。此外，在肥胖人群中，NAFL 患病率为 60%～90%、NASH 为 20%～25%、肝硬化为 2%～8%。

亚洲国家 NAFLD 增长迅速且同样呈低龄化发病趋势，中国 NAFLD 患病率变化与肥胖症、T_2DM 和 MS 流行趋势相平行。我国成人 NAFLD 患病率从 1995 年的 3.9% 上升至 2002 年的 14.0%、2005 年的 17.3%，以及 2015 年的 43.7%。基于 2008 至 2018 年 392 项共 2 054 554 人的流行病学调查数据荟萃分析显示，我国 NAFLD 患病率现已高达 29.2%，NAFLD 已成为我国第一大慢性肝病，在慢性肝病病因构成比中占 50%。然而，我国 NAFLD 的诊断率和就诊率仍较低，NAFLD 的危害尚未得到公众和医务人员的足够重视。

研究显示，NAFLD 具有 MS 几乎所有的特征，肥胖、2 型糖尿病和高脂血症患者 NAFLD 患病率分别为 60%～90%、28%～70% 和 27%～92%，因此倾向于认为 NAFLD 系 MS 的组分之一，或是 MS 在肝脏的表现。已有研究发现，NAFLD 存在系统性内皮功能不全，可促进动脉硬化的早期形成并加快其进展。NAFLD 患者在出现肝脏脂肪变性的同时，可能携带一种或者多种代谢风险因子。多项前瞻性研究表明，NAFLD 可预测 MS、2 型糖尿病和心血管疾病的发生。已有的证据显示，NAFLD 或 NASH 与 2 型糖尿病之间具有双向互动关系，2 型糖尿病和肥胖均为 NAFLD 的独立风险因子，而减轻 IR 则与 NASH 组织学的改善和肝纤维化的消退相关。另一方面，肝脏脂肪的积累也与胰岛素敏感性下降相关，

在 NASH 患者中，胰岛素敏感性减低可能预示肝纤维化的产生。肝脏中特定脂类的积累，会损害肝脏的胰岛素信号传导，导致肝脏葡萄糖输出的病理性升高。同时，转氨酶的升高与未来 2 型糖尿病患病风险增加相关。因此，越来越多的学者认为，30 多年前提出的 NAFLD 命名已不能适应当今临床医学对该病的认识，建议将与代谢功能障碍密切相关的 NAFLD 命名为 MAFLD，简称"代谢性肝病"，用于描述比 NAFLD 更为广泛的脂肪肝病群体。2020 年初，由 22 个国家 30 位专家组成的国际专家小组发布的有关 MAFLD 新定义的国际专家共识声明问世，这一概念上的转变将直接影响临床决策，采纳更为全面的治疗代谢性疾病的策略可能为 NAFLD 患者带来更好的治疗效果。所以一旦确诊 NAFLD，应全面评估患者代谢状况，及时发现糖脂等代谢异常，并对动脉粥样硬化和心血管风险进行评估。在干预和治疗方面，需要考虑改善 IR 的策略，同时必须考虑与 MS 相关的心血管病变是否获益。

如前所述，目前全球约有四分之一的人口可能患有 NAFLD。NAFLD 给患者和社会带来巨大的疾病负担和经济影响，欧盟四国（法国、德国、英国、意大利）每年由 NAFLD 导致的直接医疗费用高达 350 亿欧元，美国则超过 1000 亿美元。鉴于 NAFLD 对公共健康造成的严重危害，国内外的 NAFLD 防治指南均指出 NAF LD 已成为本世纪愈来愈严重的慢性肝病，因此 NAFLD 发病机制和防治方法的研究已成为当今基础医学和临床医学关注的热点。NAFLD 的发病受多种因素影响，包括遗传和环境两个方面，但具体机制迄今未明，NAFL 如何进展为 NASH 甚至肝硬化的机制亦未阐明。

2. 脂毒性在非酒精性脂肪性肝病发病机制中的作用　NAFLD 目前被认为是肥胖和 MS 在肝脏的表现，体重增加和肥胖是影响脂肪肝发生发展的主要危险因素。有证据显示脂毒性与 NAFLD 的形成密切相关，脂毒性肝损伤是 NAFLD 病理生理异常的关键事件已经成为共识。其机制可能涉及基因调控和内外环境因素的改变。两项队列研究和一项包括不同种族的社区研究显示，在调整了年龄、性别、种族和 BMI 的差异之后，NAFLD 的遗传倾向仍可达 35%～40%。另有两项基于人口学的独立的全基因组关联研究和三项较小的队列研究发现编码脂肪营养蛋白的 Patatin 样磷脂酶 3（patatin-like phospholipase

3，*PNPLA3*）基因的错义变体 *rs738409* 与不同种族的肝脏脂肪变性强烈相关，且独立于肥胖和糖尿病状态等危险因素之外。PNPLA3 可能作为一把遗传钥匙决定了肝脏 TG 的蓄积。脂肪营养蛋白（adiponutrin）是一种表达于肝脏细胞和脂肪细胞表面的具有磷脂酶、甘油三酯脂肪酶和甘油酯转酰酶活性的跨膜蛋白，虽然大部分生物学意义仍然未知，但已发现其可受脂肪细胞分化的诱导，对禁食和过氧化物酶体增殖物激活受体 γ（peroxisome proliferator activated receptor γ，PPARγ）的激活起反应，胰岛素和肿瘤坏死因子 α（tumor necrosis factor α，TNFα）可下调其表达。脂肪营养蛋白基因及其与其他基因的相关性研究将有助于脂肪变性、脂肪性肝炎和纤维化的个体风险的预测，并有利于相应的基因治疗策略的制定。另有文献报道，NAFLD 模型小鼠肝组织与脂质代谢相关基因显著上调，可能是 NAFLD 的发生发展的重要基础或遗传背景。

目前，IR 与肝脏糖脂代谢异常在 NAFLD 发生发展中的地位备受关注。临床上 NAFLD 患者常伴随其他 MS 组分，如肥胖、糖尿病、脂质代谢异常、高血压、痛风等。多种致病因素可以导致肝内 TG 沉积，包括：①高脂血症以及外周脂肪组织动员增加，脂肪酸入肝增多；②线粒体功能障碍，脂肪酸在肝脏线粒体内氧化磷酸化 / β 氧化减少，转化为 TG 增多；③肝脏合成脂肪酸和 TG 能力增强；④ VLDL 合成和分泌不足，导致肝脏外输 TG 减少等。迄今对 NAFLD 发病比较公认的机制是 Day 和 James 于 1998 年提出的"二次打击"学说。该学说认为胰岛素抵抗引起肝脏细胞内 TG 的合成与转运功能紊乱，导致脂肪沉积，成为 NAFLD 发病中的第一次打击，产生 NAFL。在此基础上发生的氧化应激及脂质过氧化，触发了一系列的细胞毒事件，包括微粒体和线粒体功能受损、肝细胞凋亡和星状细胞激活等，构成第二次打击，导致肝脏发生炎性反应及损伤，形成 NASH，进而发展为肝纤维化等。然而，NAFLD 发病机制还与其他相关因子和代谢模式的变化有关，这些因素的协同作用共同促进了 NAFLD 的发生和发展。迄今对脂毒性在 NAFLD 发病机制中所起作用的认识主要集中在以下几个方面。其一，饮食或基因的改变，引起肝脏脂质积累，诱导肝脏 IR 的发生，加速脂肪变性过程。当肝内脂质蓄积速度大于其代谢速度时，过度积累的 TG 会形成脂滴并引发炎症，进而促使肝脏产生 NAFLD、坏死性炎症和纤维化、肝硬化和肝癌等。其二，脂肪组织功能异常和炎症以及糖尿病等代谢性疾病可引起高胰岛素血症，增强肝脏对长链脂肪酸的摄取，诱发 IR，引发 NAFLD 的发生和发展。其三，肠道菌群失调导致肠道吸收多种细菌代谢产物如短链脂肪酸、脂多糖、内毒素等，促发肝脏脂肪性病变。下面就与本章相关的一些研究进展予以介绍。

（1）胰岛素抵抗与肝脏脂毒性：肝细胞脂肪变是 NAFLD 的标志之一，富余的脂肪沉积是 NAFLD 形成和发展的先决条件。肝脏脂滴主要由 TG 组成，来源于不同的非酯化脂肪酸（non-esterified fatty acid，NEFA）。正常人在禁食状态下，肝脏摄取的脂肪酸绝大部分源自储存于脂肪细胞的脂肪分解，而对于 NAFLD 患者而言，内脏脂肪分解的脂肪酸输送至肝脏虽也是肝脏脂肪沉积的主要来源，但仅占约 60%，而肝细胞自身从头脂肪合成（de novo fat synthesis，DNL）所产生的 TG 可达肝脏脂肪沉积的 25%～30%，饮食摄取仅占肝脏脂肪沉积来源的 10%～15%。"二次打击"学说指出，IR 在影响肝脏脂质沉积中发挥了重要且复杂的作用，有资料显示 IR 的严重程度与 NAFLD 的病情进展及预后相关。IR 可减弱和（或）破坏胰岛素对脂肪代谢的调节作用，增加脂质分解，导致循环中脂肪酸增多，而肝细胞对脂肪酸的高摄入可使线粒体氧化超载，加重肝细胞内脂肪酸的储积。同时，增多的脂肪酸也可直接经门静脉进入肝脏，造成肝细胞内脂肪酸蓄积。当存在高胰岛素血症时，糖降解增加也可增加脂肪酸的合成，使 TG 储积增加而聚集在肝细胞中。然而，IR 与脂质在肝脏代谢与储积的关联机制尚未阐明。有研究表明，肝脏脂质堆积是外周组织先行产生 IR 造成的结果，在骨骼肌中 IR 会影响大部分葡萄糖的吸收（80%～90%），而在脂肪组织中，IR 将会使胰岛素抗脂解作用受损及 NEFA 释放增加。而这些结果使进入肝脏的脂质增加，为肝脏脂质的进一步代谢造成负担。当 TG 的合成超过其输出时，便会在肝脏蓄积而存储于肝脏，引发肝细胞膜结构和功能异常，肝细胞表面胰岛素受体数目减少并出现受体缺陷，造成肝细胞对胰岛素的敏感性和反应性降低。有研究显示，对非糖尿病患者进行肝脏胰岛素敏感性及全身胰岛素清除率测定，结果发现肝脏脂质含量与胰岛素清除及肝胰岛素敏感性明显相关。

如此，IR 加重肝细胞脂质沉积，而肝脂质储积增加反过来进一步加重 IR，造成恶性循环，进而发展为肝脏脂肪变性，产生 NAFLD。研究还表明，NAFLD 患者肝脏的脂质沉积尚可诱发脂性凋亡，这是 NASH 的形态学和病理学标志。越来越多的证据表明，脂肪酸在肝脏的代谢异常可诱导产生内质网应激，进而导致内质网应激相关的 C-Jun 氨基端激酶（JNK）和 CCAAT/ 增强子结合蛋白同源蛋白（CHOP）激活，通过增强 Bcl-2 家族成员中的促凋亡蛋白 PUMA 和 Bim 的表达和功能活性而促进肝细胞凋亡。Bim 和 Puma 可能是调节脂性凋亡的关键因素，已有实验发现经饱和游离脂肪酸（saturated free fatty acid，SFA）处理的肝细胞中 Bim 和 Puma 的表达均增加。简而言之，久坐的生活方式、高脂肪饮食、肥胖和 IR 等引发肝脏脂质蓄积，此为第一次打击；脂质蓄积导致肝脏对细胞毒事件敏感并激活炎症级联反应和纤维化，此为第二次打击（图 8-12）。

前文已述及，NAFLD 具有 MS 的显著特征，往往与肥胖、2 型糖尿病、高脂血症等相伴相生，近期的研究尚显示 NAFLD 与慢性肾脏病亦共享一些心血管事件风险因素，且拥有共同的致病机制和相互作用，究其原因，在一定程度上均与 IR 有关，即拥有共同的发病土壤。

有报道显示，NASH 患者肝脏 FC 升高，并且与固醇调控元件结合蛋白 2（SREBP-2）和类固醇激素合成急性调节蛋白（StAR）的表达增加相对应。SREBP-2 是 HMG-CoA 还原酶调节胆固醇合成中具有重要作用的转录因子，StAR 是一种线粒体胆固醇转运多肽，与 NAFL 相比，两者在 NASH 病人中均出现过表达，这些发现提示线粒体 FC 水平异常可能具有促进 NAFL 进展至 NASH 的作用。尚有研究显示，大量增加的 TG 可以 VLDL 的形式诱导胆固醇酯转移蛋白（CETP）的活性。CETP 可将来自于 HDL 的胆固醇酯传递至富含甘油三酯脂蛋白（TRLS）和 LDL 中，并将 TG 从 TRLS 转移至 LDL 和 HDL。CETP 引领一种潜在的间接途径，HDL 中的胆固醇酯可藉此路径被输送到肝脏，并且可能导致肝脂肪变性。此外，脂代谢异常时过多入肝的脂肪酸不仅可刺激肝糖原异生和 TG 的合成，也损害了肝脏对胰岛素的摄取。有学者认为肝内 TG 增加的基本机制是：①促进与 DNL 相关的固醇调控元件结合蛋白 -1C（SREBP-1c）表达增加；② PPAR 表达降低；③微粒体 TG 转移蛋白表达增强使 TG 的利用增加；④拮抗胰岛素对 Apo-B 分泌的直接抑制作用增强。IR 尚可通过下调 LDL 受体表达和活性而减少 LDL 的分解代谢。

（2）氧化应激与肝脏脂毒性：研究表明，NAFLD 患者氧化应激和脂质过氧化水平升高。氧化应激是

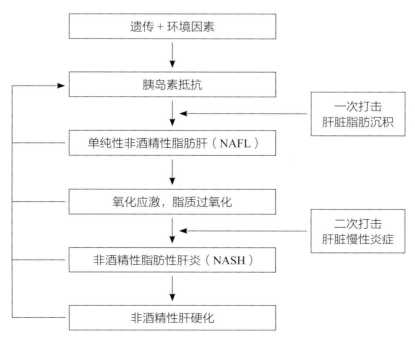

▲ 图 8-12 非酒精性脂肪肝二次打击学说

游离原子团产生与清除失衡的一种状态，从而导致氧化产物的聚集。肝脏脂质的沉积给肝细胞对脂质的代谢造成严重负担，进一步产生大量的超氧阴离子和活性氧类（reactive oxygen species，ROS），引发肝脏脂质过氧化及氧化应激。沉积在肝细胞中的脂肪酸可能是氧化应激和脂质过氧化的根本原因。肝脏脂肪变与肝脏慢性炎性反应紧密相关，可以通过激活 Ikkβ/NFκB 信号通路产生作用。在高脂饲料喂养诱导的小鼠脂肪肝模型中，核因子 κB（nuclear factor kappa B，NFκB）活性的升高与肝细胞内一系列炎性因子如 TNFα、白细胞介素（简称白介素，interleukin）-6（IL-6）、白介素 1β（IL-1β）的增加有关。此外，Ikkβ/NFκB 信号通路还可直接被蓄积的脂肪酸激活，进而加重炎性反应，并引起肝细胞功能下降，甚至肝脏坏死。

脂肪酸的代谢主要发生在肝细胞线粒体内，其次也会在过氧化物酶体和微粒体内进行。正常生理状态下，线粒体通过 β 氧化分解脂肪酸，而在肝细胞发生肝脏脂肪变后，产生的 IR 及慢性炎性反应会导致肝细胞线粒体功能受损、结构改变。一些证据显示，NAFLD 肝细胞线粒体的功能受损是引起 NAFL 向 NASH 进展的关键环节。研究表明，SFA 诱导的 JNK 依赖性肝细胞脂性凋亡乃通过激活促凋亡蛋白 Bim 和 Bax 触发线粒体凋亡途径。已知线粒体是 NAFLD 中最重要的 ROS 来源。FFA 的负荷过载可增强脂肪酸氧化（FAO），导致 ROS 产生增加。ROS 则可通过靶向多不饱和脂肪酸启动脂质过氧化，形成高活性醛，诸如 4-羟基-2-壬烯醛（4-HNE）和丙二醛（MDA）等产物。重要的是，这些反应性化合物的半衰期比自由基长，并且可以扩散到细胞外空间促进组织损害。肝细胞的线粒体受损必然导致肝脏处理脂质分子的功能障碍。在脂肪酸 β 氧化的过程中，部分电子可与呼吸链上的半醌自由基反应形成超氧阴离子和其他 ROS，但细胞内的抗氧化剂可以清除之，以避免产生氧化应激和脂质过氧化。另一方面，当发生脂质过氧化和线粒体呼吸链受损时，线粒体也是过多 ROS 攻击的主要靶点。这一过程与细胞器内谷胱甘肽（GSH）含量的降低、细胞色素 P_{450} 2E1（CYP2E1）的表达增加以及线粒体呼吸链的电子外溢增强密切相关。随着 ROS 对线粒体呼吸链和线粒体 DNA 的关键成分的破坏，这类损害持续发生，并形成恶性循环，由此产生的大量 ROS 可直

接或间接的攻击线粒体膜通透性转变孔道的开关导致细胞坏死与凋亡。此外，ROS 尚可氧化不饱和脂质分子导致脂质过氧化，影响线粒体内的各种成分，包括脂质和线粒体 DNA、氧化碳酸化蛋白等，导致线粒体损伤。有实验证明氧化应激对肝脏线粒体呼吸链的损伤可引起线粒体膜电位的降低和线粒体膜脆性增加、流动性降低，引起 Ca^{2+} 内流增加。Ca^{2+} 聚集在线粒体中可干扰线粒体氧化磷酸化，影响 Ca^{2+} 依赖的 ATP 酶活性，使细胞因缺乏能量而损伤。作为维持细胞氧化还原状态的主要物质 GSH，其可直接通过提供 H^+ 拮抗氧自由基毒性，清除体内的超氧离子及其他自由基，当肝线粒体受损时，GSH 被耗竭，肝细胞迅速发生死亡。因此，肝脏脂质沉积过多，不仅与 IR 之间互相影响，还会与氧化应激、脂质过氧化发生相互作用，造成肝细胞线粒体功能损伤，而线粒体的损伤又可进一步诱导氧应激，形成又一种恶性循环，进而导致线粒体肿胀、破裂，最终使细胞坏死。

ROS 产生的另一个场所是微粒体，研究证实 FFA 是肝细胞微粒体 CYP_{450} 的主要成分之一 CYP_{450}-2E1（CYP2E1）的诱导剂。CYP2E1 广泛分布全身各组织，但主要表达于肝细胞，其可介导多种化合物所致的肝细胞损伤效应，研究发现 CYP2E1 在肝细胞微粒体产生 ROS 和脂质过氧化物的过程中起促进作用。FC 在微粒体内尚可被氧化成二羟基脂肪酸，进而经过氧化物酶作用降解为短链酰基辅酶 A 和酰基辅酶 A。后者是酰基辅酶 A 氧化酶等肝细胞脂肪酸氧化酶的配体之一，具有调控基因诱导的作用，可能通过增加肝细胞对 TNFα 等炎症因子的易感性参与 NAFLD 形成的"二次打击"过程。此外，研究显示细胞色素酶 CYP4A11 也可调节脂肪酸代谢，进而促进 ROS 的产生并加速 NAFLD 的进展。在氧化应激的整个反应过程中，还包括其他细胞的活动，如 I 型胶原和 IV 型胶原细胞的沉积，这些活动可导致肝脏的纤维化，这也是为什么 NAFLD 会进展为肝纤维化的原因之一。

大量研究表明，暴露于 SFA 可促进内质网（ER）应激，且主要发生在肝细胞。虽然没有一个明确的机制解释 SFA 如何诱导 ER 应激，但越来越多的证据表明 Jun N-末端激酶 1/2（JNK1/2）和核糖体蛋白 S6 激酶（S6K）1 通路无疑参与了这个过程。值得注意的是，FFA 诱导的 ER 应激信号也可调节与

NAFLD 进展相关的肝脏 IR。FFA 诱导的 ER 和氧化应激尚可激活多种信号通路，包括 CHOP 和 JNK 依赖的促凋亡 BH3-only 蛋白（主要是 Bim 和 PUMA）上调，导致 Bax 激活进入凋亡途径。因此，抑制促凋亡信号可作为一种 NAFLD 的治疗策略。

（3）与 NAFLD 相关的细胞因子：一些细胞因子参与了 NAFLD 发病有关的"二次打击"机制，这些细胞因子主要包括 TNFα、瘦素、脂联素、白介素、内毒素、甘油二酯－氨基酰转移酶 2、激活素 A、抵抗素及骨钙素等，现择其要做一介绍。

① TNFα：主要由巨噬细胞分泌，脂肪细胞和肝细胞也可产生此因子。TNFα 通过作用于胰岛素信号传导系统，降低机体的胰岛素敏感性，导致脂质代谢异常。TNFα 尚可通过影响线粒体内活性氧的释放、电子转运系统的功能等促进 NAFLD 的发病。有证据表明，FC 的积聚能增强肝细胞对 TNFα 和 Fas 凋亡途径激活的敏感性，从而导致细胞凋亡，这一过程可促进肝脏脂肪变性至 NASH 的进程。

② 瘦素（Leptin）：Leptin 主要由脂肪细胞产生，系一种细胞激素，通过作用于中枢神经系统来调节食欲和脂代谢。Leptin 可通过作用于肝脏库普弗细胞（也即枯否细胞，kupffer cell，KC）诱导转化生长因子 β（transforming growth factor beta，TGF-β）和结缔组织生长因子（connective tissue growth factor，CTGF）在肝星状细胞（hepatic stellate cell，HSC）中的产生，在 NAFLD 的进程中起到重要的调节作用，并可直接促进肝脏纤维化。此外，Leptin 的脱磷酸作用可使胰岛素受体的底物失活，诱导肝脏及外周产生 IR。

③ 脂联素（adiponectin，ADP）：ADP 是一种调节葡萄糖、脂质代谢和炎症反应的细胞因子，脂质沉积会促进其产生。ADP 不仅影响胰岛素抵抗的形成，在 NAFLD 的"第二次打击"中也有着重要作用。ADP 在促进脂肪酸的氧化和降低其合成方面具有关键作用。研究显示，低水平的 ADP 可导致脂肪酸的 β 氧化减少，并增强脂肪酸生成 TG 的再脂化作用，促发肝细胞的脂肪变性，提示 ADP 水平降低可作为 NAFLD 的指标之一。此外，当肝脏中的 ADP 受体受到刺激时，尚可引起 PPARα 和 AMPK 的活化，增加脂肪酸的 β 氧化并降低肝脏中 TG 的含量，改善肝细胞的 IR 状况。ADP 还可通过抑制 TNFα 在肝脏中的生成而达到抗炎症反应的作用。反之，TNFα 和活性氧产物的增多会使 ADP 的分泌减少。

④ 白介素：IL-6 主要由脂肪细胞释放，为 C 反应蛋白的诱导物，已知 C 反应蛋白是人体出现炎症反应时的一种标志性蛋白。IL-6 可通过上调肝脏中细胞因子信号 3（SOCS3）的抑制基因，引起肝脏的 IR。此外，IL-11 对于 NASH 的纤维化也具有重要影响，肝细胞高度表达 IL-11 同源 α 受体（IL-11Rα）并分泌 IL-11 以对脂质负荷做出反应。肝细胞自分泌所产生的活化 IL-11 可通过 NADPH 氧化酶 4（NOX4）衍生的 ROS 导致肝细胞死亡，并可激活细胞外调节蛋白激酶（extracellular regulated protein kinases，ERK）、JNK 和 caspase-3 损害线粒体功能并减少脂肪酸氧化，而旁分泌活化的 IL-11 则可刺激 HSCs 并导致纤维化。研究显示，IL-11 尚可调节肝细胞代谢并可能参与了 NAFL 到 NASH 转变的机制。

⑤ 内毒素（Endotoxin）：内毒素可促进胰岛素抵抗和炎症反应。研究显示 NAFLD 患者内毒素的水平显著升高。动物实验表明，内毒素之一的脂多糖（LPS）可明显提高小鼠肝细胞内 TG 的含量，并引起脂质的沉积。在注射了脂多糖的小鼠体内，肝脏固醇调控元件结合蛋白 –1C（SREBP-1c）、游离脂肪酸合成酶（FAS）和乙酰辅酶 A 羧化酶（ACC）均显著上升，共同参与了 NAFLD 的形成。

⑥ 其他细胞因子：在 NAFLD 的形成中尚有与 IR 相关的其他细胞因子参与。动物研究表明，肝脏中过度表达的甘油二酯 – 氨基酰转移酶 2（DGAT2）可引起肝脏的 IR。激活素 A（Activin A）系转化生长因子（TGF）家族中的一员，由多种组织细胞分泌，证据显示其与肝脏功能的紊乱和损伤有着密切的联系，可能参与 NAFLD 的发病。抵抗素（Resistin）是一种具有促进炎症反应的细胞因子，与胰岛素作用受损有关。内脏脂肪素，即内脂素（Visfatin）具有类似胰岛素分子的作用，可引起肝脏的炎症反应，并可通过诱导 IL-6 的产生，调控脂肪细胞中内脂素的基因表达，促进炎症反应，这在一定程度上有助于解释 NAFL 向 NASH 进展的部分原因。骨钙素（Osteocalcin）与胰岛素的敏感性存在一定的关联，可导致肝脏脂质成分的改变。脂肪氧合酶 –5（Lipoxidase-5）具有潜在的促进炎症反应的作用，在肝脏的炎症反应中可能起重要作用。

另有学者报道，Toll 样受体（toll-like receptor，TLR）可能参与 NAFLD 的发病机制。TLR 为单个的跨膜非催化性蛋白质,人类 TLR 家族成员已确认的至少有 10 个(TLR1-10)。TLR 是参与非特异性免疫的一类重要蛋白质分子,也是连接非特异性免疫和特异性免疫的桥梁。有研究发现 SFA 和脂多糖(LPS)可通过激活 TLR4,从而触发下游的信号传导级联,导致 NF-κB 途径活化,上调促炎症因子,诱发脂肪性肝炎。

(4) 与 NAFLD 相关的免疫细胞:肝脏是人体重要的免疫器官,血清中的 FFA、脂肪组织诱导产生的细胞因子及内脏产生的内毒素都会影响肝脏内的免疫细胞,并且不同种类的免疫细胞之间也会相互影响,导致脂肪肝患者肝功能的异常。KC 是肝脏内的巨噬细胞,具有多种功能,包括吞噬、抗原递呈与加工等。细胞因子、反应性氧产物和一氧化氮对库普弗细胞的功能和分化具有重要影响。活化的 KCs 亦会诱导产生活性氧,在 NAFLD 的发病中起重要作用。有研究指出,由 KC 介导的免疫反应或许会是 NAFLD 发病过程中造成肝损害的基础。大量的脂质堆积,使 KC 长期暴露于"抗原"下,引起持续的炎症反应。另外,有研究显示由 T 细胞产生的促炎因子的增多与抗炎因子的不足可以影响脂肪肝的形成;活化的自然杀伤 T 细胞则可直接诱导肝脏细胞的损伤。研究发现脂多糖对正常大、小鼠肝脏的损害受 TNFα 的调节,而 TNFα 主要来自肝脏的 KCs。一些能增加 TNFα 活性的因子如 IL-12 和 IL-18、干扰素等,通常可加重肝脏损害,而抑制 TNFα 活性的因子如 IL-10,则具有保护作用。另有研究显示,LPS 对肝脏的损害并非使 TNFα 的活性增加,而是使肝脏对 TNFα 的敏感性增加。研究尚发现,TNFα 及其受体 p55 在 NAFLD 中的表达与病变的严重程度呈正相关,而且 TNFα 尚可诱导肝细胞线粒体解链蛋白基因的表达,后者可抑制线粒体内三磷酸腺苷的生成,导致细胞坏死。

(5) 与 NAFLD 相关的其他脂代谢因素:NAFLD 的特点是不同脂质种类的积累,包括 TG、甘油二酯(diacylglycerol,DAG)、神经酰胺(ceramide)、FC 和 FFA 等,同时常伴有脂代谢异常,但后者与 NAFLD 之间的因果关系尚未明确。有研究表明,脂代谢异常的患者约 50% 伴有脂肪肝。严重的高 TG 血症和混合性高脂血症的患者脂肪肝的发病率较正常人高 5~6 倍。肝脏摄取脂肪酸后使之转变成 TG,后者再与特异的载脂蛋白结合生成 VLDL。ApoB-100 在肝细胞的脂质排泄过程中起限速作用,因此,ApoB-10 合成减少在 NAFLD 的发生发展过程中可能也有重要作用,可导致 TG 排泄障碍而蓄积于肝内。在 NAFL 的形成过程中,果糖在肝细胞内的代谢会促进肝内脂质的重新合成,并抑制长链脂肪酸在线粒体内的 β 氧化,使 TG 合成增加,引起脂肪变性,导致 IR 和高血糖症。在 NASH 的发展进程中,由于果糖分子结构的不稳定性,可促进蛋白质的糖转化以及活性氧的合成,进一步引起肝细胞内的氧化反应。虽然 TG 长期以来被认为是 NAFLD 中积累的主要脂质,但最近的研究表明,单独的肝内 TG 积累不足以导致 IR。提示 TG 的积累可能是一种独立于 IR 的平行现象。

FFA 介导的肝损伤取决于 FFA 亚型和脂肪酰基辅酶 A 的形成。过量的 SFA,包括棕榈酸和硬脂酸,可激活 ER 应激反应基因,如葡萄糖相关蛋白 78(GRP78)、CCAAT 增强子结合蛋白同源蛋白(CHOP)和 DNA 损伤诱导蛋白 34(或 GADD34),以及死亡受体(Fas 等),导致细胞凋亡。多不饱和脂肪酸(polyunsaturated fatty acid,PUFA)有助于从肝细胞中清除脂肪,改善胰岛素敏感性,并通过 G 蛋白偶联受体 120 抑制炎症反应和 JNK 活性,以及 ER 的应激反应。

肝 FC 增加可导致胆固醇结晶在脂滴内形成而催生 NASH 的脂肪变性肝细胞,并激活 NLRP3 炎症小体,导致产生促炎细胞因子和趋化因子。肝内 FC 积累也可增强肝 TNFα 和 Fas 诱导的线粒体损伤,并引发线粒体谷胱甘肽耗竭进而至脂肪性肝炎。研究表明,线粒体 FC 的沉积可以激活 JNK1,导致线粒体通透性转变、细胞色素 –c 释放、氧化应激和 ATP 耗竭,最终导致细胞凋亡和坏死。JNK 活化也可导致高迁移率族框 1 蛋白(HMGB1)释放,通过旁分泌激活 TLR4,进一步引致肝细胞损伤。在人类 NASH 中,肝脏表达的固醇调节元件结合蛋白 2(SREBP-2)和肝脏类固醇生成急性调节蛋白 StAR 增加,表明线粒体 FC 可能是肝脏脂毒性和 NASH 进展的重要参与者。

脂肪氧化酶(LOX)及其脂质中间体也可能涉及 NASH 的发病机制,有报道显示抑制 LOX 可下调参与肝脏脂肪酸摄取的基因并恢复肝微粒体 TG 转移蛋白的活性。近年的文献尚提出,肥胖患者肝细胞质脂质中的 DAG 含量是 IR 的最佳预测指标,与肝脏蛋白激酶 C（PKC）的亚型 PKCε 的激活密切相关。肝脏 DAG 浓度的降低，可使肝脏免受胰岛素抵抗损害。

另有报道 NASH 患者肝内溶血磷脂酰胆碱（LPC）水平升高，LPC 可通过激活 JNK 和 c-Jun 磷酸化，并增加由 p53 上调的细胞凋亡调节剂，进而导致半胱天冬酶依赖性细胞死亡。它还可以通过介导 CHOP 和真核起始因子 2（eIF2）的磷酸化而诱导 ER 应激反应。但 LPC 诱导的脂毒性机制与 SFA 介导的脂毒性机制没有区别，提示 FFA 诱导的细胞损伤的下游效应子可能是通过 LPC 的生成所介导。LPC 还可诱导来自受损肝细胞的炎症性细胞外囊泡（EVs），也即外泌体的释放，这些肝细胞来源的 EVs 含有 TNFα 相关的凋亡诱导配体（或 TRAIL），能激活巨噬细胞导致炎症细胞因子的释放并促进 NASH 进展。EVs 作为连接脂毒性和细胞间通讯的介质可能具有重要的作用，这一点似已成为大多数学者的共识，目前认为 EVs 可能充当转移肝脏微环境靶向细胞损伤的相关分子模式并促进 NASH 进展。进一步研究 EVs 在脂毒性细胞损伤中的释放机制和调节 NASH 发病机制中的其他功能将是有益的。

(6) 其他相关因素

① 脂肪酸转位酶 CD36 在肝脂毒性中的作用：CD36 是参与长链 FFA 运输和 TG 储存的主要受体，研究发现 CD36 在肝脏的代谢活动中起着至关重要的作用，参与 FFA 摄取、TG 的储存、分泌和运输等。CD36 在脂质代谢中的作用是作为氧化的 LDL 的巨噬细胞受体和长链 FFA 的脂肪细胞受体或转运蛋白。CD36 不仅充当 FFA 转运蛋白，还调节 FFA 的氧化、脂质合成、VLDL 分泌、炎症和肝细胞自噬。在肝细胞中敲除 CD36 可通过 AMPK 依赖性机制增加自噬并有助于抵消脂质积累，这表明 CD36 是自噬的负调节剂。

在生理条件下，CD36 在肝细胞中的表达很弱，但在肝脏脂质超负荷或激活核受体时可呈现高表达。一方面，CD36 表达伴随着肝脏 TG 含量的增加而增强；另一方面，由于 CD36 基因包含一个过氧化物酶体增殖物反应元件，它的转录表达可以被 PPARs 修饰，因此，它在脂质稳态方面具有独特的作用。事实上，PPARα 和 PPARγ 以组织特异性方式调节这种 FFA 转运蛋白。敲除 CD36 可抑制肝脏 X 受体（Liver X receptor，LXR）激动剂对肝脂质积累的影响，表明这种脂肪酸转位酶对经由核受体介导的肝脂肪变性至关重要。同样，已经证明胰岛素以 PPARγ 依赖的模式诱导肝细胞 CD36 表达。多项临床研究表明，NAFLD 患者与肝脏组织学正常的受试者相比，肝脏 CD36 表达较高。

业已证实，过量的 FFA 流入肝细胞是最早引发脂毒性的事件，目前认为 CD36 在这一过程中起关键作用。CD36 不仅在肝实质细胞，而且在肝脏的非实质细胞（non-parenchymal cell，NPC），包括 KC 和 HSC 以及肝窦内皮细胞（LSEC）中均可促进 FFA 的吸收和利用增强。体外研究和 NAFLD 动物模型都提供了令人信服的实验证据，CD36 驱动了肝脂肪变性发生并可促其进展为 NASH。众所周知，NF-κB 是参与炎症过程的关键调节因子，研究显示 NF-κB 的 RNA 表达可能受 CD36 的操纵。临床研究也发现 NAFLD 患者肝脏 CD36 含量显著增加，因此，有必要进一步加强 CD36 在人类 NAFLD 发病机制中的研究。

② 神经酰胺诱导肝细胞损伤的机制：研究显示，神经酰胺可通过激活蛋白激酶 C（PKC）、IKK 和 JNK 导致 IR。促炎信号也可以通过激活水解途径中的鞘磷脂酶合成而激活神经酰胺。一旦神经酰胺被激活，就会触发下游的炎症级联反应，通过与 TNFα 介导的恶性循环相互作用，协同增强肝细胞损伤和 NASH 进展。已经发现，神经酰胺水平的降低伴随着胰岛素敏感性的改善。

神经酰胺参与 NAFLD 发病机制的关键步骤包括损害胰岛素的敏感性和线粒体功能，从而导致代谢异常、ER 的钙稳态失衡和细胞死亡。业已证实 NAFLD 患者肝脏神经酰胺水平升高与肝病的严重程度有关。据报道肥胖者减轻体重可以减少脂肪变性和肝细胞损伤并显著改变神经酰胺相关基因在肝脏中的表达。

③ 自噬在肝脂毒性中的作用：自噬是一种分解代谢过程，通过溶酶体途径降解细胞内的细胞器以维持营养缺乏期间的能量稳态或消除不需要的细胞成分。近年的研究表明，自噬失调与 NAFLD 发病机制有关。自噬流的快速激活是一种对抗细胞死亡的保护性反应。肝细胞长时间暴露于 FFA 可引发激活的转换并抑制自噬流，进而诱导自噬体的积累和细胞死亡。研究表明，饱和及不饱和 FFA 之间的脂毒性差异可能至少部分源自于它们调节自噬机制能力

的差异，自噬缺陷可促进肝脂肪变性。已知，自噬具有保护肝细胞拮抗脂毒性而维持生存的功能，因此旨在恢复自噬功能的治疗策略可能有助于预防或减缓 NAFLD 的进展。

④脂性细胞凋亡在肝脂毒性中的作用：脂性细胞凋亡是 NAFLD 与脂毒性结局的相关终点，继发于肝细胞中的大量脂质沉积。脂肪细胞凋亡的程度与炎症程度和纤维化阶段有关，这可能是一种区分 NASH 与良性脂肪变性的细胞机制。硬脂酰 CoA 去饱和酶 –1（SCD-1）在将 SFA 转化为单不饱和 FFA 的过程中发挥着重要作用，SCD-1 过表达可拮抗脂性细胞凋亡，SCD1 的基因缺失则可加重肝细胞凋亡和肝脏损害。

⑤肝细胞群之间的相互作用与脂毒性炎症的关系：脂毒性期间受损的肝细胞可释放细胞因子、趋化因子、EV 和其他细胞内分子，后者可激活肝脏的非实质细胞，包括 KC、HSC 和 LSEC，并募集其他免疫细胞群。肝内相互作用的细胞群中不同的细胞类型通过联系脂毒性与炎症和纤维化的分泌因子，从而加速 NAFL 向 NASH 的进展。在 NASH 期间，KCs 获得促炎表型并分泌多种细胞因子和趋化因子，进一步激活单核细胞等其他免疫细胞促进肝脏炎症，脂毒性肝细胞释放的 EV 也可激活 NAFLD 背景下的巨噬细胞。在 NAFLD 病变过程中，HSC 被激活并迅速失去它们的脂滴而产生细胞外基质成分（如 α– 平滑肌肌动蛋白、结蛋白、纤连蛋白、Ⅰ型和Ⅲ型胶原蛋白）以及促纤维化细胞因子（TGFβ）。LSEC 可抑制 HSC 活化并减轻纤维化发展。然而，在存在不受控制的肝细胞脂毒性和损伤的情况下，LSECs 可能失去调节功能并迅速出现功能失调，从而导致病变。总之，NPC 对脂质负荷超载的不同反应可能有助于调控 NASH 进展到更为严重的 NAFLD 阶段。

⑥肝型 – 脂肪酸结合蛋白（liver-fatty acid binding protein，L-FABP，或 FABP）的作用：L-FABP 是一类在肝脏含量丰富的细胞内蛋白质，属于细胞内脂质结合家族的成员，具有特殊的意义，可参与脂肪酸和其他脂质配体的吸收、转运、代谢，并与核信号传递、细胞内脂解作用密切相关。FABP1 是第一个被发现的 FABP 家族成员，在肝脏、肠道和肾脏中高表达，可同时结合两个脂肪酸分子，并容纳大量的生理学配体如胆红素、脂肪酸的酰基辅酶等。除了与 CD36 发生作用之外，FABP1 尚可调节细胞中长

链脂肪酸和其他脂质配体的摄取、运输和代谢。体外研究表明，FFA 的摄取随着 FABP1 的过表达显著增加，并随着 FABP1 反义核糖核酸的表达而明显降低。FABP 基因的人类遗传变异与脂质代谢异常有关，研究表明 FFA 诱导的肝脂肪变性和肝损伤可以通过抑制 FABP1 表达获得改善。FABP1 的下调已被确定为预防肝脂肪变性和肝损伤的新机制。总体而言，与 CD36 类似，FABP1 的过表达会导致肝功能异常，包括脂代谢异常和肝脂肪变性。

⑦MicroRNA 与肝脂毒性的关系：近年的研究发现，多种 MicroRNA 与 NAFLD 患者肝细胞的 IR 和脂代谢异常密切相关，MicroRNA 可通过不同的作用靶点调节肝细胞的胰岛素敏感性以及脂肪和胆固醇的代谢。文献报道肝细胞 MiR-126 过表达可导致胰岛素受体底物 1 蛋白表达大幅度降低，而沉默 MiR-103、107 可使关键的胰岛素调节受体 – 小窝蛋白 –1 上调，MiR-21、33、122 还参与了肝细胞脂质累积的调节。NAFLD 患者血浆 MiR-122、34a 与肝纤维化程度、炎症活动程度、肝酶水平明确相关，且 MiR-34a 水平随着肝脂肪变性的程度加重而逐渐升高。研究尚显示，MiR-21 可作用于靶基因 Spry1 而激活 NLRP3 炎症小体，进而促进脂肪和糖代谢异常导致的 NAFLD 的发生发展。另有报道发现，MiR-375 在 NAFLD 患者的血清中明显上调，而脂联素受体 2（AdipoR2）的表达降低。抑制 MiR-375 可上调脂联素的表达，同时抑制脂质积累并下调瘦素和炎症细胞因子（包括 TNF-α）的水平。研究还发现 AdipoR2 是 MiR-375 的靶标，肝细胞中经由 MiR-375 抑制剂介导的 TNFα、IL-6 和 Leptin 水平的降低以及 ADP 的产生，可通过沉默 AdipoR2 而显著逆转。目前，MR-375 的作用被认为可能是 NAFLD 进展的生物标志物，MiR-375 有望成为 NAFLD 治疗的新靶点。

近年的研究尚发现，在 NAFLD 的发病机制中，网膜的脂肪组织具有一定的生物学作用。网膜脂肪组织的改变可能会导致影响炎症反应或氧化反应的因子增多，进而改变肝脏细胞周围的环境，促进 NASH 的发展。这些因子的改变或许会在 NAFLD 患者的网膜脂肪组织和肝脏组织的基因表达水平上反映出来。另有报道，NAFLD 患者网膜的脂肪组织中 PPARγ 的表达降低。同时，有临床及动物实验表明，炎症应激通过上调受 LD 受体调节的胆固醇的

流入，下调受 ATP 结合盒转运体 –A1（ABCA1）调节的胆固醇的流出，增加胆固醇在肝细胞内的聚集，这一机制在体内和体外试验中均被证实，这或许可以解释胆固醇转运控制的失常在 NAFLD 发病机制中的作用。随着对 NAFLD 认识的不断深入，人们越来越发现 NAFLA 实际上是系统性的代谢异常在肝脏的表现，其与糖尿病、肥胖等有着共同的发病土壤，即饮食中过多的营养物质，以及 IR 和慢性炎症等，促使肝脏中出现过量的脂肪堆积，引起肝细胞应激、损伤和死亡、星状细胞活化和启动修复反应，进而促发纤维形成，最终导致肝硬化，此即 NAFLD 发病机制的底物超负荷肝损伤模型。

综上所述，NAFLD 的产生是在遗传易感性的基础上，多种有害的环境因素共同作用的结果。各种致病因素之间并非相互独立、互不相关，而是互相影响、彼此关联；它们或是互为因果，或是此消彼长。可以认为，NAFLD 的发病机制一经启动，各种相关因素必然做出相应的反应，但由于 NAFLD 发病比较隐匿，缺乏特异性的症状，加之此病本身的迁延性，要完全阐明其发生和发展机制尚面临极大的挑战，需要进行更多细致而深入的研究，以便为临床防治提供合适的证据。

（二）调脂治疗与非酒精性脂肪性肝病

前已述及，NAFLD 系一种与环境因素密切相关的慢性代谢性肝病，其危险因素包括高脂肪高热量膳食结构、多坐少动的生活方式、IR、MS 及其组分（肥胖、高血压、血脂紊乱和 2 型糖尿病）等，因此，NAFLD 是一种在一定程度上通过积极干预可防可治的疾病。

1. NAFLD 防治概述　如前所述，NAFLD 目前已成为我国第一大慢性肝病和健康查体肝酶异常的首要原因。在 NAFLD 漫长的病程中，NAFL 是发生 NASH 和肝硬化的前提条件，而 NASH 为 NAFL 发生肝硬化的必经阶段。年龄＞50 岁、肥胖（特别是内脏性肥胖）、高血压、2 型糖尿病、丙氨酸氨基转移酶（ALT）增高、天门冬氨酸氨基转氨酶（AST）与 ALT 比值＞1，以及血小板计数减少等指标是 NASH 和进展性肝纤维化的危险因素。与酒精性肝炎相比，NASH 患者肝纤维化进展相对缓慢，失代偿期肝硬化和肝细胞癌通常发生于老年人。此外，在其他慢性肝病患者中，并存的 NAFL 及其基础疾病可

促进肝硬化和肝细胞癌的发生。

我国的非酒精性脂肪性肝病诊疗指南（2018 年修订版）对 NAFLD 的临床诊断和病理学诊断提出了要求。NAFLD 的诊断需要有弥漫性肝细胞脂肪变的影像学或组织学证据，并且要排除乙醇（酒精）滥用等可以导致肝脂肪变的其他病因。由于无特异性症状和体征，大部分患者系因偶然发现血清 ALT 和 GGT 增高或者影像学检查发现弥漫性脂肪肝变而疑诊为 NAFLD。NAFLD 的评估包括定量肝脂肪变和纤维化程度，判断有无代谢和心血管危险因素及并发症、有无肝脏炎症损伤及是否合并其他原因的肝病。2010 年发布的我国非酒精性脂肪性肝病诊疗指南曾提出 NAFLD 的临床诊断需符合以下 3 项条件：①无饮酒史或饮酒折合乙醇量小于 140g/ 周（女性＜70g/ 周）；②除外病毒性肝炎、药物性肝病、全胃肠外营养、肝豆状核变性、自身免疫性肝病等可导致脂肪肝的特定疾病；③肝活检组织学改变符合脂肪性肝病的病理学诊断标准。鉴于肝组织学诊断难以获得，NAFLD 工作定义为：①肝脏影像学表现符合弥漫性脂肪肝的诊断标准且无其他原因可供解释；②有代谢综合征相关组分的患者出现不明原因的血清 ALT 和（或）AST、GGT 持续增高半年以上。减肥和改善胰岛素抵抗后，异常酶谱和影像学脂肪肝改善甚至恢复正常者可明确 NAFLD 的诊断。病理学诊断应具备如下特征：肝腺泡 3 区大泡性或以大泡为主的混合性肝细胞脂肪变，伴或不伴有肝细胞气球样变、小叶内混合性炎症细胞浸润，以及窦周纤维化。

2020 年公布的有关 MAFLD 新定义的国际专家共识声明，除了提出将 NAFLD 更名为 MAFLD 外，同时提出了全面而简便的 MAFLD 诊断标准。该标准与饮酒量无关，可应用于任何临床情境。MAFLD 的诊断标准是基于肝脏脂肪积聚（肝细胞脂肪变性）的组织学（肝活检）、影像学及血液生物标志物证据，同时合并以下 3 项条件之一：超重 / 肥胖、2 型糖尿病、代谢功能障碍。规定存在至少两项代谢异常风险因素者为代谢功能障碍。专家组尚建议，取消当前有无脂肪性肝炎的二分类法则，建议根据肝脏炎症活动度和肝纤维化程度进行 MAFLD 炎症程度评估和危险分层管理。该小组还提出了 MAFLD 相关肝硬化的诊断标准，以及其他原因相关脂肪性肝病的概念框架。

既往 NAFLD 的治疗原则是基于对其发病机制的认识，主要以改善 IR、降低肝脏非酯化脂肪酸水平、改善氧化应激及内质网应激、纠正促纤维化及促炎因子与抗纤维化及抗炎因子之间的失衡为主。对 NAFLD 发病机制的深入研究及最新的认识使 NAFLD 的治疗原则发生了相应的转变，即从仅关注肝脏脂肪含量的改变转为对肝脏脂肪过量引起的全身代谢风险因素的防治。NAFLD 及其 NASH 的积极防治可有效阻止疾病的的不良进展，减少肝硬化及其相关疾病的死亡率。鉴于 NAFLD 为代谢综合征的重要组分并且大多数患者肝组织学改变处于 NAFL 阶段，治疗 NAFLD 的首要目标为减肥和改善 IR，预防和治疗 MS、2 型糖尿病及其相关并发症，从而减轻疾病负担、改善患者的生活质量并延长寿命；次要目标为减少肝脏脂肪沉积，避免因"附加打击"而导致 NASH 和急性肝功能衰竭；对于 NASH 和脂肪性肝纤维化患者还需阻止肝病进展，减少肝硬化、HCC 及其并发症的发生。

然而，NAFLD 至今缺乏标准的药物治疗方案。2017 年美国肝病研究学会非酒精性脂肪性肝病诊断和管理指南指出 NAFLD 患者的治疗包括生活方式干预、药物治疗和手术治疗（代谢手术和肝移植）三个方面。综合治疗措施涵盖健康宣传教育，改变生活方式；控制体重，减少腰围；改善 IR，纠正代谢异常；减少附加打击以免加重肝脏损害；保肝抗炎药物防治肝炎和纤维化；积极处理肝硬化的并发症等。其中，减少体重和腰围是预防和治疗 NAFLD 及其并发症最为重要的措施。有学者认为地中海饮食通过减少碳水化合物的摄入有助于控制体重，预防 NAFLD。此外，以有氧运动为主的体能锻炼亦可通过改善脂质稳态而预防和缓解 NAFLD。因此，包括临床营养师、运动康复师在内的多学科联合治疗策略对提高 NAFLD 患者参与生活方式干预的积极性并长期坚持至关重要。

在药物治疗的干预方面，主要涉及改善 IR、拮抗脂毒性和氧化应激、抑制炎症和免疫激活、减轻细胞凋亡和坏死、阻止纤维和胶原蛋白生成等。由于 NAFLD 患者的心血管疾病发病率和死亡风险较高。因此，所有 NAFLD 患者均应考虑积极纠正心血管疾病的危险因素。迄今，已有不少药物纳入了 NAFLD 治疗的选择范畴或进入研发阶段。

值得注意的是，近年来代谢手术也已成为 NAFLD 的治疗方式之一，代谢手术不仅可最大限度地减肥和长期维持理想体重，而且可以有效控制代谢异常，甚至在一定程度上逆转 2 型糖尿病和 MS。多项研究显示，减肥手术可以明显改善肥胖患者术后 1 年和 5 年肝脏脂肪变性以及气球样变程度，体重减轻 3%～5% 以上可改善肝脂肪变，而体重减轻 7%～10% 则可改善 NASH 包括肝纤维化在内的大多数病理组织学改变。因此，NAFLD 或 NASH 肥胖患者可考虑减肥手术。目前，代谢手术应用于 NAFLD 的适应证把握是临床实践的研究重点。此外，关于肝移植之应用于 NASH 的治疗，由于 NASH 相关肝硬化患者的心血管疾病患病率高，因此，无论患者是否存在明显的相关症状，在肝移植评估过程中应注意仔细鉴别心血管疾病。

2. 调脂药物在非酒精性脂肪性肝病治疗中的作用　我国迄今尚缺乏脂代谢异常或高脂血症和 NAFLD 自然史及其影响因素长期随访的队列研究资料，高脂血症和 NAFLD 的诊治既是当前基础医学和临床医学研究的热点也是难点，许多机制和问题亟待阐明。

众所周知，血脂异常和脂肪肝均为外周脂肪细胞对脂肪贮积的能力到达饱和后出现脂代谢异常的表现，只是两者并不一定平行存在。现有的研究表明，高脂血症是 NAFLD 的重要危险因素，NAFLD 也常出现血脂异常，大约 70% 的 NASH 患者合并血脂异常，合并血脂异常的 NAFLD 患者心血管疾病危险增高。因此，改善血脂异常是脂肪肝治疗的重要目标之一。此外，高 TG 和低 HDL 血症是胰岛素抵抗的特征，并通常伴随着 NAFLD 患者，有鉴于此，近年来国内外均有学者对 NAFLD 患者应用调脂药物的效果进行了研究。调脂药物治疗的目的应不仅限于对 NAFLD 患者生化和肝脏组织学的改善以及脂质代谢异常的纠正，更应强调其远期预后，即降低心脑血管事件的发生，延长生存期，提高生活质量。调脂药物在 NAFLD 治疗中的作用虽未达成共识，但近年来的临床实践已经获得了一些证据。

（1）他汀类药物：大量的动物和人类研究已经证明 NAFLD 使用他汀类药物是安全的，在不增加肝毒性风险的情况下，甚至可显著降低氨基转移酶并促进超声学异常的改善，尚可显著降低患心血管疾病和肝脏癌症的风险。因此，NAFLD 和 NASH 患者使用他汀类药物似乎是一种有价值的临床选择，亚太地区 NAFLD 诊疗指南亦认为 NAFLD 患者使用他汀类药物是安全的，但欧洲肝脏研究协会（EASL）/欧洲糖尿病研究协会（EASD）/欧洲肥胖研究协会（EASO）指南则认为他汀类药物在 NAFLD 方面的应用尚需予以进一步的评价。

他汀类药物为 HMG-CoA 还原酶抑制剂，已有证据表明，他汀类药物除可调节脂质代谢异常、有效控制高胆固醇血症及混合型高脂血症外，尚可抑制或延缓动脉硬化进程，使心血管事件、脑卒中及全因死亡率分别降低 22%、16% 及 22%。鉴于心脑血管事件是 NAFLD 预后的重要组成部分，甚至超过了 NAFLD 本身肝脏病变的进展，因此，他汀类药物在 NAFLD 中的临床应用研究越来越受到关注。此外，虽然他汀类药物治疗心血管疾病的优势通常归因于其降低胆固醇的作用，但越来越多的体外和体内的研究表明他汀类药物还具有独立的降胆固醇活性外的抗炎效果，包括免疫调节、抗氧化、抗血栓及抗菌作用。由于炎症和氧化应激参与 NAFLD 或 NASH 的发病机制，他汀类药物已被建议用于治疗 NAFLD 或 NASH 的患者。现有的一些临床研究观察了他汀类药物对 NAFLD 患者的生化学和肝脏组织学等指标的变化，荟萃分析显示此类药物有助于改善肝脏纤维化。

他汀类药物治疗的安全性一直是临床医生十分关注的问题，一项前瞻性研究显示，基线肝酶水平升高的 NAFLD 患者应用他汀类药物治疗后并没有增加相关的肝脏毒性。有学者为了评估他汀类药物对 NAFLD 肝组织学的影响，对 68 例肝酶持续异常的 NAFLD 患者进行了长达 10.3 至 16.3 年的观察，两次肝活体组织检查平均相隔 13.8 ± 1.2 年，他汀类药物患者 4 例（24%）肝纤维化进展，而未服用他汀药物组中 23 例（45%）肝纤维化进展。由于 NAFLD 或 NASH 患者的心血管病危险增高，因此这些患者应该被考虑作为他汀类药物治疗的重要目标人群。认为"他汀类药物具有肝毒性"的观点是错误的，在 NAFLD 的治疗过程中肝酶升高很难区别是 NAFLD 本身还是药物所致，一般来说他汀类药物导致的肝酶升高主要与剂量有关，而肝衰竭通常与特异性变态反应体质有关。临床实践中他汀类药物主要用于降血脂，因此对 NAFLD/NASH 合并高脂血症者的效果更好。目前常用的他汀类药物如下。

① 阿托伐他汀（atorvastatin）：阿托伐他汀治疗 NAFLD 和高脂血症的疗效及安全性已经在几项临床试验中被评估。一项研究对 22 例 NAFLD 伴高脂血症患者根据血清胆固醇水平，分别给予阿托伐他汀 10～80mg/d 治疗 6 个月，结果血清转氨酶活性和血脂水平均显著降低。另一项研究中观察了 27 例高脂血症患者，经肝脏活检证实患有 NASH，经阿托伐他汀 10mg/d 治疗 6 个月，结果发现血清转氨酶活性显著降低且肝脏的脂肪浸润减少。尚有一项报道评估肝活检证实为坏死性炎症性肝病的 NASH 患者，应用阿托伐他汀治疗后，血清 ALT 活性降低且肝脏脂肪变性程度改善，但纤维化的状态无明显变化。另有多项研究报道阿托伐他汀治疗 NAFLD 或 NASH 的结果，这些患者或同时罹患冠心病，或伴有糖基化终末产物（AGEs）升高，阿托伐他汀使用剂量 10～80mg/d，结果所有患者在血脂下降的同时，ALT 或有所下降，或恢复正常，并可改善肝脏脂肪变性的超声表现，表明阿托伐他汀能阻止或延缓肝脂肪变性及进展为 NASH，但改善肝脏组织学病变程度的作用未明。这些试验的结果表明，阿托伐他汀治疗 NAFLD 或 NASH 是安全而有效的。

② 辛伐他汀（simvastatin）：随着对他汀类药物的研究深入，辛伐他汀的抗炎、抗氧化、抑制细胞增殖、改善内皮功能、减少血栓形成等非降脂作用日益受到重视。动物研究已发现应用辛伐他汀干预后能明显减轻肝脏脂肪变性、炎症及纤维化程度。近年来，辛伐他汀治疗 NAFLD 的安全性和有效性已在一些临床研究中进行了观察。有报道辛伐他汀能降低 NAFLD 患者的血脂水平，减轻肝脏脂质沉积。一项研究报道应用 20mg 辛伐他汀治疗 NAFLD 患者 6 个月，血清 AST 和 ALT 活性及血清 LDL-胆固醇（LDL-C）的水平显著下降。另一项随机双盲、安慰剂对照试验中，应用辛伐他汀 40mg/d 治疗经活检证实为 NASH 的患者 12 个月，结果显示患者血清转氨酶的活性、脂肪肝的严重程度和肝脏炎症程度，或肝纤维化的程度虽没有显著改善，但血清 LDL 水平仍减少了 26%。亦有报道辛伐他汀能降低 NAFLD 患者的血脂水平并减轻肝脏脂质沉积。这些研究显示辛伐他汀对于 NAFLD 患者而言，是一种有效和安全的药物，没有对转氨酶活性和脂肪肝的严重程度或肝纤维化造成不利影响。

③ 普伐他汀（pravastatin）：一项应用普伐他汀 20mg/d 治疗 5 例 NASH 患者的小型研究中显示，治

疗 6 个月后血清 ALT 水平改善，再次肝活检发现肝脏炎症亦有改善，而脂肪变性和纤维化无明显变化。另一项涉及 209 例伴有高脂血症的 NAFLD 患者的多中心、随机、双盲、安慰剂对照试验，使用普伐他汀 80mg/d 治疗 36 周，结果显示血清胆固醇、LDL-C 和 TG 水平均显著降低，这些研究提示普伐他汀应用于 NAFLD 患者是安全的，但其是否可改善肝功能异常的严重程度和肝脏脂肪浸润或肝纤维化的程度尚属未知。因此，需要进一步深入研究以评估普伐他汀对 NAFLD 或 NASH 的治疗作用。

④ 其他他汀类药物：一项多中心前瞻性研究观察 87 例 NASH 患者，应用洛伐他汀（lovastatin）10mg/d 4 个月，结果血清转氨酶活性及 AST 与血小板比值指数（APRI）显著降低。另有学者使用匹伐他汀（pitavastatin）2mg/d 治疗 20 例经活检证实的 NASH 患者 12 个月，发现匹伐他汀可改善 NASH 相关代谢参数及脂肪肝的严重程度。尚有一项前瞻性研究评估 23 例伴有高脂血症的 NAFLD 患者，应用瑞舒伐他汀（rosuvastatin）10mg/d 8 个月，结果所有患者血清 ALT 和 AST 活性以血清胆固醇、TG 和 LDL-C 水平均调至正常。由于这些药物的临床证据尚少，需要更多的研究以证实其施用于 NAFLD 或 NASH 患者的安全性和有效性。

(2) 贝特类药物：贝特类药物（fibrates）也即纤维酸衍生物（fibric acid derivatives），为 PARα 激动剂，其降脂作用主要通过 PPAR α 介导，具体机制包括抑制乙酰辅酶 A 羧化酶（TG 合成酶），减少脂肪酸从脂肪组织进入肝脏合成 TG 及 VLDL；增强 LPL 活性，加速 CM 和 VLDL 的分解代谢；增加 HDL 的合成，减慢 HDL 的清除，促进胆固醇逆向转运和 LDL 的清除。临床上主要用于降低血浆 TG、VLDL，对胆固醇和 LDL-C 也有一定的降低作用，并能升高 HDL–胆固醇（HDL-C）。此类药物尚具有非调脂作用，包括抗凝血、抗血栓、抗炎等作用。动物实验证实，贝特类药物可以降低小鼠肝脏脂肪含量，改善肝脏微循环和氧利用状态。一项临床研究评估安妥明（clofibrate）治疗 16 例伴有高脂血症的 NASH 患者的疗效，应用安妥明 2g/d 治疗 12 个月，结果显示血清 ALT、AST 和谷氨酰转移酶（GGT）活性以及胆红素和胆固醇水平无明显改变。另一项涉及 23 例 NASH 患者的随机对照试验，应用吉非罗齐（gemfibrozil）600mg/d 治疗 4 周，结果发现血清 ALT、AST 和

GGT 水平显著降低，但肝脏组织学未见显著改变。尚有学者报道采用非诺贝特（fenofibrate）200mg/d 治疗 16 例经活检证实的 NAFLD 患者 48 周，结果显示非诺贝特对肝脏组织学没有不利影响，同时发现这种药物可以改善空腹血糖水平和肝功能，并且改善临床代谢综合征的症状。这些临床试验表明，非诺贝特治疗 NAFLD 或 NASH 是安全的。但是，贝特类药物是否可改善肝脏的脂肪浸润和纤维化仍有待探讨。

(3) 烟酸：烟酸（niacin）也称作尼克酸和维生素 B_3，其可在体内转变为烟酰胺腺嘌呤二核苷酸（NAD）而发挥调脂作用。降脂作用主要是通过结合脂肪细胞烟酸受体 HM74A（GPR109A，一种 Gi/Go 型 G 蛋白偶联受体），降低 cAMP 而抑制脂肪酶活性，使 TG 和 VLDL 的代谢受限，同时尚可降低胆固醇和 LDL-C，并增加血清 HDL-C 水平，然机制尚未阐明。在一项涉及 27 例肥胖伴 NAFLD 患者的随机对照试验中，观察应用 2000mg/d 缓释烟酸（Niaspan）16 周的效果，发现 Niaspan 可下调血浆 VLDL 和 TG 水平，但肝内 TG 含量无改变。作者认为 Niaspan 是一种安全制剂，可适用于 NAFLD 患者，但还需要进一步研究，以评估其治疗 NAFLD 或 NASH 的疗效和安全性。

(4) 依折麦布：依折麦布（ezetimibe）又称依泽替米贝是一种胆固醇吸收抑制剂，可降低血清胆固醇水平，并通过抑制胆固醇从肠腔吸收进入肠细胞而改善胰岛素抵抗。依折麦布的分子靶标是 Niemann-Pick C1-like 1（NPC1L1），一种类固醇转运蛋白。人类的 NPC1L1 大量表达于肝脏，可促进胆固醇在肝脏的积聚。近期的一项研究报道，应用依折麦布 10mg/d 治疗 10 例伴有血脂异常的 NASH 患者 6 个月，发现血清 AST、ALT 和 GGT 活性以及 LDL-C、高敏 C– 反应蛋白和 Ⅳ 型胶原片段 7S 水平等生物学指标明显好转。在组织学方面，通过肝活检随访，亦发现 NAFLD 的评分和脂肪变性级别显著改善。另一项研究观察 45 例经活检证实的 NAFLD 患者，给予依折麦布 10mg/d 治疗 24 个月。治疗前后 NAFLD 相关的生化指标，肝脏 CT 扫描图像和肝活检被用于评估疗效。结果发现，长期应用依折麦布治疗可改善 NAFLD 患者的代谢、生化和组织学的异常状况，作者因此认为，该药物可能是一种很有前途的治疗脂肪肝制剂。这些临床试验的结果表明，

当采用血清肝酶活性作为安全性的生物学标志时，依折麦布对 NAFLD 或 NASH 而言，均是安全的，亦可改善肝细胞脂肪变性，但对肝纤维化没有影响。

部分调脂药物治疗 NAFLD 的疗效和安全性的研究结果如表 8-1 所示。

（5）ω-3 多不饱和脂肪酸：ω-3 多不饱和脂肪酸

表 8-1　部分调脂药物治疗 NAFLD 的疗效和安全性

降脂剂	作　者	研究时间（月）	对血清肝脏酶活性的影响	对脂肪肝的影响	对纤维化的影响
阿托伐他汀	Samy 等	8	改善	改善	NS
阿托伐他汀	Kimura 等	12	改善	改善	NS
阿托伐他汀	Athyros 等	36	改善	NS	NS
阿托伐他汀	Athyros 等	12	改善	改善	NS
阿托伐他汀	Kiyici 等	6	改善	改善	NS
阿托伐他汀	Gomez-Dominguez 等	6	改善	NS	NS
阿托伐他汀	Kimura 等	12	改善	改善	改善
阿托伐他汀	Georgescu 和 Georgescu	7±1	改善	改善	NS
洛伐他汀	Mihaila 等	4	改善	改善	NS
匹伐他汀	Hyogo 等	12	部分改善	改善	NS
普伐他汀	Rallidis 等	6	改善	改善	改善
普伐他汀	Lewis 等	9	改善	NS	NS
瑞舒伐他汀	Antonopoulos 等	8	改善	NS	NS
辛伐他汀	Abel 等	6	改善	NS	NS
辛伐他汀	Nelson 等	12	部分改善	改善	改善
非诺贝特	Fernandez-Miranda 等	12	改善	NS	NS
安妥明	Laurin 等	12	改善	NS	NS
吉非罗齐	Basaranoglu 等	1	改善	NS	NS
烟酸	Fabbrini 等	4	改善	NS	NS
多不饱和脂肪酸	Tanaka 等	12	改善	改善	改善
多不饱和脂肪酸	Cappani 等	12	改善	改善	NS
多不饱和脂肪酸和橄榄油	Sofi 等	12	改善	NS	NS
多不饱和脂肪酸	Zhu 等	6	改善	改善	NS
多不饱和脂肪酸	Spadaro 等	6	改善	改善	NS
依折麦布	Park 等	24	改善	改善	NS
依折麦布	Yoneda 等	6	改善	改善	NS
依折麦布	Chan 等	4	改善	改善	NS

NAFLD. 非酒精性脂肪性肝病；NS. 无显著性差异

（ω-3 PUFA，Omega-3 PUFAs）又称 n-3 多不饱和脂肪酸（n-3 PUFA），为 PPARα 和 FFA 受体 GPR120 的天然配体，可促进胆固醇自肠道排出，抑制 HMG-CoA 还原酶活性，调节肝内脂质及脂蛋白代谢，降低血清胆固醇、TG、LDL、VLDL 水平，增加 HDL 浓度。一项开放标签的研究报道给予 42 例 NAFLD 患者 ω-3 PUFA 1g/d 治疗 12 个月，除了显著降低血清 AST、ALT 和 GGT 活性以及 TG 和空腹血糖水平外，尚显示肝脏脂肪变性的超声声像表现和血流动力学状况改善。另一项研究观察 40 例 NAFLD 患者应用 ω-3 PUFA 的疗效，作者报告治疗 6 个月后血清 ALT 活性和 TG 水平以及脂肪肝状况改善。值得注意的是尚有一项研究涉及经肝活检证实为 NASH 的患者，应用二十碳五烯酸（EPA，最主要的 ω-3 PUFA 之一）2.7g/d 治疗 12 个月，结果发现不仅血清 ALT 和 AST 活性及脂肪酸水平降低，而且肝脂肪变性和纤维化的程度以及肝脏炎症的严重程度均改善。这些临床试验的结果表明，当血清 ALT 和 AST 活性被用作生物学标记物时，ω-3 PUFA 用于治疗 NAFLD 或 NASH 是安全而有效的。这些结果还表明，ω-3 PUFA 可降低肝脂肪变性的严重程度。然而，尚需要进行随机对照试验以确定 ω-3 PUFA 用于 NAFLD 或 NASH 治疗的疗程、剂量以及合适的药物类型。

(6) 其他药物

① 抗糖尿病药物：基于 NAFLD、NASH 和 2 型糖尿病之间的互动关系，近期发表的文献指出针对 2 型糖尿病和心血管代谢风险因子的疗法可能成为治疗 NAFLD 最有效的治疗手段之一。目前，多种抗糖尿病药物已经在临床前和临床期研究中用于治疗 NAFLD 和 NASH，其中胰高血糖素样肽 1（Glucagon-like peptide-1，GLP-1）活性调节剂、钠葡萄糖协同共转运蛋白 2（sodium-glucose cotransporter2，SGLT2）抑制剂和胰岛素增敏剂噻唑烷二酮（thiazolidinedione，TZD）药物都显示出确切的疗效。

临床研究表明，利拉鲁肽（liraglutide）、艾塞那肽（exenatide）和司美格鲁肽（semaglutide）在降低肝脏脂质水平、肝脏转氨酶和炎症标志物方面都呈现出有益的干预效果。利拉鲁肽和艾塞那肽有助于降低 NASH 患者的转氨酶水平，并能改善肝脏的组织病变；利拉鲁肽尚可改善 FFA 诱导的脂毒性肝细胞损伤，并通过促进细胞自噬来改善 NAFLD

的肝脂肪变性。实验发现，利拉鲁肽可通过 SHP1/AMPK 信号通路调节脂质代谢而预防 NAFLD。司美格鲁肽在临床试验中与安慰剂相比，显著提高了 NASH 症状消除的患者比例，并且对肝纤维化无不良影响。由于 GLP1 受体在肝脏的表达水平很低，因此 GLP1 调节剂在肝脏终点方面产生的效果尚未明了，可能的机制包括对患者代谢指标整体改善的间接作用，以及减少肝脏氧化应激和内质网应激、抑制肝脏脂质合成、改善肝脏 β 氧化、增加肝脏自噬作用和抑制 KCs 活性等对肝脏的直接作用。2023 年 ADA 糖尿病诊疗指南尚推荐使用 GLP-1/GIP 双重激动剂 Tirzepatide 用于 NAFLD 治疗。GIP 即葡萄糖依赖性促胰岛素多肽，ADA 糖尿病诊疗指南指出 Tirzepatide 可显著降低肝脏脂肪含量，值得关注与进一步研究。

已有文献显示，在治疗 NAFLD 和 2 型糖尿病患者的临床试验中，多种 SGLT2 抑制剂在降低血糖的同时，可改善肝脏脂质异常，降低肝脏转氨酶水平和肝硬化程度。与 GLP1 调节剂相似，SGLT2 抑制剂能够降低体重，此与肝脏脂质水平下降密切相关。鉴于 SGLT2 并不在肝脏中表达，因此肝脏脂质水平的改善可能系由于体重降低和整体代谢指标的改善所致。

已知 PPARα 是一种转录因子，主要表达于代谢活跃的组织并调节脂肪酸氧化（FAO）。在动物和细胞模型中 PPARα 激动剂表现出逆转 FAO 缺陷和改善 NAFLD 进展的效果。随机对照试验证明，NASH 患者应用 PPARα 的调节药物可带来显著的组织学改善，包括脂肪性肝炎的改善并减轻心脏代谢的风险。PPARα 具有促进 FAO 作用，而 PPARδ 则可减少脂肪的从头生成并抑制炎症。多项研究强调开发针对 PPARα 和 PPARδ 的双重激动剂，已有报道 PPARα/δ 双重激动剂 Elafibranor 可改善肝脏和外周胰岛素敏感性。此外，此类双重激动剂对 NASH、IR 和血脂异常的改善已经在长期研究中报道。迄今研究最为广泛的治疗 NASH 药物是 TZD 类制剂。研究表明，吡格列酮和罗格列酮可激活核受体 PPARγ，使前脂肪细胞分化为胰岛素敏感的、储存脂肪的脂肪细胞。PPARγ 配体可通过抑制 HSCs 转分化为活化的成纤维细胞而减弱肝纤维化，显示其对肝细胞具有直接的保护作用。此外，吡格列酮和罗格列酮具有抗炎作用并可增加循环中的 ADP，而后者正是一种抵抗脂肪生成和增加胰岛素敏感性的脂肪因子。美国非酒精性脂肪性肝病诊疗指南已推荐吡格列酮用于 NASH 患者的治疗。部分抗糖尿病药物治疗 NAFLD 的观察结果如表 8-2 所示。

② 其他调脂药物：研究显示左旋卡尼汀（L-carnitine，LC）可能有益于 NAFLD 的治疗。LC 又称左旋肉碱或肉碱，是一种类氨基酸物质，具有多种生物学作用。就 NAFLD 而言，LC 的主要作用是作为长、短链脂肪酰基载体调节脂质代谢促进脂肪酸的 β 氧化，并可促进葡萄糖的氧化利用，参与能量代谢。LC 也具有抗氧化的作用，可通过减少 ROS 生成和脂质过氧化，拮抗线粒体的生化异常和结构性损害。在 NAFLD 的形成过程中，线粒体功能不全不仅介导了二次打击，并可能涉及 NAFLD 和 MS 之间的关联。在高脂血症患者口服 LC 的临床研究中发现，LC 有选择性降低高 TG 血症的作用。一项 43 例 NASH 和 16 例健康者的对照研究显示，NASH 患者的肝组织长链脂酰肉碱（LCAC）升高，短链脂酰肉碱（SCAC）降低，这些改变与 BMI 及血清 TNFα 水平相关。另有报道显示，前蛋白转化酶枯草杆菌蛋白酶 / kexin 9 型抑制剂（PCSK9-i）可显著改善家族性高胆固醇血症患者肝脏的脂肪变性。此外，动物实验发现，异硫氰酸烯丙酯（AITC）可明显改善小鼠肝脏脂肪变性和 Sirt1/AMPK 炎症通路，并抑制 NF-κB 通路，AITC 可能是一种潜在的 NAFLD 治疗剂。

③ 靶向治疗：近年有学者将部分针对 NAFLD 发病主要环节的治疗策略称之为 NAFLD 靶向治疗，但目前尚缺乏成熟的治疗药物和方案。如前所述，NAFLD 的特征是肝脏脂质代谢的广泛紊乱导致的脂质积累。这些异常的基础是调节脂质代谢、炎症和纤维化的核转录因子的作用呈现出普遍的失调，这些转录因子主要涉及 CD36、PPAR-α、PPAR-δ、PPAR-γ、法尼醇 X 受体（FXR）和 SREBP-1。因此，旨在通过恢复正常水平的 CD36 逆转这一过程的治疗策略可能提供了一个 NAFLD 新的治疗方法。另有报道竹节参皂甙 IVa 可通过 CD36-NLRP3 信号通路降低脂质沉积和改善 NAFLD 肝纤维化小鼠模型的肝脏炎症。

FXR 又称胆汁酸（bile acid，BA）受体，参与调控胰岛素敏感性和脂质代谢异常等，并在调节全身代谢和肝脏脂质稳态方面发挥不可或缺的的作用。抑制 FXR 可降低循环神经酰胺水平，增加脂肪组织棕色变，改善肝脏 IR 和高脂饮食诱导的肥胖小鼠的肝脏损伤。激活肝脏 FXR 已被证明可以降低肝脏葡萄糖、脂肪生成和动物模型中的脂肪变性。研究表明，FXR 对肝脏炎症有重要影响，已被证明是一种 NASH 的潜在治疗靶点。

表 8-2　部分抗糖尿病药物治疗 NAFLD 的观察结果

药物类别	药　物	研究对象	肝脏观察结果
GLP-1 受体激动药	利拉鲁肽（liraglutide）12 周	肥胖，NASH	ALT、AST、DNL 水平下降
	利拉鲁肽（liraglutide）48 周	肥胖，NASH	NASH 症状消除改善
	艾塞那肽（exenatide）26 周	肥胖，2 型糖尿病，NAFLD	肝脏 TG 水平下降
	司美格鲁肽（semaglutide）72 周	肥胖，NASH	NASH 症状消除改善，ALT、AST 水平下降
SGLT2 抑制药	恩格列净（engligliflozin）24 周	肥胖，2 型糖尿病	肝脏脂质下降
	恩格列净（engligliflozin）20 周	2 型糖尿病，NAFLD	ALT 和肝脏脂质下降
	达格列净（dapagliflozin）8 周	肥胖，2 型糖尿病	肝脏脂质和肝脏硬度下降
	达格列净（dapagliflozin）24 周	2 型糖尿病，NAFLD	ALT 下降
TZD 类药物	吡格列酮（pioglitazone）24 周加低热量饮食	肥胖，2 型糖尿病，NASH	ALT、AST 下降，脂肪变性和炎症评分下降
	吡格列酮（pioglitazone）94 周	肥胖，NASH	空腹血糖、胰岛素和 TG 水平下降

NAFLD. 非酒精性脂肪性肝病；NASH. 非酒精性脂肪性肝炎；GLP-1. 胰高血糖素样肽 -1；SGLT2. 钠葡萄糖协同共转运蛋白 2；TZD. 噻唑烷二酮；ALT. 丙氨酸转氨酶；AST. 天冬氨酸转氨酶；DNL. 从头脂肪生成；TG. 甘油三酯

2021 年 9 月召开的欧洲糖尿病研究协会（EASD）第 57 届科学年会上，Ryuryun Kim 博士介绍了一种用于治疗 NASH 的药物 OGB21502 的研究进展。OGB21502 是一种全新机制的长效多靶点分子，能够特异性作用于 GLP-1、胰高血糖素（GCG）、成纤维细胞生长因子 –21（FGF21）和 α– 细胞因子四个靶点。Kim 博士在蛋氨酸 – 胆碱缺乏饮食喂养的 NASH 小鼠模型中评估了 OGB21502 的治疗效果，结果发现 OGB21502 能够显著改善脂质代谢和肝功能，减少肝脏脂肪病变和炎症。与赋形剂组相比，高剂量 OGB21502 组可以改善 50% 的脂肪病变，并使炎症分数下降 84%。研究同时证实 OGB21502 能够降低 NAFLD 活动评分和肝纤维化标志物。另一项在 CCl4 诱导的肝纤维化小鼠模型中进行的研究发现，OGB21502 可显著抑制肝硬化进展和肝纤维化，同时降低 ALT 和总胆红素水平，抑制肝脏炎症。高剂量 OGB21502 可以防止 80% 的小鼠肝硬化。

上述药物治疗 NAFLD 的临床证据提供了令人信服的证据，表明无论是 NAFLD 或 NASH 应用如前所述的调脂药物和抗糖尿病药物等均是安全和有效的，并且其中有些药物可以减轻肝脂肪变性的程度。然而，迄今应用药物治疗 NAFLD 的临床试验仍然十分有限，且大多来自国外的临床试验，现有的研究所观察的对象是否具有代表所有种族的全球普遍性亦需要探讨。此外，建议正在使用他汀类药物治疗 NAFLD 或 NASH 的患者应监测血清肝酶的活性，但监测或重复肝功能检测的最佳时机尚未达成共识。有关指南推荐在应用他汀类药物治疗前后或开始该药治疗 12 周后检测 AST 和 ALT。对于长期使用他汀类药物的患者，美国食品和药物管理局（FDA）建议每年复查肝功能。一些作者建议慢性肝病患者以低剂量开始启用他汀类药物，2 周后检查血清转氨酶活性；在此之后，应于治疗的头 3 个月每月检测一次血清转氨酶活性，继之每年复查四次。如果血清转氨酶活性超过基线值的 3 倍以上，应考虑停药。鉴于 NAFLD 往往伴随其他代谢异常或心血管病，NAFLD 的治疗应涉及多种有害因素的控制，药物治疗的选择尚应尽可能兼顾减少心血管事件的风险，从这个角度考虑，调脂药无疑具备了独特的优势。目前，调脂药物在 NAFLD 治疗领域的应用尚未形成一致的意见，进行更多的随机对照试验（RCT）是必要的，尤其是涉及不同种族的大型 RCT，以便

为伴有高脂血症的 NAFLD，或者无高脂血症但伴有心血管疾病高风险的 NAFLD 患者建立一个合适的调脂治疗方案。这些 RCT 的第二个目的应当是评估不同调脂药的联合治疗是否可以比单药治疗取得更好的临床疗效。2017 年美国肝病研究学会 NAFLD 诊断和管理指南指出，由于 NAFLD 患者的心血管疾病发病率和死亡风险较高，因此，所有 NAFLD 患者均应考虑积极纠正心血管疾病的危险因素，而他汀类药物不会增加 NAFLD 或 NASH 患者发生严重肝损伤的风险，可用于治疗 NAFLD 和 NASH 患者的血脂异常，但该指南强调虽然他汀类药物可用于 NASH 相关肝硬化患者，但应避免用于肝硬化失代偿期的病人。

综上所述，NAFLD 的发病机制十分复杂，迄今尚未阐明，但现有的研究结果已经揭示了诸多潜在的治疗靶点。截止目前为止，虽然美国、欧洲和中国还未批准任何一个 NAFLD 适应证的药物，但 NAFLD 药物的研发领域却十分活跃。由于 NAFLD 是一种异质性、进展性的疾病，其病理生理机制包括 IR 和脂代谢异常、脂毒性和氧化应激、炎症和免疫激活、细胞凋亡和坏死、纤维化和胶原生成等，针对各个病理环节及发展阶段，都有相应靶点的药物正在研发，甚或已经进入临床前期或临床应用阶段，其中，代谢异常干预靶点位于 NAFLD 整个疾病病理生理机制的上游位置，也是药物开发最热门的靶点。

肝脏是人体重要的生命器官，无论何种原因导致肝脏结构和功能破坏，对人体健康的影响都是致命的。就脂代谢而言，肝脏不仅是脂类物质生成的主要场所，也是相应的代谢处置枢纽。因此肝脏疾病必然引发脂代谢失调，并导致一系列病理生理异常和临床综合征。反之，脂代谢异常对肝脏亦危害极大，及时发现脂代谢异常及其对肝脏的影响，亦有助于及早采取干预措施，阻断 NAFLD 等相关病理事件链的恶性循环。NAFLD 作为一种多系统受累的代谢性疾病，与 MS、2 型糖尿病等互为因果，共同促进肝硬化、肝癌、冠心病、慢性肾病和结直肠肿瘤等肝外恶性肿瘤的发生发展，已成为我国肝病和代谢病领域面临的严峻挑战，对国民健康和社会发展构成严重威胁。目前，国内外学者倾向于将 NAFLD 更 名 为 MAFLD，NAFLD/MAFLD 的 防 治已经成为临床医学、预防医学、社会医学和卫生行

政主管部门共同应对的重大课题。毋庸置疑，我国
NAFLD 的防治工作依然任重而道远，但可以预期的
是，随着"健康中国 2030 计划"的积极实施，有望
在一定程度上控制我国 NAFLD 和相关代谢性疾病的
流行。

（杨立勇）

参考文献

[1] Ke Pei, Ting Gui, Dongfang Kan, et al. An Overview of Lipid Metabolism and Nonalcoholic Fatty Liver Disease. BioMed Research International, Volume 2020, Article ID 4020249, 12 pages. https://doi.org/10.1155/2020/4020249.

[2] 范建高，曾静 . 非酒精性脂肪性肝病的流行现状与危害。中华消化杂志 , 2020,40(9) : 577-580.

[3] Patricia Rada, Águeda González-Rodríguez, Carmelo García-Monzón, et al. Understanding lipotoxicity in NAFLD pathogenesis: is CD36 a key driver? Cell Death and Disease, 2020, 11:802. https://doi.org/10.1038/s41419-020-03003-w.

[4] Silvana Neves Ferraz de Assunção, Ney Christian Amaral Boa Sorte, Crésio de Aragão Dantas Alves, et al. Inflammatory cytokines and non-alcoholic fatty liver disease (NAFLD) in obese children and adolescents. Nutr Hosp, 2018, 35(1):78-83.

[5] Jinrui Dong, Sivakumar Viswanathan, Eleonora Adami, et al. Hepatocyte-specific IL11 cis-signaling drives lipotoxicity and underlies the transition from NAFLD to NASH. Nature Communications, 2021, 12(1):66-92. https://doi.org/10.1038/s41467-020-20303-z.

[6] 中华医学会肝病学分会脂肪肝和酒精性肝病学组，中国医师协会脂肪性肝病专家委员会。非酒精性脂肪性肝病防治指南 (2018 更新版)。中华肝脏病杂志 , 2018, 26 (3) : 195-203.

[7] Hamad Abdulsalam Hamad Alfarisi, Muhammad Bin Ibrahim, Zenab B. Hamad Mohamed,et al. Hepatoprotective Effects of a Novel Trihoney against Nonalcoholic Fatty Liver Disease: A Comparative Study with Atorvastatin. The Scientific World Journal. Volume 2020, Article ID 4503253, 14 pages. https://doi.org/ 10.1155/2020/ 4503253

[8] Roberto Scicali, Antonino Di Pino, Francesca Urbano, et al. Analysis of steatosis biomarkers and inflammatory profile after adding on PCSK9 inhibitor treatment in familial hypercholesterolemia subjects with nonalcoholic fatty liver disease: A single lipid center real-world experience. Nutrition, Metabolism & Cardiovascular Diseases, 2021, 31(3):869-879.

[9] Peng Yu, Xi Xu, Jing Zhang,et al. Liraglutide Attenuates Nonalcoholic Fatty Liver Disease through Adjusting Lipid Metabolism via SHP1/AMPK Signaling Pathway. International Journal of Endocrinology, Volume 2019, Article ID 1567095, 11 pages. https://doi.org/10.1155/2019/1567095.

[10] 张强，刘勤，牛春燕 . 利拉鲁肽减轻脂毒性肝细胞损伤并促进自噬改善非酒精性脂肪肝。中华肝脏病杂志 , 2021, 29(5): 456-461.

[11] Mohammad Shafi Kuchay,et al. Effect of Empagliflozin on Liver Fat in Patients With Type 2 Diabetes and Nonalcoholic Fatty Liver Disease: A Randomized Controlled Trial (E-LIFT Trial). Diabetes Care, 2018, 41(8):1801-1808.

[12] 杨立勇 . 钠 - 葡萄糖共转运蛋白 2 抑制剂：从大道至简到以简驭繁。中华糖尿病杂志 , 2019, 11(4) : 225-229.

[13] Ferguson and Finck. Emerging therapeutic approaches for the treatment of NAFLD and type 2 diabetes mellitus. Nature Reviews Endocrinology, 2021, 17(8):484-495.

[14] Eslam M, Sanyal A J, George J, et al. MAFLD: A consensus-driven proposed nomenclature for metabolic associated fatty liver disease [J]. Gastroenterology, 2020, 158(7):1999-2014.

[15] Erika B. Parente,Emma H. Dahlstr€om,Valma Harjutsalo, et al. The Relationship between bodyfat distribution and nonalcoholic fatty liver in adults with type 1 diabetes. Diabetes Care, 2021, 44(7): 1706-1713.

[16] Minsun Kim. Anti-fibrotic effect of a novel long-acting GLP-1/GCG/FGF21/anti-cytokine tetra-specific drug (OGB21502) in CCl_4-induced liver fibrosis mice [DB/OL]. presented at the European Association for the Study of Diabetes's 57st Annual Scientific Session, Sep 27-Oct 1, 2021.

[17] ElSayed NA,Aleppo G, Aroda VR,etal.Introduction and Methodology: Standards of Care in Diabetes-2023;46(Suppl 1):S1-S4. doi: 10.2337/dc23-Sint.

第9章 肥胖与脂代谢异常

一、脂肪组织形态学及发育

脂肪组织的主要作用是储存和转运能量，以及调节能量平衡。它也是生物体内重要的内分泌组织，可以分泌多种重要信号分子调节靶器官并表达大量受体，激素、细胞因子、神经递质和生长因子作用于这些受体完成不同功能。

人和动物脂肪组织中有1/3是脂肪细胞，其余2/3是微血管、神经组织、成纤维细胞和处于各种不同分化阶段的前脂肪细胞，脂肪细胞的主要功能是储存和动员脂类，细胞周围基质主要调节脂肪细胞的迁移、转化、营养、凋亡等生理活动。

（一）脂肪细胞

1. 脂肪细胞的来源　1979年，Taylor和Jones等利用多潜能干细胞诱导分化出软骨、肌肉和脂肪细胞；1997年，Dani等将胚胎干细胞诱导分化成前脂肪细胞；1999年，Pittenger等利用骨髓衍生的基质细胞诱导生成脂肪细胞和骨骼细胞。脂肪细胞起源于脂肪组织中的间充质干细胞，和骨髓基质中的干细胞一样，具有活力持久、自我更新、多向分化潜能等干细胞的特征，因而被称为脂肪源性干细胞（adipose-derivedstem cells，ADSC）。它是一种从脂肪组织中分离出的成纤维细胞样细胞，和骨髓间充质干细胞（multipotential stem cells，MSC）的形态相似，因此被称为脂肪干细胞。骨髓间充质干细胞也可以分化为脂肪细胞。ADSC和MSC有相同表型，对CD29、CD44、CD70、CD71、CD105/SH2和SH3呈阳性反应，对CD31、CD34和CD45呈阴性反应。它们还有各自特征性的表达分化抗原：ADSC的特征性表达分化抗原是CD49d，MSC的特征性表达分化抗原是CD106。

2. 脂肪细胞的分化过程及其形态变化　脂肪细胞分化是指脂肪组织来源的多能干细胞经由脂肪母细胞、前脂肪细胞和不成熟脂肪细胞三个阶段，逐渐发育成为成熟脂肪细胞的过程。能向脂肪细胞分化的MSC有骨髓基质干细胞、血管间质细胞及NIH/3T3和C3H10T1/2等细胞系。脂肪母细胞进一步分化为前脂肪细胞，即脂肪细胞前体。从形态学上很难区别成纤维细胞和前脂肪细胞，或者区别各种不同分化阶段的前脂肪细胞。近二十年主要使用体外分化系统对脂肪细胞增殖分化及调控进行研究。实验中常用的前脂肪细胞主要是以3T3-L1和3T3-F442A为代表的前脂肪细胞系、从脂肪组织直接分离得到的原代前脂肪细胞，以及骨髓起源的前脂肪细胞等。前脂肪细胞经过细胞融合、接触抑制和克隆扩增等向成熟脂肪细胞分化，在胰岛素、地塞米松等诱导剂作用下向成熟脂肪细胞分化。全过程为多能干细胞→脂肪母细胞→前脂肪细胞→不成熟脂肪细胞→成熟脂肪细胞。生长期的前脂肪细胞形态与成纤维细胞相似，在分化诱导作用下，其细胞骨架和细胞外基质发生变化，细胞由不成熟脂肪细胞向成熟脂肪细胞转变。细胞形态则由椭圆形趋于圆形或类圆形，胞体渐大，胞质中出现小脂滴，脂质开始积累。小脂滴不断增多并逐渐融合成较大的脂滴，经油红O特殊染色在显微镜下呈红色，这是成熟脂肪细胞的形态特征。这一阶段细胞无分裂增殖能力，属于脂肪细胞分化的终末阶段。

（1）脂肪细胞的形态：在人体内，成熟的白色脂肪细胞呈气球形或多角形，体积大，胞质几乎完全被一个由甘油三酯构成的单房大油滴占据。因胞质含水量很少，胞质和胞核等亚细胞成分和细胞膜被巨大的单房大油滴挤压紧贴在一起，在普通光镜下不易区分，所以，细胞内的巨大油滴是脂肪细胞迥异于其他类型细胞的主要结构。白色脂肪细胞是肥胖发生的靶细胞。胞内油滴增大使脂肪细胞体积增大，新生脂肪细胞数量增多，这是肥胖发生的细胞生物学基础。

(2) 细胞内油滴：成熟的脂肪细胞内高度疏水的甘油三酯分子团聚后形成一个大油滴，最大的油滴直径可以超过 50μm。胞内油滴是储存甘油三酯的最重要的亚细胞结构。机体进食后将暂时超出需求的能量如糖、脂肪、蛋白质等转化为甘油三酯储存在脂肪细胞内的油滴中，这被称为脂肪生成；在机体处于运动或饥饿状态时，激素敏感性脂肪酶或者其他脂肪酶将脂肪细胞油滴中储存的甘油三酯分解为甘油和 FFA，为机体提供能量，这被称为脂肪动员或脂肪分解。脂肪生成和脂肪分解是高等动物在长期自然进化过程中自然选择的结果，细胞内油滴是维持这一高度特征化代谢过程的重要亚细胞结构。

当某一个体持续不断地处于能量供应过剩，消耗减少的状态，机体会将超出需求的这些能量转化成甘油三酯储存在胞内油滴中，使油滴增大，同时可能伴有甘油三酯水解异常。这些都将促使脂肪细胞体积增大，质量增加，最终导致肥胖发生。所以，在亚细胞水平上，胞内油滴是肥胖及其并发症发生最重要的亚细胞结构。

(3) 油滴参与的生理功能和病理过程：生理情况下胞内油滴主要执行三种功能，即脂肪分解和能量供应，脂肪生成和能量储备，胞内油滴中储存的胆固醇可以为细胞质膜合成及甾体激素（如糖皮质激素或性激素）合成提供甾体前体物质。

胞内油滴也参与多种病理过程的发生发展。在巨噬细胞、平滑肌细胞和血管内皮细胞内油滴积累过多将转化为泡沫细胞，这是导致动脉内粥样硬化斑块形成的始动环节。脂肪细胞内的油滴增大导致肥胖发生。相较于正常人，肥胖患者脂肪细胞内油滴的脂肪分解速率增加，脂肪组织释放 FFA 增加，血中 FFA 水平升高，引发血脂紊乱，抑制葡萄糖利用，降低胰岛素敏感性，导致胰岛素抵抗和 2 型糖尿病。

3. 脂肪细胞分化的标志

(1) 脂肪细胞分化的早期标志：脂蛋白脂肪酶：LPL 是一个 60kD 的糖蛋白，在脂肪细胞分化的早期，即前脂肪细胞时期即有表达，并且随分化进程 LPL 表达逐渐增加，至分化晚期 LPL 表达逐渐稳定。ApoC Ⅱ 可以激活成熟脂肪细胞分泌的 LPL，LPL 水解 VLDL 和 CM 中的甘油三酯，产生 FFA，在能量代谢和脂质积聚中发挥重要作用。LPL 是促进脂肪细胞分化的重要因子之一，是干细胞分化为前脂肪细胞的经典标志。

前脂肪细胞因子（preadipocyte factor，Pref）：Pref-1 是脂肪细胞分化早期有分化抑制作用的分子标志。Pref-1 出现在前脂肪细胞阶段，其 mRNA 在前脂肪细胞阶段高表达，随分化进程表达迅速下调。Pref-1 的持续高表达可抑制脂肪细胞分化，反之其表达抑制则增强脂肪细胞分化，因此，Pref-1 是前脂肪细胞向成熟脂肪细胞分化过程中非常重要的一个抑制性分子标志物。

(2) 脂肪细胞分化的晚期标志：脂肪细胞在终末分化阶段，各种晚期分子标志开始出现，主要包括以下几种。

① 甘油三酯代谢相关酶类：如甘油三磷酸脱氢酶、乙酰 CoA 脱羧酶和脂肪酸合成酶等。

② 激素相关蛋白：如胰岛素受体、胰岛素敏感性 GLUT、β₂ 肾上腺素能受体和 β₃ 肾上腺素能受体等。

③ 成熟脂肪细胞特异产物：如激素敏感性脂肪酶、脂肪细胞脂结合蛋白、FATP、脂滴包被蛋白、脂素、瘦素、脂联素和抵抗素等。目前，脂联素、抵抗素备受关注。

4. 脂肪细胞分化的基因调控　脂肪细胞分化过程中有大量基因时序表达，这是由分化转录因子调控的复杂过程。目前已经鉴定了几类分化转录因子，主要包括 CCAAT/ 增强子结合蛋白（CCAAT enhancer binding protein，C/EBP）家族、PPAR 家族及碱性螺旋 - 环 - 螺旋转录因子家族等，以前两者研究居多。

(1) C/EBP 家族：具有激活特定基因 DNA 增强子、CCAAT 重复序列的功能。主要包括 C/EBPα、C/EBPβ、C/EBPδ 三个成员，其在细胞分化过程中按一定时序规律表达。C/EBPβ 和 C/EBPδ 最先在前脂肪细胞表达，受分化诱导剂地塞米松和 cAMP 激活后在脂肪细胞分化早期短暂高表达，同时促进 PPARγ 和 C/EBPα 的表达，在分化晚期，C/EBPβ 和 C/EBPδ 表达显著下调。C/EBPα 的表达相对较晚，受 C/EBPβ、C/EBPδ 和 PPARγ 调节后，通过脂肪细胞特异基因的表达促进脂肪细胞进入终末分化阶段。

(2) PPAR 家族：PPAR 家族是 II 型核受体超家族，有 α、β、γ、δ 四个亚型。其与配体结合后和维 A 酸受体结合形成异二聚体，结合于靶基因启动子上游的过氧化物酶增殖体反应元件，从而发挥转录调控作用。四种亚型中，PPARγ 的作用较突出，PPARγ 通过调节转录因子 C/EBPα、转运蛋白或脂代谢关键酶、脂肪细胞分泌蛋白的表达影响脂肪细胞分化进程。成熟脂肪细胞可以分泌 TNF-α、瘦素等生物因子影响 PPARγ 的生物活性或基因表达，对脂肪细胞的分化进行反馈调控。所以，PPARγ 被称为脂肪细胞分化的内在调定点。

(3) 螺旋 - 环 - 螺旋转录因子家族：螺旋 - 环 - 螺旋转录因子家族主要作用是调节特异组织中的基因表达，特别是起源于中胚层的肌肉组织和脂肪组织。此转录因子最先在棕色脂肪组织中表达，其次是肝、肾和白色脂肪组织。该家族包含两个成员，分别是 ADD1 和 SREBP-1。它们可以独立作为转录因子调节脂肪细胞分化和胆固醇转录。ADD1/SREBP-1 影响脂肪生成的机制目前还不是很清楚，有研究认为，可能是 ADD1/SREBP-1 的表达产生了能提高 PPARγ 活性的因子。ADD1/SREBP-1 和 PPARγ 共表达可以显著提高系统的转录活性，而 ADD1/SREBP-1 单独表达则效果很小。

(4) Wnt 信号通路：在 3T3-L1 细胞中 Wnt1 或糖原合酶激酶 3β 高表达抑制脂肪细胞分化。用 Wnt1 逆转录病毒表达载体转染 3T3-L1 前体脂肪细胞并诱导后，没有出现胞质内脂滴的积聚及脂肪细胞特异蛋白（422/aP2）的表达。Wnt 通过阻断 PPARγ 和 C/EBPα 实现对脂肪分化的抑制作用。

除上述转录水平的调节因子以外，影响脂肪细胞生成和脂肪细胞分化的因子还有很多，如胰岛素、GH、IGF-1、PG、糖皮质激素、TNF-α、TGF-α、EGF、碱性成纤维细胞生长因子（basic fibroblast growth factor，BFGF）、瘦素、血小板衍生生长因子、维 A 酸等。这些影响既有抑制分化的，也有促进分化的；有直接作用，也有间接作用；有单独作用，也有协同作用。

5. 脂肪细胞的分泌功能 脂肪细胞有内分泌、旁分泌和自分泌功能。目前研究发现，动物的脂肪细胞可以分泌 100 多种脂肪细胞因子，对全身各器官包括脂肪组织本身具有重要的调节功能。在这些脂肪因子中，研究比较多的有脂联素、瘦素、抵抗素、TNF-α、IL-1、IL-6、IL-8、IL-10、IL-18、PAI-1、网膜素、肝磷脂结合上皮生长因子样生长因子和血管紧张素等。

(1) 瘦素：瘦素是肥胖基因（ob）的编码产物，既往曾认为 ob 基因只在成熟白色脂肪组织中表达，近年研究发现在大脑、胃组织中也有 ob 基因的表达。瘦素直接作用于胰岛 B 细胞调节胰岛素的敏感性和胰岛细胞的功能，减少胰岛素分泌。瘦素可以恢复骨骼肌中 PI3K 活性和 GLUT-4 的浓度及其转位，从而逆转高脂饮食诱导的胰岛素抵抗。瘦素可以防止甘油三酯在脂肪组织外存储。瘦素基因突变致大量脂肪沉积和胰岛素抵抗。绝大多数研究表明，肥胖患者血中瘦素浓度和胰岛素敏感性呈负相关。目前瘦素在肥胖诱发的胰岛素抵抗中的作用尚不明确。多数肥胖患者瘦素水平增高，但是内源性瘦素水平的增长并不同时伴随其生物学反应的增长，由此提示存在瘦素抵抗。

(2) 脂联素：脂联素是由脂肪组织分泌的氨基酸构成的一种多肽，在血液循环中以多种形式存在，主要起维持机体代谢平衡的作用。脂联素通过内分泌、旁分泌及自分泌作用于脑、肝脏、血管、骨骼肌及脂肪组织自身，调节能量代谢，有抗炎及抗动脉粥样硬化的作用。白涛等用体外法培养人大网膜脂肪细胞，诱导分化成熟后用 E_2 干预。用 RT-PCR 检测脂联素 mRNA 水平，结果发现 E_2 以 $10^{-9} \sim 10^{-7}$ mol/L 浓度作用人大网膜前脂肪细胞 24h 后，可以不同程度抑制脂肪细胞脂联素 mRNA 的表达，并且呈剂量依赖性。脂联素由 AMP-1 基因翻译，有改善胰岛素抵抗的作用。更多研究显示，血浆脂联素水平与空腹胰岛素水平及胰岛素敏感性独立相关。体内和体外研究均证明，脂联素可以增加胰岛素敏感性，促进葡萄糖摄取。脂联素是目前所有脂肪激素中最有利于维持机体能量和脂质代谢的激素。

(3) 抵抗素：2001 年发现抵抗素，因其可以诱导胰岛素抵抗而被命名。抵抗素是一种分子量为 12.5kD 的循环蛋白质，由白色脂肪组织分泌的 114 个氨基酸组成，排列顺序为 N 端信号肽及胱氨酸残基序列。人的抵抗素基因编码位于第 19 号染色体。抵抗素诱导胰岛素抵抗的作用与腺苷酸活化蛋白激酶磷酸化的衰减和 SOCS3 表达的增加有关，它可以干扰 IRS-1 激活。体外细胞学研究证明，重组抵抗素可以使胰岛素诱导的 3T3-L1 脂肪细胞对葡萄糖的摄取减少 37%，而抵抗素抗体则起相反作用，所以目前认为，抵抗素是肥胖与 2 型糖尿病之间的联系纽带。研究表明，健康小鼠敲除抵抗素基因后会出现低血糖。这说明它有拮抗胰岛素的功效，可以减少肝脏糖异生，对动脉粥样硬化的发生、发展有一定程度的促进作用。

（4）Apelin：Apelin 是一种新发现的有重要生物学作用的心血管活性多肽，是孤儿 G 蛋白偶联受体 APJ 的天然配体。与血管紧张素 II 有 31% 同源性，是肾素 – 血管紧张素系统的新组分。有正性肌力、扩张血管、降低血压、减少抗利尿激素释放、调整生物节律、调节垂体激素释放和抑制人类免疫缺陷病毒入侵等多种生物学效应。Boucher 等通过 4 种不同的肥胖模型鼠研究高胰岛素血症和肥胖与 Apelin 调节的相关性，发现胰岛素可能在调节 Apelin 表达中起重要作用，肥胖并不一定是造成 Apelin 表达升高的主要因素。Heinonen 等研究发现，肥胖患者血浆的 Apelin 水平显著高于对照组，并且与 BMI 呈显著正相关。这说明 Apelin 与肥胖显著相关，体内脂肪总量及其分布在肥胖和胰岛素抵抗的形成中发挥重要作用，不同组织中 Apelin 的表达水平及其影响因素可能参与了肥胖相关的代谢异常及胰岛素抵抗的发生、发展。

（5）TNF：1985 年发现 TNF-α 是一种炎性因子，1993 年发现它也是一种脂肪因子。TNF-α 来自机体的单核巨噬细胞，是一种分子量为 25kD 的膜蛋白。TNF-α 可以诱导 IRS-1 丝氨酸磷酸化，既可以诱导胰岛素抵抗，也可以诱导胰岛 B 细胞凋亡。吴木潮等研究了 TNF-α 介导的 11β– 羟类固醇脱氢酶 1（11β-HSD1）的表达和活性变化对 3T3-L1 脂肪细胞胰岛素敏感性的影响。使用 TNF-α 分别与阿司匹林、2'– 羟基黄酮和 RU486 联合，再作用于 3T3-L1 脂肪细胞，检测细胞 11β-HSD1 mRNA 活性和表达，以及在胰岛素刺激下对葡萄糖的摄取能力。研究表明，TNF-α 可以增加 3T3-L1 脂肪细胞 11β-HSD1 mRNA 的活性和表达，可以降低细胞在胰岛素刺激下对葡萄糖的摄取。阿司匹林可以减轻 TNF-α 对 11β-HSD1 mRNA 活性和表达的上调作用，可以减轻 TNF-α 对胰岛素刺激的葡萄糖摄取的抑制作用；11β-HSD1 活性特异抑制剂 2'– 羟基黄酮和皮质醇受体拮抗剂

RU486，均可以减轻 TNF-α 对胰岛素刺激的葡萄糖摄取的抑制作用。该研究认为，TNF-α 可以通过提高 3T3-L1 脂肪细胞 11β-HSD1 的活性和表达而降低脂肪细胞对胰岛素的敏感性。除此以外，未友能等研究了 TNF-α 对体外培养的成熟 3T3-L1 脂肪细胞的 RBP4 的影响，结果表明 TNF-α 可以抑制成熟脂肪细胞 RBP4 的分泌，并且抑制效应呈剂量依赖性，与干预时间无关。TNF-α 的表达和 BMI、体脂比率及高胰岛素血症相关，减轻体质量可使 TNF-α 水平下降。

（6）IL-6：血液循环中有 25% 的 IL-6 是由皮下脂肪组织分泌的，发挥非常重要的免疫调节功能。IL-6 的表达及血浆水平的升高与机体脂肪量基本一致，也与肥胖及胰岛素抵抗有关。IL-6 可以增加肝糖异生，升高血糖，降低胰岛素敏感性。目前胰岛素抵抗的发病机制还不明确，研究认为，IL-6 可以升高 FFA，增加脂质氧化反应，抑制脂蛋白脂肪酶活性，引起胰岛素抵抗。

（7）补体 D：补体 D 是由脂肪组织合成分泌的一种克隆的补体成分蛋白质，主要作用是改变补体旁路途径。临床研究表明，部分小鼠和肥胖大鼠的补体 D 水平明显下降，但在临床上肥胖患者的补体 D 水平却明显升高。动物实验与人体实验结果不一致的原因尚不明确，还有待进一步研究。

（8）肾素 – 血管紧张素 II：脂肪组织几乎可以分泌肾素 – 血管紧张素系统的所有成分。临床研究表明，人体及鼠的脂肪组织上均表达血管紧张素 II 受体，这些受体可以刺激 PG 的合成，促进脂肪细胞的分化。肾素 – 血管紧张素 II 不仅可以发挥机体局部的作用，也和肥胖及糖尿病等代谢综合征发病有密切关系，并进一步影响肥胖患者的血压和心血管功能。例如，肥胖患者体内的血管紧张素水平偏高，可以进一步调节脂肪细胞的血管和血液供应。肾素 – 血管紧张素 II 也参与能量代谢，诱导瘦素合成，此外还可以调节脂肪细胞表达 IL-6、IL-8。

（9）内脏脂肪因子：又称内脂素，由内脏脂肪细胞合成分泌，是由 473 个氨基酸组成的 52kD 蛋白质，独立于胰岛素又有类胰岛素作用。内脂素抑制中性粒细胞凋亡，当内脏脂肪处于发育阶段时，内脂素的表达水平上升。小鼠实验证明，其有胰岛素样降糖作用，能和胰岛素受体结合并激活胰岛素受体。内脂素有增强 B 细胞前体成熟的作用，表现出烟酰胺磷酸核糖转移酶的活性，所以又被称为前 B 细胞

克隆增强因子（pre-B-cell colony enhancing factor, PBEF）。该分子缺乏经典的分泌性蛋白信号肽序列。

研究表明，已知的 PBEF 功能有：①在 B 细胞发育早期，PBEF 可以增强 IL-7 和干细胞因子的促前 B 细胞克隆形成，对 B 细胞的分化和成熟起重要作用；② PBEF 有抗凋亡作用；③ PBEF 有烟酰胺磷酸核糖转移酶活性，参与 NAD 合成；④ PBEF 是与细胞周期相关的蛋白；⑤与动物分娩有关等。

（10）其他脂肪细胞因子：Hida 等用差异筛选法在 OLETF 大鼠的腹内脂肪中发现了一种新脂肪因子，即腹内脂肪来源的丝氨酸蛋白酶抑制剂（Vaspin）。研究发现，Vaspin 在 OLETF 大鼠腹内脂肪中表达上调，能增加胰岛素敏感性。其表达水平随糖尿病病情恶化和体质量减轻而下降。人类 Vaspin mRNA 在内脏和皮下脂肪表达，受体脂分布类型调节，与肥胖及胰岛素抵抗相关。

网膜素是 2005 年发现的一类由网膜脂肪组织分泌的脂肪因子，参与调控机体的内分泌、能量代谢及炎症的发生发展。网膜素可以促进皮下和内脏脂肪细胞对胰岛素介导的葡萄糖的摄取作用，促进胰岛素受体后信号通路中的 Akt 磷酸化，增加胰岛素敏感性；网膜素有抗炎及舒张血管作用，在冠状动脉粥样硬化中发挥保护性作用。

脂肪因子 Chemerin 也称维 A 酸受体反应蛋白 2（retinoic acid receptor responder 2，Rarres2），是在 2007 年发现的，由 TIG2 编码，在多种器官和组织中表达，以脂肪组织、肾脏和肝脏表达最高，在内脏脂肪组织的表达比皮下脂肪组织高，在脂肪组织中 Chemerin 主要表达于成熟脂肪细胞。Chemerin 通过其受体 ChemR23 发挥对树突状细胞和巨噬细胞的募集和迁移作用，ChemR23 特异性表达于未成熟的树突状细胞和巨噬细胞，推测 Chemerin 可能在免疫应答中起重要作用。Chemerin 在卵巢癌和肝癌患者的腹水、系统性红斑狼疮和银屑病患者的病变皮肤组织、关节炎患者的滑膜液中含量丰富，提示 Chemerin 与炎症密切相关。Chemerin 可以增加巨噬细胞摄取胆固醇，胆固醇过度积聚形成泡沫细胞导致粥样硬化斑块，故推测 Chemerin 在巨噬细胞胆固醇摄取和泡沫细胞形成中起一定作用。在 3T3-L1 细胞，Chemerin 增加胰岛素作用引起的葡萄糖摄入，提高 IRS-1 酪氨酸的磷酸化水平，增强胰岛素刺激信号。

CTRP3 是一种新近发现的 CTRP 家族的脂肪因子，与脂联素高度同源。CTRP3 家族成员表达广泛，在心脏、脑、肺脏、胸腺、脾脏、肾脏、卵巢、脂肪组织、成纤维细胞、软骨细胞、血管平滑肌细胞、单核细胞等均有表达。CTRP3 可能是预测代谢性疾病的生物标志物，目前研究发现，CTRP3 与众多心脏代谢危险因子呈高度负相关。CTRP3 与性别相关，女性高于男性。CTRP3 水平与种族（主要指白人和非白人）、BMI、腰围、甘油三酯、体脂、内脏脂肪面积、谷丙转氨酶、糖化血红蛋白、空腹血糖及胰岛素水平、HOMA-IR、IL-6、超敏 CRP（hypersensitive C-reactive protein，hs-CRP）、LDC-C 及颈动脉内中膜厚度呈负相关，与脂联素、HDL-C、胎盘重量及出生体重 Z 评分呈正相关。多因素回归分析提示，甘油三酯和 hs-CRP 可以预测血清 CTRP3 水平。这些研究显示，CTRP3 与糖脂代谢及炎症的相关性及其在相关疾病预测中的应用前景。

上述脂肪细胞因子分别和内分泌神经中枢、胰岛、肾上腺、骨骼肌、心肌、肝脏及血管内皮等细胞进行脂－脑、脂－胰、脂－肌及脂－肝等的对话，形成复杂的反馈网络维持糖脂代谢，发挥调节血管内皮功能及机体免疫功能等作用。

6. 脂肪细胞的创伤修复功能　瘦素刺激 JNK 信号转导途径促进转录蛋白活性，将细胞外刺激信号导入细胞核内，调节激酶磷酸化，增强伤口边缘角质形成细胞的增殖能力。除瘦素外，脂肪细胞分泌的 IL-6、IL-8 及 TNF-α 等也参与创伤修复中的炎症介导反应。血管紧张素原、PAI-1、RBP、性激素类（特别是雌激素）、抵抗素、脂蛋白脂肪酶和 FFA 等都与创伤修复有关。刘美媛等在部分肝切除模型中研究了大鼠脂肪间充质干细胞向肝细胞的分化。从大鼠脂肪组织中分离干细胞进行体外扩增、传代，取第 2 代 ADMSC 用 PKH$_{26}$ 标记制作部分肝切除模型。将标记的 ADMSC 经门静脉自体植入大鼠体内，2 周后切下肝脏制成冰冻切片。在荧光显微镜下观察标记的 ADMSC 在肝脏的定位，使用免疫荧光染色来检测标记细胞白蛋白的表达。研究表明，从脂肪组织中分离的 ADMSC 在体外大量扩增，用 PKH$_{26}$ 标记后的细胞在荧光显微镜下发出红色荧光，细胞标记率约 95%。荧光显微镜下见肝脏冰冻切片中散在分布红色标记细胞，免疫荧光染色可见大多数标记细胞白蛋白染色阳性。表明大鼠脂肪间充质干细胞在肝再生环境中可以向肝细胞分化，可能在肝部分切除后参与肝再生。

7. 脂肪细胞的免疫功能

(1) 瘦素与免疫调节：各种体内和体外实验显示，瘦素在天然免疫和获得性免疫中都起重要作用，天然免疫指瘦素对单核细胞、巨噬细胞的免疫调节，获得性免疫指瘦素对 T 淋巴细胞的活化。瘦素刺激动物外周 T 淋巴细胞的活化和增殖，使细胞表面活化标记的膜分子在 T 淋巴细胞上表达，受刺激后的 T 淋巴细胞产生大量的 Th1 细胞因子，如干扰素 –γ 和 IL-22 等，促使 T 细胞向 Thl 细胞分化。瘦素还可以在体外诱导单核细胞表达促炎细胞因子，如 IL-26 和 TNF-α，活化淋巴细胞，诱导巨噬细胞表达粒细胞和巨噬细胞集落刺激因子 GM-CSF 和 G-CSF，刺激粒细胞功能。瘦素和脂联素还可以刺激脂肪组织本身分泌 IL-1β、IL-6、PGE$_2$ 及 TNF-α。

(2) 脂联素与免疫调节：脂联素是由 244 个氨基酸组成的多肽，肽段中部与胶原序列有较高同源性和相似的空间结构，形成三螺旋结构，使脂联素在体内以三聚体的形式循环。这种结构特征类似于胶原凝集素蛋白质家族分子，N 端头部有凝集素的特征，C 端尾部有胶原蛋白的特征。脂联素与大多数防御性胶原蛋白家族分子一样，可以减少脂多糖诱导的 TNF 的表达，但与其他防御性胶原蛋白家族分子不同的是，脂联素还可以抑制成熟巨噬细胞的功能，减弱巨噬细胞的吞噬能力，它可以强烈抑制骨髓单核细胞系的增殖和生长，机制之一是诱导其凋亡。因此，与瘦素不同，脂联素是一种负调控因素，可能参与了炎症反应的终止。

8. 脂肪细胞的凋亡　1972 年，澳大利亚昆士兰大学医学院的学者 Kerr 将细胞凋亡（apoptosis，APO）一词引入生物界。APO 是指有核细胞在遗传基因的控制下，通过内源性 DNA 内切酶的激活，经过一系列内部机制发生的单个细胞的自灭（死亡）过程，这也被称为程序性细胞死亡（programmed cell death，PCD）。APO 是一种受遗传控制的单个细胞的自灭过程，与肿瘤的发生发展密切相关，近年来的研究发现，免疫系统中的许多细胞因子、抗原及受体细胞等均与 APO 的诱导有关。

细胞凋亡的主要特征表现为细胞皱缩、核固缩、膜泡状化、凋亡小体形成及 DNA 片段化。脂肪细胞中充满大量脂滴及极小的核质比值，可以阻止凋亡特征性的胞质改变（皱缩和凋亡小体形成），使凋亡的特征性改变不明显，而且脂肪密度小易漂浮在液面，不易洗涤和分离，用普通方法检测不到脂肪细胞的凋亡，所以针对脂肪细胞凋亡的研究进行较晚。目前发现和脂肪细胞凋亡相关的基因主要有 Bcl-2 家族、细胞凋亡抑制蛋白和 Caspase 家族。与脂肪细胞凋亡相关的因子有脂肪细胞局部作用因子，如 PPARγ 及其配体、生长因子、TNF-α、胰岛素及视黄醇等，中枢作用因子研究较多的有瘦素、类胰高血糖素 –1、神经肽 Y、5– 羟色胺等。在关于瘦素的最新研究中发现，高脂喂养 5 周或 15 周后的雄性鼠出现瘦素敏感性下降，说明高脂喂养可能会引起瘦素诱导的脂肪细胞的凋亡敏感性下降，但是这种下降有性别差异。与脂肪细胞凋亡相关的其他影响因素还有 cAMP 反应元件结合蛋白和半乳凝集素等。脂肪细胞的凋亡受多种因子的影响，机体通过各因子间的相互作用促进或抑制脂肪细胞的凋亡。

（二）脂肪组织

1. 脂肪组织的分类　脂肪组织由脂肪细胞构成，是一种特殊的结缔组织，有棕色脂肪和白色脂肪两种，分别由棕色脂肪细胞及白色脂肪细胞构成。Spiegelman 研究小组提出人体内还存在第三种脂肪组织，即褐色脂肪。

(1) 白色脂肪组织：白色脂肪组织由白色脂肪细胞组成，是婴儿期人体中的重要脂肪组织。白色脂肪细胞大小在 25～200μm 之间，比棕色脂肪细胞大，与后者不同，白色脂肪细胞内只有一个储存脂肪的球体，单一球体将细胞质等挤到细胞的周边，使其看上去类似一个薄薄的环，包绕着脂肪球体，在细胞周边仅有核所在处较厚，使整个细胞呈指环状。储存在球体内的脂肪以甘油三酯为主，可以长期为人体提供热能。等量的脂肪比等量的糖类可以产生更多热量，而且储存水少，所以，以脂肪的形式储存热量是最为合理的方式。白色脂肪细胞与其他细胞相同，都分布有可以为其提供氧以及各种营养物质的毛细血管，其血供虽然不像棕色脂肪细胞那样丰富，但每个白色脂肪细胞至少有一根毛细血管可以为其提供养份。线粒体多分布在邻近细胞核的细胞质内。储存脂肪的球体内没有任何细胞器。球体内储存的脂肪中 90%～99% 为甘油三酯，其余为少量的脂肪酸、胆固醇、甘油二酯及磷脂等。由于这种特殊结构，脂肪占脂肪细胞重量的 85% 以上。

(2) 棕色脂肪组织：棕色脂肪组织主要存在于婴儿期，由棕色脂肪细胞组成，细胞内含有众多的线粒体、细胞色素及丰富的血管，故其呈棕色。棕色脂肪细胞内有许多储存脂肪的小球体，为多房性脂肪组织，棕色脂肪细胞直径小于 20μm，较白色脂肪细胞小，细胞内的脂肪即时燃烧产生热量，满足婴儿维持体温的需要。婴儿体表面积相对较大，容易散热，并且缺乏通过寒颤产热的本能，所以棕色脂肪对于婴儿维持体温非常重要。过了婴儿期，身体的各种生理条件发生变化，棕色脂肪的存在相对不再重要，随着年龄的增长不断减少，至成人期时仅有少量组织存在于颈、纵隔、肾及主动脉周围等部位。

(3) 褐色脂肪组织：Spiegelman 研究小组在 2008 年提出了褐色脂肪的存在，并在 2012 年首次分离出褐色脂肪组织。褐色脂肪组织主要存在于成人的锁骨附近及沿脊柱分布的皮下散在如豌豆大小的沉积物中。褐色脂肪组织与棕色脂肪组织相似，含有线粒体，使能量以热能形式发散。两类脂肪组织不同的是褐色脂肪细胞正常表达低水平的 UCP1，棕色脂肪细胞表达高水平的 UCP1。褐色脂肪组织是偏棕色的白色脂肪，起源尚存在争议。白色脂肪中的这些褐色脂肪是来源于一种和经典的棕色脂肪不同的前体细胞，更接近于白色脂肪细胞谱系。在某些特定刺激下，这些脂肪细胞被激活成具有棕色脂肪样表型的细胞，这一过程称为棕色样变，是从白色到棕色表型的转分化过程。

骨髓中的脂肪细胞目前已得到充分认识，近期这些细胞的作用有了新进展。传统意义上，骨髓脂肪细胞被称为次要细胞，占据造血或骨形成以外的空间，已经证明这些细胞在骨髓微环境中发挥重要作用。所以，骨髓脂肪组织被认为是一种与白色和棕色脂肪组织都不同的脂肪组织。刚出生时骨髓是机体主要的造血器官（红骨髓），随着生长过程，红骨髓逐渐转变为富含脂肪的黄骨髓。无论男性还是女性，骨髓脂肪组织的增多都与年龄相关。人体骨髓中最早的脂肪转化从出生即开始，在 4—8 周龄间加速，在 1 年后达到完全脂肪转化。在 20—25 岁之前，骨髓脂肪组织从附肢骨骼远端到近端逐渐积聚，此后仍在轴向骨骼中继续逐渐形成。年轻男性的骨髓脂肪含量高于年轻女性，老年女性的骨髓含量高于老年男性。这种与年龄相关的骨髓脂肪含量的增加被称为肥大和增生，主要表现为脂肪细胞体积和数量的增加。在生理条件下骨髓脂肪组织是能量的存储库。在病理条件下，如在限制能量摄入和厌食症条件下，白色脂肪组织体积显著减少，但骨髓脂肪组织的数量显著增加。骨髓脂肪组织一直被认为是骨形成的负向调节剂。因此，骨髓脂肪组织的积累与骨质疏松症和骨质减少有关。

近期，在小鼠的皮下脂肪库中识别了第四种类型的脂肪细胞，存在于妊娠和哺乳期间，这一阶段乳腺的脂肪组织逐渐消失，分泌乳汁的小叶上皮腺体广泛发育。这些新形成的上皮细胞被称为粉红色脂肪细胞，是由白色脂肪细胞直接转分化形成的可分泌乳汁的上皮细胞（脂肪上皮细胞转分化）。粉红色脂肪细胞的形成是可逆的，停止哺乳后它们就恢复成白色脂肪细胞，重新转化为乳腺的脂肪成分。

2. 脂肪组织的功能　白色脂肪组织的主要功能是以甘油三酯的形式储存体内多余的能量，大量的内脏白色脂肪组织堆积，导致血脂紊乱、胰岛素抵抗、糖尿病和心血管疾病等。棕色脂肪组织则相反，它的主要生理功能是消耗能量和产生热量，在体温调节中发挥重要作用。这些功能与线粒体上表达的 UCP1 有关，UCP1 也被称为棕色脂肪组织产热活性的生物学标志物，在休息状态 UCP1 处于抑制状态，当外界因素发生变化时可以促进 UCP1 表达，UCP1 可以使 H^+ 回流入线粒体内膜，消除质子梯度与 ADP 发生解偶联促进产热，UCP1 也是鉴别白色脂肪组织和棕色脂肪组织的重要分子标志物。白色脂肪细胞和棕色脂肪细胞拥有共同的前体细胞，所以提高棕色脂肪细胞的分化，减少白色脂肪细胞的分化可以增加能量的消耗，促进减肥，为糖尿病等代谢异常性疾病提供新的治疗方法。目前研究发现，BMP-7 可以诱导棕色脂肪细胞分化。用腺病毒载体将 BMP-7 输入小鼠体内可以促进棕色脂肪组织诱导分化，与正常小鼠相比其体重明显减轻。棕色脂肪细胞形成的关键调控因子是 PRDM16，使用遗传技术将其插入白色脂肪细胞的前体里，再将这些白色脂肪前体细胞植入小鼠皮下，这些细胞就转变成棕色脂肪细胞。也有研究证实，在寒冷刺激时，棕色脂肪组织通过下丘脑激活交感神经系统，释放去甲肾上腺素并作用于 β_3 肾上腺素受体，激活依赖 cAMP 的信号通路，诱导 UCP1 高表达，使储存的甘油三酯发生脂解作用并释放 FFA，从而增加产热。运动也可以增加线粒体活性，加速葡萄糖和脂肪酸消耗，减少白色脂肪并改善代谢状况。输注去甲肾上腺素，胰岛素和啮齿类动物的研究中麻黄碱或饮食中的甲基黄嘌呤（如咖啡因）都可以增加棕色脂肪组织活性。

3. 脂肪的储存和调节　过剩的能量长期在脂肪组织中以甘油三酯的形式储存，它反映了能量摄入与消耗间的失衡，也反映了脂肪沉积与动员间的净平衡。脂肪的储存与调节过程是脂肪组织生物学功能的重要表现。

(1) 脂肪储存调节的途径：在人体的脂肪组织中，脂肪从头合成的能力很低，脂肪的从头合成只有在进食过量的高糖类的情况下才可能参与代谢过程。在热量充足时，积累在脂肪细胞中的甘油三酯主要来源于脂蛋白脂肪酶介导途径，促进甘油三酯水解、脂肪酸摄取和 3- 磷酸甘油酯化。胰岛素可以刺激脂肪组织 LPL 活性和酯化途径，从而高效率地储存餐后从食物中摄取的甘油三酯，餐后脂肪组织血流增加可能也参与储存过程。LPL 在调节甘油三酯代谢中发挥重要作用。Panarotto 等发现，在胰岛素抑制试验中，患者的餐后甘油三酯水平、血糖浓度与脂肪组织 LPL mRNA 及肝素后脂肪组织 LPL 活性呈负相关。2003 年，研究人员发现了酰化刺激蛋白（acylation-stimulating protein，ASP），这是一个新的脂肪沉积途径刺激物。ASP 含有 76 个氨基酸，由脂肪细胞合成分泌的三种补体旁路途径蛋白质（C3、B 因子和 D 因子）相互作用生成。ASP 可以刺激脂肪细胞脂肪酸酯化。体外试验中，CM 可以刺激 ASP 产生，而在体内，进餐后脂肪组织产生 ASP 增多，提示 ASP 可能在餐后脂肪储存过程中发挥协同作用。ASP 增加可能是脂肪细胞调节其脂肪摄取量的一种方式，目前它在人体中的生理功能还有待研究。

(2) 脂肪动员的调节：脂肪动员对胰岛素抑制十分敏感。在人体内，抑制脂肪动员的最大半数胰岛素浓度约为 90pmol/L（0.52mg/ml），相应的抑制葡萄糖产生的浓度约为 200pmol/L。当体内胰岛素输入达到适当的高生理浓度时，可以完全抑制皮下脂肪组织非酯化脂肪酸释放。这是一种双重效应，即激素敏感性脂肪酶磷酸化受到抑制，而脂肪酸的再酯化受到胰岛素介导途径激活。脂肪动员时 HSL 被 PKA 磷酸化，随着 HSL 从脂肪细胞的胞液向脂肪滴表面转位，以及脂滴包被蛋白的磷酸化，脂滴包被蛋白包被着脂滴并在受刺激后移开以让 HSL 靠近。

脂滴包被蛋白和 HSL 磷酸化激活了脂解过程，这可能是由儿茶酚胺通过 β 肾上腺素能受体作用引起的。在夜间禁食的情况下，脂解作用仍在持续增加，β 肾上腺素能的刺激作用并没有参与这一过程，胰岛素抑制逐渐减退在其中的作用可能更为重要。GH 夜间的分泌和皮质激素清晨的增加起进一步调节作用。脂肪细胞对信号机制作出反应以调节脂肪储存和动员的量。如果脂肪储存受到损害，如 DGAT 缺乏时，其他通路会发挥作用维持能量平衡。

(3) 脂肪库的部位特异性：脂肪组织散在分布于全身不连续的各个脂肪库中，各个脂肪库有独特的脂肪因子表达和分泌特征，其中对皮下和内脏脂肪库的研究最多。IL-6 和 PAI-1 在内脏脂肪组织中有相对较高的表达和分泌，而瘦素和脂联素则在皮下脂肪组织中高表达。从对疾病的作用来看，内脏脂肪组织和包括代谢综合征在内的多种疾病发病风险的增加密切相关。临床研究发现，上身肥胖较下身肥胖有更多不良后果（主要与脂代谢异常和胰岛素抵抗有关）发生，就代谢活动（主要是脂解作用）而言，内脏脂肪细胞是最活跃的，其次是上身的皮下脂肪细胞，反应最低的是下身的脂肪细胞。体循环中的大部分 NEFA 是由上身的皮下脂肪组织提供的，下身脂肪和内脏脂肪仅能提供一小部分。不同部位脂肪库的分泌肽的差异表达可能反映了其相对重要性，如皮下脂肪库的瘦素分泌量远大于内脏脂肪库。不同脂肪库之间在功能上存在异质性，提示脂肪组织可能不仅仅是一个内分泌器官，也是一组相似但又各有特征的内分泌器官。

4. 脂肪组织的分泌　脂肪组织具有内分泌的功能，可以分泌很多脂肪因子调节能量代谢，并参与胰岛素抵抗的发生。在不同种类之间、同一个体的不同部位脂肪库之间、甚至同一脂肪库的不同部分之间，在脂肪组织特征上均存在差异。在脂肪细胞的不同生长发育阶段，脂肪细胞因子的产生也不同，例如，前脂肪细胞产生的 TNF 比成熟脂肪细胞要少。脂肪组织并不是由纯脂肪细胞组成的。在一些脂肪组织内，非脂肪细胞在脂肪细胞因子的分泌过程中及在脂肪组织对脂肪细胞因子和其他信号的反应中可能发挥重要作用。在对人体脂肪组织的原代培养研究中发现，除了脂联素和瘦素，脂肪组织释放的众多脂肪细胞因子中 90% 以上都是由非脂肪细胞产生的。而且，内脏脂肪组织比腹部的皮下脂肪组织要释放更多的血管内皮生长因子,如 IL-6 和 PAI-1,这种差异主要归功于非脂肪细胞。

脂肪组织分泌脂肪细胞因子和其他因子依赖以下几个条件:①甘油三酯储存量的多少;②全身能量平衡与胰岛素 / 葡萄糖信号;③交感神经及生长激素轴和下丘脑 – 垂体轴等内分泌系统的"下传式"影响。内分泌功能是脂肪组织生物学功能的重要方面。

5. 脂肪组织功能的节律性　越来越多的研究表明,脂肪组织的多个功能均存在节律性。瘦素的分泌表现为次昼夜模式,呈周期短于 1h 的节律。体循环血浆中的 NEFA 和甘油浓度的节律性表明,全身脂肪组织存在协同作用。这些节律中,有的周期只有几分钟,提示可能存在神经起搏器机制。这一观点在狗身上得到了证实,β₃ 肾上腺素能受体阻断剂可以消除这种节律成分,对基础血浆 NEFA 的浓度几乎没有影响。节律性显示了脂肪组织生物学功能的复杂性。

二、脂肪组织与脂代谢

体内大多数游离胆固醇储存在脂肪组织中,脂肪组织对血液循环中的胆固醇代谢起缓冲作用。脂肪细胞的胆固醇代谢与其对甘油三酯的储存密切相关,胆固醇是感应脂肪细胞能量储存状态的细胞内的信号分子,参与介导了肥大脂肪细胞出现的部分代谢异常。

(一)脂代谢

1. 食物中脂类的吸收　食物中的脂类主要包括甘油三酯和胆固醇酯。胰腺分泌的胰脂肪酶在消化道将脂类水解为甘油一酯、游离胆固醇和 FFA,在胆盐作用下被吸收进入肠道黏膜上皮细胞。在肠上皮细胞的内质网中,甘油一酯和 FFA 被重新酯化成甘油三酯,并与细胞内的载脂蛋白结合形成 CM,后出胞进入淋巴循环继而进入血液循环。除此以外,肠道内生成的甘油一酯和 FFA 有一定的水溶性,可不通过淋巴而被直接吸收,经肝脏门静脉进入循环系统。

FFA 在体内是一种可以被直接利用的脂类供能物质。脂肪酸酯化形成甘油三酯。在血液中,甘油三酯和胆固醇酯均不溶于水,只能以脂蛋白复合物的形式存在和运输。脂蛋白复合物中的甘油三酯被脂蛋白脂肪酶水解后生成 FFA 和甘油。FFA 被运送到组织中进行氧化供能。一般血液中的脂肪酸总量

在 5% 以下,绝大部分脂肪酸和白蛋白形成结合紧密又可以逆解离的复合物,仅有少量脂肪酸处于非结合状态,是真正的 FFA。脂肪酸与白蛋白结合形成的复合物是最简单的脂蛋白复合物。

机体能量供应充足情况下,进食后吸收入血的脂类物质有 3 条去路:①少量 FFA 进入组织细胞内被直接氧化利用;②大部分以甘油三酯的形式储存在血浆脂蛋白复合物中;③重新酯化为甘油三酯,储存在脂肪细胞的油滴内。在哺乳动物体内,脂肪组织中的甘油三酯水解成 FFA 释放入血,这是机体的重要能量供应物质。在机体活动需要能量时,脂肪细胞中储存的甘油三酯在激素敏感性脂肪酶作用下水解为 FFA 和甘油,释放入血后,通过血液循环运送到身体组织参与氧化供能。甘油三酯的这种合成和分解方式可以最大限度地维持机体能量供应稳定。在安静空腹状态,机体所需总能量的 25%～50% 由 FFA 氧化来提供;在运动状态,FFA 氧化供能的比例进一步增加。

2. 糖代谢与脂代谢的相互转化　进食后,机体可以将多余的脂肪酸和糖类物质转化为甘油三酯储存于胞内油滴中。FFA 和糖类的转化,一种方式是在肝脏细胞内合成甘油三酯,以 VLDL 的形式转运入血,另一种方式是在脂肪细胞内合成可以长期储存的甘油三酯。脂肪组织容量庞大,对胰岛素敏感,是胰岛素在体内的主要作用部位。在胰岛素作用下,葡萄糖在脂肪细胞内既可以氧化,也可以转化为长链脂肪酸和甘油三酯。胰岛素调节脂肪细胞内的 HSL 活性,降低甘油三酯的水解速率,减少 FFA 释放。这使葡萄糖利用增加,延缓进食后血糖升高。如果糖类物质长期摄入过多,多余的糖将持续转化为甘油三酯,储存在脂肪细胞的油滴内导致肥胖。在能量摄入过多的肥胖个体,一方面脂肪细胞的基础脂肪酸释放率升高,机体利用脂肪酸供能增加,肝脏和肌肉组织对糖的利用减少;另一方面,脂肪细胞内的油滴体积有限,对葡萄糖的利用已达极限,不能无限制将多余的葡萄糖转化为甘油三酯储存。此时,即便机体可以分泌更多胰岛素,葡萄糖的利用率难以进一步增加。所以肥胖者更易于发生胰岛素抵抗和糖尿病,血中 FFA 长期维持高水平,诱发血脂紊乱和脂毒性,可以进一步降低胰岛素敏感性。

3. 脂肪的合成与分解　机体将多余的糖类物质转化为脂肪,这既可以维持糖脂能量代谢的稳态,也

是一种储备措施。进餐后血糖浓度升高，可以促使胰岛 B 细胞分泌更多胰岛素，胰岛素作用于脂肪组织和骨骼肌等部位，促使 GLUT-4 转移至细胞膜表面，介导葡萄糖分子转运入细胞内。胰岛素还激活内皮细胞表面的 LPL，分解肠道吸收的 CM 和肝脏生成的 VLDL，产生脂肪酸转运入脂肪细胞，与由葡萄糖转化而成的 3- 磷酸甘油结合，酯化成甘油三酯。

运动或空腹状态可以诱导脂肪分解。空腹刺激交感神经兴奋，血儿茶酚胺浓度升高，儿茶酚胺激活脂肪细胞表面的肾上腺素受体，促使 ATP 转化为 cAMP。胞内 cAMP 浓度升高，通过磷酸化方式激活 HSL，将甘油三酯水解成 FFA 和甘油释放入血。

（二）脂肪组织与胆固醇代谢

1. 脂肪细胞胆固醇代谢的特点　脂肪组织是体内最大的胆固醇储存组织，其储存的胆固醇量约占正常个体胆固醇总量的 25%，在肥胖患者中可超过 50%。这些胆固醇绝大部分是以非酯化的游离形式存在，只有不到 6% 被酯化，这可能是由于脂肪组织内的 ACAT 的 mRNA 表达水平很低，ACAT 几乎没有活性，酯化胆固醇的能力极低。脂肪细胞胆固醇代谢的另一个特征是其胆固醇合成通路的活性低，合成胆固醇的能力只有肝细胞的 4%，其所含的绝大部分胆固醇是从血液中摄取来的。动物实验中在禁食情况下，脂肪细胞内的胆固醇含量减少，而血中 LDL-C 水平升高，在饮食诱导出现高胆固醇血症后，脂肪细胞内的胆固醇含量升高，所以在脂肪细胞游离胆固醇池和血液脂蛋白胆固醇之间存在动态平衡，这是体内胆固醇代谢的"缓冲池"，有助于避免高胆固醇血症。

脂肪细胞与其他外周细胞一样，表达 LDL 受体，通过溶酶体途径内吞富含胆固醇的 LDL，水解 LDL 释放胆固醇。SRB1 是 HDL 的受体，可以选择性摄取 HDL 中的胆固醇酯，脂肪细胞也表达高水平的 SRB1，因为脂肪细胞不能分解代谢胆固醇，所以细胞内维持胆固醇平衡大多依赖于胆固醇的流出机制，脂肪细胞表达 ABCA1 介导胆固醇从细胞内向外流出。

2. 胆固醇在脂肪细胞内的分布　脂肪细胞内的游离胆固醇主要存在于细胞膜和甘油三酯的脂滴周围，脂滴内部无胆固醇分布，附着在脂滴周围的游离胆固醇占细胞总胆固醇的 1/3，而其他细胞 90% 以

上的胆固醇存在于细胞膜。用 ^{3}H- 胆固醇标记细胞内的胆固醇池，然后用重组 ApoA I：POPC 脂蛋白体（100μg/ml）诱导细胞内胆固醇流出 5h 后，观察到脂滴周围的胆固醇减少了 31.3%，膜胆固醇减少了 13.6%，总胆固醇流出率达到 23.9%，游离 ApoA I 也可以诱导 10.6% 的胆固醇流出，这提示脂肪细胞胆固醇池和血液胆固醇间存在动态平衡。

3. SREBP 与脂肪细胞胆固醇代谢　SREBP 存在于内质网，是一种参与调节细胞胆固醇代谢的条件转录激活因子，可以在包括脂肪细胞在内的多种细胞中广泛表达。SREBP 与 DNA 序列上的两个不同的基序（固醇反应元件和 E-box）结合，从而激活在启动子区域含有这两个基序的一系列基因的转录。目前实验已经确认，至少有两组靶基因直接受 SREBP 调控，一组是胆固醇合成通路的有关基因，如 HMG-CoA 还原酶，包括 LDL 受体基因；另一组是脂肪生成通路，包括脂肪酸生物合成的基因。SREBP 由三种异构体，分别是 SREBP-1a、SREBP-1c 和 SREBP-2。SREBP-1a 和 SREBP-2 主要是调控胆固醇生物合成通路的基因表达，SREBP-1c 主要是参与对脂肪合成通路基因的调节。胰岛素调节 SREBP-1c 的表达，所以胰岛素是控制脂肪生成的主要因素；细胞膜胆固醇状态决定 SREBP-2 的转录活性，其主要功能是调控细胞胆固醇代谢，当细胞膜胆固醇含量降低时，SREBP-2 表达增加，促进 HMG-CoA 还原酶和 LDL 受体等靶基因的表达，升高细胞内胆固醇水平，有效调控细胞内胆固醇水平。

（三）脂肪组织与甘油三酯代谢

机体以脂肪的形式储存能量，脂肪细胞内的脂质代谢主要指甘油三酯代谢，有合成和分解两个过程。脂肪的合成与分解取决于机体的脂肪量。脂肪主要在肝脏、小肠和脂肪组织本身合成。脂肪的合成有甘油一酯途径和甘油二酯途径。小肠黏膜细胞通过甘油一酯途径，用消化吸收的甘油一酯和脂酸合成甘油三酯；肝细胞和脂肪细胞通过甘油二酯途径合成甘油三酯。甘油三酯的合成是通过调控葡萄糖分解酶、甘油生成酶、依赖酰基 CoA 的酰基转移酶及磷酸化的磷酸酯酶等实现的。甘油三酯的分解过程，即脂肪动员，是通过脂肪分解酶的作用，将储存在脂肪细胞内的甘油三酯进行逐级分解，最终分解成甘油和 FFA，然后运送到血液，作为机体氧化

供能的能源。当甘油三酯的分解大于合成时，脂滴转换成能量储存，脂肪细胞体积逐渐缩小。甘油三酯的分解过程是一个极其复杂有序的调控过程，体内的一些激素与信号通路通过调节脂肪酶及相关脂蛋白的活性调节甘油三酯的分解。

1. 脂肪动员相关的脂肪酶

(1) 激素敏感性脂肪酶：脂滴内的甘油三酯通过三步反应逐步水解成为甘油和 FFA。HSL 是经典的脂肪分解限速酶，主要作用是水解甘油二酯和甘油三酯。HSL 的活性受激素调节，儿茶酚胺、肾上腺素、胰高血糖素等通过激素 –cAMP-PKA– 磷酸化途径提高 HSL 的活性。而胰岛素则通过 cAMP 依赖磷酸酯酶 –3 的降解作用，从而抑制 HSL 的活性。

(2) ATGL：ATGL 是新发现的在脂肪组织中高表达的脂肪酶，有酰基转移酶和磷酯酶活性。在 3T3-L1 前脂肪细胞的分化过程中，ATGL 表达逐渐增加。ATGL 特异性地水解甘油三酯为甘油二酯和 FFA，ATGL 对甘油二酯作用很弱，对胆固醇酯、视黄酯等其他类脂几乎没有分解活性。基因敲除 ATGL 的小鼠的脂肪组织显著增多，甘油三酯在全身多处组织均有累积。在 ATGL 过表达的脂肪细胞中，脂肪分解和细胞内的甘油二酯同时增加。在人体，中性脂质贮积症的主要病因是由于患者体内缺乏 ATGL，这说明 ATGL 在甘油三酯的分解代谢中起重要作用。缺乏 ATGL 其他脂肪酶也不能很好地执行功能。ATGL 同样受多种激素的调控，CGI-58 是其最主要的活化因子。CGI-58 为 α/β 水解酶折叠家族蛋白，可以提高 ATGL 的活性 20 倍，可以和脂滴包被蛋白相互作用，并共同定位于脂滴表面。

(3) 甘油一酯水解酶：MGL 为丝氨酸水解酶，主要作用是水解甘油一酯为脂肪酸和甘油。甘油一酯是一种非常重要的神经递质，其合成和水解受机体严格控制。水解甘油一酯最主要的酶是 MGL，在小鼠的大脑中，MGL 水解 85% 的甘油一酯。体外实验观察到，MGL 对甘油二酯和甘油三酯没有水解活性。

2. 甘油三酯代谢的分子调控蛋白　目前研究较多的是 PAT 蛋白家族和 CIDE 蛋白家族。这两个蛋白家族在某些功能上作用相似，共同调控脂肪组织的分解代谢和甘油三酯在脂滴内的储存。

(1) PAT 蛋白：PAT 家族蛋白镶嵌在脂滴外层的磷脂膜上，人类 PAT 蛋白家族包括脂滴包被蛋白、TIP47、ADRP、S3–12 和 OXPAT。它们的氨基酸序列相近，基因高度同源。其中脂滴包被蛋白是 PAT 蛋白家族的重要成员之一，是一种生理屏障，主要作用是阻止可溶性脂酶接近脂滴，从而使甘油三酯不被脂肪酶水解。在脂解刺激下和 cAMP 升高时，脂肪酶磷酸化后移位至脂滴表面，与磷酸化的脂滴包被蛋白共同定位于脂滴表面，刺激甘油三酯分解。

(2) CIDE 蛋白：鼠的 CIDE 家族主要包括 Cidea、Cideb 和 FSP27，人的 CIDE 家族的 3 个亚型是 CIDEA、CIDEB 和 CIDEC。人的 CIDEC 与鼠的 FSP27 高度同源。在 CIDE 蛋白家族中，FSP27 和脂质代谢密切相关。FSP27 是定位于脂滴表层磷脂膜上的特异蛋白，是脂肪细胞形成大脂滴过程中的必需蛋白，可以促进甘油三酯储存于脂滴。沉默 FSP27 基因的 3T3-L1 前脂肪细胞，在分化成熟过程中形成大量小脂滴，细胞内线粒体数目增多，脂肪分解增加。FSP27 双向调控脂滴代谢。FSP27 缺失使脂滴磷脂膜表面充分暴露，有更多脂肪酶接近甘油三酯促进脂肪分解，FSP27 还可以促进脂肪酶接近脂滴。FSP27 帮助大量小脂滴形成一个大脂滴，促进甘油三酯储存。FSP27 在基础状态下发挥生理屏障作用，保护脂滴不与脂肪酶接触，在脂解刺激下则促进脂肪酶靠近脂滴内的甘油三酯。

（四）脂肪因子与脂肪代谢

1. 瘦素与脂肪代谢　1994 年，Friedman 等成功克隆小鼠的 ob 基因，其表达产物为瘦素。瘦素的分子量为 16kDa，为非糖基化肽，由脂肪组织产生，其分泌和血浆浓度与机体的总脂肪量有关。瘦素有广泛的生理学功能，可以调节体重、脂肪储存、食物摄取、糖皮质激素合成、葡萄糖代谢、细胞因子分泌、CD4-T 淋巴细胞增殖、下丘脑 – 垂体 – 肾上腺轴调节、生殖及血管再生。瘦素还可以促进脂肪分解，释放甘油和脂肪酸。

瘦素与靶组织表达的瘦素受体结合后发挥生物学作用，目前研究发现，瘦素受体至少有 6 个亚型。瘦素对脂肪组织的脂类合成和分解有直接的自分泌或旁分泌作用。Frühbeck 等研究了经瘦素处理培养的脂肪组织的脂解率的变化，分离的少脂野生型小鼠脂肪细胞的脂解率比 ob/ob 小鼠和 db/db 小鼠分别高 34% 和 40%；即使在用瘦素处理之前，野生型的脂解率也增加 28%，ob/ob 小鼠的脂解率增加 123%，而 db/db 小鼠脂肪细胞的脂解率无变化。Siegrist-

Kaiser 等测量了在体外用瘦素处理的野生型和 *fa/fa* 小鼠的脂解率，也得出了类似结论。瘦素可以改变长链脂肪酸合成的限速酶，即乙酰 CoA 羧化酶的 mRNA 水平和浓度，以此调节脂肪酸代谢。Bai 等研究发现，瘦素可以抑制脂肪细胞内的乙酰 CoA 羧化酶的表达；在没有外源性激素作用的条件下，与不表达瘦素基因的正常脂肪细胞相比，培养的表达 ob 基因的脂肪细胞含有更低的乙酰 CoA 羧化酶、脂肪酸和甘油三酯合成。高浓度的瘦素可以增加 HSL mRNA 的表达，同时降低脂肪合成酶及脂肪酸合成酶 mRNA 的表达。细胞内 cAMP 水平可以影响 HSL，但瘦素参与调节的分子机制还不清楚，有研究认为，瘦素可能跟儿茶酚胺类一样，可以通过增加 cAMP 浓度刺激脂肪分解。

瘦素可以通过中枢神经系统诱导脂肪细胞的凋亡，从而减少脂肪组织的量。除此以外，瘦素还可以直接抑制胰岛素的合成和分泌，降低胰岛素的脂肪生成效应，以此来调节脂肪代谢。Laubner 等发现，在胰岛 B 细胞中，瘦素通过 JAK-STAT3/5b 信号转导通路，激活 SOCS3 的表达，进而抑制前胰岛素原基因转录。而 Ambati 等发现在 3T3-L1 脂肪细胞中，瘦素可以直接抑制前脂肪细胞分化，减少胞内脂质的生成。在正常情况下，瘦素作用于 β 氧化代谢，阻止脂肪酸在要害部位的非脂肪酸组织处堆积，当瘦素受体发生突变或者下游信号通路使瘦素的作用丧失，甘油三酯堆积于非脂肪细胞处导致肥胖，与代谢综合征的中心性肥胖发病相关联。

瘦素对脂代谢和胰岛素抵抗可能具有双重作用，一方面促进脂肪分解，增加血浆 FFA 的浓度；另一方面促进 FFA 的氧化。它既可以抑制胰岛素分泌，升高 FFA 引起 IR，又可以保护 B 细胞免遭 FFA 的毒性作用，并刺激 IRS-2 酪氨酸磷酸化，抑制肝糖异生的限速酶即磷酸烯醇丙酮酸羧激酶，降低肝 IR。

2. TNF-α 与脂肪代谢　TNF-α 是一种多肽，分子量 17kDa，由脂肪细胞和某些非脂肪细胞（如巨噬细胞）分泌。TNF-α 与细胞表面的两个受体（TNFR1 和 TNFR2）结合后发挥生物学效应。Cawthorn 等研究了 TNFR1 或 TNFR2 缺失的前脂肪细胞后发现，TNF-α 通过结合 TNFR1 来抑制脂肪的生成。众多研究表明，TNF-α 在脂肪代谢中发挥重要作用。TNF-α 在多个方面调节脂肪细胞的脂类代谢：①抑制 FFA 吸收，促进脂肪生成；②调节胆固醇代谢；③抑制与脂类代谢相关的酶的活性；④刺激脂肪的分解；⑤调节其他脂肪细胞来源的脂肪因子。TNF-α 发挥调节作用的复杂分子机制和信号转导路径，目前还不十分清楚。TNF-α 抑制 FFA 吸收的机制，可能是通过下调脂肪酸转位酶（fattyacidtranslocase，FAT）、FATP 及脂肪酸结合蛋白（FABP4/aP2）来实现的。此外，TNF-α 也调节脂蛋白脂肪酶，降低许多与甘油再生及脂肪酸酯化转录水平有关的蛋白质的表达。大多编码这些蛋白的基因受 PPARγ 活性的调控，所以 TNF-α 主要通过抑制 PPARγ 的活性和表达来调节以上效应。Albalat 等在虹鳟鱼的脂肪细胞内发现，TNF-α 通过下调 LPL 的活性来刺激脂肪的分解。在人的脂肪细胞内，TNF-α 则通过活化 MAPK-ERK，增加细胞内 cAMP 水平来促进脂肪的分解。Zhao 等发现，在兔子的皮下脂肪中，TNF-α 通过 PPARγ-LXRα-ABCA1 路径来影响胆固醇的流出和 ABCA1 的表达。TNF-α 调节许多与脂类代谢相关的重要酶，如 HSL、LPL、乙酰 CoA 羧化酶和 ATGL。TNF-α 大多是在转录水平影响各种酶的 mRNA 表达，有时也直接抑制酶的活性。TNF-α 可以通过与脂肪代谢相关的脂肪因子相互作用来影响脂肪代谢，在小鼠的棕色脂肪细胞中，TNF-α 降低瘦素的基因表达。另一项研究发现，TNF-α 可能对瘦素的基因表达发挥双重作用。TNF-α 调节脂肪代谢的信号路径包括：① Gi → cAMP 路径；② ERK/JNK → cAMP → PKA → HSL 路径；③ PI3K/NO → LPL 路径；④调节脂肪代谢中的重要酶；⑤调节脂肪代谢相关的脂肪因子。TNF-α 水平的升高和脂肪组织的功能障碍是代谢性疾病（如 2 型糖尿病）的共同特性。

3. IL-6 与脂肪代谢　IL-6 是一种炎症细胞因子，编码基因位于第 7 号染色体，分子量 26kDa，由多种类型的细胞和组织（包括脂肪组织）所分泌。肥胖个体，循环和脂肪组织中的 IL-6 水平升高。IL-6 可以影响脂肪组织的内分泌功能，如影响瘦素的生成。既往研究发现，在缺乏糖皮质激素和（或）胰岛素时，IL-6 对人类脂肪组织和培养的 3T3-L1 脂肪细胞分泌的瘦素有抑制作用或无影响。目前因为各种研究所用的试验方法，均不能完全控制其他潜在的脂肪分解激素的水平，所以关于 IL-6 对脂肪分解的直接调节作用还存在争议。Marila 等认为，局部高浓度的 IL-6 可以调节人脂肪组织瘦素的分泌和脂类代谢。而在 3T3-L1 脂肪细胞内，IL-6 降低 LPL 活性，调节循环中的甘油三酯进入脂肪细胞，直接影响脂肪细胞代谢。也有文献报道，在 3T3-L1 脂肪细胞内，IL-6 可以削弱胰岛素信号转导从而影响脂肪代谢。

4. ASP 与脂肪代谢　ASP 是近年来新发现的脂肪因子，在脂肪代谢中有重要作用。作为一种旁分泌信号，它可以增强脂肪细胞中甘油三酯的合成，促进葡萄糖转运入脂肪细胞从而提高胰岛素的敏感性。此外，ASP 还可以降低脂肪细胞内 HSL 的水平抑制脂肪分解。

5. Chemerin 与脂肪代谢　Chemerin 有促进脂肪水解的作用，与代谢综合征密切相关。沉默成熟脂肪细胞的 chemerin 基因、GLUT-4、脂滴包被蛋白、瘦素、脂联素的基因表达均下调，减少 50%～55% 的脂肪分解。用重组小鼠 Chemerin 来处理分化 10～15 天的 3T3-L1 脂肪细胞，脂肪细胞的脂解增加。Chemerin 可以通过自分泌或者旁分泌，增加细胞内钙离子的浓度和 ERK1/2 的磷酸化水平，ERK1/2 磷酸化直接激活 HSL，使成熟脂肪细胞脂肪分解。Chemerin 在多个方面影响脂肪细胞的功能，主要包括促进脂肪的分解、增强胰岛素信号转导，以及强效刺激葡萄糖吸收。Chemerin 受体是一个孤儿 G 蛋白偶联受体，活化后可以刺激细胞内钙离子释放，使 ERK1 和 ERK2 磷酸化，通过结合 Gi 偶联异源三聚体 G 蛋白抑制 cAMP 积累。

6. 锌-α_2-糖蛋白与脂肪代谢　锌-α_2-糖蛋白（zinc-alpha-2-Glycoprotein，ZAG）是近年来新发现的强促脂质动员因子，由脂肪细胞分泌，它是主要组织相容性复合物（major histocompatibility complex，MHC）Ⅰ型家族中的一员，缺乏胞质结构域和跨膜氨基酸序列，ZAG 在氨基酸序列、免疫活性和电泳迁移率等方面和脂质动员因子完全一致。ZAG 存在于血浆及多种体液中，是一种可溶性蛋白质，广泛在鼠的脂肪、肝脏、肾脏等多种组织中表达。ZAG 是一种天然的脂肪细胞因子，白色脂肪组织和棕色脂肪组织都可以表达并分泌 ZAG。白色脂肪组织分泌的 ZAG 可能以旁分泌和自分泌在局部起重要作用。超重及肥胖患者的血清 ZAG mRNA 表达显著下降，与体重和 BMI 呈负相关。动物实验中，ZAG 激活白色脂肪组织褐变相关基因的表达，调节脂肪的生成和脂解作用，改善小鼠糖耐量。研究发现，用 ZAG 处理 *ob/ob* 小鼠和正常的小鼠，可选择性地减少体脂

而不影响肌肉量。人和小鼠的 ZAG 都可以刺激脂肪细胞脂解，其作用可能与结合 β_3 肾上腺素能受体，激活 cAMP 通路有关。在高脂饮食作用下，ZAG 基因敲除小鼠与野生型小鼠相比，体重更容易增加，这与脂肪细胞的脂肪分解减少有关。在小鼠的前脂肪细胞系 3T3-L1 细胞中，ZAG 蛋白过表达使脂联素 mRNA 表达增加。相较于消瘦者，肥胖者 ZAG 表达显著下调，并且 ZAG 的表达水平与脂联素水平呈正相关，与瘦素和腰围呈负相关。ZAG 既促进脂肪分解又促进脂肪利用。脂肪细胞中 ZAG 的表达受脂多糖、地塞米松、肾上腺素能受体等的调节。肥胖者和非肥胖者血清 ZAG 浓度无显著差别，提示其脂肪动员作用可能不是通过内分泌，而是通过自分泌或旁分泌进行局部调节。

7. 脂联素与脂肪代谢　脂联素连接脂肪组织和机体的整体代谢，在能量的平衡和控制中起重要作用。在骨骼肌和肝脏组织中，脂联素激活 AMPK 途径刺激葡萄糖的利用，同时也激活磷酸酰基 CoA 碳酸酶，增加脂肪酸氧化，降低循环和组织中 FFA 水平。在健康志愿者血浆中，脂联素水平为 1.9～17.0mg/ml，在肥胖个体血浆中，脂联素水平显著低于非肥胖者。脂联素的作用与瘦素相反。脂联素的减少和脂肪量增加有关，血浆脂联素水平与腰臀比、BMI、体脂百分数呈负相关。脂联素低水平状态与 CHD 事件相关。脂联素增加脂肪酸氧化，降低肌肉和肝脏的甘油三酯含量，从而改善脂代谢，激活 PPARγ，使肝脏 ApoA Ⅰ 和 ApoA Ⅱ 的表达上调，促进肝脏分泌 HDL，升高血清 HDL-C 水平，对调节脂代谢发挥重要作用。

8. 抵抗素与脂肪代谢　抵抗素和脂质代谢异常与动脉粥样硬化（atherosclerosis，AS）相关。研究显示，血浆 HDL 水平在 AS 患者中显著下降；Shetty 等研究发现，1 型和 2 型糖尿病患者，体内高水平的抵抗素与低水平的 HDL 相关；也有学者认为，抵抗素水平与成年男性的体脂成分没有相关性；对 ApoE$^{-/-}$ 小鼠的研究发现，ApoE$^{-/-}$ 小鼠发生 AS 后，其大动脉和血浆抵抗素水平显著提高。这表明在脂质代谢异常的个体，抵抗素表达上调。抵抗素可能通过促进脂质代谢异常推动 AS 的进程。在培养的人和鼠的脂肪细胞中，抵抗素可以刺激脂肪分解和脂肪酸再利用。

9. 内脂素与脂代谢　内脂素作用于原代培养的取自肠系膜和皮下脂肪组织的前脂肪细胞，促进甘油

三酯合成和聚集；内脂素还可以诱导编码 C/EBPα、PPARγ、脂联素、脂肪酸合成酶等脂肪细胞分化关键因子基因的表达，通过脂肪细胞上的胰岛素受体，促进葡萄糖转化为甘油三酯，在前脂肪细胞中积聚。内脂素来源于内脏脂肪组织，与内脏脂肪量成正比。

（五）胰岛素快速诱导基因蛋白

胰岛素诱导基因（insulin induced gene，INSIG）是近年来新发现的调控脂肪代谢的基因，有 INSIG-1 和 INSIG-2 两种亚型，INSIG-1 在肝脏高表达，INSIG-2 在脂肪组织高表达。INSIG 编码 INSIG 蛋白，是一种内质网膜蛋白，属于脂肪因子，在脂肪细胞等多种细胞中表达。SREBP 位于内质网细胞内，可以感知细胞内的胆固醇浓度。SCAP 是膜结合糖蛋白，可以与 SREBP 和 INSIG 蛋白结合。在脂肪代谢过程中，INSIG 蛋白和内质网中的 SREBP 及 SCAP 的固醇反应区结合形成复合物，使 SREBP 滞留在内质网内，阻止其进入高尔基体进行蛋白酶解加工活化，阻断下游相关靶基因表达。INSIG 蛋白还可以与 HMG-CoA 还原酶结合，触发还原酶泛素化和降解，影响胆固醇合成。

INSIG 蛋白水平升高可以通过上述途径抑制胆固醇合成。在病理状态下，机体 SREBP 和 SCAP 水平升高，胆固醇合成增加。据 Tang 等报道，轻度应激状态处理后的大鼠表现出代谢异常，SCAP/SREBP-1 表达增加，INSIG-1 表达降低。药物干预后上述异常改变有所缓解，脂代谢异常改善。Boden 等比较了胰岛素对大鼠的肝脏和脂肪组织，人脂肪组织中的 SREBP-1c 活化与 INSIG-1 和 INSIG-2 的体内效应，发现在大鼠及人脂肪组织中，INSIG-1 蛋白表达增强可以抑制 SREBP-1c 活化，进而抑制脂质合成。

三、单纯性肥胖与脂代谢

肥胖按病因分为单纯性肥胖和继发性肥胖。单纯性肥胖病因未明，是不伴有器质性疾病的均匀性肥胖（肥胖所致的并发症除外），大约占肥胖人群的 95%；继发性肥胖是指由疾病引起的肥胖，虽然和单纯性肥胖一样，主要表现为体内脂肪的沉积，但是仍然以原发性疾病为主要表现，肥胖只是其症状之一，常见有下丘脑性肥胖症、垂体性肥胖症和皮质醇增多症等。单纯性肥胖的病因和发病机制尚不明确，仍是目前研究的重点。

肥胖按脂肪分布的不同又可以分为腹型肥胖和非腹型肥胖。腹型肥胖是成人肥胖的主要类型，也是代谢综合征发生发展的独立危险因素。流行病学调查显示，腹型肥胖患者 MS 发生率和死亡率均显著增高，并且与腰围增长呈正相关，腹型肥胖者较非腹型肥胖者更容易出现肥胖相关的慢性疾病。

儿童和青少年在生长发育过程中，脂肪分布与成人不同，受环境、年龄、青春发育等多因素影响。儿童单纯性肥胖症的主要类型是腹型肥胖，并且腹型肥胖率高于成人。肥胖的儿童容易合并脂代谢异常，腰围与脂代谢异常的相关性强于 BMI。于雪梅等在肥胖中学生中研究发现，肥胖青少年容易出现胰岛素抵抗，躯干部的体脂百分比是胰岛素抵抗的独立相关因素，这提示儿童腹部脂肪堆积和代谢异常密切相关。

脂肪分布的不同引起不同类型肥胖儿童代谢的差异。腹型肥胖的脂肪组织主要在肠系膜和大网膜沉积，内脏脂肪细胞对脂质分解的作用反应非常敏感，但是对胰岛素的抗脂解作用反应低下，所以内脏脂肪的分解速度要大于周围和腹部的皮下脂肪。过多的内脏脂肪组织分解，释放出 FFA 和甘油，通过门脉系统进入肝脏及体循环，肝内 FFA 的氧化增加，抑制了肝糖利用，肝胰岛素受体下调，与胰岛素的结合减少，进而形成胰岛素抵抗。与此同时，FFA 提供了肝糖异生的原料和甘油三酯的合成原料，肝糖输出和脂蛋白合成增加，导致糖脂代谢异常。胰岛素抵抗可以协同这一改变，并提高交感神经兴奋性，而血脂异常导致血管内皮损伤，进而引起血压升高及成年后一系列心血管疾病的发生。

肥胖造成的脂代谢异常主要表现为 HDL-C 降低、高甘油三酯血症和 LDL-C 增加。研究发现，在单纯性肥胖儿童中，甘油三酯、ApoB、LDL-C 和 VLDL-C 水平均较正常儿童显著增高，而 HDL-C 和 ApoA I 水平降低。

（一）HDL-C

HDL 直径 7.0～10.0nm，密度 1.063～1.25g/ml，是微粒直径最小和最致密的血浆脂蛋白，由亲水性核心、单层磷脂、未酯化的胆固醇和载脂蛋白包裹而成。HDL 除调脂外，最重要的生理功能是保护心血管，它通过胆固醇的逆转运作用（即将外周动脉壁中多余的胆固醇，经血浆转运给肝脏，进行分解代谢或经胆汁排出体外）维持肝外组织的胆固醇平衡，防止动脉粥样硬化的发生。HDL 还可以通过以下途径保护血管：与脂多糖结合，刺激内皮细胞迁移，抑制内皮细胞合成血小板激活因子，刺激内皮细胞合成 PG，与 PG 结合使半衰期延长，改善 AS 早期血管的异常痉挛，减少内皮生长因子，诱导血管平滑肌细胞 DNA 的合成。HDL 还有抗氧化作用，可以抑制 LDL 的氧化，竞争性抑制 LDL 与内皮细胞受体结合，减少其摄取。HDL 还有抗炎、抑制黏附分子表达及单核细胞趋化、促纤溶和抗血栓等作用。ApoA I 是 HDL 的主要结构蛋白，可以逆向转运胆固醇，抗 AS 形成，ApoA I 是心血管的保护因子。HDL-C 和 ApoA I 降低可以增加血管内皮损伤的危险性。大部分 HDL-C 以 ApoA I 为载体，肥胖个体 ApoA I 浓度降低，既是低 HDL-C 的原因，也可加重低 HDL-C 血症，两者互为因果，陷入恶性循环。

HDL 离子可以根据超速离心、磁共振、电泳等分为多种亚型。HDL2 和 HDL3 是用超速离心法分离出的最常用亚型。造成肥胖者体内低 HDL2 水平的间接原因可能是由于体内其他代谢异常。例如，在肥胖患者中，高甘油三酯血症与降低 HDL 水平及增加 HDL 分解代谢有关。在高甘油三酯血症时，LDL 的活性下降，CEPT 将大量甘油三酯从 VLDL 及乳糜微粒转移到 HDL，影响 HDL2 水平。高甘油三酯血症患者容易产生胰岛素抵抗，激素敏感性脂肪酶活性增强，在 HSL 介导下，脂肪组织会释放更多 FFA 进入血液循环。肥胖患者运动量减少，增加低 HDL 水平发生率，尤其影响 HDL2 的水平。

肥胖状态会影响与 HDL 代谢相关的酶的活性，改变 HDL 水平。如磷脂转运蛋白、LCAT、脂蛋白酶 / 肝脂肪酶、CEPT 等酶的活性。影响 HDL 代谢，降低 HDL 水平主要表现在：①减少胆固醇逆转运，尤其在 2 型糖尿病患者中，增加血浆高甘油三酯血症和 PLTP 活性；② HDL 重塑；③影响 LCAT 活性，改变胆固醇酯化作用；④影响 SRB1 受体，影响 HDL 摄取，增加 HL 活性；⑤改变 CETP 酶活性，增加胆固醇向 ApoB 相关脂蛋白转变。

（二）LDL-C

LDL 直径 22nm，密度 $1.006 \sim 1.063$mmol/L，是一种大分子物质，分外表层、界面层和内核三层。外表层由磷脂的亲水头部组成，界面层由贯穿表面层和内核的脂类组成，内核由未直接和表面单分子层接触的脂质分子组成。LDL 颗粒在密度、大小和脂质组成上存在异质性。根据颗粒的相对大小，LDL 分为 A、B 两型。A 型颗粒较大是 lbLDL；B 型颗粒较小是 sdLDL。sdLDL 是动脉粥样硬化发生的强危险因素。

LDL 的主要作用是运输胆固醇到肝脏合成胆酸，它是携带胆固醇最多的脂蛋白。LDL 受体的主要功能是清除 IDL，限制 LDL 生成，介导细胞摄取 LDL，增加 LDL 降解。LDL 受体基因异常使 LDL 受体数目下降或蛋白结构发生改变，不能与 LDL 结合或者阻止 LDL 进入细胞内，从而导致胆固醇水平显著升高。LDL-C 特异性识别与结合 LDL 受体，而后被内吞入细胞代谢为类固醇、胆汁酸、维生素 D_3 等，即 LDL 受体途径降解。LDL 经 LDL 受体介导进入细胞后水解产生的游离胆固醇可参与负反馈调节，所以 LDL 本身不会导致细胞内的胆固醇蓄积。血液中 LDL 浓度过高时，过量的 LDL 沉积在内皮下。除上述原因外，肥胖时 LDL-C 升高主要是由于它是由 ApoB100 运载，肥胖状态下 ApoB100 浓度上升、功能活跃，导致 LDL 堆积。

肥胖时甘油三酯升高可以影响 LDL 的颗粒结构，使相对较小的 sdLDL 占比升高，sdLDL 很容易透过血管内皮间隙，与内膜糖蛋白强力结合，促进 LDL 在动脉壁沉积，与动脉粥样硬化的发生呈正相关。LDL 经过动脉壁细胞氧化修饰后形成 oxLDL。oxLDL 有细胞毒性。它的主要功能是抑制内皮舒张因子，损害内皮纤溶和抗凝功能，趋化单核细胞，促使动脉粥样硬化斑块形成，增加斑块易损性。oxLDL 促进 AS 形成主要在于 oxLDL 及其产物促进血管平滑肌细胞增殖移行，趋化并吸附淋巴 - 单核细胞到血管内膜下，分化形成巨噬细胞，同时单核巨噬细胞的 SR 识别，并且大量摄取 oxLDL，形成泡沫细胞，导致动脉硬化。单核巨噬细胞的 SR 识别速度较正常 oxLDL 显著加快，并且不被细胞内胆固醇积聚后的反馈抑制影响。血浆 oxLDL 水平增高加重内皮损伤，更多 LDL 进入内膜下沉积，氧化修饰成 oxLDL，进一步加重动脉硬化。Erkkila 等研究发现，抗 oxLDL 抗体和与心血管疾病相关的抗心肌磷脂抗体存在强烈的交叉反应。Chen 等研究发现，培养的人冠状动脉内皮细胞，在不同时间以不同浓度的 oxLDL 进行处理，oxLDL 可以通过其受体介导细胞凋亡，诱导的信号通道包括有下调凋亡抑制蛋白 c-IAP-1 和 Bcl-2 水平，刺激 SMAC 和细胞色素 C 的释放，激活 Caspase-3 和 Caspase-9 诱导内皮细胞凋亡。此外，VLDL-C 水解后的残余颗粒可以被巨噬细胞表面受体识别并摄取，从而使胆固醇酯在巨噬细胞内聚积形成泡沫细胞，经代谢转变为有致 AS 作用的 IDL-C。

（三）甘油三酯

在生理状态下，甘油三酯主要存在于 CM 和 VLDL 中，CM 主要由小肠食物经消化道吸收而来，经过淋巴管进入血液；VLDL 主要是在肝脏利用葡萄糖和脂肪酸合成而来，然后释放入血，CM 和 VLDL 均经脂蛋白脂肪酶催化分解。CM 与 LPL 的结合能力较 VLDL 强，所以优先被分解，而 VLDL 分解延迟，故在血液中含量相对稳定。在 CM 和 VLDL 分解过程中，核心部分中的大多数甘油三酯被水解、转移出去，其分解产物甘油和脂肪酸可以被脂肪和其他组织摄取、利用或者再形成甘油三酯被储存起来；而其表面部分中的部分磷脂、胆固醇和载脂蛋白则向 HDL 转移，并同时接受 HDL 转移来的 ApoB100、ApoC 和 ApoE，在 LPL 水解下不断脱脂，脂蛋白颗粒逐渐变小，其组成比例也发生变化，由原来富含甘油三酯的大颗粒逐渐变为富含胆固醇脂的小颗粒，称为残骸颗粒。由 CM 分解形成的残骸颗粒经过 ApoE 受体途径被肝细胞摄取分解，由 VLDL 分解形成的残骸颗粒就是 IDL，一部分也是经过 ApoE 受体途径被肝脏摄取分解，一部分则在血液中代谢，转化为富含 ApoB 和 CE 的 LDL，LDL 以 lbLDL 和 sdLDL 两种形式存在。当血中甘油三酯浓度升高时，CETP 将 CM 和 VLDL 中的甘油三酯转移至 LDL，再在肝脂肪酶作用下生成 sdLDL，sdLDL 在 LDL 受体（ApoB 和 ApoE 受体）作用下被摄取和利用。单纯性肥胖状态时，胰岛素抵抗加重，大量脂肪酸进入肝脏，使甘油三酯、VLDL 和 LDL-C 合成增多；同时在胰岛素抵抗状态下，LPL 活性下降，减少了甘油三酯和 VLDL 等的清除，形成高甘油三酯血症。

从能量代谢的角度来看，肥胖的发病机制是能量摄取超过消耗。体内多余的能量转化为甘油三酯在脂肪组织中储存。这一状态持续存在使体内脂肪组织总量显著增加，由此导致肥胖发生。甘油三酯储存在脂肪细胞内的脂滴中的过程被称为脂肪生成，脂肪细胞脂滴内储存的甘油三酯分解为 FFA 和甘油的过程被称为脂肪分解或者脂肪动员。从分子生物学的视角来看，肥胖的产生源于脂肪生成多于脂肪分解。

与脂肪分解代谢相关的一些重要酶的基因突变和表达异常可以减慢脂肪分解，使甘油三酯过度储存，最终导致肥胖。在禁食、饥饿或交感神经兴奋时，促进脂肪分解的一些脂解激素，如胰高血糖素、肾上腺素、TSH 及 ACTH 等分泌增加，这些激素作用于脂肪细胞膜表面的 G 蛋白偶联特异性受体上，AC 活性增加，cAMP 浓度升高，依赖 cAMP 的 PKA 的活性增强。PKA 可以同步磷酸化 HSL 和脂滴包被蛋白，分子屏障被修饰后发生变化，允许 HSL 转位后接触分解脂肪；而 ATGL 不受 PKA 的磷酸化调节，也不发生转位。ATGL 的活性受磷酸化脂滴包被蛋白的调节，与 CGI-58 分离使其转位，从而激活 ATGL 分解脂肪。所以脂滴包被蛋白是启动脂肪分解的最后一道分子门控装置，而脂滴包被蛋白磷酸化则是激活 ATGL 和调控 HSL 从胞质转位到脂滴表面的关键环节。ATGL 只对甘油三酯有水解作用，而 HSL 对甘油三酯和甘油二酯都有水解作用，所以 ATGL 和 HSL 是甘油三酯水解的共同限速酶，而 ATGL 还是起始限速酶。

研究表明，脂滴包被蛋白在肥胖患者体内的表达下降，肥胖者皮下脂肪中的 HSL mRNA 的表达和 HSL 的最大脂解能力都减少。我国学者研究了 55 例住院患者切取的脂肪组织，在胰岛素抵抗状态时，人皮下脂肪中 ATGL 和 HSL 的表达下降，在早期可以减少脂肪分解和 FFA 的产生，从而减轻胰岛素抵抗。但是随着甘油三酯在不同组织的沉积，胰岛素抵抗加重，引发糖脂代谢异常。也有研究表明，皮下和内脏脂肪组织中 ATGL mRNA 的表达量和空腹胰岛素水平及胰岛素敏感性相关。2 型糖尿病患者的血清 ATGL 水平显著升高。

（四）减重对血脂代谢的影响

多项研究表明，单纯性肥胖患者减重后其脂代谢异常均有显著改善。血脂甘油三酯、TC、LDL-C、Lp（a）及 ApoB 水平下降，而 HDL-C 和 ApoA I 水平上升。

肥胖合并脂代谢异常，是引起糖尿病、高血压、心脑血管病及 MS 等疾病的主要危险因素，所以减肥是预防相关疾病的有效手段。MS 的主要特征是高血糖、高血压、向心性肥胖、甘油三酯升高和 HDL-C 降低等，可以使冠心病及脑卒中患病率增加 3 倍，心血管病死亡率增加 5 倍；ApoB 是 MS 的重要危险因子；血浆 ApoA I 水平与 MS 呈负相关，ApoA I、ApoB、LDL-C 和 HDL-C 都可以预测心血管病变；校正了 TC 和甘油三酯以后，ApoB 仍与缺血性心脏病发病强烈相关，ApoB 还可以预测冠状动脉狭窄的改变；血脂异常时高甘油三酯血症多同时伴有低 HDL-C 血症，而 LDL-C 仍可正常，但 sdLDL 占比增高；ApoB 还与脉压相关，容易合并高血压；血浆 HDL-C 水平与冠心病发病率呈负相关，与 LDL-C 水平呈正相关；肥胖患者血管内皮功能障碍与血管内分泌舒、缩因子失衡相关，而血管内皮功能又与血脂水平相关。Dutton 等的研究主要评估长期减重对心血管的影响，结果显示强化减重组的 HDL-C 和甘油三酯均显著改善，而 LDL-C 的达标率在强化减重组与对照组无差异。调整药物影响后发现减重还可以使 LDL-C 的水平轻度增加，这提示 HDL-C 和甘油三酯是与体重相关的，对 LDL-C 的影响不大。但是该实验的研究人群是年龄＞45 岁的糖尿病患者，在年轻人群中强化减重对 LDL-C 的影响仍然未知。

减重可以改善脂代谢，体力活动可能通过以下三个机制发挥降脂作用：①运动时肾上腺素和去甲肾上腺素分泌增加，脂蛋白脂肪酶活性增加，脂肪分解及利用增加，促使更多甘油三酯的表面成分向 LDL 转移，促进 HDL 的形成；②运动使肝脏 LDL 受体的基因转录和蛋白表达显著增加，LDL 自体清除增加；③有氧运动时骨骼肌的主要能量来源是 FFA 的氧化，FFA 的利用增加后，血清甘油三酯分解代谢增强，甘油三酯浓度下降；④运动使富含甘油三酯的 CM 和 VLDL 加速分解，HDL-C 水平升高。HDL 的主要作用是把肝外组织中的胆固醇转运至肝内分解，减少胆固醇在动脉壁上沉积形成脂斑，同时可以使已堆积的胆固醇转化为胆固醇酯，将其转运至肝脏分解，起到预防和消除动脉粥样硬化的作用。

强化运动治疗对减重非常重要，不同强度的运动对脂蛋白水平影响不同。在 30—65 岁的中重度肥胖患者中进行的研究显示，低量中等强度的运动对脂蛋白水平即可产生有利影响，高运动量和运动强度（即在患者可以耐受的情况下）对减少 LDL 聚集

和 sdLDL 颗粒及提高 HDL 水平作用更显著。

四、代谢综合征与脂代谢

代谢综合征是以中心性肥胖、高血压、糖尿病或糖调节受损、血脂异常及胰岛素抵抗为病理生理基础，多种代谢性疾病合并出现为临床特点的一组综合征。1988 年，Reaven 首次提出并概括了一系列和胰岛素抵抗相关的代谢异常，包括有原发性高血压、高脂血症、胰岛素抵抗和冠心病等，称为代谢性 X 综合征。这是一种合并多种代谢异常，并与心血管疾病密切相关的疾病状态，尤以体重、血糖、血压和血脂异常为著。它们是心血管疾病的高危因素，如高血糖、高血压、高脂血症、肥胖、微量白蛋白尿等，这些代谢异常的根源是高胰岛素血症和胰岛素抵抗。

肥胖在代谢综合征的发生发展中既是一种疾病状态，也是促发其他病理状态的高危因素。肥胖时脂肪细胞体积增大，脂肪组织血流减少，缺氧后局部呈炎症状态，导致脂肪因子分泌紊乱。FFA 释放增多，以及过多的脂质沉积于非脂肪组织，共同促进了胰岛素抵抗的发生和发展。肥胖者更容易发生 2 型糖尿病、心脑血管疾病及某些恶性肿瘤（如乳腺癌、肠癌）等。

1999 年，WHO 建议的 MS 的定义为空腹血糖或糖耐量受损，或糖尿病，并同时符合以下 2 项或 2 项以上者：①血压≥140/90mmHg；②高脂血症，甘油三酯≥1.7mmol/L，或者 HDL＜0.9mmol/L（男）和 1.0mmol/L（女）；③肥胖，BMI≥30kg/m^2，或 WHR≥0.90（男）和 0.85（女）；④微量白蛋白尿（AER＞20μg/min）或尿微量白蛋白 / 肌酐比≥30mg/g。NCEP-ATP Ⅲ 的建议，MS 的定义为符合以下 3 项或者 3 项以上者：①腰围（腹部肥胖）＞102cm（男）和＞88cm（女）；②甘油三酯≥150mg/dl；③ HDL-C＜40mg/dl（男）和＜50mg/dl（女）；④血压≥130/85mmHg；⑤空腹血糖≥6.1mmol/L。此外，还有美国临床内分泌医师学会、欧洲胰岛素抵抗工作组及中国 CDS 指南的标准，各个标准大同小异。

MS 患者中血脂异常的发病率高于普通人，但是血脂异常多缺乏临床症状和体征，需根据实验室检查来早期识别。MS 患者血脂异常的特点是致动脉粥样硬化性的脂质三联征，即甘油三酯和 sdLDL 升高，而 HDL-C 降低。脂质代谢异常使血管内皮产生大量

泡沫细胞，吞噬过量氧化脂质的巨噬细胞凋亡，释放游离氧化脂质形成脂质核心，平滑肌细胞迁移增殖，在脂质核心形成纤维帽结构，致动脉粥样硬化形成。

（一）总胆固醇和 sdLDL-C 升高

MS 患者肝脏合成甘油三酯及装配成 sdLDL 并释放入血增多，表现为高 sdLDL 血症。MS 患者的总胆固醇升高，LDL-C 正常或轻至中度升高。MS 时虽然 LDL 水平可能正常，但是 LDL 质的改变却很显著，LDL 变小，密度由疏松变致密，故而颗粒变小，即 sdLDL 占比升高，并且同 IR 呈正相关。根据 LDL 颗粒的大小和密度的不同可以分成不同亚类，A 型微粒＞25.5nm，B 型微粒＜25.5nm。MS 主要表现为 sdLDL 水平升高，sdLDL 更容易被氧化成 oxLDL，被巨噬细胞吞噬后成为泡沫细胞。而泡沫细胞是导致动脉粥样硬化性疾病的独立危险因素，也是炎症发生和血栓形成的关键因素。所以与颗粒较大的 LDL 相比，sdLDL 更容易致动脉粥样硬化。Rajiman 等对血脂正常的男性的 LDL 亚型进行研究发现，即使没有高脂血症时，sdLDL 也可以增加冠脉风险。

和一般情况下的高甘油三酯血症一样，MS 时高 LDL 血症少见。这是因为富含甘油三酯的脂蛋白异化障碍，使 LDL 的合成减少，LDL-C 水平下降。从这方面来看，MS 时的低 LDL 血症，可以部分抵消由其他脂代谢异常导致的高危险性。而在实际中，因为 LDL 同时出现质的异常又未必能减少危险性。

LDL 的代谢前体脂蛋白大小不等，所以 LDL 的直径也不相同，CETP 和 ATGL 是和 LDL 重塑有关的代谢酶，CETP 和 ATGL 决定了 LDL 的大小。ATGL 是由肝细胞合成和分泌的，存在于肝血管内皮表面，是水解甘油三酯的重要酶。MS 状态时甘油三酯水平升高，ATGL 活性增强，促使残粒样脂蛋白、HDL 和 LDL 中的甘油三酯快速水解变成 sdLDL 颗粒。MS 时 CEPT 活性也增强，使富含甘油三酯的脂蛋白和 LDL 之间的胆固醇酯和甘油三酯互换。富含甘油三酯的脂蛋白接受 CE 而 LDL 接受甘油三酯。富含甘油三酯的 LDL 在肝脂肪酶作用下水解甘油三酯生成 sdLDL。MS 状态时，大型的富含甘油三酯的脂蛋白增多，在脂蛋白脂肪酶水解下成为大型 LDL，再在肝脂肪酶作用下生成 sdLDL。sdLDL 与 LDL

受体亲和力低，容易进入血管壁受氧化修饰，因此 sdLDL 是促进动脉硬化的高危因素，高 sdLDL 水平使冠脉疾病的发病率升高 3 倍。

sdLDL 过度生成的另一个因素是大量 FFA 流向肝脏。FFA 是肝脏内源性甘油三酯合成的原料之一，可以直接刺激肝细胞合成甘油三酯。在糖尿病、肥胖及 MS 患者中，空腹血浆 FFA 水平即显著升高，餐后阶段升高更加明显，这与向心性肥胖腹内脂肪细胞脂肪分解活跃及内脏脂肪堆积有关，FFA 从门静脉大量流入肝内，增加肝细胞甘油三酯储存量，从而增加了 sdLDL 的生成。

ApoB100 的降解速度也是调节肝脏生成 sdLDL 的主要因素。ApoB100 非常容易降解，新合成的 ApoB100 可以在粗面内质网被泛素／蛋白酶体系统降解，或被转移到胞质内被整合进缺少脂质的 sdLDL 前体内降解，也可以在滑面内质网／高尔基体内和 sdLDL 脂质结合。在 MS 患者发生 IR 时，胰岛素对 ApoB100 的降解作用减弱，sdLDL 生成增加。

sdLDL 由肝脏经直接分泌入血后，接受来自 LDL 的 ApoA 及 ApoC，变为成熟 sdLDL，再被毛细血管脂蛋白脂肪酶分解。其中的甘油三酯不断被水解为甘油和 FFA，被组织摄取利用。胰岛素可以提高 LPL mRNA 水平，加快 LPL 合成速度，进而增强 LPL 活性。在 IR 患者的骨骼肌中，LPL 活性下降，表明胰岛素调节 LPL 活性的能力受损。IR 时，LPL 活性下降大量堆积，正常脂蛋白代谢速度受限，VLDL 清除率下降。

综上，MS 时各种原因使 sdLDL 生成增加，清除下降，最终 sdLDL 升高。

（二）高甘油三酯血症

高甘油三酯血症是 MS 状态时最常见的血脂异常。内脏产生的大量 FFA 和 IR 引起的高胰岛素血症是 MS 时脂代谢异常的基础。脂肪细胞分泌的大量 FFA，经过门静脉被肝吸收后在乙酰 CoA 合成酶作用下合成大量甘油三酯。FFA 可以抑制 VLDL 的结构蛋白 ApoB100 的细胞内异化，还可以增加 VLDL 微粒体的甘油三酯转运蛋白的基因表达，使肝脏 VLDL 合成分泌增加。在 IR 时外周胰岛素作用不全使 LPL 活性下降。脂肪组织的胰岛素作用不足使激素敏感性脂肪酶活化，促进脂肪分解，FFA 释放增加。LPL 是甘油三酯水解过程中非常重要的酶，主要分布在心肌、脂肪、骨骼肌、巨噬细胞及胰腺 B 细胞等。LPL 活性降低可以导致：①水解甘油三酯的能力下降，使富含甘油三酯的颗粒的水解速度减慢，甘油三酯水平增高；② HDL-C 生成减少；③脂蛋白颗粒的摄取能力下降。用作 LDL 的受体和其他几种 LDL 受体的配体的作用下降使甘油三酯水平增高。

以上这些变化使肝脏的 VLDL 合成增加并出现异化障碍，引起高甘油三酯血症。VLDL 水解过程中的中间代谢产物即残余蛋白，在正常情况下可以作为 ApoE 的配体，或者经 LDL 受体介导被组织吸收，也可以在肝脂肪酶作用下进一步水解并转换为 LDL，以保持低血浓度。MS 时，在富含甘油三酯的脂蛋白表面，因为水解和 ApoE 摄取障碍，ApoCⅢ水平相对增高，产生高甘油三酯血症。富含甘油三酯的脂蛋白尤其是 VLDL 及其残粒和心血管疾病相关。甘油三酯对动脉壁的作用依赖于脂蛋白微粒，甘油三酯水平增加引起小和代谢不完全的微粒聚集，如餐后 CM 残粒，尤其是 VLDL 或 IDL，使心血管疾病风险增加，这可能与脂蛋白对血管壁，尤其是内皮细胞的直接毒性作用使血管内皮出现功能障碍有关。

（三）HDL 降低

低 HDL 血症是 MS 时脂代谢异常的另一特点。既往很多研究证实，低 HDL 是冠状动脉粥样硬化的独立危险因素。HDL 参与胆固醇的逆向转运，可以保护 LDL 不被氧化修饰，还可以保护细胞拮抗 oxLDL 的有害作用，使内皮细胞增强 PG 合成，并抑制血小板聚集，发挥广谱抗动脉粥样硬化作用。HDL 的降低和腹腔内脂肪沉积过多有关。低 HDL 血症可能是由于富含甘油三酯的脂蛋白分解时，脂蛋白的表层部分游离产生 HDL，在 MS 时因为存在异化障碍，经分解而合成的 HDL 水平降低。CETP 活性升高，促进富含甘油三酯的脂蛋白与 HDL 之间发生脂质转运，HDL 失去 CE 摄取甘油三酯。富含甘油三酯的 HDL 在肝脂肪酶作用下由 HDL2 转换成 HDL3，产生低 HDL 血症。而生成的富含甘油三酯的 HDL 在肝脂肪酶作用下可以更快从肾脏清除。目前低 HDL 已被证实是冠状动脉粥样硬化性心脏病的高危风险因素。流行病学研究显示，HDL-C 与冠心病发生风险呈负相关，HDL-C 每升高 lmg/dl（0.026mmol/L），冠心病的发生风险降低 2%～3%。

此外，MS 时 hs-CRP 升高，提示存在炎性反应。慢性炎症反应可以促进 HDL 异化。血清淀粉样蛋白 A（serum amyloid A，SAA）等炎症反应物和 HDL 结合促进胆固醇游离，也同样有降低 HDL-C 的作用。

（袁振芳　段玉敏）

参考文献

[1] Taylor S M, Jones P A.Multiple new phenotypes induced in 10T1/2 and 3T3 cells treated with 5-Azacytidine [J].Cell, 1979, 17: 771-779.

[2] Dani C, Smith A G, Dessolin S, et al.Differentiation of embryonic stem cells into adipocyte in vitro [J].J Cell Sci, 1997, 110: 1279-1285.

[3] Pittenger MF, Mackay AM, Beck SC, et al.Multilineage potential of adult human mesenchymal stem cells [J].Science, 1999, 284: 143-147.

[4] Zuk P A, Zhu M, Ashjian P, et al.Human adipose tissue is a source off multipotent stem cells [J].Mol Biol Cell, 2002, 13(12): 4279-4295.

[5] Rodriguez A M, Elabd C, Delteil F, et al.Adipocyte differentiation of multipotent cells established from human adipose tissue [J]. Biochem Biophys Res Commun, 2004, 315(2): 255-263.

[6] Ntambi J M, Kim Y C.Adipocyte differentiation and gene expression [J].J Nutr, 2000, 130(12): 3122S-3126S.

[7] 徐冲，何金汗，徐国恒．脂滴包被蛋白 (perilipin) 调控脂肪分解 [J].生理科学进展，2006, 37(3): 221-224.

[8] Londos C, Brasaemle D L, Schultz C J, et al.Perilipins, ADRP, and other proteins that associate with intracellular neutral lipid droplets in animal cells [J].Semin Cell Dev Biol, 1999, 10(1): 51-58.

[9] Zweytick D, Athenstaedt K, Daum G.Intracellular lipid particles of eukaryotic cells [J].Biochim Biophys Acta, 2000, 1469(2): 101-120.

[10] Brown D A.Lipid droplets: proteins floating on a pool of fat [J]. Curr Biol, 2001, 11(11): R446-449.

[11] Spiegelman B M, Flier JS.Obesity and the regulation of energy balance [J].Cell, 2001, 104(4): 531-543.

[12] Martin S, Parton R G.Lipid droplets: a unified view of a dynamic organelle [J].Nat Rev Mol Cell Biol, 2006, 7(5): 373-378.

[13] Faber B C, Cleutjens K B, Niessen R L, et al.Identification of genes potentially involved in rupture of human atherosclerotic plaques [J]. Circ Res, 2001, 89(6): 547-554.

[14] Bergman R N, Van Citters G W, Mittelman S D, et al.Central role of the adipocyte in the metabolic syndrome [J].J Investig Med, 2001, 49(1): 119-126.

[15] Zhang J W, Klemm D J, Vinson C, et al.Role of CREB in transcriptional regulation of CCAAT/enhancer-binding protein beta gene during adipogenesis [J].J Biol Chem, 2004, 279(6): 4471-4478.

[16] Ferre P.The biology of Peroxisome proliferator-activated receptors: relationship with lipid metabolism and insulin sensitivity [J].Diabetes, 2004, 53(Supol 1): s43-s50.

[17] Seo J B, Noh M J, Yoo E J, et al.Functional characterization of the human resistin promoter with adipocyte determination-ahd differentiation-dependent factor l/sterol regulatory element binding protein lc and CCAAT enhancer binding protein-alpha [J].Mol Endocrinol, 2003, 17(8): 1522-1533.

[18] 杨义生，陈家伦 . 脂肪组织分泌功能研究新进展 [J]. 中华糖尿病杂志，2004, 12(3): 228-232.

[19] 白涛，杨静，王艳玲，等 . 雌二醇对脂肪细胞脂联素 mRNA 表达的影响 [J]. 中西医结合心脑血管病杂志，2008, 6(6): 673-674.

[20] Lindsay R S, Funahashi T, Hanson R L, et al.Adiponectin and development of type 2 diabetes in the Pima Indian population [J]. Lancet, 2002, 360(9326): 57-58.

[21] Stumvoll M, Tschritter O, Fritsche A, et a1.Association of the T-G polymorphism in adiponectin (Exon2) with obesity and insulin sensitivity: interaction with family history of type 2 diabetes [J]. Diabetes, 2002, 51(1): 37-41.

[22] Barnes K M, Miner J L.Role of resistin in insulin sensitivity in rodents and humans [J].Curr Protein Pept Sci, 2009, 10(1): 96-107.

[23] 李骥，雷晓妮，魏优秀，等 . 脂肪组织与骨骼肌信号之间的分子代谢关系 [J]. 中国组织工程研究与临床康复，2007, 11(45): 9165-9168.

[24] Boucher J, Masri B, Daviaud D, et a1.Apelin, a newly identified adipokine up-regulated by insulin and obesity [J].Endocrinology, 2005, 146(4): 1764-1771.

[25] Heinonen M V, Purhonen A K, Miettinen P, et a1.Apelin, orexin-A and leptin plasma levels in morbid obesity and effect of gastric banding [J].Regul Pept, 2005, 130(1-2): 7-13.

[26] 吴木潮，严励，张少玲，等 .TNF-α 介导的 1l-β 羟类固醇脱氢酶 1 的表达和活性变化对 3T3-L1 脂肪细胞胰岛素敏感性的影响 [J]. 中国病理生理杂志，2008, 24(1): 169-173.

[27] 未友能，青华，程庆丰，等 .TNF-α 与 PGC-1α 影响成熟脂肪细胞分泌 RBP4 的研究 [J]. 内分泌外科杂志，2008, 2(5): 300-303.

[28] Hida K, Wada J, Eguchi J, et a1.Visceral adipose tissue-derived serine protease inhibitor: a unique insulin-sensitizing adipocytokine in obesity [J].Proc Natl Acad Sci USA, 2005, 102: 10610-10615.

[29] Klöting N, Berndt J, Kralisch S, et al.Vaspin gene expression in human adipose tissue: association with obesity and type 2 diabetes [J].Biochem Biophys Res Commun, 2006, 339(1): 430-436.

[30] Helfer G, Wu Q F.Chemerin: a multifaceted adipokine involved in metabolic disorders [J].J Endocrinol, 2018, 238(2): R79-94.

[31] Sell H, Laurencikiene J, Taube A, et al.Chemerin is a novel adipocyte-derived factor inducing insulin resistance in primary human skeletal muscle cells [J].Diabetes, 2009, 58(12): 2731-2740.

[32] Li Y, Wright G L, Peterson M.C1q/TNF-related protein3(CTRP3) function and regulation [J].Compr Physiol, 2017, 7863-7878.

[33] Wagner R M, Sivagnanam K, Clark WA, et al.Divergent relationship of circulating CTRP3 levels between obesity and gender: a cross-sectional study [J].PEERJ, 2016, 4: e2573.

[34] Zhang J, Zhang B, Cheng Y, et al.Low serum CTRP3 levels are associated with nonalcoholic fatty liver disease in patients with type 2 diabetes mellitus [J].Cytokine, 2018, 106: 131-135.

[35] 刘美媛，王旭霞，张晓兰，等 . 大鼠脂肪间充质干细胞在部分肝切除模型中向肝细胞分化的研究 [J]. 胃肠病学和肝病学杂志，2008, 17(1): 30-32.

[36] Yokota T, Oritani K, Takahashi I, et al.Adiponectin, a new member of the family of soluble defense collagens, negatively regulates the growth of myelomonocytic progenitors and the functions of macrophages [J].Blood, 2000, 96(5): 1723-1732.

[37] Wu J, Boström P, Sparks L M, et a1.Beige adipocytes are a distinct type of thermogenic fat cell in mouse and human [J].Cell, 2012, 150(2): 366-376.

[38] Waldén T B, Hansen I R, Timmons J A, et a1.Recruited vs. nonrecruited molecular signatures of brown, "brite", and white adipose tissues [J].Am J Physiol Endocrinol Metab, 2012, 302: E19-E31.

[39] Smorlesi A, Frontini A, Giordano A, et al.The adipose organ: white-brown adipocyte plasticity and metabolic inflammation [J]. Obes Rev, 2012, 13(Suppl 2): 83-96.

[40] Petrovic N, Walden T B, Shabalina I G, et a1.Chronic peroxisome proliferator-activated receptor gamma (PPARgamma) activation of epididymally derived white adipocyte cultures reveals a population of thermogenically competent, UCP1-containing adipocytes molecularly distinct from classic brown adipocytes [J]. J Biol Chem, 2010, 285: 7153-7164.

[41] Rosen C J, Bouxsein M L.Mechanisms of disease: is osteoporosis the obesity of bone? [J].Nat Clin Pract Rheumatol, 2006, 2: 35-43.

[42] Moore S G, Dawson K L.Red and yellow marrow in the femur: age-related changes in appearance at MR imaging [J].Radiology, 1990, 175: 219-223.

[43] Justesen J, Stenderup K, Ebbesen E N, et a1.Adipocyte tissue volume in bone marrow is increased with aging and in patients with osteoporosis [J].Biogerontology, 2001, 2: 165-171.

[44] Vande Berg B C, Malghem J, Lecouvet F E, et a1.Fat conversion of femoral marrow in glucocorticoid-treated patients: a cross-sectional and longitudinal study with magnetic resonance imaging [J].Arthritis Rheum, 1999, 42: 1405-1411.

[45] Gimble J M, Zvonic S, Floyd Z E, et a1.Playing with bone and fat [J].J Cell Biochem, 2006, 98: 251-266.

[46] Kugel H, Jung C, Schulte O, et a1.Age-and sex-specific differences in the 1H-spectrum of vertebral bone marrow [J].J Magn Reson Imaging, 2001, 13: 263-268.

[47] Griffith J F, Yeung D K, Ma HT, et al.Bone marrow fat content in the elderly: a reversal of sex difference seen in younger subjects [J].J Magn Reson Imaging, 2012, 36: 225-230.

[48] Griffith J F, Yeung D K, Antonio G E, et a1.Vertebral bone mineral density, marrow perfusion, and fat content in healthy men and men with osteoporosis: dynamic contrast-enhanced MR imaging and MR spectroscopy [J].Radiology, 2005, 236: 945-951.

[49] Morroni M, Giordano A, Zingaretti M C, et a1.Reversible transdifferentiation of secretory epithelial cells into adipocytes in the mammary gland [J].Proc Natl Acad Sci USA, 2004, 101: 16801-16806.

[50] De Matteis R, Zingaretti M C, Murano I, et a1.In vivo physiological transdifferentiation of adult adipose cells [J].Stem Cells, 2009, 27: 2761-2768.

[51] Kissebah A H, Krokower G R.Regional adiposity and morbidity [J].Physiol Rev, 1994, 74(4): 76l-811.

[52] Chouchani E T, Kazak L, Spiegelman BM.New advances in adaptive thermogenesis: UCP1 and beyong [J].Cell Metab, 2019, 29(1): 27-37.

[53] Ježek P, Jabůrek M, Porter R K.Uncoupling mechanism and redox regulation of mitochondrial uncoupling protein 1 (UCP1) [J]. Biochim Biophys Acta Bioenerg, 2019, 1860(3): 259-269.

[54] Kozak L P, AnunciadoKoza R.UCPl: its involvement and utility in obesity [J].Int J Obes(lond), 2008, 32 Suppl 7: S32-S38.

[55] Tseng Y H, Kokkotou E, Schulz TJ, et al.New role of bone morphogenetic protein 7 in brown adipogenesis and energy expenditure [J].Nature, 2008, 454(7207): l000-1004.

[56] Seale P, Bjork B, Yang W, et al.PRDM l6 controls a brown fat/skeletal muscle switch [J].Nature, 2008, 454(7207): 96l-967.

[57] Szentirmai É, Kapás L.The role of the brown adipose tissue in β 3-adrenergic receptor activation-induced sleep, metabolic and feeding responses [J].Sci Rep, 2017, 7(1): 958.

[58] Lehnig A C, Stanford K I.Exercise-induced adaptations to white and brown adipose tissue [J].J Exp Biol, 2018, 221(Suppl 1): 161570.

[59] Osuna-Prieto F J, Martinez-Tellez B, Sanchez-Delgado G, et al.Activation of human brown adipose tissue by capsinoids, catechins, ephedrine, and other dietary components: A systematic review [J].Adv Nutr, 2019, 10(2): 291-302.

[60] Panarotto D, Remillard P, Bouffard L, et al.Insulin resistance affects the regulation of lipoprotein lipase in the postprandial period and in an adipose tissue specific manner [J].Eur J Clin Invest, 2002, 32(2): 84-92.

[61] Holm C, Osterlund T, Laurell H, et al.Molecular mechanisms regulating hormone sensitive lipase and lipolysis [J].Ann Rev Nutr, 2000, 20: 365-393.

[62] Kershaw E E, Flier J S.Adipose tissue as an endocrine organ [J].J Clin Endocrinol Metab, 2004, 89: 2548-2556.

[63] Fain J N, Madan A K, Hiler M L, et al.Comparison of therelease of adipokines by adipose tissue, adipose tissue matrix, and adipocytes from visceral and subcutaneous abdominal adipose tissues of obese humans [J].Endocrinology, 2004, 145(5): 2273-2282.

[64] Frayn K N, Karpe F, Fielding B A, et al.Integrative physiology of human adipose tissue [J].International Journal of Obesity, 2003, 27: 875-888.

[65] Hücking K, HarniltonWessler M, Ellmerer M, et al.Burst-like control of lipolysis by the sympathetic nervous system in vivo [J].J Clin Invest, 2003, 111: 257-264.

[66] Mead J R, Irvine S A, Ramji D P.Lipoprotein lipase: structure, function, regulation, and role in disease [J].J Mol Med, 2002, 80(12): 753-769.

[67] Grill V, Qvigstad E.Fatty acids and insulin secretion [J].Br J Nutr, 2000, 83(Suppl 1): S79-84.

[68] Londos C, Brasaemle D L, Schultz C J, et al.On the control of lipolysis in adipocytes [J].Ann N Y Acad Sci, 1999, 892: 155-168.

[69] Samra J S, Clark M L, Humphreys S M, et al.Regulation of lipid metabolism in adipose tissue during early starvation [J].Am J Physiol, 1996, 271(3 Pt 1): E541-546.

[70] Kuroda M, Honnor R C, Cushman S W, et al.Regulation of insulin-stimulated glucose transport in the isolated rat adipocyte. cAMP-independent effects of lipolytic and antilipolytic agents [J].J Biol Chem, 1987, 262(1): 245-253.

[71] Kahn B B, Flier J S.Obesity and insulin resistance [J].J Clin Invest, 2000, 106(4): 473-481.

[72] Krause B R, Hartman A D.Adipose tissue and cholesterol metabolism [J].J Lipid Res, 1984, 25: 97-110.

[73] Schreibman P H, Dell RB.Human adipocyte cholesterol. Concentration, localization, synthesis, and turnover [J].J Clin Invest, 1975, 55: 986-993.

[74] Prattes S, Horl C, Hammer A, et al.Intracellular distribution and mobilization of unesterified cholesterol in adipocytes: triglyceride droplets are surrounded by cholesterol-rich ER-like surface layer structures [J].J Cell Sci, 2000, 113: 2977-2989.

[75] Liu L F, Purushotham A, Wendel A A, et al.Regulation adipose triglyceride lipase by rosiglitazone [J].Diabetes Obes Metab, 2009, 11: 131-142.

[76] Zimmermann R, Lass A, Haemmerle G, et al.Fate of fat: The role of adipose triglyceride lipase in lipolysis [J].Biochim Biophys Acta, 2009, 1791: 494-500.

[77] Saario S M, Laitinen J T.Monoglyceride lipase as an enzyme hydrolyzing 2-arachidonoylglyceol [J].Chem Biodivers, 2007, 8: 1903-1913.

[78] Bickel P E, Tansey J T, Welte MA.PAT proteins, an ancient family of lipid droplet proteins that regulate cellular lipid stores [J].Biochim Biophys Acta, 2009, 1791: 419-440.

[79] Brasaemle D L, Subramanian V, Carcia A, et al.Perilipin A and the control of triacylglycerol metabolism [J].Mol Cell Biochem, 2009, 326: 15-21.

[80] Puri V, Konda S, Ranjit S, et al.Fat-specific protein 27, anovel lipid droplet protein that enhances triglyceride storage [J].J Biol Chem, 2007, 282: 34213-34218.

[81] Keller P, Petrie JT, De Rose P, et al.Fat-specific protein 27 regulates storage of triacylglycerol [J].J Biol Chem, 2008, 283: 14355-14365.

[82] Ducharme N A, Bickel P E.Lipid droplets in lipogenesis and lipolysis [J].Endocrinology, 2008, 149: 942-949.

[83] Octero M, Lago R, Gomez R, et al.Towards a pro-inflammatory and immunomodulatory emerging role of leptin [J].Rheumatology (Oxford), 2006, 45(8): 944-950.

[84] Frühbeck G, Auado M, Martinez J A, et al.In vitro lipolytic effect of leptin on mouse adipocytes: evidence for a possible autocrine/paracrine role of leptin.Biochem [J].Biophys Res Commun, 1997, 240(3): 590-594.

[85] SiegristKaiser C A, Pauli V, Juge-Aubry CE, et al.Direct effects of leptin on brown and white adipose tissue [J].Clin Invest, 1997, 100(11): 2858-2864.

[86] Bai Y, Zhang S, Kim K S, et al.Obese gene expression alters the ability of 30A5 preadipocytes to respond to lipogenic hormones [J].Biol Chem, 1996, 271(24): 13939-13942.

[87] Sarmiento U, Benson B, Kaufrman S, et al.Morphologic and molecular changes induced by recombinant human leptin in the white and brown adipose of C57BL/6 mice [J].Lab Invest, 1997, 77(3): 243-256.

[88] Laubner K, Kieffer T J, Lam N T, et al.Inhibition of preproinsulin gene expression by leptin induction of suppressor of cytokine signaling 3 in pancreatic beta-cells [J].Diabetes, 2005, 54(12): 3410-3417.

[89] Ambati S, Kim H K, Yang JY, et al.Effects of leptin on apoptosis and adipogenesis in 3T3-L1 adipocytes [J].Biochem Pharmacol, 2007, 73(3): 378-384.

[90] Valle M, Gascon F, Martos R, et al.Relationship between high plasma leptin concentrations and metabolic syndrome in obese prepubertal childrenint [J].J Obes Relat Metab Disord, 2003, 27(1): 13-18.

[91] Fain J N, Bahouth S W, Madan A K, et al.TNF alpha release by the nonfat cells of human adipose tissue [J].Int Obes Relat Metab Disord, 2004, 28(4): 616-622.

[92] Cawthorn W P, Heyd F, Hegyi K, et al.Tumour necrosis factor-alpha inhibits adipogenesis via a beta-catenin/TCF4 (TCF7L2)-dependent pathway [J].Cell Death Differ, 2007, 14(7): 1361-1373.

[93] Memon R A, Feingold K R, Moser A H, et al.Regulation of fatty acid transport protein and fatty acid translocase mRNA levels by endotoxin and cytokines [J].Physiol, 1998, 274(2 Pt 1): E210-E217.

[94] Cawthorn W P, Sethi J K.TNF-alpha and adipocytte biology [J].FEBS Lett, 2008, 582(1): 117-131.

[95] Albalat A, Liarte C, MacKenzie S, et al.Control of adipose tissue lipid metabolism by tumor necrosis factoralpha in rainbow trout (Oncorhynchus mykiss) [J].Endocrinol, 2005, 184(3): 527-534.

[96] Zhang H H, Halbleib M, Ahmad F, et al.Tumor necrosis factor-alpha stimulates lipolysis in differentiated human adipocytes through Activation of extracellular signal-related kinase and elevation of intracellular cAMP [J].Diabetes, 2002, 51(10): 2929-2935.

[97] Zhao S P, Dong S Z.Effect of tumor necrosis factor alpha on cholesterol efflux in adipocytes [J].Clin Chim Acta, 2008, 389(1-2): 67-71.

[98] Ruan H, Pownall H J, Lodish HF.Troglitazone antagonizes tumor necrosis factor-alpha-induced reprogramming of adipocyte gene expression by inhibiting the transcriptional regulatory functions of NF-kappaB [J].Biol Chem, 2003, 278(30): 28181-28192.

[99] Laurencikiene J, Van Harmelen V, Arvidsson Nordstrom E, et al.NF-kappaB is important for TNF-alpha-induced lipolysis in human adipocytes [J].Lipid Res, 2007, 48(5): 1069-1077.

[100] Kim J Y, Tillison K, Lee J H, et al.The adipose tissue triglyceride lipase ATGL/PNPLA2 is downregulated by insulin and TNF-alpha in 3T3-L1 adipocytes and is a target for transactivation by PPARgamma [J].Physiol Endocrinol Metab, 2006, 291(1): E115-E127.

[101] Uchida Y, Ohba K, Ogawa A, et al.Protein kinase C mediates tumor necrosis factor-alpha-induced inhibition of obese gene expression and leptin secretion in brown adipocytes [J].Naunyn Schmiedebergs Arch Pharmacol, 1999, 360(6): 691-698.

[102] Zhang H H, Kumar S, Barnett A H, et al.Tumour necrosis factor-alpha exerts dual effects on human adipose leptin synthesis and release [J].Mol Cell Endocrinol, 2000, 159(1-2): 79-88.

[103] Tanaka S, Nishida Y, Aida K, et al.Enterovirus infection, CXC chemokine ligand 10 (CXCL10) and CXCR3 circuit: A mechanism of accelerated beta-cell failure in fulminant type 1 diabetes [J].Diabetes, 2009: 2285-2291.

[104] Freid S K, Bunkin D A, Greenberg A S.Omental and subcutaneous adipose tissues of obese subjects release interleukin-6: depot difference and regulation by glucocorticoid [J].Clin Endocrinol Metab, 1998, 83(3): 847-850.

[105] Granowitz E V.Transforming growth factor-β enhances and pro-inflammatory cytokines inhibit ob gene expression in 3T3-L1 adipocytes [J].Biochem Biophys Res Commun, 1997, 240(2): 382-385.

[106] Bruun J M, Pedersen S B, Kristensen K, et al.Effects of pro-inflammatory cytokines and chemokines on leptin production in human adiposetissue in vitro [J].Mol Cell Endocrinol, 2002, 190(1-2): 91-99.

[107] Marila E, Trujillo, Sean Sullivan, et al.Interleukin-6 regulates human adipose tissue lipid metabolism and leptin production in vitro [J].Clin Endocrinol Metab, 2004, 89(11): 5577-5582.

[108] Greenberg A S, Nordan R P, McIntosh J, et al.Interleukin-6 reduces lipoprotein lipase activity in adipose tissue of mice in vivo and in 3T3-L1 adipocytes: a possible role for interleukin 6 in cancer cachexia [J].Cancer Res, 1992, 52(15): 4113-4116.

[109] Rotter V, Nagave I, Smith U.Interleukin-6 induces insulin resistance in 3T3-L1 adipocytes and is, like IL-8 and TNF-alpha, overexpressed in human fat cells from insulin-resistant subjects [J].Biol Chem, 2003, 278(46): 45777-45784.

[110] Van Harmelen V, Reynisdottir S, Cianflone K, et al.Mechanisms involved in the regulation of free fatty acid release isolated human fat cells by acylation-stimulating protein and insulin [J].Biol Chem, 1999, 274(26): 18243-18251.

[111] Takahashi M, Takahashi Y, Takahashi K, et al.Chemerin enhances insulin signaling and potentiates insulin-stimulated glucose uptake in 3T3-L1 adipocytes [J].FEBS Lett, 2008, 582(5): 573-578.

[112] Wittamer V, Franssen C D, Vulacno M, et al.Specific recruitment of antigen-presenting cells by chemerin, a novel processed ligand from human inflammatory fluids [J].Exp Med, 2003, 198(7): 977-985.

[113] Kawasaki E, Imagawa A, Makino H, et al.Differences in the contribution of the CTLA4 gene to susceptibility to fulminant and type 1A diabetes in Japanese patients [J].Diabetes Care, 2008, 31: 1608.

[114] Akatsuka H, Yano Y, Gabazza EC, et al.A case of fulminant type 1 diabetes with coxsackie B4 virus infection diagnosed by elevated serum levels of neutralizing antibody [J].Diabetes Res Clin Pract, 2009, 84: e50-e52.

[115] Liu M, Zhu H, Dai Y, et al.Zinc-α 2-Glycoprotein is associated with obesity in Chinese people and HFD-induced obese mice [J].Front Physiol, 2018, 9: 62.

[116] Chiou C C, Chung W H, Hung S I, et al.Fulminant type 1 diabetes mellitus caused by drug hypersensitivity syndrome with human herpesvirus 6 infection [J].J Am Acad Dermatol, 2006, 54: S14-S17.

[117] Shimada A, Maruyama T.Encephalomyocarditis-virus-induced diabetes model resembles "fulminant" type 1 diabetes in humans [J].Diabetologia, 2004, 47: 1854-1855.

[118] Imagawa A, Hanafusa T, Makino H, et al.High titres of IgA antibodies to enterovirus in fulminant type 1 diabetes [J].Diabetologia, 2005, 48: 290-293.

[119] Arita Y, Kihara S, Ouchi N, et al.Paradoxical decrease of an adipose-specitic protein. adiponectin in obesity [J].Biochem Biophys Res Commun, 1999, 257(1): 79-83.

[120] Stefan N, Vozarova B, Funahashi T, et al.Plasma adiponectin levels are not associated with fat oxidation in humans [J].Obesity Research, 2002, 10(10): 1016-1020.

[121] Pischon T, Girman C J, Hotarnisligil G S, et al.Plasma adiponectin Levels and Risk of myocardial infarction in Men [J].JAMA, 2004, 291: 1730-1737.

[122] Burnett M S, Devaney J M, Adenika R J, et al.Cross-sectional associations of resistin, coronary heart disease, and insulin resistance [J].J Clin Endocrinol Metab, 2006, 91: 64-68.

[123] Shetty G K, Economides P A, Horton E S, et al.Circulating adiponectin and resistin levels in relation to metabolic factors, inflammatory markers, and vascular reactivity in diabetic patients and subjects at risk for diabetes [J].Diabetes Care, 2004, 27(10): 2450-2457.

[124] Burnett M S, Lee C W, Kinnaird T D, et al.The potential role of resistin in atherogenesis [J].Atherosclerosis, 2005, 182: 241-248.

[125] Fukuhara A, Matsuda M, Nishizawa M, et al.Visfatin: a protein secreted by visceral fat that mimics the effects of insulin [J].Science, 2005, 307(5708): 426-430.

[126] Wang H, Zhao M, Sud N, et al.Glucagon regulates hepatic lipid

metabolism via cAMP and Insig-2 signaling: implication for the pathogenesis of hypertriglyceridemia and hepatic steatosis [J]. Sci Rep, 2016, 6: 32246.

[127] Rodrigue-Way A, Caron V, Bilodeau S, et al.Scavenger receptor CD36 mediates inhibition of cholesterol synthesis via activation of the PPAR γ /PGC-1 α pathway and Insig1/2 expression in hepatocytes [J].FASEB J, 2014, 28(4): 1910-1923.

[128] Tang M, Floyd S, Cai H, et al.The status of ω -3 PUFAs influence chronic unpredicted mild stress-induced metabolic side effects in rats through INSIG/SREBP pathway [J].Food Funct, 2019, 10(8): 4649-4660.

[129] Boden G, Salehi S, Cheung P, et al.Comparison of in vivo effects of insulin on SREBP-1c activation and INSIG-1/2 in rat liver and human and rat adipose tissue [J].Obesity (Silver Spring), 2013, 21(6): 1208-1214.

[130] 于雪梅, 冯萍, 金慧, 等. 肥胖中学生体脂分布与胰岛素抵抗的相关性研究 [J]. 中国学校卫生, 2007, 28(12): 1085-1086.

[131] 李亲. 单纯性肥胖儿童血脂和载脂蛋白变化观察 [J]. 中国妇幼保健, 2007, 22(3): 355-356.

[132] 窦丽阳, 王翠瑛. 肥胖对高密度脂蛋白代谢的影响 [J]. 临床和实验医学杂志, 2012, 11(2): 146-148.

[133] Kontush A, Chapman M J.Functionally defective high-density lipoprotein: a new therapeutic target at the crossroads of dyslipidemia, inflammation, and atherosclerosis [J].Pharmacol Rev, 2006, 58(3): 342-374.

[134] Tall A R.Cholesterol efflux pathways and other potential mechanisms involved in the athero-protective effect of high density lipoproteins [J].J Intern Med, 2008, 236(3): 256-273.

[135] Van Lenten B J, Navab M, Shih D, et al.The role of high-density lipoproteins in oxidation and inflammation [J].Trends Cardiovasc Med, 2001, 11(3-4): 155-161.

[136] Ginsberg HN.Insulin resistance and cardiovascular disease [J].J Clin Invest, 2000, 106(4): 453-458.

[137] Carmena R, Duriez P, Fruchart JC.Atherogenic lipoprotein particles in atherosclerosis [J].Circulation, 2004, 109(23 Suppl 1): 1112-1117.

[138] Witstum J L, Palinski W.Are immunological mechanisms relevant for the development of atherosclerosis [J].Clin Immunol, 1999, 90(2): 153-156.

[139] Erkkila A T, Narvanen O, Lehto S, et al.Autoantibodies against oxidized low-density lipoprotein and cardiolipin in patients with coronary heart disease [J].Arterioscler Thromb Vasc Biol, 2000, 20(1): 204-209.

[140] Chen J, Mehta J L, Haider N, et al.Role of caspases in ox-LDL-induced apoptotic cascade in human coronary zrtery endothelial cells [J].Circ Res, 2004, 94(3): 370-376.

[141] Ray H, Pinteur C, Frering V, et al.Depot-specific differences in perilipin and hormone-sensitive lipase expression in lean and obese [J].Lipids Health Dis, 2009, 8: 58.

[142] 唐勇, 张万星, 宋光耀, 等. 胰岛素抵抗人群皮下脂肪组织中脂肪甘油三酯脂酶和激素敏感性脂肪酶表达减低 [J]. 临床荟萃, 2010, 1: 25-28.

[143] 魏丽, 刘晓华, 王玲艳, 等. 2 型糖尿病患者血清脂肪甘油三酯酯酶水平及其相关因素分析 [J]. 中华内科杂志, 2009, 48: 407-408.

[144] 雷鹏, 张晨光, 傅兰英, 等. 肥胖女大学生综合减肥前后血压血糖血脂的变化 [J]. 中国卫生学校, 2005, 26(6): 451-452.

[145] 佟欣, 李磊, 郑强, 等. 肥胖者减肥前后血脂、血压、血糖及血清胰岛素的变化 [J]. 山西医学杂志, 2008, 37(12): 1625-1626.

[146] 周勇, 赵霞, 张玉朝. 运动减肥人体体态与血脂变化及其相关性研究 [J]. 陕西师范大学学报, 2006, 34(4): 95-98.

[147] Isomaa B, Almgren P, Tuomi T, et al.Cardiovascular morbidity and mortality associated with the matabolic syndrome [J]. Diabetes Care, 2001, 24: 683-689.

[148] O'Brien T, Nguyen T T, Hallaway B J, et al.The role of lipoprotein A-1 and lipoprotein A-1/A-2 in predicting coronary artery disease [J].Arteriosclerosis, Thrombosis, and Vascular Biology, 1995, 15: 228-231.

[149] Lee Y T, Tsai T C.Guidelines of the metabolic syndrome from chinese Association of Diabetes [J].Chimese Jorunal of Diabetes, 2004, 12: 156-161.

[150] 胡亚美, 江载芳. 实用儿科学 [M]. 北京: 人民卫生出版社, 2002: 552-556.

[151] Dutton G R, Lewis C E.The Look AHEAD Trial: Implications for Lifestyle Intervention in Type 2 Diabetes Mellitus [J].Prog Cardiovasc Dis, 2015, 58(1): 69-75.

[152] 徐晓阳, 纪仲秋. 运动生物化学 [M]. 桂林: 广西师范大学出版社, 2000: 41-42.

[153] Alberti K G, Zimmet P, Shaw J, et al.The metabolic syndrome-a new worldwide definition [J].Lancet, 2005, 366(9491): 1059-1062.

[154] Reaven G M.Role of insulin resistance in human disease (syndrome X): an expanded definition [J].Annu Rev Med, 1993, 44: 121-131.

[155] Friedman J M.Obesity in the new millennium [J].Nature, 2000, 404(6778): 632-634.

[156] Vidal-Puig A, O'Rahilly S.Obesity and diabetes: an avalanche of new information [J].Mol Med Today, 2000, 6(6): 221-223.

[157] Lorincz A M, Sukumar S.Molecular links between obesity and breast cancer [J].Endocr Relat Cancer, 2006, 13(2): 279-292.

[158] Expert panel on detection, evaluation, and treatment of high blood cholesterol in adults.Executive summary of the third report of the National Cholesterol Education Program (NCEP) expert panel on detection, evaluation, and treatment of high blood cholesterol in adults (Adult Treatment Panel III) [J]. JAMA, 2001, 285: 2486-2497.

[159] Takx R A, Partovi S, Ghoshhajra BB.Imaging of atherosclerosis [J].Int J Cardiovasc Imaging, 2016, 32(1): 5-12.

[160] Reiman N C, Brangsch J, Colletini F, et al.Molecular imaging of the extracellular matrix in the context of atherosclerosis [J].Adv Drug Deliv Rev, 2017, 113: 49-60.

[161] Raijman I, Kenall M J, Cramb R, et al.Investigation of low density lipoprotein subfractions as a coronary risk factor in normotriglyceridaemic men [J].Atherosclerosis, 1996, 125(2): 231-242.

[162] Raz I, Eldor R, Cemea S, et al.Diabetes: insulin resistance and derangements in lipid metabolism.Cure through intervention in fat transport and storage [J].Diabetes Metab Res, 2004, 21: 3-14.

[163] Chan D C, Watts G F, Nguyen M N, et al.Apolipoproteins C-III and A-V as predictors of very-low-density lipoprotein triglyceride and apolipoprotein B-100 kinetics [J].Arterioscler Thromb Vasc Biol, 2006, 26: 590-596.

第 10 章 内分泌遗传性疾病与脂代谢异常

一、普拉德－威利综合征与脂代谢异常

普拉德－威利综合征（Prader-Willi syndrome，PWS）最早由 Prader 在 1956 年报道而得名，是一种遗传性肥胖综合征，临床以多食、肥胖，肌张力低下、GH 缺乏及性腺功能低下为特征，发病率为 1/10 000～1/30 000。PWS 儿童期即可表现过度摄食、肥胖，PWS 成人的糖尿病发生率约为 25%，平均发病年龄为 20 岁，平均 BMI 为 $37kg/m^2$。

PWS 的分子基础是 15q11.2～q13 位点父源染色体的候选基因表达缺失，其中 65%～75% 是父源性等位基因缺失，20%～30% 是母源性同源二倍体，1%～3% 是印迹中心突变或缺失。

PWS 的临床表现，如过度摄食、体温波动、高痛阈值、睡眠呼吸障碍及多种内分泌的异常，均提示患者存在下丘脑发育异常，与 15q11.2～q13 上的父源等位基因表达缺失高度相关。另外，PWS 患者存在摄食增加、运动减少、体脂增加、性腺功能下降、GH 和 TSH 缺乏等许多代谢综合征的高危因素。与单纯性肥胖者相比，虽然 PWS 患者体内脂肪组织比例增高而瘦体组织比例降低，但内脏脂肪量和能量消耗降低，因此，PWS 患者胰岛素抵抗、血脂异常的发生率较低，与其肥胖程度不相符，提示该区域可能存在负向调节内脏脂肪的候选基因。在 PWS 成人女性患者的研究显示，与相同程度单纯性肥胖对照组比较，PWS 成年女性患者内脏脂肪组织选择性减少，并且不依赖于外源的性激素应用；反映胰岛素抵抗的指标（空腹血糖和空腹胰岛素、胰岛素/葡萄糖比率、空腹胰岛素抵抗指数）、高甘油三酯血症与内脏脂肪组织呈正相关，反映肝脏胰岛素输出的指标（空腹 C 肽/胰岛素比率）、HDL-C/LDL-C 比

率与内脏脂肪组织呈负相关。根据门静脉学说，来源于腹部内脏脂肪分解生成的 FFA 通过门静脉直接到达肝脏，FFA 输出的增加降低了肝脏胰岛素的输出，导致高胰岛素血症；通过糖异生增加肝糖产生，增加肝脏 VLDL，从而增加甘油三酯分泌。因此，与相同肥胖程度患者相比，PWS 患者内脏脂肪组织选择性减少，PWS 女性患者胰岛素抵抗指标和甘油三酯降低，肝脏胰岛素输出的指标升高。这一针对胰岛素抵抗和肥胖相关代谢合并症的保护机制，减少了 PWS 患者发生糖尿病和心血管并发症的危险性。PWS 患者内脏脂肪减少的原因尚未明确，可能是与儿童期发病 GH 缺乏，下丘脑－垂体－肾上腺轴轻微缺陷，下丘脑或者基因影响体脂分布有关。一项对 20 例 PWS 患者及 14 例年龄、性别及体重相匹配的单纯肥胖个体的对比研究发现，PWS 患者的空腹血糖、C 肽、瘦素、甘油三酯和总胆固醇水平与单纯性肥胖对照组无差异；PWS 患者具有较高的身体脂肪含量而低的瘦体组织，并且血清脂联素水平明显高于单纯性肥胖对照组，推测单纯性肥胖患者比 PWS 患者具有更多的内脏脂肪，与其脂联素产生减少及循环水平降低有关。

很少有研究调查 PWS 患者的血脂异常，并且结果不一，但大多数人都认为 PWS 患者的血脂水平与相同 BMI 范围患者相似。Höybye 等对 19 例成年 PWS 患者的血脂情况进行研究，发现仅 1 例血清甘油三酯水平轻度升高，3 例 TC 轻度升高，7 例 LDL-C 升高，7 例 HDL-C 降低，5 例 Lp（a）升高，但有约一半的患者存在 GH 缺乏，而 GH 缺乏者易伴有血脂异常，如 TC、LDL-C 升高。吴晓燕等研究显示，PWS 患者与同龄正常人相比，TC、LDL-C、ApoB 存在显著差异，其他血脂指标无显著差异，提

示部分 PWS 患者存在血脂异常，可能还是与其过度肥胖有关。Talebizadeh 等比较 37 名 PWS 患者 [BMI（36.5±4.3）kg/m²] 和 18 名肥胖患者 [BMI（38.1±5.8）kg/m²] 的血浆胆固醇无统计学差异，而 PWS 患者空腹甘油三酯较低。运用 T_1 加权磁共振图像评估腹部内脏脂肪（visceral fat area，VFA）发现，VFA＞130cm² 与＜130cm² 的 PWS 患者相比，甘油三酯显著增加而 TC 无差异，肥胖对照组无此差异，说明在 PWS 患者的腹部脂肪中，内脏脂肪与高甘油三酯水平相关。Wijngaarden 等研究显示，青春期前的 PWS 患者中 63% 的幼儿（27 例，6 月龄—3 岁）和 73% 的儿童（46 例，3—12/14 岁）均有血脂异常 [TC、LDL-C、甘油三酯、Lp（a）升高，HDL-C 下降，至少一项异常]，提示血脂异常可能在幼儿期即存在。多数幼童的体脂含量增加及甘油三酯水平基本正常（幼儿甘油三酯水平正常，仅 4 例儿童甘油三酯＞1.7mmol/L），可能与促酰化蛋白（acylation-stimulating protein，ASP）水平高于正常有关。ASP 是脂肪组织分泌的一种激素，与胰岛素、脂联素具有相似的生物学作用，可促进脂肪细胞甘油三酯合成（激活甘油二酯酰基转移酶）和储存，抑制激素敏感性脂肪酶活性，从而抑制甘油三酯的分解和刺激葡萄糖转运，在调节脂肪代谢和能量平衡方面发挥重要作用。因而，PWS 儿童的 ASP 高水平，不仅促进体内脂肪含量的增加，还可保持甘油三酯、血糖、胰岛素的正常水平。而 Ferretti 等研究发现，PWS 患者的 TC、甘油三酯、LDL、HDL 水平与正常体重的对照者、非 PWS 的肥胖者无差异，但 PWS 的 CRP 水平仍明显高于相同 BMI 范围非 PWS 的肥胖者，脂质过氧化氢水平升高，血清对氧磷酶 1（paraoxonase-1，PON1）活性下降。PON1 主要由肝脏分泌，在血清中主要与 HDL 结合。除了抗氧化能力外，PON1 抑制胆固醇和氧化性脂质的流入，阻止巨噬细胞的胆固醇生物合成且刺激巨噬细胞胆固醇流出，阻止巨噬细胞泡沫化而起到抗动脉粥样硬化的作用。人血清 PON1 活性与 HDL 对氧化的敏感性呈负相关，增加 PON1 可以使 HDL 氧化的延迟期延长，降低 HDL 过氧化物的生成，增加 HDL 抗动脉粥样硬化的作用。因此，任何原因导致的肥胖、脂肪组织的增加均伴有炎症、氧化应激、HDL 结构和功能的改变，而 HDL 过氧化物及 PON1 活性的降低又加重了炎症状态。

目前为止，对 PWS 患者摄食过量的代谢相关机制尚未明确，可能的机制如下。

（1）下丘脑 – 边缘系统饱腹中枢通路的破坏及其激素调节通路的功能障碍，影响食物摄入和能量消耗。功能磁共振成像研究发现，一些脑区，如下丘脑、杏仁核、海马、眶额和内侧前额叶皮层的变化在 PWS 异常的食物摄入调节中起着至关重要的作用，导致患者缺乏饱胀感，进而出现觅食、储藏食物，甚至偷食和偷钱购买食物的异常行为。

（2）调节食物摄入的激素变化。有研究提出，PWS 患者存在瘦素缺乏及瘦素受体缺陷，认为脑内瘦素途径的缺陷可解释摄食过度、肥胖等现象。Goldstone 等研究认为，尽管血浆瘦素水平受皮下脂肪含量影响，但在校正脂肪组织含量及分布后，其与正常对照相比亦无差异，提示瘦素分泌的缺陷并不能解释 PWS 患者的肥胖。同时，PWS 患者的淋巴细胞存在瘦素全长受体的表达，说明瘦素受体的缺陷不是 PWS 基因缺陷的结果，而 PWS 患者中瘦素抵抗的原因仍未明。食欲刺激素（ghrelin）是一种内源性的 GH 促分泌受体的配体，主要由胃肠黏膜的 X/A 样内分泌细胞分泌，不仅能够促进 GH 的释放，而且具有促进摄食、促进胃肠蠕动、降低血压、促进细胞增殖、抑制炎症因子释放等生物学作用。已有研究显示，在 PWS 的儿童和成人患者中，食欲刺激素水平比年龄及 BMI 相匹配的对照组高 3～5 倍，并且 PWS 患者的年龄越小，食欲刺激素水平越高，甚至食欲刺激素水平的升高早于食欲的增加和肥胖的出现。但也有研究表明，将饮食过量的 PWS 患者的 Ghrenlin 水平抑制至正常，对患者的体重、食欲或饮食行为无影响。因此，认为 PWS 患者在早期与 Ghrenlin 相关的厌食通路已被破坏，后期即使将 PWS 儿童、青少年和成人的 Ghrenlin 水平抑制正常也不足以复原。而且，食欲刺激素独立于其促食欲作用，可刺激脂肪组织脂肪生成和抑制脂肪分解，可能有助于 PWS 患者肥胖增加。无论是否患有 PWS，Obestatin、胰多肽和肽 YY（peptide YY，PYY）的表达均无差异。

（3）与摄食相关基因。有研究表明，PWS 患者血白细胞的 CD36 水平较低，可能是 15q11—q13 基因表达缺失直接或间接影响代谢途径的结果。CD36 的基因位于染色体 7q11.2，与动脉粥样硬化、胰岛素抵抗、心肌病等疾病有关，其表达缺失可引起中心性肥胖、高甘油三酯、低 HDL、抗动脉粥样硬化、降低血糖及脂肪酸清除受损，而抑制脂肪酸的氧化可增加饥饿感，导致摄食增加。因此，PWS 患者低水平的 CD36 可能引起能量控制异常，使 PWS 患者缺乏饱腹感。有研究显示 PWS 成年小鼠下丘脑中叶的 *SNORD116* 基因簇缺失会导致出现贪食症和肥胖，表明 *SNORD116* 基因簇在下丘脑控制食欲和食物摄入中发挥作用。然而，这种基因簇在人脑中影响食欲、神经内分泌和其他大脑功能的特定靶点尚未被确定。此外，MAGEL2 编码一种位于下丘脑和其他大脑区域的蛋白质。最近被认为是一种与过度进食相关的基因，其突变与 PWS 表型有关。

PWS 是累及多系统的复杂疾病，治疗方案同样需要多系统联合的治疗，包括基因检测进行早期诊断；幼儿期使用 GH 疗法，并予以监测，改善终身高，增加瘦体组织量，控制食量和定期锻炼；青春期采用适量性激素替代治疗，干预行为异常，并进行家庭式的支持。

重度肥胖及其并发症，如呼吸循环衰竭、心血管病、糖尿病和高血压病，仍是 PWS 患者最主要的死亡原因。控制体重对成人患者非常重要，营养治疗不可或缺。PWS 患者营养治疗的目的为控制异常摄食行为，建立正常饮食模式以控制体质量异常增长，并对血糖、血脂异常进行有效干预。研究表明，均衡饮食、控制能量、低糖类和高膳食纤维摄入，可降低 PWS 儿童食物摄入量、调节肠道菌群，增加 GLP-1 和 PYY 的表达和分泌，从而改善胰岛素抵抗及血糖，减轻体重。与其他治疗方案相比，PWS 患者通过体育活动和结构性锻炼获得的体重和组成变化相对较小。但在儿童期体育锻炼可改善患儿的运动功能，促进患儿适应社会生活，提高热量的消耗，帮助患儿转移对食物的渴望。只要顾及患儿的能力及兴趣，可采用任何运动形式，一般建议每天约活动 30min。因此，建议将体育活动作为 PWS 患者管理肥胖的辅助疗法，以最大限度地增加瘦体重和保持体重。鉴于目前的生活方式干预在改善摄食过度和体重增加方面效果有限，因此，对 PWS 患者使用药物控制食欲和体重有其必要性。

2～3 期临床研究证实，GLP-1 受体激动剂（如利拉鲁肽和艾塞那肽）具有代谢作用，可延迟胃排空和抑制食欲，导致临床上有意义的体重减轻。Sze 等研究也证明，在 PWS 患者中使用 GLP-1 类似物安全、

有效、耐受性良好。与安慰剂相比，进食前 GLP-1 类似物可降低肠道 PYY3–36，对 GLP-1、PYY 及食欲刺激素水平没有影响，并且降低血糖，增加胰岛素、C 肽水平。在进食后 GLP-1 类似物可增加饱胀感，但对饥饿感没有影响，可降低血糖、胰岛素、C 肽水平以及胰岛素分泌反应，消除 PYY 的进食反应，减少 PPY3–36 和 GLP-1 进食反应，但对食欲刺激素无影响。研究表明，GLP-1 类似物不改变能量消耗，但可减轻餐后脂肪氧化的抑制，以及抑制餐后循环中甘油三酯升高。一些抑制食欲的药物，如未酰化食欲刺激素类似物（AZP-531）、催产素及其类似物、MC4R 激动剂、二氮嗪胆碱控释剂、食欲刺激素酰基转移酶抑制剂的 2～3 期临床试验正在进行。此外，基于 GLP-1 治疗肥胖的联合疗法，如 Setmelanotide 和利拉鲁肽的组合具有相加效应。两种药物的降血糖和减食欲作用，以及 Setmelanotide 增加能量消耗的能力，导致体重减轻，血糖控制和胆固醇代谢增强，优于相应的单一疗法。近期批准的药物组合，如氯酪蛋白、Qsymia（芬特明和托吡酯的组合）和 Contrave(纳曲酮和安非他酮的组合) 也在 PWS 患者进行评估，有可能改善 PWS 患者的饱腹感或改善肥胖。

PWS 患者存在下丘脑性 GH 缺乏，因而 GH 治疗对改善 PWS 的生长发育、身体组成（如机体脂肪减少、肌肉力量增加）、脂肪利用（如脂肪氧化增加）、脂肪分布等多方面有显著效果，并且 GH 治疗改善了身体组成、脂质代谢，从而减少了心血管事件的危险因素。PWS 的 GH 起治年龄目前尚未统一，但普遍认为在肥胖发生前（通常 2 岁前）开始 GH 治疗可获益，起始剂量为 0.5mg/（m²·d），并根据 IGF-1 水平（在同年龄同性别参考值的 +1～+2 标准差范围内）调节剂量，建议每 3～6 个月调整 1 次，逐渐增加至 1.0mg/（m²·d），每天总剂量不超过 2.7mg。长期研究表明，即使中断 GH 治疗，仍对身高、身体成分、代谢状态、糖尿病患病率和高血压有积极影响，而且对身体成分的影响与在儿童期还是成年期启动 GH 治疗无关。一般来说，GH 治疗是安全的，尚未观察到糖尿病、脊柱侧弯、中枢性和阻塞性呼吸暂停的风险增加。但需要关注特别肥胖或体重快速增加的患儿，其发展成为糖尿病的危险性增加。而且，仍需对 PWS 任何年龄的 GH 治疗的益处和风险进行长期监测。在 GH 治疗前，应先解

决 PWS 患者上呼吸道梗阻问题，建议行多导睡眠图和口咽部检查，有扁桃体肥大者考虑行切除术，积极治疗上呼吸道感染。若治疗中出现梗阻表现，应停止治疗。

外科减重手术是目前治疗 PWS 患者病态性肥胖症最有效的途径。2003 年，Kobayashi 等采用腹腔镜 Roux-en-Y 胃旁路术（Roux-en-Y gastric bypass，LRGB）治疗 1 例 PWS 病态肥胖病例，18 个月后，患者体重、血脂得到明显改善。腹腔镜胃袖状切除术（laparoscopic sleeve gastrectomy，LSG）是近年出现的一种新的减重术式，具有减重效果好、手术操作简单、并发症较少、术后不需要改变饮食类型等优点。有报道显示，对 2 型糖尿病肥胖患者行 LSG，70% 以上的患者糖尿病得到改善或治愈，其他肥胖相关疾病，如高血压、高脂血症等也可得到改善。吴佳君等报道 1 例用 LSG 治疗 PWS 病态肥胖合并 2 型糖尿病的病例，术后 4 个月，患者体重、进食量较前明显减少，血糖、肝功能等代谢指标有改善，胰岛素用量减少，并且无手术并发症。但患者血甘油三酯术前术后均处于正常范围，血 TC 无明显下降，其体重降低的幅度不如进行 LRGB 等术式的患者，认为可能与手术方式对营养吸收的影响较小有关。最近，一项为期 10 年对 5 例 PWS 患者观察研究显示，2 型糖尿病和阻塞性睡眠呼吸暂停综合征在最初手术 2 年有所改善，但手术 4～5 年后出现进行性恶化和症状反弹。此外，包括 LSG 和胃旁路手术在内的减肥手术未能延缓或预防新的肥胖相关共病，如高血压。因此，需要更多的随访研究以确认对 PWS 患者体重减轻的持久性、共患病的解决、长期并发症和各种减肥手术引起的代谢变化。

二、唐氏综合征与脂代谢异常

唐氏综合征（Down's syndrome，DS）又称 21 三体综合征，是一种最常见的染色体遗传性疾病。1866 年英国医师 John Langdon Down 首次报道，因而称为唐氏综合征，其发病率为 1/1000～1/800，患者具有特殊的 DS 表型，主要表现为智力低下、体格发育迟缓、行为障碍、特征性面容和多种畸形。

随着医疗水平的提高，DS 患者的预期寿命基本接近常人，从 1983 年的 25 岁增加到 2020 年的 60 岁。一些与老龄化相关的常见病发病明显增加，但其发病情况又与同年龄正常人群有所不同。例如，De

Winter 等研究 980 位年龄在 50—70 岁的智力障碍患者（其中 DS 患者 139 例）的心血管危险因素，发现高血压、糖尿病、代谢综合征的发生率分别为 53%、13.7%、44.7%，与正常荷兰人群无差异，但智力障碍人群（无论男女）的高胆固醇血症发生率（23.1%）低于正常人群。一些研究证实，与同年龄的人群相比，DS 患者的颈动脉内膜厚度下降，动脉粥样硬化风险较低。Murdoch 等病理解剖发现，老年 DS 患者动脉粥样硬化并没有随年龄而增加，甚至无动脉粥样硬化的改变。动脉粥样硬化是一个复杂的、进展的炎性疾病，脂代谢的紊乱起关键性作用。但在"健康"的 DS 老年患者的研究发现，总胆固醇、LDL-C 水平与健康对照组无差异，而 CRP、甘油三酯、oxLDL 水平较高，HDL-C 水平较低，以及 LDL 受体表达下降（与高的 LDL、TC 水平无相关），DS 患者心血管疾病发生率很低。Tansley 等研究表明，DS 患者的 TC、HDL-C、ApoA I 及 ApoB 水平，胆固醇合成中间产物 [7- 烯胆（甾）烷醇、羊毛甾醇、二氢羊毛甾醇、24- 脱氢胆固醇] 及代谢产物（α- 羟胆固醇、24S- 羟胆固醇）与正常人群相比无差异，而 27α- 羟胆固醇水平低于常人，植物甾烷醇（植物胆固醇通过减少胆固醇的吸收发挥抗动脉粥样硬化作用）如菜籽甾醇、谷甾醇的水平低于常人，豆固醇、菜油甾醇水平与常人无异，提示 DS 患者的胆固醇代谢与正常人群相似。因此，有学者认为，与正常人群常见的动脉粥样硬化危险因素不同，DS 患者的血脂、肥胖和局部脂肪沉积与心血管疾病的相关性不强，即使是体育活动减少、胰岛素敏感性降低，DS 患者心血管疾病的发生率仍较低。但 20 世纪 80—90 年代后对不同环境下 DS 患者血脂谱的流行病学研究显示了不一致的结果。许多研究报道了该人群中血脂异常，提示 DS 患者 TC、甘油三酯、LDL-C 高，HDL-C 水平低，因此，研究表明，DS 患者死于缺血性心脏病和脑血管疾病的风险高于普通人群，认为脂代谢异常可增加 DS 患者动脉粥样硬化的风险。

由于存在胎盘屏障，胎儿血浆所有胆固醇均是胎儿自身合成，因此，DS 的胎肝组织被用于研究 21 三体是否从遗传基因角度导致 DS 患者与正常人脂代谢的差异。研究表明，DS 胎儿血浆及胎肝中 TC 水平升高，并且在 21 号染色体的 21q11 区发现了一个基因座，携带 VLDL 受体的信息，提示 DS 的基因对动脉粥样硬化风险调控的作用可能大于环境因素的影响。目前虽然没有数据表明 DS 儿童的心血管共患病（肥胖、糖尿病）或风险因素如何影响心血管事件的发生率，但多国研究均提示儿童和青少年 DS 患者血脂异常发生率高，尤其是高甘油三酯和低 HDL。有学者调查 2016—2017 年在墨西哥国家儿科研究所接受治疗的 386 例 2—18 岁 DS 儿童的血脂情况。57.5% 的患者存在血脂异常，32.6% 为孤立性血脂异常，24.9% 为混合性血脂异常。最常见的改变是低HDL（占 45.9%），其次是高甘油三酯（占 26.2%），同时发现血脂异常和肥胖、中心性肥胖之间存在显著关联。

HDL 是介导胆固醇逆转运的血浆脂蛋白，是动脉硬化尤其是冠心病风险的极好标志物。低水平的 HDL 通常与中心性肥胖、吸烟、缺乏运动和低单不饱和脂肪的饮食有关。当低 HDL 伴随高 LDL时，即 LDL/HDL 比值大于 5，动脉粥样硬化风险非常高，并在高甘油三酯的情况下风险加倍。ABCA1和 ABCG1 基因属于三磷酸腺苷结合盒转运体家族（ATP binding cassette，ABC），受肝脏核受体（liver X receptor a，LXRa）的调控，是细胞胆固醇跨膜运输的两个关键转运子，负责编码将外周细胞胆固醇转至 HDL 的蛋白。ABCA1 主要是促进游离胆固醇流向不含脂的受体，如 ApoA I 或 ApoE，而 ABCG1倾向于促进胆固醇和胆固醇酯流向 HDL，转运能力明显强于 ABCA1。此外，ABCG1 能通过 HDL 介导促进巨噬细胞氧化胆固醇（特别是 7- 酮胆醇）的流出。ABCG1 位于 21 号染色体长臂（21q22.3），所以DS 患者中 ABCG1 是常人的 3 倍，可能是 DS 患者脂质代谢与正常人有差异的原因之一。

近年来，在血管内皮细胞中也证实存在 ABCG1表达，可通过调节氧化胆固醇转运维持血管内皮正常生理功能，避免高胆固醇血症介导的内皮功能紊乱。而 ABCG1 基因缺乏的小鼠，内皮功能活化，单核细胞黏附增加，血管炎症增加。因此认为，若 DS患者的胆固醇合成、代谢与正常人群无差异，则提示 DS 患者鲜有动脉粥样硬化的原因也许不在脂质水平，关键是在于内皮细胞的功能。

DS 患者肥胖或超重的发生率高于同龄非残障者或非 DS 的残障者，25% 的 DS 儿童肥胖，约 48% 的DS 成人肥胖，平均 27% 的男女超重，并且居家生活者的肥胖或超重率明显高于群体生活者。随着患者预期寿命的延长，肥胖也将会成为一个影响 DS 患者健康的问题。与非残障同龄同性别的人相比，DS成人患者的脂肪含量较高，瘦体组织含量较低，并且 DS 女性患者脂肪含量高于非 DS 女性对照者。DS患儿虽然与同年龄同性别健康对照者有类似的 BMI、体脂含量及腰围，但仍存在脂肪及瘦体组织分布异常。在校正了 Tanner 分期、身高、体重，与同年龄同性别非 DS 对照者相比，女性 DS 患儿的躯干脂肪及瘦体组织含量较高，下肢脂肪及瘦体组织含量较低；男性 DS 患儿整体脂肪含量（特别是上肢）较高，瘦体组织含量（特别是下肢）较低，提示女性 DS 患儿代谢综合征或心血管疾病的风险较高，并且男性DS 患儿整体和局部（下肢）瘦体组织含量较低可能也是心血管疾病的危险因子。引起肥胖或超重的因素是多方面的，可能与代谢相关酶活性低导致代谢率降低、不健康的生活方式、等位基因的变异有关。肥胖包括甲状腺功能减退（DS 患者常有甲状腺功能减退）、基础代谢率下降（与同龄人相比，甲状腺功能正常的 DS 患儿静息代谢率较低），能量消耗减少。DS 患儿瘦素水平升高，与 BMI 增加及脂肪含量正相关，而瘦素可以通过影响食欲控制食物摄取，以及通过影响能量消耗调控能量平衡。而且，不健康的生活方式包括体力活动减少、不良饮食习惯、热量摄入增加等，均可导致 DS 患者肥胖。DS 患儿咀嚼功能欠佳，食用水果、蔬菜及咀嚼硬或纤维化食物困难，使患儿倾向进食较软的食物，如一些富含糖类、脂肪、胆固醇等较高的食物，导致牛奶、水果、蔬菜等摄入较少，一些微量元素及矿物质，如维生素 A、维生素 C、钙摄入吸收减少，血浆视黄醇水平低。此外，锌 –a2 糖蛋白（zinc-a-2-glycoprotein，ZAG）和视黄醇结合蛋白 –4（retinol-binding protein 4，RBP-4）是近期发现与肥胖相关疾病发生的脂肪因子。ZAG 在正常人和小鼠的白色脂肪组织中均有表达，目前认为其作用主要是促进脂肪分解，减轻人和小鼠的体重，减少脂肪含量。RBP4 是视黄醇的一个转运蛋白，主要在肝脏产生，近期被认为是一个脂肪因子，调控葡萄糖代谢。ZAG 与 RBP4 一起，损伤肌肉的胰岛素通路，抑制葡萄糖摄取，干扰胰岛素介导的肝糖抑制，引起血糖水平升高。DS 患者的 ZAG、RBP4 羰基水平增加，提示这些脂肪因子功能的改变可能涉及 DS 患者脂肪代谢。

治疗肥胖的唐氏综合征患者，应采取均衡饮食，适度限制糖类的摄入，而不是能量限制，适当补充维生素和矿物质，增加体育锻炼。尽管目前针对 DS 儿童的健康指南强调了不同情况下预防性干预的重要性，但对血脂谱的监控无具体建议，仅规定 DS 儿童应接受与其他儿童相同的医疗保健。鉴于血脂异常与普通人群心血管疾病风险增加密切相关，特别是 Bogalusa 的尸检研究报道了儿童的高脂血症与成年后心血管风险增加之间的关系，提示应在生命早期开始预防心血管疾病。因血脂异常是一个可预防风险因素，并且其治疗策略安全有效，有学者建议，从 2 岁开始对该人群常规评估血脂谱，可考虑给予从改变饮食（低脂饮食）到药物干预的二级预防策略。当然，现阶段的文献中尚未能确定不健康的血脂值，因此，需要长期监测 DS 儿童血脂，研究其与心血管疾病发病率和死亡率增加的关系。

三、巴尔得－别德尔综合征与脂代谢异常

1866 年由 Laurence 和 Moon 首先报道了一组包括视网膜变性、性腺发育不全、智力发育迟缓和痉挛性瘫痪在内的综合征。20 世纪 20 年代，Biedl 报道了与上述特点相似的一组综合征，并加入多趾和肥胖。随后 Solis-Cohen 和 Weiss 发现 1 个家系的患者具有上述两者所有特征，将其命名为 Laurence-Moon-Biedl 综合征。因此，医学界将综合了上述特征的综合征命名为 Laurence-Moon-Bardet-Biedl 综合征。随着医学的发展，Laurence-Moon-Bardet-Biedl 综合征被认为是两种不同的病症，Laurence-Moon 综合征有截瘫而无多趾和肥胖，而多趾和肥胖是 Bardet-Biedl 综合征的主要特征。1987 年，范建华在国内首次提出将它们分别命名，然而，一些研究者认为两者的区别并不明显，仍将其混称为 Laurence-Moon-Bardet-Biedl 综合征。因 BBS 基因突变已在这两个综合征家族中发现，它通常被称为巴尔得－别德尔综合征（Bardet-Biedl syndrome，BBS）。

巴尔得－别德尔综合征的发病率因不同地区的人群而不一，在近亲结婚率较高的巴勒斯坦地区多见，而在非洲地区极少见。文献报道，在英国和瑞士的发病率分别为 1∶125 000 和 1∶160 000，而在科威特和加拿大纽芬兰较高，分别为 1∶13 500 和 1∶17 500。本病病因不明，一般认为是常染色体隐性遗传，常有阳性家族史，近亲结婚子女发病率上升，绝大多数患儿染色体检查正常。尸检时发现下丘脑或垂体先天性缺陷，引起促性腺激素分泌不

足，同时可合并其他先天性异常。本病男性多于女性（约 2∶1），可于婴儿期出现症状，病情轻重不一。典型临床表现为，患儿生后有不同程度智力发育障碍、肥胖（出生时体重正常，出生后 1 年内体重明显增加，多数人的肥胖维持终身并以躯干肥胖为主）、色素性视网膜炎（视力减弱，甚至失明）、多指（趾）畸形、性腺发育不良及肾脏异常等，其中智力障碍的发生率是 40%～80%，中心性肥胖的发生率是 83%～91%，视网膜色素变性的发生率是 68%～93%，多指（趾）的发生率是 73%～75%，性腺发育不良的发生率是 60%～74%，还可伴有其他先天性异常，如头颅畸形、小舌、齿列不正、眼球震颤、眼睑下垂、小眼球、无眼球等眼病，以及聋哑、脊柱前后凸、肛门闭锁、尿崩症、先天性心脏病、肾脏畸形、双子宫等。因为 BBS 是临床上相当罕见且严重的一个综合征，易误诊或漏诊，又因其有早发失明、伴有代谢综合征增加心血管风险、严重肾脏损害等不良的预后，应引起眼科、内分泌科及肾科医师的重视。

目前的分子遗传学研究表明，BBS 的多系统病变与基因变异导致单一蛋白质缺失或功能异常有关，大多数 BBS 基因编码的蛋白质在纤毛的形成、功能及稳定性方面有重要的作用。尽管任何 BBS 基因的缺陷都可诊断 BBS，但即使在家系中也存在很大程度的表型变异，并没有明确的基因型－表型相关性。迄今为止，发现了 23 个 BBS 基因，最常见的基因突变是 BBS1 和 BBS10。其中 BBS1～4、BBS6～9 和 BBS11 在脂肪组织中表达较高，提示 BBS 的基因在脂肪形成的重要性。在脂肪细胞中抑制 BBS10、BBS12 基因可增强糖原合成酶 3 及 PPAR 途径，促进脂肪形成和沉积，但具体机制未完全明确。Croft 等研究提示，BB 基因可能是肥胖杂合子携带者的优势基因，其肾脏病、高血压和糖尿病的发病率高。BBS2 基因的单核苷酸多态性被认为与普通成人的肥胖有关，BBS4 和 BBS6 的单核苷酸多态性则被认为与儿童早期的肥胖及常见的成人病态肥胖有关。BBS6 突变的纯合子患儿血脂异常（如甘油三酯、ApoB 升高），BBS6 突变位点为 rs221667 的纯合子肥胖患儿可伴有餐后血糖明显升高。在 BBS 动物模型的研究中发现，小鼠 BBS1 基因 M390R 突变可引起肥胖。BBS4 缺失的小鼠出生时较同窝出生仔畜矮小，最终出现肥胖，并且雌性鼠较雄性鼠出现更早、

更明显，血生化检测可发现血脂异常，肝功能损害及胰岛素、瘦素水平升高。同样，*BBS2*、*BBS6* 基因缺失的小鼠均出现类似人类病症的临床表现，摄食增加，运动减少并形成肥胖（体重及脂肪含量增加），瘦素水平升高。给予外源性瘦素并不能改善体重及摄食的增加，提示存在瘦素抵抗。在瘦素作用途径中涉及分解代谢的下丘脑前 POMC mRNA 表达水平低下，涉及合成代谢的神经肽 Y mRNA 表达水平正常，说明 BBS 患者中瘦素作用受损位于 POMC 的神经元，而不是 NPY 的神经元。功能失调的 BBS 蛋白可损害 POMC 神经元中瘦素受体的转运，降低 MC4R 的激活。若给予 MCR 激动药美那诺坦，可引起 BBS 小鼠的厌食症和体重减轻。虽然 BBS 肥胖的机制尚未完全了解，Haws 等对 8 例 BBS 患者进行为期 1 年的 Setmelanotide 治疗，通过独特的作用机制激活 MC4R，降低了 BBS 患者的体重和饥饿感，表明 BBS 相关肥胖至少部分由 MC4R 途径介导。Husson 等研究发现，*BBS2* 基因敲除小鼠多器官损害与鞘糖脂的积累有关。给予葡萄糖神经酰胺合酶抑制剂 Genz-667161，可降低循环中瘦素水平，降低该模型的贪食和肥胖特征，降低肝脏重量、血清甘油三酯、丙氨酸氨基转移酶水平（与野生型类似）。BBS 的肥胖被认为是继发于脂肪细胞增生和肥大，在前脂肪细胞敲除 *BBS1*、*BBS2* 和 *BBS10* 可促进脂肪生成和脂肪积累，葡萄糖神经酰胺合酶抑制剂 Genz-667161 可防止脂肪细胞肥大，从而使脂肪细胞表型正常化。上述研究结果表明，通过减少鞘糖脂代谢，不依赖于对潜在基因突变的纠正，可能是纤毛病的另一种有效治疗途径。

而临床上针对 BBS 患者身体组成、食欲及能量消耗的研究并不多。在一项年龄、性别、BMI 均匹配的肥胖 BBS 和非 BBS "单纯肥胖" 的研究显示，校正静息代谢率和脂肪比例后，两者无明显差异，表明 BBS 的能量需求与单纯肥胖者类似，影响能量摄入的因素与能量消耗的因素相比，前者可能才是 BBS 患者肥胖的重要原因。Feuillan 等发现，BMI 匹配的肥胖 BBS 和非 BBS 单纯肥胖的体脂含量相似，但 BBS 患者的内脏脂肪含量高于对照组。在校正年龄、性别、种族、总体脂比例、游离睾酮、E_2 等变量后，两组的内脏脂肪含量无差异（$P=0.06$），血脂其他指标（总胆固醇、LDL、HDL）、糖代谢异常及 HOMA-IR 与对照组类似，而肥胖 BBS 患者的甘油三酯、瘦素水平仍高于对照组，瘦素水平与总的脂肪含量、皮下脂肪含量或体脂比例相关，与内脏脂肪含量或内脏脂肪比例无关，提示存在瘦素抵抗。即使通过限制热量以减轻体重和瘦素水平，也不能恢复 BBS 患者的瘦素敏感性，说明瘦素抵抗不是继发于高瘦素血症或肥胖，可能与中枢纤毛功能紊乱有关，从而影响瘦素受体功能或下游靶点，在出现肥胖之前循环中瘦素水平就已升高。而其他下丘脑食欲调控的激素，如食欲刺激素及其活性形式酰化型食欲刺激素、Obestatin（Obestatin 与食欲刺激素来自同一激素原，经不同的翻译后处理和修饰化作用的产物，具有抑制食欲作用），以及脂联素水平与非肥胖对照者相比无差异。Mujahid 等研究 152 名 BBS 患者 [55.3% 为男性，平均年龄为（33.2 ± 6.1）岁]，与年龄、性别和 BMI 匹配的对照组相比，空腹血糖、胰岛素水平及甘油三酯在 BBS 组显著升高，但两组的总胆固醇、HDL 和 LDL 相似，说明成年 BBS 患者的代谢综合征比对照组中更普遍，并且与心血管死亡率的增加相一致。Feuillan 等研究发现，与 *BBS1* 突变患者相比，*BBS10* 突变患者的 BMI、内脏肥胖和胰岛素抵抗显著升高。进一步数据显示，*BBS1* 基因错义突变的患者比 *BBS10* 或其他 *BBS1* 突变的患者具有更低高血压、高脂血症、葡萄糖耐量受损等心血管的风险，说明 BBS 亚型之间存在表型异质性。BBS 中胰岛素抵抗发生可能与 BBS 蛋白调节胰岛素受体转运的需要有关。在敲除小鼠模型的研究表明，B 细胞纤毛功能障碍与胰岛素分泌 / 信号传导中断有关，BBS 蛋白 / 胰岛素受体相互作用对全身胰岛素作用和葡萄糖代谢有影响。并非所有 BBS 突变都会导致胰岛素抵抗，研究表明，*BBS12* 突变与胰岛素敏感性和葡萄糖利用的改善有关。

本病治疗主要在于预防和治疗肥胖并发症（包括饮食、运动及行为治疗、减肥手术或药物），同时给予对症处理如特殊教育和干预、性激素替代、矫形手术等。BBS 患者的胆固醇血症、糖尿病、高血压、肾功能不全的治疗同常人，建议患者定期眼科评估，监测血压、肾功能和血脂，筛查糖尿病，肾功能不全者慎用或禁用肾毒性药物。在过去 10 年中，BBS 在治疗方式方面取得了重大进展包括基因治疗、基因重组、靶向治疗，这些方法可能会使 BBS 患者在未来受益。

（周　嘉）

参考文献

[1] Emerick J E, Vogt K S.Endocrine manifestations and management of Prader-Willi syndrome [J].Inter J Pedia Endo, 2013, 2013(1): 14-24.

[2] Butler J V, Whittington J E, Holland A J, et al.Prevalence of, and risk factors for, physical ill-health in people with Prader-Willi syndrome: a population-based study [J].Dev Med Child Neurol, 2002, 44 (4) : 248-255.

[3] Cassidy S B, Schwartz S, Miller J L, et al.Prader-Willi syndrome [J].Genet Med, 2012, 14(1): 10-26.

[4] Goldstone A P, Thomas E L, Brynes A E, et al.Visceral Adipose Tissue and Metabolic Complications of Obesity Are Reduced in Prader-Willi Syndrome Female Adults: Evidence for Novel Influences on Body Fat Distribution [J].J Clin Endocrinol Metab, 2001, 86(9): 4330-4338.

[5] Kennedy L, Bittel D C, Kibiryeva N, et al.Circulating adiponectin levels, body composition and obesity-related variables in Prader-Willi syndrome: comparison with obese subjects [J].Int J Obes(Lond), 2006, 30(2): 382-387.

[6] Höybye C, Hilding A, Jacobsson H, et al.Metabolic profile and body composition in adults with Prader-Willi syndrome and severe obesity [J].J Clin Endocrinol Metab, 2002, 87(8): 3590-3597.

[7] Talebizadeh Z, Butler M G.Insulin resistance and obesityrelated factors in Prader-Willi syndrome: comparison with obese subjects [J].Clin Genet, 2005, 67(3): 230-239.

[8] Wijngaarden R F, Cianflone K, Gao Y, et al.Cardiovascular and Metabolic Risk Profile and Acylation-Stimulating Protein Levels in Children with Prader-Willi Syndrome and Effects of Growth Hormone Treatment [J].J Clin Endocrinol Metab, 2010, 95(4): 1758-1766.

[9] Ferretti G, Bacchetti T, Masciangelo S, et al.Altered inflammation, paraoxonase-1 activity and HDL physicochemical properties in obese humans with and without Prader-Willi syndrome [J].Dis Model Mech, 2012, 5(9): 698-705.

[10] Muscogiuri G, Barrea L, Faggiano F.Obesity in Prader-Willi syndrome: physiopathological mechanisms, nutritional and pharmacological approaches [J].Journal of Endocrinological Investigation, 2021, 44(10): 2057-2070.

[11] Montague C T, Farooqii I S, Whitehead J P, et al.Congenital leptin deficiency is associated with severe early onset obesity in humans [J].Nature, 1997, 387(6636): 903-908.

[12] Clement K, Vaisse C, Lahlou N, et al.A mutation in the human leptin receptor gene causes obesity and pituitary dysfunction [J].Nature, 1998, 392(6674): 398-401.

[13] Goldstone A P, Brynes A E, Thomas E L, et al.Resting metabolic rate, plasma leptin concentrations, leptin receptor expression, and adipose tissue measured by whole-body magnetic resonance imaging in women with Prader-Willi syndrome [J].Am J Clin Nutr, 2002, 75(3): 468-475.

[14] Delparigi A, Tschop M, Heiman ML, et al.High circulating ghrelin: a potential cause for hyperphagia and obesity in Prader-Willi syndrome [J].J Clin Endocrinol Metab, 2002, 87(12): 5461-5466.

[15] Haqq A M, Farooqi I S, O'Rahilly S, et al.Serum ghrelin levels are inversely correlated with body mass index, age, and insulin concentrations in normal children and are markedly increased in Prader-Willi syndrome [J].J Clin Endocrinol Metab, 2003, 88(1): 174-178.

[16] Feigerlová E, Diene G, Conte-auriol F, et al.Hyperghrelinemia precedes obesity in Prader-Willi syndrome [J].J Clin Endocrinol Metab, 2008, 93(7): 2800-2805.

[17] De Waele K, Ishkanian S L, Bogarin R, et al.Long-acting octreotide treatment causes a sustained decrease in ghrelin concentrations but does not affect weight, behaviour and appetite in subjects with Prader-Willi syndrome [J].Eur J Endocrinol, 2008, 159(4): 381-388.

[18] Webb T, Whittington J, Holland A J, et al.CD36 expression and its relationship with obesity in blood cells from people with and without Prader-Willi syndrome [J].Clin Genet, 2006, 69(1): 26-32.

[19] Lee S, Wevrick R.Identification of novel imprinted transcripts in the Prader-Willi syndrome and Angelman syndrome deletion region: Further evidence for regional imprinting control [J].The American Journal of Human Genetics, 2000, 66(3), 848-858.

[20] Sze L, Purtell L, Jenkins A, et al.Effects of a single dose of exenatide on appetite, gut hormones, and glucose homeostasis in adults with Prader-Willi syndrome [J].J Clin Endocrinol Metab, 2011, 96(8): E1314-1319.

[21] Tan Q, Orsso C E, Deehan E C, et al.Current and emerging therapies for managing hyperphagia and obesity in Prader-Willi syndrome: A narrative review [J].Obesity Reviews, 2020, 21(5): e12992.

[22] l'Allemand D, Eiholzer U, Schlumpf M, et al.Cardiovascular risk factors improve during 3 years of growth hormone therapy in Prader-Willi syndrome [J].Eur J Pediatr, 2000, 159(11): 835-42.

[23] 中华医学会儿科学分会内分泌遗传代谢学组 . 中国 Prader-Willi 综合征诊治专家共识 (2015) [J]. 中华儿科杂志 , 2015, 53 (6) : 419-424.

[24] Bakker N E, Kuppens R J, Siemensma E P, et al.Eight years of growth hormone treatment in children with Prader-Willi syndrome: maintaining the positive effects [J].J Clin Endocrinol Metab, 2013, 98(10): 4013-4022.

[25] Höybye C.Growth hormone treatment of Prader-Willi syndrome has long-term, positive effects on body composition [J].Acta Paediatr, 2015, 104(4): 422-427.

[26] Kobayashi J, Kodama M, Yamazaki K, et al.Gastric bypass in a Japanese man with Prader-Willi syndrome and morbid obesity [J].Obes Surg, 2003, 13(5): 803-805.

[27] Brethauer S A, Hammel J P, Schauer P R.Systematic review of sleeve gastrectomy as staging and primary bariatric procedure [J].Surg Obes Relat Dis, 2009, 5(4): 469-475.

[28] 吴佳君, 乔洁, 韩兵, 等 . 一例 Prader-Willi 综合征的基因诊断和减重手术治疗 [J]. 中华内分泌代谢杂志 , 2011, 27(6): 498-501.

[29] Liu S Y, Wong S K, Lam C C, et al.Bariatric surgery for Prader-Willi syndrome was ineffective in producing sustainable weight loss: Long term results for up to 10 years [J].Pediatr Obes, 2020, 15(1): e12575.

[30] Weisz B, Rodeck C H.An update oil antenatal screening for Down's syndrome and specific implications for assisted reproduction pregnancies [J].Hum Reprod Update, 2009, 12(5): 513-518.

[31] De Winter C F, Bastiaanse L P, Hilgenkamp T I, et al.Cardiovascular risk factors (diabetes, hypertension, hypercholesterolemia and metabolic syndrome) in older people with intellectual disability:

results of the HA-ID study [J].Res Dev Disabil, 2012, 33(6): 1722-1731.

[32] Draheim C C, Geijer J R, Dengel D R.Comparison of intima-media thickness of the carotid artery and cardiovascular disease risk factors in adults with versus without the down syndrome [J]. Am J Cardiol, 2010, 106(10): 1512-1516.

[33] Murdoch J C, Rodger J C, Rao S S.Down's syndrome: an atheroma free model? [J].Br Med J, 1977, 2(6081): 226-228.

[34] Corsi M M, Malavazos A E, Passoni D, et al.LDL receptor expression on T lymphocytes in old patients with Down syndrome [J].Immun Ageing, 2005, 2(1): 3-7.

[35] Tansley G, Holmes D T, Lutjohann D, et al.Sterol lipid metabolism in down syndrome revisited: down syndrome is associated with a selective reduction in serum brassicasterol levels [J].Curr Gerontol Geriatr Res, 2012, 2012: 179318.

[36] Goi G, Baquero-Herrera C, Licastro F, et al.Advanced oxidation protein products (AOPP) and high-sensitive C-reactive protein (hs-CRP) in an "atheroma-free model": Down's syndrome [J]. Int J Cardiol, 2006, 113(3): 427-429.

[37] De la Piedra M J, Alberti G, Cerda J, et al.High frequency of dyslipidemia in children and adolescents with Down syndrome [J].Rev Chil Pediatr, 2017, 88(5): 595-601.

[38] Buonuomo P S, Bartuli A, Mastrogiorgio G, et al.Lipid profiles in a large cohort of Italian children with Down syndrome [J].Eur J Med Genet, 2016, 59(8): 392-395.

[39] Adelekan T, Magge S, Shults J, et al.Lipid profiles of children with Down syndrome compared with their siblings [J].Pediatrics, 2012, 129(6): e1382-1387.

[40] Englund A, Jonsson B, Zander C S, et al.Changes in mortality and causes of death in the Swedish Down syndrome population [J]. Am J Med Genet Part A, 2013, 161A: 642-649.

[41] Dorner K, Gaethke A S, Tolksdorf M, et al.Cholesterol fractions and triglycerides in children and adults with Down's syndrome [J].Clin Chim Acta, 1984, 142(3): 307-311.

[42] Licastro F, Marocchi A, Penco S, et al.Does Down's syndrome support the homocysteine theory of atherogenesis?Experience in elderly subjects with trisomy 21 [J].Arch Gerontol Geriatr, 2006, 43(3): 381-387.

[43] Bocconi L, Nava S, Fogliani R, et al.Trisomy 21 is associated with hypercholesterolemia during intrauterine life [J].Am J Obstet Gynecol, 1997, 176(3): 540-543.

[44] Diomede L, Salmona M, Albani D, et al.Alteration of SREBP activation in liver of trisomy 21 fetuses [J].Biochem Biophys Res Commun, 1999, 260(2): 499-503.

[45] Silvestre Garcia-de la Puente, Karla A Flores-Arizmendi, María J Delgado-Montemayor, et al.Lipid profile of Mexican children with Down syndrome [J].BMC Pediatrics, 2021, 21: 77-82.

[46] Laris E M, Arteaga L A, Cuevas M A, et al.HDL cholesterol: A new therapeutic objective in the management of dyslipidemias and atherosclerosis? [J].Rev Méd Chile, 2005, 133: 823-832.

[47] Tall A R.Cholesterol efflux pathways and other potential mechanisms involved in the athero-protective effect of high density lipoproteins [J].J Intern Med, 2008, 263(3): 256-273.

[48] Lorkowski S, Rust S, Engel T, et al.Genomic sequence and structure of the human ABCG1 (ABC8) gene [J].Biochem Biophys Res Commun, 2001, 280(1): 121-131.

[49] Li D, Zhang Y, Ma J, et al.Adenosine monophosphate activated protein kinase regulates abcg1-mediated oxysterol efflux from endothelial cells and protects against hypercholesterolemia-induced endothelial dysfunction [J].Arterioscler Thromb Vasc

Biol, 2010, 30(7): 1354-1362.

[50] Whetzel A M, Sturek J M, Nagelin M H, et al.ABCG1 deficiency in mice promotes endotehlial activation and monocyte endothelial interactions [J].Arterioscler Thromb Vasc Biol, 2010, 30(4): 809-817.

[51] Gonzalez-Aguero A, Ara I, Moreno L A, et al.Fat and lean masses in youths with Down syndrome: gender differences [J].Res Dev Disabil, 2011, 32(5): 1685-1693.

[52] Perluigi M, Di Domenico F, Fiorini A, et al.Oxidative stress occurs early in Down syndrome pregnancy: A redox proteomics analysis of amniotic fluid [J].Proteomics Clin Appl, 2011, 5(3-4): 167-178.

[53] Newman W P, Freedman D S, Voors A W, et al.Relation of serum lipoprotein levels and systolic blood pressure to early atherosclerosis.The Bogalusa heart study [J].N Engl J Med, 1986, 314(3): 138-144.

[54] Hrynchak P K.Bardet-Biedl syndrome [J].Optom Vis Sci, 2000, 77(5): 236-243.

[55] 范建华 . 关于 Laurence-Moon-Biedl 综合征命名的建议 [J]. 遗传与疾病 , 1987(01): 65.

[56] Moore S, Green J, Fan Y, et al.Clinical and genetic epidemiology of Bardet-Biedl syndrome in Newfoundland: a 22-year prospective, population-based, cohort study [J].Am J Med Genet ARRAY, 2005, 132(4): 352-360.

[57] Ozer G, Yuksel B, Suleymanova D, et al.Clinical features of Bardet-Biedl syndrome [J].Acta Paediatr Jpn, 1995, 37(2): 233-236.

[58] Forti E, Aksanov O.Temporal expression pattern of Bardet-Biedl syndrome genes in adipogenesis [J].Int J Biochem Cell Biol, 2007, 39(5): 1055-1062.

[59] Marion V, Stoetzel C, Schlicht D, et al.Transient ciliogenesis involving Bardet-Biedl syndrome proteins is a fundamental characteristic of adipogenic differentiation [J].Proc Natl Acad Sci, 2009, 106(6): 1820-1825.

[60] Croft J B, Morrell D, Chase CL, et al.Obesity in heterozygous carriers of the gene for the Bardet-Biedl syndrome [J].Am J Med Genet, 1995, 55(1): 12-15.

[61] Benzinou M, Walley A.Bardet-Biedl syndrome gene variants are associated with both childhood and adult common obesity in French Caucasians [J].Diabetes, 2006, 55(10): 2876-2882.

[62] Davis R E, Swiderski R E, Rahmouni K, et al.A knockin mouse model of the Bardet-Biedl syndrome 1 M390R mutation has cilia defects, ventriculomegaly, retinopathy, and obesity [J].Proc Natl Acad Sci, 2007, 104(49): 19422-19427.

[63] Eichers E R, AbdElBarr M M, Paylor R, et al.Phenotypic characterization of Bbs4 null mice reveals age-dependent penetrance and variable expressivity [J].Hum Genet, 2006, 120(2): 211-226.

[64] Rahmouni K, Fath M A, Seo S, et al.Leptin resistance contributes to obesity and hypertension in mouse models of Bardet-Biedl syndrome [J].J Clin Invest, 2008, 118(4): 1458-1467.

[65] Seo S J, Guo D F, Bugge K, et al.Requirement of Bardet-Biedl syndrome proteins for leptin receptor signaling [J].Hum Mol Genet, 2009, 18(7): 1323-1331.

[66] Haws R, Brady S, Davis E, et al.Effect of setmelanotide, a melanocortin-4 receptor agonist, on obesity in Bardet-Biedl syndrome [J].Diabetes Obes Metab, 2020, 22(11): 2133-2140.

[67] Husson H, Bukanov N O, Moreno S, et al.Correction of cilia structure and function alleviates multi-organ pathology in Bardet-Biedl syndrome mice [J].Human Molecular Genetics, 2020,

29(15): 2508-2522.

[68] Grace C, Beales P, Summerbell C, et al.The effect of Bardet-Biedl syndrome in the components of energy balance [J].Int J Obes Relat Metab Disord, 2001, 25: S42.

[69] Feuillan P P, David N, Han J C, et al.Patients with Bardet-Biedl Syndrome Have Hyperleptinemia Suggestive of Leptin Resistance [J].J Clin Endocrinol Metab, 2011, 96(3): E528-E535.

[70] Buscher A K, Cetiner M, Buscher R, et al.Obesity in patients with Bardet-Biedl syndrome: influence of appetite-regulating hormones [J].Pediatr Nephrol, 2012, 27(11): 2065-2071.

[71] Mujahid S, Hunt K F, Cheah Y S, et al.The Endocrine and Metabolic Characteristics of a Large Bardet-Biedl Syndrome Clinic Population [J].J Clin Endocrinol Metab, 2018, 103(5): 1834-1841.

[72] Forsythe E, Sparks K, Hoskins B E, et al.Genetic predictors of cardiovascular morbidity in Bardet-Biedl syndrome [J].Clin Genet, 2015, 87(4): 343-349.

[73] Gerdes J M, Christou-Savina S, Xiong Y, et al.Ciliary dysfunction impairs beta-cell insulin secretion and promotes development of type 2 diabetes in rodents [J].Nat Commun, 2014, 5: 5308.

[74] Starks R D, Beyer A M, Guo D F, et al.Regulation of insulin receptor trafficking by Bardet Biedl syndrome proteins [J].PLoS Genet, 2015, 11(6): e1005311.

[75] Marion V, Mockel A, De Melo C, et al.BBS induced ciliary defect enhances adipogenesis, causing paradoxical higher-insulin sensitivity, glucose usage, and decreased inflammatory response [J].Cell Metab, 2012, 16(3): 363-377.